# TRAITÉ

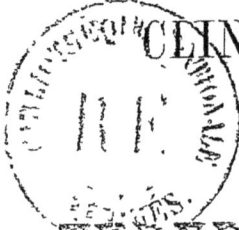

## CLINIQUE ET THÉRAPEUTIQUE

### DE LA

# TUBERCULOSE PULMONAIRE

PAR

Le Docteur Samuel BERNHEIM

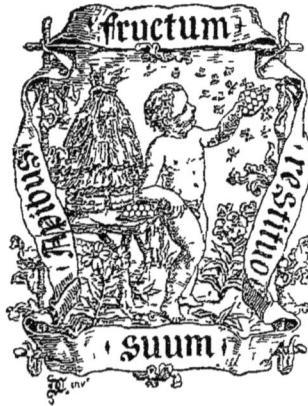

PARIS

SOCIÉTÉ D'ÉDITIONS SCIENTIFIQUES

PLACE DE L'ECOLE DE MÉDECINE

4, RUE ANTOINE-DUBOIS, 4

—

1893

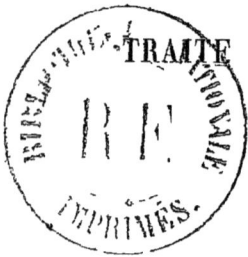

# TRAITÉ CLINIQUE ET THÉRAPEUTIQUE

## DE LA

# TUBERCULOSE PULMONAIRE

# TRAITÉ

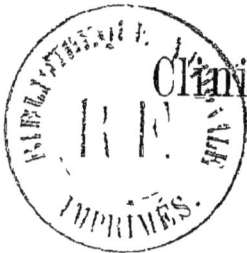

## Clinique et Thérapeutique

### DE LA

# TUBERCULOSE PULMONAIRE

PAR

## Le Docteur SAMUEL BERNHEIM

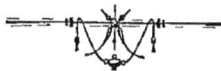

PARIS

SOCIÉTÉ D'ÉDITIONS SCIENTIFIQUES

PLACE DE L'ÉCOLE DE MÉDECINE

4, RUE ANTOINE-DUBOIS, 4

—

1893

# TRAITÉ CLINIQUE ET THÉRAPEUTIQUE

## DE LA

# TUBERCULOSE PULMONAIRE

---

## CHAPITRE I

## HISTORIQUE

Écrire l'histoire de la phtisie pulmonaire, c'est remonter à l'origine même de l'histoire médicale. Presque tous les auteurs anciens parlent de la φθισις ; mais comme ils n'ouvraient pas les cadavres, ils ne décrivaient la maladie que d'après les symptômes, et ils considéraient comme phtisique tout individu qui mourait de consomption. Encore cette connaissance des signes était-elle très vague, ou du moins décrite d'une façon très confuse. Ce mélange d'idées et d'opinions fut tellement obscur qu'on est obligé, pour se faire comprendre, de ne citer que les cliniciens qui ont représenté une époque, les chefs d'école qui, par des recherches personnelles et originales, ont contribué au progrès de la question.

Pendant de nombreux siècles, les pathologistes décrivaient plusieurs variétés de phtisie. A la fin du siècle dernier, l'étude de ce chapitre, éclairée par les recherches de Bayle et le génie de Laénnec, prit un aspect nouveau, non seulement au point de vue symptomatologique, mais surtout au point de vue anatomo-pathologique. Plus tard Louis, poursuivant avec passion les études de Laennec, développa ce chapitre et le présenta sous une forme claire et précise. Mais il faut arriver à une période plus récente encore pour connaître la nature et l'essence même de la phtisie. En 1865, Villemin prouve l'inoculabilité de la tuberculose, et quelques années après cette immortelle découverte, Koch isole et cultive le microorganisme de cette affection. Pour être donc bien clair, je diviserai cet historique en trois grandes périodes :

1° La Période Ancienne, qui commence aux temps les plus reculés et qui s'arrête à Laënnec ;

2º La Période Moyenne, qui commence à Bayle et à Laënnec et qui finit à Villemin ;

3º La Période Contemporaine, qui commence à Villemin et se termine de nos jours.

## I

### PÉRIODE ANCIENNE

On dirait que les Égyptiens et les Juifs soupçonnaient la contagiosité de la tuberculose. On trouve en effet, dans la Bible de Moïse, un décret qui ordonne la pratique de l'autopsie de toute bête destinée à la consommation. Les poumons et la plèvre doivent être l'objet d'un examen spécial. Chaque fois qu'on découvrira des adhérences de la plèvre ou des nodules dans les poumons, la bête ne doit plus servir à la consommation et la viande doit être détruite.

Hippocrate s'est beaucoup occupé de la phtisie. On peut s'en convaincre en parcourant ses œuvres. Très fréquemment on rencontre le mot φθίσις, dont il décrit la cause, les symptômes, les différentes formes, la marche, le pronostic. Il a surtout été frappé de l'influence de l'hérédité. Un phtisique, dit-il, vient d'un phtisique. Suivant le célèbre médecin grec, la maladie se développe surtout chez les jeunes et les adolescents âgés de 15 à 35 ans. Le phtisique souffre davantage pendant les saisons fraîches et humides. Son état s'améliore, au contraire, pendant l'été.

Hippocrate a fort bien décrit l'hémoptysie, la toux rebelle, l'amaigrissement, les sueurs nocturnes, la diarrhée fétide et la forme spéciale des ongles. Mais il ne considérait pas la phtisie comme une maladie spéciale : il croyait que tous les états morbides pouvaient y conduire un malade. A cause de la présence constante du pus dans les crachats, il ramena cette affection à ses idées humorales, et il déclara que la phtisie pulmonaire n'était autre chose qu'une suppuration des poumons. Qu'elle soit causée par un dépôt de sang, ou par une vulgaire inflammation, cette suppuration, produite par une cause quelconque, provoquerait de véritables abcès pulmonaires expectorés ou vomis par le phtisique.

Il serait erroné de croire qu'Hippocrate ait jamais connu la véritable nature du tubercule. Pour lui, le φύμα n'était pas une petite granulation, mais une grande tumeur. Ce φύμα était crû lorsqu'il était induré ; au contraire, il était mûr lorsqu'il était ramolli ou fluctuant. Cet auteur expliquait ainsi la formation de ces masses tuberculeuses :

« Lorsque la pituite et la bile se collectent en un point du
» poumon, elles s'y putréfient. Tant que la masse reste à l'état
» cru, la douleur est minime et la toux sèche. Dès que la matura-
» tion s'est faite, une grande douleur apparaît, en avant comme en
» arrière, la température s'élève, et la toux devient pénible. Si le
» pus mûrit au plus vite, s'il se dirige vers l'extérieur, s'il est cra-
« ché en totalité, et si la cavité, dans laquelle il était, s'affaisse et
» se dessèche, le malade revient à la santé. Mais si, malgré sa
» rúpture précoce, sa maturation et son évacuation rapides, le
» foyer ne se dessèche pas complètement, le φυμα continue à se
» fondre en pus, et c'est chose fâcheuse, car la pituite, continuant
» à affluer de la tête et des autres parties du corps vers le foyer,
» s'y putréfie, s'y change en pus, est expectorée, et le malade meurt
» de consomption. »

Cinquante ans après Jésus-Christ, Arétée a repris l'œuvre
d'Hippocrate et il a décrit surtout la fièvre tuberculeuse, dont il a
fait un tableau magistral.

Depuis Galien, qui n'a fait qu'adopter les idées décrites, sans
y rien ajouter, jusqu'au XVIIᵉ siècle, aucune idée nouvelle n'est
émise. Les différents auteurs se contentent de discuter plus ou
moins savamment les notions déjà acquises. A cette époque, la
science s'enrichit d'une nouvelle méthode d'investigation : on
commence à pratiquer l'autopsie des morts. Après de longues
recherches anatomo-pathologiques, Sylvius signale l'existence des
tubercules et les décrit assez clairement. Il les compare aux ganglions indurés des scrofuleux. Il ajoute que ces tubercules, souvent
fort nombreux dans les deux poumons, sont le point de départ
d'abcès dont le malade crache le pus.

Cette opinion n'est pas admise par Villes, Bonet et Mauget, qui
ont découvert, maintes fois, de nombreuses granulations répandues
dans le tissu pulmonaire sans provoquer aucune plaie ni suppuration.

Morton, qui eut le tort de décrire 14 variétés de phtisie, eut
cependant le grand mérite d'affirmer les idées de Sylvius et de
déclarer que la phtisie était toujours causée par le développement
de tubercules dans le parenchyme pulmonaire.

Baillie donne une description plus nette encore de ces lésions.
Décrivant le tubercule à son état miliaire, il en poursuit son développement. Il présente le tubercule isolé, puis sous forme d'un
grand nombre, la réunion de plusieurs granulations, puis enfin la
transformation de ces masses granuleuses en foyer suppuré.

Pour Velles (1803), la phtisie est causée tantôt par une suppuration des poumons, tantôt par la présence de tubercules, tantôt par l'irritation des glandes bronchiques.

## II

### PÉRIODE MOYENNE

On voit avec quelle désespérante lenteur l'étude de ce chapitre pathologique se poursuit à travers 18 siècles de recherches douteuses et hésitantes. Ce manque de clarté et de précision provient surtout des idées trop absolues d'un grand nombre d'auteurs, dont les uns ne tiennent compte que des symptômes observés à l'aide de l'auscultation et de la vue, ét dont les autres n'enregistrent que leurs découvertes anatomo-pathologiques, abstraction faite de toute notion clinique. En 1810, Bayle, profitant des nombreuses autopsies faites et observées par ses prédécesseurs, établit une description nette de la granulation tuberculeuse qu'il rencontre, non seulement dans les poumons, mais encore dans le larynx, sur la plèvre, dans le foie, dans les intestins. Le volume de ces granulations varie depuis la dimension d'un grain de millet jusqu'à celle d'une châtaigne. Elles peuvent être isolées ou se réunir en groupe et former même, par leur réunion, une grosse tumeur. D'abord très dures, ces granulations se ramollissent plus tard et finissent par suppurer. Il peut exister dans le même poumon plusieurs masses tuberculeuses suppurées et ces différents foyers correspondent quelquefois ensemble. De grandes poches purulentes peuvent se former dans les deux poumons qui sont reliés par un trajet commun. Ce qui caractérise surtout le tubercule c'est la présence de cette masse caséeuse qu'on rencontre dans toute ancienne granulation. Cette transformation des produits tuberculeux en masse caséeuse joue pour la plupart des auteurs de cette époque un rôle capital.

La conception de cette erreur anatomo-pathologique n'empêche pas Bayle de considérer la phtisie comme diathèse spécifique : « On doit, dit-il, considérer comme phtisiques, des individus qui » n'ont ni fièvre, ni maigreur, ni expectoration purulente ; il suffit » que les poumons soient affectés d'une lésion qui tend à les désor- » ganiser et à les ulcérer. Cette lésion ne doit pas être considérée » comme une simple cause de la phtisie, mais comme le 1er temps » de cette maladie, puisque la phtisie est cette lésion même, dont » la continuation et le développement successif amènent la mort ».

Chose curieuse, malgré cette définition précise, Bayle décrit encore 6 variétés de phtisie : 1° la phtisie tuberculeuse; 2° la phtisie granuleuse ; 3° la phtisie avec mélanose ; 4° la phtisie calculeuse ; 5° la phtisie cancéreuse ; 6° la phtisie ulcéreuse.

C'est à Laënnec, dont Bayle est le précurseur, qu'est dévolu le grand honneur non seulement de proclamer l'unité de la phtisie, mais encore de créer de toutes pièces et de perfectionner une nouvelle méthode d'examen. Rompant avec les vieux errements, il tint grand compte des symptômes objectifs décrits, établit un véritable code de percussion et d'auscultation et contrôla l'exactitude de son diagnostic, à l'amphithéâtre, en pratiquant l'autopsie. « Les progrès de l'anatomie pathologique ont démontré, jusqu'à » l'évidence, que la phtisie pulmonaire est due au développement, » dans les poumons, d'une espèce particulière de production acci-» dentelle, à laquelle les anatomistes modernes ont appliqué spé-» cialement le nom de tubercule, donné autrefois, en général, à » toute espèce de tumeur ou de protubérance contre nature. Je » pense que l'on ne doit admettre aucune autre espèce de phtisie » pulmonaire.

» La matière tuberculeuse peut se développer dans le poumon » et dans les autres organes sous deux formes principales : celles » de corps isolés et d'infiltrations, chacune de ces formes ou sortes » présente plusieurs variétés, qui tiennent principalement à leurs » divers degrés de développement.

» Les tubercules isolés présentent quatre variétés principales, » que nous désignerons sous les noms de tubercules miliaires, » tubercules crus, granulations tuberculeuses et tubercules enkys-» tés. L'infiltration tuberculeuse présente également trois variétés, » que nous désignerons sous le nom d'infiltration tuberculeuse » grise et d'infiltration tuberculeuse jaune. Quelle que soit la » forme sous laquelle se développe la matière tuberculeuse, elle » présente dans l'origine l'aspect d'une matière grise et demi-» transparente qui, peu à peu, devient jaune opaque et très dense. » Elle se ramollit ensuite, acquiert peu à peu une liquidité presque » égale à celle du pus, et, expulsée par les bronches, laisse à sa » place des cavités connues vulgairement sous le nom d'ulcères » du poumon, et que nous désignerons sous le nom d'excavations » tuberculeuses.

» *Tubercules miliaires.* — Les tubercules dits miliaires sont la » forme la plus commune qu'affecte la matière tuberculeuse dans » le poumon. Leur aspect est celui de petits grains gris et demi-

» transparents, quelquefois même presque diaphanes et incolores,
» d'une consistance un peu moindre que celle des cartilages ; leur
» grosseur varie depuis celle d'un grain de millet jusqu'à celle
» d'un grain de chênevis ; leur forme, oblongue au premier coup
» d'œil, est moins régulière quand on les examine de près et à la
» loupe ; quelquefois même ils paraissent un peu anguleux, ils
» sont intimement adhérents au tissu pulmonaire, et on ne peut
» les en détacher sans en arracher des lambeaux. Ces grains gros-
» sissent par intussusception et se réunissent ainsi par groupes.
» Avant que cette réunion arrive, un petit point d'un blanc jau-
» nâtre et opaque se développe au centre de chaque tubercule et,
» gagnant du centre à la circonférence, envahit la totalité du tuber-
» cule à mesure qu'il grossit.
» Au bout d'un certain temps, l'envahissement de la matière
» jaune devient complet, et le groupe tout entier ne forme plus
» qu'une masse homogène d'un jaune blanchâtre, d'une texture un
» peu moins ferme et plus humide que celle des cartilages ; on le
» nomme alors tubercule jaune cru ou simplement tubercule crû.
» Lorsqu'il y a très peu de tubercules, une centaine seulement, par
» exemple, ou moins, dans chaque poumon, ces tubercules isolés
» acquièrent quelquefois la grosseur d'un noyau de cerise, d'une
» aveline ou d'une amande. Il est très rare qu'ils passent ce dernier
» volume ; les masses tuberculeuses crûes plus volumineuses que
» l'on rencontre dans les poumons sont ordinairement le produit
» de l'agrégation de plusieurs tubercules ou de l'infiltration tuber-
» culeuse.
» *Granulations miliaires tuberculeuses.* — Les granulations
» miliaires ont à peu près la grosseur d'un grain de millet ; leur
» forme est exactement arrondie ou ovoïde ; elles diffèrent en
» outre des tubercules ordinaires par l'uniformité de leur volume
» et leur transparence incolore. Elles sont ordinairement dissémi-
» nées en quantité innombrable dans l'étendue d'un poumon,
» souvent tout à fait sain d'ailleurs, ou d'une grande partie de
» cet organe, sans qu'on en trouve pourtant plusieurs réunies en
» un groupe. Quelquefois cependant elles forment, par leur multi-
» tude dans certains points et leur rapprochement, des masses ou
» noyaux fermes. Lorsqu'on incise ces masses, on distingue cha-
» cune de ces granulations isolées et séparées des autres par un
» tissu cellulaire tout à fait sain ou légèrement infiltré de sérosité.
» M. Bayle s'est évidemment trompé en regardant ces granulations
» comme une espèce de production accidentelle différente des

» tubercules, et surtout en les considérant comme des cartilages
» accidentels, car, si son opinion était fondée, on les verrait quel-
» quefois passer à l'état osseux, ce qui ne s'est jamais vu. En les
» examinant, au contraire, avec attention, on peut se convaincre
» que ces granulations se transforment en tubercules jaunes et
» opaques. Il me paraît indubitable qu'il n'y a d'autre différence
» entre les unes et les autres que celle qui existe entre un fruit
» mûr et un fruit vert. Les granulations miliaires ne se rencontrent
» guère, d'ailleurs, que dans les poumons où il existe en même
» temps d'autres tubercules plus volumineux, et assez avancés
» pour que leur caractère soit incontestable.

» *Infiltration tuberculeuse grise.* — Cette infiltration se forme fré-
» quemment autour des excavations tuberculeuses. On la voit
» aussi se développer primitivement dans des poumons qui ne
» contiennent pas encore de tubercules, mais ce cas est extrêmement
» rare. Quelquefois cependant des masses tuberculeuses d'un grand
» volume se forment par suite d'une semblable imprégnation ou
» infiltration de matière tuberculeuse au premier degré ou demi-
» transparente, et sans développement préalable de tubercules
» miliaires. Le tissu pulmonaire ainsi engorgé est dense, humide,
» tout à fait imperméable à l'air, d'une couleur grise plus ou moins
» foncée, et, lorsqu'on le coupe en tranches minces, les lames
» enlevées, presque aussi fermes qu'un cartilage, présentent une
» surface lisse et polie et une texture homogène dans laquelle on
» ne distingue plus rien des aréoles pulmonaires. A mesure que
» ces indurations passent à l'état de tubercules crus, on y voit se
» développer une quantité de petits points jaunes et opaques qui,
» en se multipliant et en grossissant, finissent par envahir la tota-
» lité de la portion endurcie et par la transformer en infiltration
» tuberculeuse crue.

» *Infiltration tuberculeuse gélatiniforme.* — On rencontre très
» souvent entre les tubercules miliaires une infiltration ordinaire-
» ment peu étendue, formée par une matière très humide plutôt
» que liquide, incolore ou légèrement sanguinolente et qui a l'as-
» pect d'une belle gelée plutôt que celui de la sérosité. Cette infil-
» tration diffère de l'œdème du poumon en ce qu'on n'y distingue
» presque plus, ou plus du tout, les cellules aériennes, qui parais-
» sent fondues en gelée. Peu à peu, cette matière acquiert plus de
» consistance et se transforme par des degrés insensibles en celle
» que nous venons de décrire ci-dessus. Dans les endroits mêmes
» où elle a le plus de transparence et de liquidité, on remarque

» souvent de petits points jaunes évidemment tuberculeux, et enfin,
» comme pour l'infiltration grise, tous les degrés de la conversion
» en matière tuberculeuse jaune crue.

» De quelque manière que les tubercules se soient formés, ils
» finissent, au bout d'un temps plus ou moins long, et dont la durée
» paraît très variable, par se ramollir et se liquéfier. Ce ramollis-
» sement commence vers le centre de chaque masse, où la matière
» tuberculeuse devient de jour en jour plus molle et plus humide,
» caséiforme ou au moins onctueuse au toucher, comme un fro-
» mage mou, puis acquiert la viscosité et la liquidité du pus. Le
» ramollissement gagne peu à peu la circonférence et devient enfin
» complet. Lorsque la matière tuberculeuse est complètement
» ramollie, elle s'ouvre un passage dans quelqu'un des tuyaux
» bronchiques les plus voisins. »

En résumé Laënnec admet une seule variété de néoplasie tuberculeuse. Que ce tubercule se montre sous la forme d'une granulation isolée ou d'une infiltration pulmonaire, il est toujours la cause
unique et invariable de la phtisie.

Les auteurs contemporains de l'immortel savant sont loin de
croire à cette doctrine. Broussais, particulièrement, attaque, avec
une rare violence, l'unité de la phtisie et la spécificité du tubercule.
Pour lui le tubercule n'est que la résultante de la pneumonie chronique : « C'est le plus souvent, dit-il, l'inflammation de la mu-
» queuse pulmonaire, quelquefois aussi, mais plus rarement, une
» inflammation du parenchyme, ou une inflammation pleurale pro-
» pagée au poumon, qui détermine la formation des tubercules.
» Jamais on n'a vu des tubercules pulmonaires, sans une inflam-
» mation antecédente. La sécrétion tuberculeuse est due à une irri-
» tation sub-inflammatoire. L'inflammation chronique, qui détruit
» le poumon, est presque toujours entretenue par une dégénéres-
» cence des vaisseaux lymphatiques. »

Cette attaque, aussi injuste que brillante, faite par un maître de
l'époque, refroidit l'enthousiasme des adeptes de Laënnec et détache de lui ses plus chauds partisans. Béclard, Gendrin et Lombard
admettent timidement l'unité de la néoplasie tuberculeuse. Andral,
tout en protestant d'être le plus fervent disciple de Laënnec, porta
le coup le plus redoutable aux doctrines du maître. « Que saisissons-
» nous, dit-il, comme première origine et point de départ du tuber-
» cule ? Rien autre chose, si ce n'est une secrétion de matière qui
» semble s'opérer indifféremment, soit dans les dernières bronches
» et dans les vésicules qui leur succèdent, soit dans le tissu cellu-

» laire interlobulaire. Cette matière, qui semble être primitivement
» liquide, se solidifie à une époque plus ou moins éloignée de celle
» où elle a été secrétée et devient du tubercule. Toutefois cet état
» primitivement liquide peut-être bien plus souvent admis par le
» raisonnement; que démontré par l'observation. »

Sans doute l'opinion de Broussais sur l'origine lymphatique
des produits tuberculeux est trop exclusive; cependant il faut
avouer qu'on trouve parfois dans les vaisseaux lymphatiques du
poumon et d'autres organes une matière qui semble identique à la
matière dite tuberculeuse. Dans les granulations miliaires de Bayle
et de Laënnec, Andral ne reconnaît que les phlegmasies partielles,
vésiculaires, disséminées dans le parenchyme pulmonaire. « Il
» est singulier, dit-il, qu'on ait tant insisté sur ces granulations
» lorsqu'elles sont grises et dures et qu'aucun auteur n'ait parlé
» des mêmes corps lorsqu'ils sont rouges et mous. » Ce qui explique
cet étonnement, c'est qu'il ne sépare point les lésions de la
broncho-pneumonie de celles du tubercule. En cela il est le précurseur de Reinhardt et de Virchow. « De même, dit-il, que nous
» avons vu apparaître la matière tuberculeuse au milieu d'un lobule
» enflammé dans sa totalité, de même, si un point de ces lobules
» est isolément frappé de phlegmasie, c'est surtout dans ce point
» que se déposera le tubercule. »

Louis, fidèle disciple de Laënnec, reprit et soutint avec talent et
chaleur les idées de son maître, mais il n'eut pas l'autorité nécessaire pour les faire triompher.

Tel était l'état des choses, lorsqu'en 1849, Lebert, en Allemagne,
écrivit son traité pratique des maladies scrofuleuses et tuberculeuses. Soutenant les doctrines de Laennec, Lebert étudia la formation, le volume, la marche et la terminaison de la granulation, et
conclut à une phtisie unique causée par le tubercule.

Reinhard combattit vigoureusement cette opinion. Il soutint que
la phtisie n'est qu'une pneumonie chronique, que la matière de
l'hépatisation grise est identique à tout autre produit tuberculeux.
Pour cet auteur le tubercule et la pneumonie sont le résultat d'une
inflammation unique du parenchyme pulmonaire.

Virchow (1852) fait une sélection entre les idées absolues des deux
auteurs allemands précédemment cités. Il distingue nettement le
tubercule, qu'il considère comme une lésion primitive et spécifique,
de la transformation caséeuse qui est le résultat d'une inflammation
chronique du poumon. Le tubercule vrai, qui appartient à la classe
des tumeurs lymphatiques, peut également se transformer en

matière caséeuse ; mais il n'est pas la seule cause de ces caséifica-
tions que toute inflammation chronique des voies respiratoires peut
causer. Le problème est donc nettement tranché par le savant
anatomo-pathologiste allemand : la phtisie peut être causée alternativement par le développement des tubercules, ou par une pneumonie chronique et caséeuse. Quant à la localisation de ces deux
causes morbides, les tubercules vrais (composés de tissu conjonctif,
de cellules spéciales et fragiles, d'un grand nombre de noyaux) sont
placés surtout autour des bronches et des vaisseaux, tandis que la
pneumonie caséeuse naît dans l'intérieur même des alvéoles qu'elle
envahit et transforme en cavités purulentes.

Cette dualité de la phtisie, inspirée et défendue par l'école allemande, régna pendant de nombreuses années. Elle fut acceptée en
Angleterre, en Autriche, en Allemagne et même par un grand
nombre d'auteurs français qui oublièrent trop vite les théories si
claires du grand Laennec. Bien plus, on tenta même de revenir aux
idées de la période ancienne. Niemeyer, élève de Virchow, crut que
la plupart des tubercules, découverts à l'autopsie des phtisiques,
sont jeunes et le produit d'une pneumonie ancienne. Il douta
de la dualité de la phtisie. Suivant lui cette affection est toujours causée par une inflammation chronique des poumons, et
les granulations, miliaires ou anciennes, ne seraient que la résultante de cette inflammation.

Dietrich et Buhl, tout en admettant la dualité de la phtisie, croient
à l'état infectieux de cette affection. Comment se produit cette
infection ? Ces auteurs, qui n'ont encore aucune idée de la bactériologie ou des études expérimentales, soupçonnent un agent physique
ou chimique qui infecte le sang.

### III

#### PÉRIODE CONTEMPORAINE.

Durant plusieurs années encore, des auteurs de la haute valeur
de Schuppel, de Vagner, de Robin et de Vulpian discutent la dualité de la phtisie, lorsqu'en 1865, Villemin annonce à l'Académie de
Médecine sa précieuse découverte. Après avoir inoculé un grand
nombre de cobayes, de chats, de lapins et de chiens, etc., avec
de la matière tuberculeuse, Villemin déclare à l'Académie que la
tuberculose est inoculable. Cette decouverte, accueillie d'abord
avec doute, fut soumise à une Commission de contrôle, qui recon-

nut la vérité de l'affirmation de Villemin. Ce dernier, poursuivant ses expérimentations, reconnut bientôt que non seulement le tubercule, inoculé aux lapins, causait la phtisie, mais qu'il arrivait au même résultat par l'inoculation de la matière caséeuse. Aussi, l'illustre expérimentateur modifia ses opinions de dualité de la phtisie qu'il avait professées jusqu'à ce jour. « Nous pensons, dit-il, » qu'il y a lieu de faire un retour vers les idées de notre grand » Laënnec, en faveur de l'unité de la tuberculose, de son essentia- » lité morbide, dont semble nous écarter l'admission de complica- » tions et de divisions anatomiques qui n'ont rien de réellement » fondé. »

Par le fait même de ces expériences, deux erreurs étaient chassées du domaine scientifique : 1° la dualité avait vécu, et l'unité de ja phtisie. miliaire ou caséeuse, était définitivement établie et ainsi que la possibilité d'inoculer la tuberculose; 2° sa contagion, était irrévocablement prouvée.

Dès ce jour de nombreux auteurs se mirent à renouveler les expériences de Villemin et ils tendirent à prouver qu'on était à même de provoquer des tubercules chez les animaux inoculés avec une matière quelconque, toute étrangère et différente d'une granulation ou de la matière caséeuse. Injectant du sang, des produits cancéreux, de l'urine ou du pus à des cobayes, certains expérimentateurs purent découvrir, sur les viscères des animaux soumis à l'expérience, de nombreux tubercules. Ils déclarèrent donc que si l'expérience était curieuse, elle n'était du moins pas concluante au point de vue de la phtisie. Villemin renouvela lui-même ses expériences, et avec une ténacité de grand savant, et surtout avec une conviction sincère et justifiable, il prouva à ses adversaires que l'inoculation de la matière tuberculeuse produisait toujours de mêmes et identiques résultats. A quoi était due cette divergence qu'on aurait pu considérer comme systématique? H. Martin en a donné ultérieurement l'explication, lorsqu'il a appris à distinguer les tubercules vrais des fausses granulations.

Donc Villemin a découvert et prouvé, par le soin de ses expériences, que la phtisie était unique dans son étiologie, dans sa marche et dans sa terminaison. Il a démontré aussi qu'on pouvait transmettre cette affection, en inoculant des produits tuberculeux à un animal. Restait à déterminer quelle était dans cette masse tuberculeuse l'agent de l'infection. Buhl, Reinstadler, Echlund, Schuller, Toussaint cherchèrent à cultiver dans des bouillons le micro-organisme. Aucun de ces expérimentateurs n'obtint, avec la culture, des résultats précis et certains, et n'arriva à isoler l'agent infectieux.

En 1882, Robert Koch annonça à la Société de Physiologie de Berlin qu'il avait pu isoler et cultiver le microorganisme de la tuberculose. La culture du bacille, qui est certes l'une des découvertes les plus remarquables de ce siècle, fut un complément très précieux des expériences de notre illustre compatriote Villemin. La nature essentiellement virulente et infectieuse de la tuberculose était définitivement prouvée.

# Chapitre II

## ÉTIOLOGIE

Avant Villemin, la question de l'Étiologie de la Tuberculose était une des plus controversées et des plus obscures. On ignorait la nature de cette maladie; les uns disaient : lésion inflammatoire; d'autres néoplasme; le plus grand nombre voyait là un produit de la déchéance de l'organisme : la tuberculose était une façon de mourir, elle était le produit et le témoignage d'une déchéance de l'organisme (Peter).

L'étiologie de cette maladie était donc très complexe. Comment aurait-on pu se faire une idée nette des causes d'une maladie dont on ignorait la nature même ? La majorité des auteurs la déclaraient héréditaire et c'est sur ce point seul que l'accord semblait à peu près établi. Quelques-uns, à l'exemple des anciens, avançaient timidement qu'elle était contagieuse; mais ce n'est qu'à partir des expériences de Villemin que la clarté commença à se faire dans cette question. Villemin démontre que la tuberculose est inoculable et transmissible, Koch vient ensuite montrer quelle est la cause essentielle de la maladie, en isolant le bacille pathogène, qui porte son nom et en prouvant qu'il est la cause unique et nécessaire de toute tuberculose.

Les idées de Villemin, au moment où elles parurent, renversèrent tout l'édifice des vieilles conceptions sur la nature de la tuberculose. On les admit avec réserve et même on en contesta la valeur. Comment, à cette époque, expliquer et comprendre qu'une parcelle de matière caséeuse introduite sous la peau d'un animal pouvait provoquer une granulie généralisée? Il manquait alors à la science la notion et la connaissance des germes infectieux, de ce *nescio quid* qui, introduit dans l'organisme, peut y pulluler, et y reproduire de toute pièce la maladie dont il était la cause unique. Aussi les idées de Villemin furent-elles vite délaissées en France, au grand profit des pathologistes allemands qui les exploitèrent. Mais peu à peu, avec les découvertes de Pasteur et les progrès de la microbiologie, on arriva à découvrir l'agent pathogène de certaines maladies et bientôt à établir l'analogie entre ces maladies et la tuberculose,

2

dont on ne connaissait pas encore le micro-organisme. Il ne restait qu'à montrer ce microbe pathogène pour parfaire l'édifice : Robert Koch le découvrit en 1882.

A partir de ce moment, la lumière était faite sur la cause de la tuberculose, que l'on peut définir une maladie microbienne, infectieuse, contagieuse et transmissible. Sa cause est une et toujours la même : le bacille de Koch. La question est donc résolue. Évidemment, aujourd'hui et pour tous, toute tuberculose est due à un bacille pathogène : elle ne peut exister sans cela. Est-ce à dire néanmoins qu'il ne nous reste plus rien à apprendre au sujet des causes de cette maladie? En clinique nous nous trouvons placés dans des conditions plus complexes que celles de l'expérimentation; et à côté du bacille, cause unique et nécessaire de toute tuberculose, il nous reste la grande question de la réceptivité, de l'opportunité morbide, en un mot du terrain propre au développement du bacille.

Tout organisme n'est pas également réceptible pour le bacille. Certains sujets sont très prédisposés, et d'autres jouissent d'une immunité absolue pour le bacille de Koch, et c'est précisément ces prédispositions personnelles, congénitales et acquises, que nous devrons étudier avec un soin particulier. L'accord est loin d'être fait sur la plupart de ces questions. Les belles recherches de Metschnikoff nous ont appris que l'organisme n'est pas un milieu inerte de culture, mais qu'il réagit contre l'envahissement de ces agents infectieux, et nos éléments vivants, cellules de nos organes ou cellules lymphatiques et principalement ces dernières, entrent en lutte avec ces agents pathogènes, les enveloppent, les emprisonnent dans leur protoplasma et les tuent, ou succombent, dans le cas contraire, vaincues par leurs ennemis. Dans toute lésion tuberculeuse à son début, nous voyons un amoncellement considérable de cellules lymphatiques au niveau du point primitivement occupé par quelques bacilles. Ces leucocythes viennent essayer de détruire ces germes étrangers en les englobant dans leur masse ; quelquefois elles réussissent, et l'organisme est sauvé ; d'autres fois elles succombent, et le champ reste libre aux bacilles. Il est bien évident que la cellule géante, centre de figure du follicule tuberculeux, n'est autre chose qu'une cellule lymphatique, qui a succombé ainsi dans sa lutte contre les bacilles.

A côté de cette lutte des cellules vivantes de l'organisme, leucocythes, phagocythes ou macrophages, contre les éléments pathogènes introduits dans l'organisme, il faut admettre un autre mode de résistance à l'infection microbienne. Il faut admettre qu'il existe dans certaines humeurs de l'organisme, sérum du sang ou de la lymphe, des principes toxiques pour les microbes et qui empêchent complètement ceux-ci de se développer.

Ces principes encore indéterminés, mais dont on connaît quelques-uns, rendent l'organisme réfractaire. Telle, par exemple, la sérosité vaccinale qui confère l'immunité contre la variole. Ces principes toxiques peuvent être introduits accidentellement ou artificiellement dans les humeurs, ou s'y trouver naturellement. C'est ainsi que l'on peut expliquer comment des individus placés dans les mêmes conditions et soumis aux mêmes causes de contagion contractent la maladie ou restent indemnes. En un mot, nous ne sommes pas tous des bouillons de cultures pour le bacille de Koch (Trélat).

Certains organismes sont réfractaires à la maladie, d'autres luttent contre l'infection et finissent par s'en débarrasser ou au moins résistent longtemps; d'autres enfin, incapables de prendre le dessus, succombent rapidement.

Nous voyons donc des variations individuelles considérables de la réceptivité. Mais à côté de cela, certaines causes peuvent rendre un organisme primitivement réfractaire, capable de contracter la maladie. C'est ce qu'on a appelé les causes prédisposantes, et elles sont innombrables et très complexes dans la tuberculose : prédispositions héréditaires, maladies antérieures, dépression morale, excès de toute sorte, qui mettent l'organisme dans un état d'infériorité pour la lutte.

En tête de ces causes nous avons placé l'hérédité, non pas comme cause directe de la maladie, car, pour nous, l'hérédité ne joue que le rôle accessoire de cause prédisposante. Un fils ne de tuberculeux ne vient pas au monde porteur de bacilles, sauf dans quelques cas exceptionnels que nous apprendrons à connaître; il est simplement en état de réceptivité plus grande, car il est né de parents affaiblis par la maladie, il est en état d'infériorité pour la lutte contre l'infection. Est-ce à dire alors que toute maladie des ascendants, cancer, goutte, arthritisme procréera des enfants également sujets à la tuberculose ? N'existe-t-il pas pour les fils de tuberculeux une prédisposition plus grande et toute spéciale de ces organismes pour l'infection par le bacille de Koch ? Nous voulons parler de l'imprégnation des tissus fœtaux par les toxines sécrétées et versées dans le sang maternel par le bacille, qui évolue chez la mère. Ces toxines semblent en effet, d'après l'expérimentation, augmenter la réceptivité de l'organisme pour le bacille de Koch, et si elles peuvent passer à travers le placenta, il semble naturel d'admettre cette idée, qui plaît à première vue, que l'enfant viendra ainsi au monde chargé de toxines qui rendent son organisme plus réceptible pour le bacille de la tuberculose. C'est un terrain tout prêt qui n'attendrait que · l'ensemencement pour devenir tuberculeux. Nous reviendrons plus loin sur cette importante question.

A côté du bacille de la tuberculose il faut tenir compte, dans l'étude des accidents de cette maladie et de leur étiologie, des causes multiples d'inflammation, de suppuration, de gangrène, auxquelles le tuberculeux, comme tout autre individu, et plus que tout autre, peut être et est constamment exposé. Il nous faut tenir compte des infections concomittantes de l'organisme par des microbes variés et divers. Les infections mixtes dont nous parlons dans un autre chapitre, donnent à la tuberculose des allures et des formes diverses, une évolution et une gravité très variables, suivant les cas.

Bien que la tuberculose expérimentale soit loin de présenter les conditions si complexes de la tuberculose clinique, c'est cependant l'expérimentation qui a permis d'élucider la plupart des questions étiologiques dont nous allons nous occuper. Nous donnerons donc dans cette étude une large place à la méthode expérimentale qui a permis de réaliser dans ces dernières années un progrès immense dans presque toutes les questions médicales.

Nous diviserons les causes de la tuberculose en deux groupes : d'une part, causes déterminantes, d'autre part, causes prédisposantes. En d'autres termes, nous étudierons d'abord le germe, le bacille, cause déterminante unique pour la tuberculose, puis le terrain, c'est-à-dire les causes qui prédisposent un organisme à contracter la maladie.

## CAUSE DÉTERMINANTE

Avant les découvertes de Villemin et de Koch, on donnait un nombre infini de causes capables de provoquer la tuberculose. Maintenant nous savons qu'il n'y en a qu'*une*, qu'elle est toujours la même, et absolument nécessaire : le bacille de la tuberculose

### PORTES D'ENTRÉE DU BACILLE DE KOCH.

### I.

*Inoculation.* — Villemin démontra que la tuberculose était inoculable, et voilà comment il pratiqua ses expériences: il faisait à l'oreille d'un lapin, à l'aîne ou à l'oreille d'un chien, sur une étroite surface préalablement rasée, une plaie sous-cutanée, si petite et si peu profonde qu'elle ne donnait pas la moindre gouttelette de sang, puis il insinuait, de façon à ce qu'elle ne puisse s'en échapper, une petite parcelle de matière tuberculeuse grosse comme la tête d'une épingle. Il est évident que les résultats de Villemin ne peuvent être contestés ; il a produit des tuberculoses généralisées par son procédé. Mais sa manière de procéder n'était pas exempte de reproche et pour refaire cette expérience, il faut se mettre dans certaines conditions que Villemin ignorait à l'époque où il expérimenta. Voici les règles à suivre à ce sujet :

Le choix de l'animal n'est pas indifférent. Certains animaux deviennent facilement tuberculeux, même sans inoculation ; d'autres résistent d'une façon presque absolue à l'infection. Villemin se servait du lapin. On lui en fit le reproche en alléguant que cet animal devient tuberculeux avec la plus grande facilité. Le lapin est follement tuberculisable, disait Béhier. On était arrivé, en effet, à reproduire sur lui des lésions tuberculeuses en lui inoculant des substances diverses et nullement tuberculeuses ; mais c'est que dans ce cas on n'avait pas pris les précautions nécessaires, et qu'on avait pu introduire, sans le savoir, des bacilles sous la peau des animaux ou bien qu'on n'avait pas eu le soin de soustraire les animaux en expérience à toutes les causes de contagion qui les entouraient.

Il faut, en effet, être certain que l'on n'introduit sous la peau d'un animal aucun élément étranger, aucun autre microbe que celui que l'on veut expérimenter. Il faut donc se servir d'instruments d'une propreté parfaite. Il faut opérer avec tous les soins d'asepsie nécessaires et faire des plaies aussi minimes que possible, pour éviter qu'elles ne soient contaminées par les poussières de l'air. Le procédé le plus élégant d'inoculation est celui de Conheim et Baumgarten, qui consiste à introduire la matière tuberculeuse dans la chambre antérieure de l'œil d'un lapin. On assiste ainsi, comme sous un verre de montre, au développement de la colonie bacillaire qui, peu à peu, est entraînée dans l'organisme tout entier et y provoque des lésions bacillaires plus ou moins étendues.

Il faut, pour être certain de ces résultats, se servir comme matière à inoculer d'une substance qui ne contienne aucun germe étranger. Si cette substance contient d'autres germes spécifiques, on peut assister à l'apparition de lésions absolument distinctes, qui masquent la marche de la tuberculose, en gênent le développement, ou tuent les animaux prématurément.

Un animal inoculé doit être soigneusement mis à l'abri de toute cause de contamination ou de contagion. Il faut l'isoler et le placer dans de bonnes conditions hygiéniques.

Les expériences vraiment concluantes n'ont pu être faites que quand on connut exactement tous ces détails et quand on put avoir à sa disposition une semence absolument pure. Ce n'est qu'après la découverte de Koch, et la culture par ce savant du bacille spécifique, que l'on fit des expérimentations dont les résultats furent incontestables et restèrent du reste incontestés.

Koch, et les différents expérimentateurs qui vinrent après lui, ont donc nettement établi, que la tuberculose est transmissible et que l'élément capable de transmettre la maladie et de la reproduire de toutes pièces dans tous les cas, est le bacille de la tuberculose.

## II.

*Ingestion.* — La tuberculose n'est pas seulement inoculable, elle est aussi contagieuse à distance; elle peut se transmettre de beaucoup de façons et les portes d'entrée du bacille sont nombreuses. Une grande voie d'inoculation de la maladie est le tube digestif. Chauveau est le premier qui ait démontré que la matière tuberculeuse ingérée pouvait infecter l'organisme. En 1868 il fit éclore la tuberculose chez trois génisses après avoir fait ingérer à chacune d'elles 30 grammes de matière tuberculeuse. En 1870 il publia de nouvelles observations concluantes. Parot, Viseux, Anfrecht,

Klebs, Löw, Bollinger, Toussaint réussirent à rendre tuberculeux des lapins, des singes, des cobayes, des moutons, des porcs, etc., en leur faisant avaler de la matière tuberculeuse prise chez l'homme ou chez les animaux.

A côté de ces résultats positifs, il y en a de négatifs et comment les expliquer?

Les bacilles sont attaqués par le suc gastrique, mais cette sécrétion n'est pas toujours capable de détruire tous les bacilles qui pénètrent dans l'estomac; Koch admet que le suc gastrique détruit les bacilles de la tuberculose, mais reste sans action sur les spores de ces micro-organismes.

Est-il besoin d'une solution de continuité d'une plaie du revête-ment épithélial? Les expériences de Orth semblent prouver cette opinion. Cet auteur arrivait, en effet, parfaitement à reproduire la tuberculose chez des animaux, en leur faisant avaler des tubercules crétacés de la pommelière, tandis qu'il échouait sou-vent avec les tubercules dépourvus de sels calcaires. Il expliquait ces résultats par ce fait que les tubercules crétacés, grâce à leurs aspérités, déchiraient le revêtement épithélial et permettaient ainsi aux bacilles de pénétrer dans les voies de l'absorption. Il est possible qu'une plaie de l'épithélium facilite la pénétration du bacille; mais il semble prouvé aujourd'hui que cette condition n'est pas absolument nécessaire. Les bacilles peuvent pénétrer dans l'organisme en se glissant entre les cellules du revêtement épithé-lial, et leur mode d'entrée le plus certain doit être évidemment le suivant: Il existe constamment, dans le tube digestif, des leucocythes migrateurs qui, au moment de la digestion, se chargent des particules graisseuses préparées par les phénomènes de la digestion, et qui, une fois chargés, rentrent dans la circulation générale ou lymphatique en traversant le revêtement épithélial de l'intestin. Ces leucocythes migrateurs perforent le plateau cuticulaire des cellules cylindri-ques de la muqueuse, puis cheminent dans le protoplasma cellulaire et se rendent ainsi dans le lymphatique central de la villosité, d'où ils passent dans le torrent circulatoire. Ils se sont normalement chargés des graisses de la digestion; on peut admettre qu'ils peuvent englober de la même façon des bacilles tuberculeux acci-dentellement répandus dans le tube digestif et rentrer ainsi char-gés de bacilles, qu'ils vont porter dans tout l'organisme.

On voit donc que la tuberculose peut très aisément se transmettre par la voie digestive. Nous verrons plus tard quelle déduction nous devons en tirer.

## III.

*Inhalation*. — Il existe une troisième voie que peut prendre le
bacille de Koch pour infecter l'organisme et ce mode de contamination est certainement le plus habituel. Je veux parler des organes de la respiration. Et d'abord nous savons que les bacilles de
Koch qui ne peuvent se développer à la température de 38°, résistent à la putréfaction, à la dessication et à des températures très
élevées et très basses. Les bacilles existent dans les crachats des
phtisiques et dans les secrétions de tous les organes atteints de
tuberculose. Les produits de secrétions et d'excrétions répandus
partout laissent en liberté des bacilles de Koch nombreux, qui se
mêlent aux poussières de l'air et sont inhalés pendant l'inspiration.

Il est admis aujourd'hui que c'est à cette pénétration des bacilles
de Koch ou de parcelles tuberculeuses que sont dûs la plupart des cas
de phtisie pulmonaire. Des expériences nombreuses ont prouvé la
réalité de cette assertion : on est arrivé à produire la tuberculose
en injectant des parcelles de matière tuberculeuse dans la trachée
des animaux, ou en faisant inhaler à des animaux des poussières
liquides ou solides tenant en suspension des bacilles.

Lipp, à Munich, pratiqua les premières expériences dans ce sens.
Il introduisit dans la trachée d'un animal du tubercule ; mais il
obtint des résultats peu concluants. Tappeiner plaça des animaux
chaque jour, pendant quelques heures, dans un espace clos de toute
part où l'air était infecté par des crachats de phtisiques. Il opéra
aussi de la façon suivante : Il mit en suspension dans de l'eau du
pus recueilli dans une caverne tuberculeuse, et, à l'aide d'un pulvérisateur, il projetait le liquide dans des cages ouvertes d'un seul
côté, et contenant des animaux, des chiens. De ces deux façons
il obtint des résultats positifs. Dans le plus grand nombre des
cas ces animaux devinrent tuberculeux et moururent porteurs de
lésions manifestes. Tappeiner conclut que la tuberculose pouvait
se transmettre par inhalation.

L'observation suivante, empruntée à Recch et rapportée par
Koch, est bien plus concluante. Dix nouveau-nés mis au monde
par une sage-femme manifestement tuberculeuse moururent, à
Meiningen, de tuberculose méningée, dans l'espace de quatorze
mois, tandis qu'aucun accident de ce genre ne se produisit chez
les enfants mis au monde par les autres sages-femmes. Cette femme
avait l'habitude d'aspirer les mucosités des premières voies et de

faire des insufflations dans les voies aériennes des enfants, même quand ils ne présentaient pas des signes d'asphyxie.

Les expériences de Koch et de Baumgarten sont encore beaucoup plus concluantes. Elles ont été faites avec des cultures pures de bacilles. Koch délaie dans de l'eau stérilisée une culture de son bacille de façon à pouvoir projeter ces bacilles dans les voies respiratoires d'un animal au moyen d'un pulvérisateur à vapeur. La culture une fois agitée avec le liquide, on laisse reposer le mélange et on ne prend que la partie supérieure absolument claire. Ce liquide est projeté dans la cage des animaux, disposée de telle façon que cette pulvérisation soit inoffensive pour l'opérateur. Les animaux sont ensuite retirés de cette cage et séparés les uns des autres, dans de bonnes conditions hygiéniques et à l'abri de toute autre cause de contagion. Tous les lapins et cobayes qui ont servi à ces expériences sont morts tuberculeux ou trouvés porteurs, au bout de quelque temps, de granulations tuberculeuses du poumon absolument caractéristiques. Ces tubercules ressemblent à ceux produits par l'inhalation de crachats tuberculeux desséchés ou dilués dans l'eau. Ce sont des tubercules plus ou moins volumineux développés dans les alvéoles pulmonaires, ou dans les petites bronches. Baumgarten, d'après ses expériences, admet que les tubercules d'inhalation deviennent rapidement caséeux et ramollis, contrairement aux granulations. Il dit aussi que la pneumonie caséeuse est due à l'inhalation d'une quantité considérable de bacilles.

Le bacille peut donc se transmettre et s'inoculer en passant par les voies aériennes. L'expérimentation nous le prouve. Nous savons aussi que les bacilles qui résistent à la dessiccation peuvent être soulevés avec les poussières et pénétrer ainsi dans le poumon pour y provoquer des lésions spécifiques. Mais il est une question aussi intéressante en clinique et surtout pour l'étiologie de la tuberculose, c'est de savoir si l'air expiré par les phtisiques est capable de transmettre la maladie, c'est-à-dire si cet air est bacillifère.

Gibboux a fait des expériences dans ce sens. Il a fait pénétrer dans une cage fermée, où se trouvaient des lapins, 10 à 12 litres, chaque jour, d'air expiré par un phtisique. Il a vu ses lapins dépérir puis présenter à l'autopsie de nombreux tubercules. Ces expériences ont été reprises et n'ont jamais donné, depuis, de résultats positifs. Koch arrive à dire que le bacille n'existe pas dans l'air, à moins qu'il ne soit uni à des particules organiques desséchées. L'air d'une salle de phtisiques est donc dépourvu de bacilles libres; mais cet air peut être bacillifère, s'il est chargé de poussières soulevées par le balayage, par exemple. Bollinger et Wede ont exposé dans des salles de phtisiques des assiettes contenant de la glycérine. Au bout de quelques jours ils ont inoculé cette glycérine à des lapins dont aucun ne fut tuberculisé.

## IV.

Cette étude rapide des portes d'entrée de la tuberculose chez l'homme et les animaux nous a conduit à définir la tuberculose une maladie spécifique, infectieuse, transmissible, dûe à un micro-organisme, le bacille de Koch, qui en est la cause unique. La découverte de Koch nous oblige à dire que toute tuberculose naît d'une autre tuberculose, que tout tuberculeux porte dans son organisme des bacilles qui dérivent d'autres bacilles et qui ont pénétré dans son organisme par contagion.

La tuberculose, puisqu'elle est bacillaire, est forcément contagieuse, à moins que l'on admette la génération spontanée du bacille au sein de nos organes. Je crois que personne n'oserait plus aujourd'hui soutenir une telle opinion. Donc pour qu'un individu soit tuberculeux il faut qu'il ait reçu des bacilles d'un autre tuberculeux ; cette infection, cette contagion ne peut se produire que de deux façons. 1° Par transmission directe du germe pathogène d'un individu malade à un autre ; 2° par hérédité, c'est-à-dire par l'inoculation du fœtus à travers le placenta.

En effet, le bacille de la tuberculose ne se développe pas au hasard dans la nature, il lui faut un organisme à sang chaud pour pulluler. Il peut garder sa virulence longtemps une fois sorti de l'organisme ; mais il est toujours né d'une lésion tuberculeuse développée chez un animal.

Le bacille de la tuberculose n'est pas non plus un microbe provenant de la transformation dans le corps d'un autre microbe banal, sous l'influence de certaines conditions morbides. Enfin il ne naît pas spontanément au sein de nos organes. Il faut donc, pour qu'une tuberculose se développe chez un individu, une condition, c'est la transmission directe du bacille agent pathogène, d'un organisme malade à un organisme sain. Voilà la cause unique de toute tuberculose : la contagion.

Mais nous devons étudier en détail la grande question de l'hérédité qui fut pendant si longtemps un dogme universellement adopté. Voyons ce que nous pouvons garder de ces vieilles opinions et comment nous devons comprendre l'hérédité avec les données nouvelles de la science.

# HÉRÉDITÉ DE LA TUBERCULOSE

L'enfant, né de parents phtisiques, est-il tuberculeux à sa naissance ou seulement prédisposé à la tuberculose? Cette question a été posée au dernier Congrès de Paris et elle a été vivement discutée.

L'idée de la transmission héréditaire était une notion traditionnelle chez la plupart des auteurs anciens qui ignoraient l'essence même de la phtisie. A partir de Laénnec quelques voix se firent entendre contre cette opinion exclusive, mais elle restèrent sans écho. L'hérédité était admise par tous, et les divergences commençaient sur ce point : que faut-il entendre par hérédité? Les uns admettaient que la tuberculose était une diathèse transmissible de toute pièce de parents aux enfants; et parmi ceux-là, je citerai Tissot, Portal, Chomel, Monneret, Chauffard, etc. Pour d'autres, les descendants n'héritaient que d'une prédisposition à contracter la maladie, et parmi ces derniers je nommerai Bouchardat, qui disait : « Naître de parents tuberculeux est sans doute une condition » fâcheuse, non pas que l'enfant ait des tubercules dès sa naissance, » ce qui est très rare; mais il hérite des dispositions, des goûts, des » aptitudes et des imminences morbides à la phtisie. »

Tel était l'état de la question au moment où parurent les découvertes modernes : celle de Villemin de l'inoculabilité de la tuberculose en 1865; celle de l'élément pathogène par Robert Koch en 1882. A partir de ce moment nous connaissons la nature de la tuberculose. A la place de l'idée de diathèse, terme vague et mal défini, nous possédons la notion d'une maladie spécifique, virulente, microbienne, transmissible d'un individu à un autre. Tout bacille naît d'un autre bacille, toute tuberculose naît d'une tuberculose antérieure : « Il n'y aurait donc d'hérédité au sens absolu du mot, » que si l'enfant reçoit de ses parents, père ou mère, la graine » spécifique, c'est-à-dire le bacille, au moment de la conception ou » pendant la vie intra-utérine » (Grancher).

Au dernier Congrès de la tuberculose, Solles a soutenu que les enfants nés de tuberculeux apportaient, en naissant, des spores transmis de parents au fœtus; ces spores restent chez les enfants pendant une période variable. S'ils sont éliminés spontanément ou thérapeutiquement, la tuberculose n'apparaît pas, s'ils sont retenus par l'organisme, la tuberculose se développe à une date plus ou moins éloignée de la naissance.

Landouzy soutient également l'idée de l'hérédité de la tuberculose. D'après cet auteur la tuberculose, sous toutes ses formes, est très fréquente dans le jeune âge, et pendant l'adolescence. Si la tuberculose n'est pas fatalement héréditaire, il n'est pas moins vrai que tout descendant de phtisique est un candidat à cette maladie.

Vignal a fait des inoculations, à des cobayes, avec des produits provenant de nouveau-nés issus de mères manifestement tuberculeuses. Ces cobayes, inoculés avec les organes de ces fœtus, ou avec des fragments de placenta, ne sont jamais devenus tuberculeux. L'auteur pense donc que l'hérédité de la tuberculose est extrêmement rare, si toutefois elle existe.

Hutinel pense également que l'hérédité est exceptionnelle dans la tuberculose. Il cite une statistique fort précieuse qu'il a relevée à l'Assistance Publique à Paris. Parmi les nombreux enfants envoyés en province et qui sont issus de parents phtisiques, la tuberculose est très rarement observée.

Nous sommes donc aujourd'hui en présence de deux opinions : d'une part, l'hérédité du germe; d'autre part, l'hérédité de la prédisposition morbide. Je vais examiner l'une et l'autre de ces opinions, chercher ce qu'il y a de vrai dans chacune d'elles, établir enfin par des expériences et des observations cliniques ce qu'il faut garder de l'hérédité dans l'étiologie de la phtisie.

I.

*Hérédité du germe.* — Il est maintenant établi d'une façon irréfutable que la tuberculose est une maladie spécifique; nul ne conteste plus que le bacille de Koch en est l'élément pathogène. Dans ces conditions l'hérédité n'existera que si le bacille lui-même passe des ascendants à l'enfant. Ce passage peut avoir lieu à deux époques : 1° au moment de la conception; 2° pendant la vie intra-utérine, à travers le placenta sain et normal. Il est évident que si le placenta ou les enveloppes de l'œuf présentent des lésions tuberculeuses, ce qui est l'exception, nous nous trouvons en présence d'un mode spécial de contamination, de contagion.

II.

*Graine paternelle.* — Au moment de la conception, la graine peut être apportée par le spermatozoïde ou préexister dans l'ovule. Dans le sperme, Bozzolo, Miêpce, Kurt Jani ont trouvé des bacilles, même dans le cas où les organes génitaux ne présentaient pas de lésions tuberculeuses. Landouzy a fait, sur des cobayes, des expériences qui prouvent parfaitement la virulence du sperme dans le cas où l'animal est tuberculeux. Mais on n'a jamais trouvé le bacille dans le spermatozoïde lui-même, et encore faudrait-il que le bacille se trouve dans la tête du spermatozoïde, car cette partie seule pénètre dans l'ovule pour le féconder. Or, jamais un noyau de cellule n'a été vu contenant un bacille ; pourquoi le spermatozoïde ferait-il exception à la règle ? De plus la fécondation se fait dans la trompe de Fallope, et c'est par ses mouvements propres que le spermatozoïde se porte jusque-là au devant de l'ovule. Le bacille tuberculeux est immobile, il reste avec la liqueur séminale, loin du point où se fait la fécondation ; il pourra tout au plus produire une tuberculose, des organes génitaux maternels et peut-être des enveloppes de l'œuf. Enfin nous citerons les conclusions de Kurt Jani : en supposant que le spermatozoïde ait apporté dans l'ovule le bacille de la tuberculose, aucune expérience ne pourra jamais faire connaître si cet ovule ainsi infecté serait apte à donner naissance à un fœtus.

## III.

*Graine maternelle.* — La graine préexiste-t-elle dans l'ovule ? Seul, Baumgarten a trouvé une fois un ovule porteur d'un bacille, après fécondation artificielle d'une lapine par du sperme tuberculeux. Mais quel aurait été le sort du bacille et de l'ovule ? Il est impossible de rien avancer à ce sujet.

Pendant la vie intra-utérine, le fœtus encore indemne de tuberculose, peut-il recevoir dans son organisme, des bacilles que lui transmettrait sa mère à travers le placenta ? De nombreuses expériences faites dans ce sens sont contradictoires. Straus, Chamberland, Porrontiço, etc., montrent que le passage du *bacillus anthracosis* est impossible à travers le placenta, tandis que Koubassof, Arloing, trouvent qu'il est possible. Pour le bacille de Koch, les mêmes contradictions se retrouvent ; tandis que Koubassof considère que le passage est constant et normal, Malvoz, Straus et Chamberland croient que ce passage se fait très rarement, et Sanchez Tolédo n'a que des résultats négatifs : provoquant chez une lapine grosse, une tuberculose généralisée en lui injectant dans les veines une culture pure de bacilles, il recueille le fœtus avec toutes les précautions nécessaires pour éviter la contamination par les liquides maternels. Dans ces cas il ne retrouve jamais de bacilles dans les organes ; les inoculations faites à d'autres animaux avec ces organes ne provoquèrent jamais de tuberculose.

Comment fallait-il interpréter ces. résultats ? Malvoz semble avoir trouvé la solution de ce problème en partant de la loi de Wissoko-vitch : De la non élimination des bactéries par les membranes filtrantes (reins, muqueuses instestinales) à l'état normal. Il remarqua tout d'abord que la placenta ne retenait pas les micro-organismes, ni même les particules solides (cinabre, indigo) injectés dans le sang, comme le font au contraire le foie, la rate, la moelle des os. Il arriva à énoncer cette loi : « Le placenta ne constitue pas un organe de prédilection pour la fixation des éléments étrangers en circulation dans le sang. »

Il n'y a aucune communication entre le sang maternel et le sang fœtal, mais si l'on suppose qu'une déchirure vasculaire se produise avec hémorragie à ce niveau, le passage pourra alors s'effectuer. Un choc, une ecchymose, un abcès créera de même une porte d'entrée pour les micro-organismes, on peut donc expliquer ce passage des bactéries de la mère au fœtus par une lésion du placenta. Malvoz a trouvé en effet dans un cas de mort de la mère par le charbon, un foyer hémorrhagique où la disposition des bacilles en chaînettes semblait indiquer que les micro-organismes s'étaient multipliés au niveau de la lésion même. De toutes les maladies, celle que l'on retrouve le plus fréquemment chez le fœtus est la variole, et l'on sait combien cette maladie est souvent hémorrhagique.

Il semble donc bien établi qu'il faut une lésion du placenta pour permettre le passage des micro-organismes de la mère au fœtus. Le bacille tuberculeux n'existe pas normalement dans le sang des phtisiques. Firket a entrepris de prendre la mesure du degré d'infection bacillaire du sang, il est arrivé à ce résultat : « les signes anatomiques d'une infection bacillaire du sang font défaut dans plus de la moitié des cas ». Les bacilles injectés dans le torrent circulatoire y disparaissent très vite, et ne s'arrêtent pas dans le placenta. Enfin le placenta est très exceptionnellement tuberculeux, à moins qu'il n'y ait généralisation de la tuberculose. Voilà autant de conditions qui rendent bien difficile le passage du bacille.

Reste la théorie des toxines. Ces dernières peuvent, suivant certains auteurs, traverser l'organe placentaire et imprégner le fœtus pendant sa vie intra-utérine. Ces toxines prépareraient ainsi un terrain de culture très favorable à l'éclosion de la tuberculose, ou même ensemenceraient ce terrain. Suivant nous, cette hypothèse (il n'y a aucune preuve ni expérimentale ni clinique) est absolument fausse.

D'abord les produits solubles d'un microbe quelconque sont incapables de reproduire les lésions-mères de l'affection primitive; ils provoquent chez le sujet imprégné les phénomènes généraux très graves d'une infection quelconque d'origine organique. L'expérimentation nous prouve en outre que ces toxines, inoculées à un animal, causent des accidents très aigus qui tuent le sujet en quelques jours. Donc ici encore il nous est impossible d'admettre que l'organisme du nouveau-né, issu de parents tuberculeux, est saturé de toxines, d'origine paternelle ou maternelle, toxines qui mettraient des années à révéler leur existence. Koch a voulu nous prouver tout le contraire en injectant sa tuberculine à des phtisiques.

## IV

*Preuves expérimentales.* — J'ai fait de mon côté, depuis plusieurs années, une série d'expériences sur l'hérédité tuberculeuse :

1re **Expérience** : Un lapin, rendu tuberculeux, ayant fécondé une lapine saine, devient père de six lapereaux sains que j'éloigne immédiatement du foyer de contagion. Chez l'un des lapins, sacrifié au bout de dix jours, on ne découvre aucune trace de tuberculose. Un autre lapin, sacrifié au bout de 20 jours, ne décèle rien. Un troisième est tué le trentième jour, et tous les organes sont reconnus sains. Des trois autres congénères, aucun n'est devenu tuberculeux.

2e **Expérience** : Un lapin tuberculeux a fécondé une lapine également rendue tuberculeuse quelques jours avant le coït. Naissance de six lapereaux vivants et d'un fœtus mort. La mère mourut tuberculeuse quelques jours après la délivrance, et le père est mort d'une phtisie pulmonaire avant même la fin de la grossesse. Je n'ai découvert aucune lésion tuberculeuse chez le fœtus mort. Avec le foie et la rate de ce fœtus, j'ai fait néanmoins des inoculations à d'autres lapins dont aucun n'est devenu tuberculeux ; l'un est mort d'un accident, et j'ai pu élever facilement les trois autres, dont aucun n'est mort de la tuberculose.

3e **Expérience** : Avec un lapin né d'un père tuberculeux, j'ai fait couvrir une lapine issue de deux parents également tuberculeux ; ces deux conjoints étaient congénères par leur père. Naissance de sept lapereaux, dont aucun n'est mort de la tuberculose.

4e **Expérience** : Maintes fois, j'ai enlevé trois ou quatre grammes de sang à ces rejetons de tuberculeux, et je l'ai transfusé à des lapins d'origine saine ; jamais aucun lapin n'est devenu tuberculeux par cette inoculation intra-vasculaire.

**5ᵉ Expérience** : J'ai inoculé une culture de bacilles à trois lapins provenant de cette quatrième génération, ils sont morts très rapidement de lésions tuberculeuses variées, du dixième au quarante-septième jour.

## V

*Tuberculose fœtale.* — Il existe cependant des faits indéniables de tuberculose fœtale. Je laisse à dessein de côté les cas de tuberculoses infantiles, pour y revenir tout à l'heure. Mais ces cas rares, suivant Virchow, et la plupart des phtisiologues, de tuberculose fœtale, ne prouvent-ils pas au contraire que si les bacilles pénètrent dans l'organisme d'un fœtus, ils y développent immédiatement une tuberculose? Car on ne peut admettre l'opinion de Baumgarten, que l'organisme fœtal offre une grande résistance à l'infection bacillaire : tout nous prouve le contraire.

Tout aussi inadmissible est cette deuxième opinion qui dit que les bacilles introduits dans le corps du fœtus, peuvent y séjourner à l'état de larve et dormir, sans signaler leur présence, pendant dix, vingt ans et même plus. Les auteurs qui soutiennent cette forme d'hérédité latente, doivent revenir un instant à leurs brillantes expérimentations. Quelle que soit la petite dose de bacilles inoculés à un animal, quelle que soit la résistance vitale de leur sujet, l'animal soumis à l'expérimentation ne résiste jamais plus d'un an ou deux à l'éclosion de la tuberculose ; il succombe d'autant plus vite qu'il est plus jeune. Dépassé ce temps, l'animal expérimenté résiste au bacille, qui meurt sur place sans produire de lésion, ou qui est rejeté au dehors de l'organisme triomphant. Les bacilles dans l'organisme se développent ou disparaissent par le fait de la phagocythose de Metschnikoff.

Le fœtus tuberculeux ne soutiendra pas un instant la comparaison du fœtus syphilitique. Tandis qu'on découvrira des lésions rares qui sont, du reste, primitives chez le fœtus bacillaire, presque tous les viscères du jeune syphilitique présentent des lésions profondes et tertiaires. En outre, dans la vraie hérédité syphilitique, on ne découvre jamais le chancre primitif ; dans la pseudo-hérédité bacillaire, on trouve, surtout chez le fœtus, l'accident primitif de la tuberculose, c'est-à-dire des bacilles ou des granulations à peine formées. En un mot, le fœtus syphilitique continue le cycle d'une maladie déjà commencée, dont il a hérité de son père; le fœtus tuberculeux recommence une maladie toute entière et toute neuve, parce qu'il l'a reçue par contamination.

## VI

*Tuberculose Infantile.* — Restent les cas de tuberculose infantile. Nous prouvent-ils l'hérédité de la graine? Chez la plupart des enfants, la tuberculose revêt une forme aiguë, exactement comme dans l'expérimentation animale. En recherchant chez de nombreux enfants morts de méningite tuberculeuse, Lannelongue a bien retrouvé des foyers plus anciens dans le foie et les poumons, mais rien dans les ganglions lymphatiques. Rien n'est encore moins prouvé que l'hérédité vraie de ces formes de tuberculose. A combien de causes de contagion sont donc exposés ces enfants depuis leur naissance, depuis le moment même où ils ont pu être infectés par les sécrétions du vagin et de la vulve? Le nouveau-né tète un lait chargé de bacilles; les baisers de ses parents tuberculeux, de sa nourrice, des personnes qui l'entourent, les poussières de la chambre, les linges souillés par les crachats, la salive ou les autres sécrétions pathologiques des parents, sont autant de chances de contagion pour cet enfant, né déjà dans de mauvaises conditions de vie, mal préparé à la lutte.

Nous arrivons donc à dire : l'hérédité directe ou du germe, est impossible au moment de la conception; elle est très rare pendant la vie intra-utérine et ces cas ne sont en somme que des cas de contagion directe de la mère au fœtus par le *placenta malade.* Dans tous les cas de ce genre nous assistons à un développement intra-utérin de la tuberculose, ce qui nous prouve que le bacille ne peut rester à l'état latent dans l'organisme de l'enfant.

Une autre preuve de la non-hérédité de la tuberculose est la suivante :

Pour admettre et être certain qu'une tuberculose est héréditaire, il faudrait être sûr que toute personne qui devient tuberculeuse a été absolument soustraite à toute cause de contagion depuis sa naissance. Or, nous sommes tous exposés à être infectés par les nombreux bacilles qui nous entourent; pourquoi admettre la contagion dans la moitié des cas, et ne pas l'admettre aussi pour ces prétendus héréditaires bien plus exposés que nous, puisqu'ils ont eu dès leur enfance la tuberculose installée à leur foyer?

## VII

*Observations cliniques.* — Tout le monde sait qu'il existe encore aujourd'hui des peuplades de l'Amérique Centrale où la tuberculose est inconnue. D'autres tribus, moins heureuses, sont restées pendant des siècles sans soupçonner l'existence de cette triste maladie. Survint un immigrant phtisique qui importa le bacille de Koch et qui infecta ces contrées indemnes jusqu'à ce jour. Depuis l'arrivée de ce phtisique la tuberculose fit des ravages considérables, s'abattit sur certaines familles qui moururent toutes de père en fils. Peut-on invoquer encore ici l'hérédité qui serait en tout cas de date fort récente?

Il m'est impossible aussi de passer sous silence l'histoire d'un grand nombre de singes qu'on a importés en France. Cette race de singes très sauvages évite tout rapprochement avec l'homme et est absolument saine tant que ces animaux vivent dans leur pays natal. Depuis qu'ils habitent notre pays, ils meurent de la phtisie de père en fils. Ici du moins la contamination ne peut être mise en doute et on ne peut pas invoquer la cause de l'hérédité.

Dans la plupart des familles humaines que j'ai examinées, j'ai toujours remarqué que partout où l'enfant, né de parents tuberculeux, a été séparé de ses parents immédiatement après la naissance, cet enfant, menacé par l'hérédité, n'a jamais été atteint. J'ai porté mon investigation sur 60 familles; j'ai pu relever en faveur de ma théorie 36 cas bien authentiques. Je ne voudrais pas citer l'observation de chaque arbre généalogique; il me coûterait cependant de passer sous silence les cas types dont j'ai consigné l'observation.

*Observation 1.* — La famille B... est composée de cinq enfants nés tous d'un père mort d'une phtisie pulmonaire et d'une mère saine. Le deuxième fils fut éloigné de ses parents immédiatement après sa naissance et placé ensuite en nourrice. Les quatre autres enfants cohabitèrent avec leurs parents. Le deuxième enfant élevé par une nourrice saine jusqu'à l'âge de 13 ans et placé ensuite dans un lycée, est aujourd'hui un homme sain de 36 ans. De ses quatre congénères, deux sont morts de la tuberculose pulmonaire et les deux autres sont atteints d'une tuberculose certaine et avancée. Il est bon d'ajouter que jamais leur frère sain n'a cohabité avec ses parents.

*Observation 2.* — Père et mère tuberculeux donnant naissance à sept enfants, dont le deuxième et le cinquième n'ont jamais cohabité avec leurs parents et leurs congénères. Les autres enfants sont morts, comme leurs générateurs, de la tuberculose. Les deux enfants isolés restèrent sains, et aujourd'hui, mariés tous deux, ils ont eux-mêmes de très beaux enfants.

L'histoire des autres familles, dont j'ai examiné la marche de la tuberculose, ressemble à ce point à ces deux observations, que la répétition en deviendrait fastidieuse. Partout où l'isolement a été

absolu, l'hérédité ne s'est pas produite. Tantôt c'est l'aîné des
enfants, tantôt le cadet, tantôt le plus jeune qui a été ménagé. Mais
dans tous ces cas d'heureuse exception, j'ai pu vérifier l'absence ou
l'isolement du sujet qui n'est pas devenu phtisique. De ce chef, il
nous est impossible d'admettre avec Landouzy une génération
double, c'est-à-dire une conception d'enfants nés avant ou après
la tuberculose paternelle ou maternelle ; car fréquemment les
premiers enfants nés au moment où les parents avaient encore une
robuste santé, succombaient de phtisie, tandis que les plus jeunes,
issus des mêmes parents, atteints d'une tuberculose déjà avancée,
échappaient à la maladie, par le fait seul de l'éloignement
immédiat.

## VIII.

*Hérédité du terrain.* — Cependant, puisque nous sommes tous
exposés aux mêmes causes de contagion, pourquoi ne devenons-
nous pas tous tuberculeux? C'est qu'il ne suffit pas du bacille,
il faut que ce bacille trouve un terrain propice à son éclosion et à
son développement. Est-ce ce terrain que l'héréditaire apporte en
naissant? Nous voilà ramenés à la deuxième opinion : l'enfant
n'hérite pas du mal, mais d'une prédisposition à le contracter. Or,
cette prédisposition morbide ne peut être qu'un état de débilité
constitutionnelle. Tout ascendant affaibli par une cause quelconque,
mettra au monde des enfants débiles. Tels seront les enfants de
vieillards, d'alcooliques, de névropathes, de cancéreux, d'arthri-
tiques, de goutteux, de diabétiques, etc., etc. Le mauvais état de
l'enfant peut même n'être pas congénital, cet affaiblissement de
l'organisme peut être donné à l'enfant par une foule de causes,
depuis l'allaitement insuffisant et artificiel, les mauvaises conditions hygiéniques, jusqu'aux maladies les plus diverses : rougeole,
scarlatine, variole, fièvre typhoïde, bronchites, paralysie infantile, etc., etc. Pendant l'adolescence, et même à l'âge mûr, un
sujet pourra encore rencontrer autour de lui de nombreuses
causes de débilitation. Et si nous parcourons le rapport lu par
Leudet, de Rouen, en 1885, à l'Académie de Médecine, nous
voyons ceci : recherchant le nombre des membres des familles
tuberculeuses devenus phtisiques, il en trouve cinquante-cinq
qui ne peuvent pas se rattacher à l'hérédité. Se demandant
alors quelles sont les causes qui ont conduit ces cinquante-cinq
individus à la tuberculose, il nous expose les causes de débilitation
auxquelles ils ont été exposés, et nous les montre, les uns avec des

excès alcooliques ou autres, d'autres, atteints dans leur enfance, de fièvre typhoïde, de paralysie infantile, etc., etc.

Le fils de tuberculeux n'apporte donc en naissant, comme le fils de tout autre ascendant malade, qu'un état de faiblesse congénitale; le terrain sur lequel se développera avec la plus grande facilité, n'importe quelle bactérie.

## IX.

*Conclusions.* — Nous arrivons donc aux conclusions suivantes : 1° l'hérédité du germe n'existe pas, selon nous, dans la tuberculose; 2° la prédisposition du terrain n'est pas plus spéciale aux tuberculeux qu'à tout autre sujet né d'un malade diathésique; 3° toutes les tuberculoses sont gagnées par la contagion. Et ces conclusions nous mènent aux mesures prophylactiques suivantes : tout enfant né de parents tuberculeux doit être isolé et éloigné de ce foyer de contagion. En faisant connaître ces idées au public on lui rendra certes plus de service qu'en lui recommandant une sélection dans les mariages, et en lui défendant l'union avec un descendant d'un phtisique qui est souvent et qui peut rester un homme absolument sain.

# CONTAGION.

Après cette longue étude sur l'hérédité, nous avons été conduits à admettre que les rares cas de tuberculose héréditaire ne sont en somme que des cas de contagion intra-utérine de la mère au fœtus à travers un placenta malade. L'hérédité vraie n'est donc qu'un mode de contagion, seul mode de propagation de la tuberculose.

Les auteurs les plus anciens admettaient l'idée de la contagion : Aristote, Hippocrate, Galien parmi les antiques ; puis Morton, Valsalva, Von Sévictin, Portal, etc.

L'idée que Laënnec se faisait de la nature de la tuberculose, l'empêchait de croire à la possibilité de la contagion. Il dit dans son traité de l'auscultation : « La phtisie tuberculeuse a longtemps passé pour être contagieuse, et elle passe encore pour telle aux yeux des gens du peuple, des magistrats, et de quelques médecins, dans certains pays et surtout dans les parties méridionales de l'Europe. En France, au moins, il ne paraît pas qu'elle le soit. »

Laënnec eut une influence considérable sur ses successeurs et ses idées furent presque universellement admises ; on nia la contagiosité de la tuberculose. Quelques cas cependant parfaitement observés subsistaient dans la science, et quelques auteurs, Andral, Trousseau notamment, ne pouvaient se résoudre à rejeter complètement l'idée de la contagion de la phtisie. Villemin, dès ses premiers résultats, proclama de nouveau que la tuberculose est contagieuse.

Peu à peu les idées changent et les pathologistes se partagent en deux camps. On recueille des observations probantes : elles arrivent de toute part et Musgrave Clay fait une intéressante thèse où il groupe tous ces faits indiscutables de contage.

## I.

L'idée que la tuberculose est transmissible par inoculation, faisait entrer dans les esprits qu'elle pouvait bien être contagieuse. Enfin Koch leva tous les doutes et si beaucoup de médecins croient encore fermement à l'hérédité, je crois qu'il n'en est plus un seul qui refuse d'admettre que la tuberculose est contagieuse. L'expérimentation est concluante, elle a démontré péremp-

toirement que la tuberculose ne peut se transmettre que par contage. En est-il de même en clinique? En clinique le problème est plus complexe ; il y entre des considérations importantes de réceptivité plus ou moins grandes, de prédisposition plus ou moins marquée suivant les individus. Et tel individu soumis constamment à des causes multiples de contagion ne devient pas phtisique, quand un autre semblera le devenir en dehors de toute contamination. Mais en étudiant à fond chaque cas de tuberculose on peut toujours découvrir des causes plus que suffisantes de contagion, qui passent inaperçues au premier abord. Évidemment il existe de nombreux cas où l'on est frappé de voir des individus soumis à des causes très nettes de contagion ne pas devenir tuberculeux, mais ces faits exceptionnels s'expliquent parfaitement si l'on sait comment se développe une maladie microbienne. Il ne suffit pas d'un germe, il faut encore que ce germe puisse se développer dans l'organisme qu'il envahit et Trélat a exposé très nettement cette idée dans les mots suivants : « Actuellement la tuberculose doit être considérée
» comme une maladie microbique infectieuse et contagieuse, mais
» de même que la culture du bacille tuberculeux est difficile dans
» les laboratoires, de même sa pénétration et sa pullulation dans
» l'organisme humain n'ont point lieu sans difficulté. L'ensemence-
» ment accidentel par lequel la tuberculose se transmet à l'espèce
» humaine ne semble pas réussir avec la même constance que celui
» d'autres maladies. Il est en effet indispensable et rassurant de
» constater que nous sommes exposés souvent à cette contagion
» et que néanmoins nous n'en sommes qu'exceptionnellement
» victimes ; ce que je traduisais volontiers en disant que fort
» heureusement nous ne sommes pas tous bons bouillons de
» culture. »

Il faut en effet, dit Bouchard, pour la réalisation d'une maladie, deux facteurs : le premier nécessaire est le germe infectieux ; le second non moins indispensable est la connivence de l'organisme qui met à la disposition du germe l'ensemble des conditions physiques et chimiques qui constituent son milieu vivant. S'il n'y a qu'un homme sur cinq qui meurt par tuberculose, c'est que décidément l'homme ne représente pas le milieu favorable à la tuberculose ; c'est que dans un cinquième des cas seulement l'homme, par suite des modifications chimiques, physiques ou dynamiques survenues dans son organisme, perd ses moyens ordinaires de défense contre la tuberculose ; c'est que le sol, si l'on peut ainsi dire, a été remanié, retourné et modifié, de telle manière que les germes, tombés stériles hier, deviennent fertiles aujourd'hui.

Certains animaux deviennent fatalement tuberculeux quand ils sont pour une cause ou une autre contagionnés par des bacilles : d'autres ne le deviennent qu'exceptionnellement et dans certaines conditions; quelques-uns enfin ne le deviennent pas du tout.

L'homme se comporte donc comme ces animaux : il faut des conditions spéciales pour que son organisme soit fertile. La tuberculose est contagieuse, mais la contamination n'est pas fatale. Et c'est là que nous devons faire, en entier, l'étude de ces causes si nombreuses et si complexes, qui rendent un organisme réceptible pour la tuberculose. A quelle modification, dans la vitalité de nos éléments vivants, dans la constitution de nos humeurs, sont dûes ces transformations qui nous rendent aptes à devenir tuberculeux? Nous ne le savons pas, il est impossible de répondre à cette question dans l'état actuel de la science. Mais il n'en reste pas moins vrai que dans certaines conditions l'organisme devient tuberculisable; il suffira alors d'un germe pour rendre cet organisme tuberculeux.

## II.

Chez l'homme la contagion peut se faire comme chez les animaux de trois façons différentes, par inoculation, par ingestion et par inhalation. Prenons un exemple de chacun de ces modes de contamination; nous verrons qu'ils sont tous possibles chez l'homme. Nous reviendrons plus tard, après l'étude des causes prédisposantes, sur l'étude très approfondie de toutes les causes de contagion auxquelles nous sommes exposés; pour le moment je n'ai en vue que la voie que le bacille peut prendre pour envahir notre organisme.

L'inoculation est une voie de contagion, qui fut longtemps contestée; mais il me suffira de citer, pour convaincre qu'elle est possible, l'expérience trop hardie, peut-être même blâmable, de ce médecin grec qui inocula de la matière tuberculeuse à un malade atteint de gangrène du gros orteil. Ce malade fut trouvé à l'autopsie porteur de tubercules pulmonaires. De nombreuses observations ont été publiées par Merklen, Besnier, Widal, Hanot, Tscherming, Verneuil, Kary, Holst, etc., etc.

L'inoculation par la peau est possible, mais il faut remarquer que cette voie est moins bonne chez l'homme que chez les animaux. Des lésions tuberculeuses naissent sur la peau à la suite de plaies superficielles à la condition évidemment que des bacilles soient présents, mais fréquemment ces lésions restent locales et ne se généralisent pas.

Les *muqueuses* peuvent servir de porte d'entrée au bacille, à la condition qu'elles présentent une plaie ou du moins un point dépourvu de leur épithélium. Verneuil a montré que la contagion par les *voies génitales* était très fréquente chez l'homme. Comment expliquer aussi ces adéno-phlegmons tuberculeux du cou survenant chez de jeunes sujets exempts de tuberculose antérieure héréditaire ou acquise, si ce n'est par une inoculation au niveau d'une plaie de la muqueuse buccale ou pharyngée?

L'*Ingestion* est évidemment un mode fréquent de contagion chez l'enfant, et surtout chez le tout jeune enfant. A cet âge surtout les sécrétions stomacales ne sont pas encore capables de détruire ou au moins d'atténuer la virulence des bacilles qu'ils imprègnent dans l'estomac et ces bacilles gardant toute leur virulence contamineront avec la plus grande facilité ces jeunes organismes. Ainsi explique-t-on la génèse de ces péritonites tuberculeuses survenant chez des enfants nés bien portants et de parents absolument sains.

Mais le mode le plus habituel de pénétration du bacille chez l'homme est évidemment l'*inhalation* : il est certain que la plupart des cas de tuberculose primitive du poumon sont dus à ce mode de contagion. Mais c'est évidemment de cette forme que l'on manque le plus d'observations positives. Il est bien difficile en effet de rappeler à quelle époque on a pu respirer un air chargé de poussières bacillifères. D'autant plus que nous sommes constamment exposés à inhaler des bacilles sans jamais nous en apercevoir.

Les bacilles peuvent donc envahir l'homme de quatre façons différentes :

> Par le tégument ;
> Par les voies digestives ;
> Par les voies respiratoires ;
> Par les organes génitaux urinaires.

### CAUSES DE CONTAGION.

Examinons maintenant les nombreuses causes de contagion auxquelles sont soumis tous les individus depuis leur naissance jusqu'à leur mort. Nous avons appris à connaître comment un fœtus pouvait devenir tuberculeux dans l'utérus. Prenons maintenant l'individu depuis le moment où il sort de l'organisme maternel.

On verra à combien de causes multiples de contagion nous sommes tous exposés et combien les enfants nés de parents tuberculeux sont encore plus exposés que les autres.

Après cette étude on sera convaincu, je pense, qu'il est bien inutile de chercher dans cette cause si obscure, l'hérédité, la source de ces phtisies si nombreuses dans une même famille quand le contage peut si facilement expliquer la tuberculisation de ces prétendus héréditaires.

, Pour faciliter la compréhension et éclaircir cette question complexe des causes de contagion, examinons successivement la transmission par les quatre voies que nous avons signalées plus haut.

## I

*Par le Tégument.* — Chez les animaux la maladie se transmet facilement par une plaie sous-cutanée. Chez l'homme ce germe de contamination est plus rare; mais les exemples qui ont été rapportés sont aussi probants qu'une expérience.

Tout le monde connaît la fréquence du développement des tubercules anatomiques survenant à la suite d'une plaie des doigts ou de la main dans le cours d'une autopsie de tuberculeux. Ces lésions, regardées d'abord comme banales, sont nettement tuberculeuses ou mieux bacillaires. Souvent elles guérissent sur place après avoir suppuré plus ou moins longtemps. Mais on a vu des cas trop fréquents où la généralisation s'est produite. L'envahissement a commencé par les lymphatiques, puis les ganglions ont été atteints et peu à peu les organes centraux se sont tuberculisés.

L'observation de Tscherming est plus concluante encore : Une femme très robuste soignait un phtisique ; elle se fait une plaie au doigt avec les débris d'un crachoir en verre qui contenait des crachats bacillaires. Cette plaie ne se guérit pas, suppure, puis, la gaîne des tendons est envahie. Cette femme fut opérée, et à l'examen des fongosités retirées de ses gaînes tendineuses, on reconnut des lésions tuberculeuses avec nombreux bacilles caractéristiques.

L'observation de Hanot nous montre un homme âgé de 70 ans qui portait à l'avant-bras un large ulcère tuberculeux, et qui mourut de tuberculose pulmonaire six mois après. Tuffier rapporta en 1888 le fait d'un marin, qui, victime de nombreux traumatismes, fut soigné et pansé dans la même chambre qu'un phtisique avancé. Une plaie du pied ne guérit pas, les gaînes furent envahies, les os furent atteints de carie et après l'opération, toutes ces lésions furent reconnues bacillaires.

Verchère a cité un fait analogue de développement d'une tumeur tuberculeuse à la suite d'une morsure légère faite par un phtisique. Le Dr Lefèvre a rapporté aussi des exemples ainsi que Merklen.

De ce qui précéde, il découle que la tuberculose peut se transmettre à travers les plaies du tégument. On voit tout le danger qu'il y a à pratiquer des autopsies, ou à toucher des objets contaminés par des produits bacillaires, quand on a des excoriations ou des plaies plus ou moins profondes de la peau. Les bouchers qui touchent des viandes tuberculeuses sont particulièrement très exposés et l'on conçoit que tout le monde puisse l'être ainsi, à un certain moment, à ce genre de contamination par les produits bacillaires si répandus autour de nous. Le médecin lui-même, s'il ne prend les précautions nécessaires, peut être l'agent de contagion avec des instruments mal nettoyés, qui ont servi à des phtisiques. Les aiguilles de seringues de Pravaz, les lancettes, pour ne parler que des instruments les plus employés, puis tous les instruments de chirurgie, si on n'a pas eu le soin de les stériliser absolument. Ce mode de contagion par le médecin tend à devenir de plus en plus rare avec les progrès de l'asepsie. On a cité des cas fréquents de tuberculose survenus chez des jeunes enfants porteurs de plaies du tégument, l'inoculation a pu se faire sur des excoriations produites par le forceps, quand le vagin contenait des liquides bacillaires, ou quand les mains des personnes qui ont soigné l'enfant étaient contaminées par les humeurs bacillaires de la mère phtisique, par exemple. L'inoculation a pu être produite aussi par le contact de linges chargés de bacilles. On a vu des ulcères tuberculeux se développer autour de la plaie produite par la chute du cordon, toujours dans les mêmes conditions. Enfin, on a signalé quelques cas bien nets d'infection tuberculeuse survenus chez les nouveau-nés, à la suite de la circoncision, quand on employait la pratique de la succion de la plaie opératoire. J'ai publié moi-même deux cas fort probants.

Il est tout naturel de penser alors que la vaccination peut être incriminée dans une certaine mesure. Est-il possible d'admettre que la vaccination faite avec un vaccin provenant d'une génisse ou d'un enfant tuberculeux peut transmettre la tuberculose? Toussaint a eu des résultats positifs. Il a réussi à provoquer la tuberculose à des animaux, porcs, chats, lapins, en leur inoculant du vaccin provenant d'une génisse tuberculeuse. Il faut dire qu'il a été seul à obtenir un tel résultat. Tous les autres expérimentateurs ont échoué dans cet ordre d'idée ; et Chauveau soutient que la tuberculose ne peut pas se transmettre par la vaccination.

Jamais on n'a pu déceler la présence des bacilles dans la sérosité vaccinale. Cependant quand on recueille le vaccin, on ne prend pas que la sérosité des pustules, on prend toute la pustule et dans cette pustule se trouvent des leucocythes vivants et morts, et aussi un peu de sang, quelle que minime qu'en soit la quantité. Or, on voit que les leucocythes sont les éléments cellulaires qui transportent les bacilles dans toute l'économie et généralisent les lésions.

On voit aussi que le sang d'un animal tuberculeux est virulent. Pourquoi le vaccin qui contient ces deux éléments ne pourrait-il pas être virulent? Nous sommes obligés d'admettre pour être logique que la vaccine peut transmettre la tuberculose.

Ce mode de propagation est, peut-être, rare, exceptionnel, mais il est possible, et voilà encore une nouvelle cause de contagion de la tuberculose.

Les maladies de la peau qui produisent des excoriations du tégument ouvrent des portes à l'infection. Les plaies survenant à la suite de vésicatoires mal soignés, les plaies de cautères, les sétons sont autant de voies, heureusement rares aujourd'hui, par où les bacilles peuvent se glisser dans l'organisme. On connaît dans la science des cas où l'inoculation s'est produite chez le tuberculeux lui-même, des cas d'auto-inoculation. Ainsi le cas de ce phtisique, qui, porteur d'une légère excoriation du pli de l'aine, vit se développer à ce niveau un ulcère tuberculeux qui retentit bientôt sur les ganglions. Si l'auto-inoculation existe, il est naturel d'admettre que cette inoculation est possible chez un individu sain qui, pour une cause ou pour une autre, recevra des bacilles sur sa plaie.

II.

*Par les voies digestives.* — Après l'inoculation par le tégument nous devons insister particulièrement sur l'inoculation de la tuberculose par les voies digestives. Cette question est, on peut le dire, nouvelle, et il en découle des considérations prophylactiques de la plus haute importance.

Chauveau a le premier démontré que la tuberculose peut se transmettre par les voies digestives et voilà quelle fut sa première expérience en 1868. Il fit venir spécialement de pâturages de montagnes trois génisses parfaitement saines, il leur fit avaler à chacune 30 grammes de matière tuberculeuse broyée. Un mois après ces trois animaux présentaient des signes évidents de phtisie et l'autopsie permit de constater une pneumonie caséeuse, des adénopathies tuberculeuses et des granulations disséminées dans les divers organes. Ces expériences furent souvent répétées par le

même auteur et par d'autres, toujours avec le même résultat positif. Anfrecht et Klebs expérimentèrent ce genre de transmission de
la tuberculose sur le lapin et le cobaye. Parot employa pour ses
expériences des crachats de phtisiques. On obtint ainsi des tuberculoses manifestes chez le chat, qui est très facilement contagionné par
le tube digestif, et même chez la chèvre qui passe pour très réfractaire à la tuberculose. Enfin Koch a aussi expérimenté dans cet
ordre d'idées, avec ses cultures pures de bacilles et obtint encore
des résultats plus concluants et plus nombreux. Les bacilles pénètrent à travers la muqueuse intestinale et l'on voit, à l'autopsie,
des ulcérations de la muqueuse, un engorgement bacillaire de tous
les chylifères et la dégénérescence caséeuse des ganglions mésentériques, comme lésions primitives. De là les lésions se généralisent
et envahissent tous les organes. Nous avons vu comment les bacilles
pénètrent à travers l'épithélium des villosités intestinales, même
quant le revêtement cellulaire est absolument sain. Ce passage à
travers une muqueuse saine a été prouvé par les expériences de
Dobrokowsky, qui, ayant fait avaler à des cobayes des cultures
pures de bacilles, les vit se tuberculiser sans présenter la moindre
lésion du tube intestinal.

Ceci revient à dire que les sucs digestifs, même s'ils sont normaux,
sont impuissants à détruire le bacille de Koch, que l'épithélium
cylindrique de l'intestin est incapable d'opposer une barrière suffisante à la pénétration du virus dans l'organisme (Expériences de
Straus, de Würtz, de Sormani et de Koch).

Koch admet avec raison que les spores résistent davantage à
l'action des sucs digestifs et que ce sont les bacilles porteurs de
spores qui sont les principaux agents de contage. Il'est évident que
si les secrétions digestives sont modifiées par un état morbide de
ces organes, les bacilles auront d'autant plus de chance de ne pas
être détruits et qu'une plaie, une ulcération de la muqueuse favo-
risera d'autant la pénétration du bacille. On verra toute l'importance de cette dernière proposition à propos de l'alimentation
artificielle des jeunes enfants.

Tous ces faits expérimentaux prouvent que l'alimentation des
enfants et des adultes peut être un mode fréquent de contagion
tuberculeuse. Il a été démontré en effet que le suc digestif et intestinal de l'homme, pas plus que celui des animaux n'est capable de
détruire complètement le bacille de Koch. Or, la chair des animaux
et leur lait constituent pour l'homme la plus grande partie de ses
aliments : l'homme se nourrit surtout de la chair des animaux

domestiques et l'on sait que tous ces animaux peuvent être tuberculeux.

Examinons d'abord les dangers du lait. Le lait, qui joue un grand rôle dans l'alimentation, surtout dans celle des nouveau-nés et des enfants. On connaît la fréquence de la pommelière chez les vaches, et, chose plus grave, des vaches absolument tuberculeuses, même avec des lésions de la mamelle, peuvent pendant longtemps conserver l'apparence d'une santé parfaite et donner un lait aussi abondant qui ne présente aucune altération appréciable à l'œil. Il y a plus, Bang a prouvé que, même si la mamelle est saine, le lait d'une vache atteinte de pommelière peut contenir des bacilles, au moins à une certaine période. Gerlach a démontré le danger de l'ingestion du lait. Deux veaux, deux porcs, un mouton et deux lapins, exclusivement nourris avec du lait provenant de vaches tuberculeuses, sont morts phtisiques. Martin, avec du lait acheté aux laitières qui s'installent sous les portes cochères à Paris, a obtenu de nombreux cas d'inoculation positive. Il a souvent trouvé des bacilles très nets dans ce même lait. Voici comment on procède pour retrouver les bacilles contenus dans du lait. On place le lait à examiner dans un tube fermé et on imprime à ce tube un rapide mouvement de rotation. Le lait se sépare en deux parties, l'une solide, qui contient les bacilles, l'autre liquide, qui reste au dessus du dépôt. C'est dans la partie solide que l'on peut déceler la présence des bacilles.

Ainsi donc, si l'on prend du lait de vache non bouilli, c'est-à-dire non stérilisé par la chaleur, on peut parfaitement s'inoculer ainsi la tuberculose. Mais c'est surtout dans l'alimentation des enfants qu'il y a de grands dangers à donner du lait non bouilli. L'infection sera d'autant plus facile chez le nouveau-né que ses sucs digestifs sont encore très faibles, et que dans l'allaitement artificiel la diarrhée est très fréquente, presque la règle. La muqueuse intestinale est donc malade et d'autant plus apte à laisser passer les germes pathogènes.

C'est ainsi que s'expliquent ces cas si nombreux de carreau, de tuberculose péritonéale et intestinale chez les nouveau-nés et les jeunes enfants. On a même cité des exemples très probants de tuberculose manifeste due à l'ingestion de lait tuberculeux. Exemple cette institution de jeunes filles dans laquelle successivement plusieurs pensionnaires moururent de péritonite tuberculeuse à peu près à la même époque et où l'on avait eu pendant quelque temps une vache laitière absolument tuberculeuse. (Aug. Ollivier).

Le lait de femme est-il aussi dangereux que le lait des animaux ? Il est beaucoup plus exceptionnel de rencontrer chez la femme des lésions bacillaires de la mamelle, et les expériences de Bang ont toujours donné des résultats négatifs avec du lait provenant de nourrices phtisiques.

Quoi qu'il en soit, ces expériences sont trop peu nombreuses pour entraîner la conviction et je crois au danger réel de l'allaitement du nouveau-né par une nourrice tuberculeuse. Et combien de nourrices arrivées de la campagne en état de santé parfaite dépérissent bientôt et deviennent tuberculeuses dans la ville ! On conçoit tout le danger de la contamination auquel les nourrissons sont exposés et par le lait et par les autres secrétions morbides de leur nourrice phtisique.

Les viandes ont une importance encore bien plus grande que le lait. La viande provenant d'animaux tuberculeux est-elle dangereuse ? Elle l'est et même beaucoup, ainsi que l'ont prouvé les expériences de Nocard, Arloing, Chauveau, Roux, Puech, etc. Les parties les plus nuisibles sont les organes, tels que le poumon, le foie, la rate, la moelle osseuse, les ganglions lymphatiques. Mais les muscles eux-mêmes sont aussi nuisibles, quoique beaucoup moins que les organes que nous avons cités. Nocard admet suivant ses expériences, que les muscles ne contiennent de bacilles que très exceptionnellement et d'une façon transitoire seulement. Il injecta à des lapins par la veine de l'oreille des cultures de bacilles et trouva que les premiers jours les bacilles étaient nombreux dans les muscles, mais que bientôt ils avaient complètement disparu. Il tend à admettre que les muscles ne contiennent des bacilles que dans le cas où le sang en charrie. Mais des expériences ultérieures faites avec le suc musculaire d'animaux tuberculeux ont des résultats positifs et ont prouvé à cet expérimentateur la virulence des muscles d'un animal tuberculeux. Les expériences de Chauveau, d'Arloing, de Puech, de Galtier, ont démontré que la chair musculaire peut, mais assez rarement, communiquer la tuberculose. Il n'en reste pas moins vrai que les organes centraux sont d'une virulence excessive et qu'il y a un réel danger à s'en servir pour l'alimentation. Il faut une coction prolongée pour détruire les bacilles de la tuberculose ; il faut savoir aussi que la salaison est impuissante à stériliser une viande tuberculeuse.

Le sang des animaux tuberculeux est toujours virulent. Villemin l'a prouvé dès ses premières expériences, en 1868. Il y a donc danger à boire du sang frais comme on le fit souvent pendant ces dernières années. Cette pratique est heureusement abandonnée. Mais le sang ne reste pas moins une cause de contamination fréquente. En effet la dessiccation à l'étuve ne le stérilise pas et la poudre de sang ainsi préparée et prescrite aux anémiques peut être dangereuse. Le sang sert aussi à divers usages industriels ; notamment à clarifier le vin. On sait que les liqueurs alcooliques, même l'alcool à 50 % n'est pas un microbicide suffisant pour le bacille de Koch. On a dit que les bacilles étaient entraînés avec le coagulum formé après clarification, et que le vin pouvait ainsi rester inoffensif à condition de ne pas agiter le dépôt qui se forme au fond des récipients.

Si l'on veut continuer à employer le sang en thérapeutique ou dans l'industrie, il y aurait lieu de n'employer que du sang d'animaux presque absolument indemnes de tuberculose, tels que la chèvre ou les tout jeunes veaux.

Les volailles offrent aussi un réel danger pour l'alimentation. On sait que ces animaux peuvent être spontanément tuberculeux ; dans ce cas, leur bacille est indifférent de celui de l'homme ; mais ils peuvent aussi être contaminés par des produits bacillaires humains. Nous en avons rapporté des exemples probants. Dans ce dernier cas, le bacille des lésions aviaires est identique à celui de l'homme et par conséquent en a toute la virulence et tous les dangers.

Les tuberculoses des poules et des volatiles comestibles, en général, sont localisées de préférence et presque exclusivement dans les organes, tels que le foie et la rate. Dans le foie surtout les lésions sont fréquentes et donnent à cet organe une apparence de foie gras. Aussi, on a signalé quelquefois des cas où certaines personnes mangeaient comme foie gras de ces foies tuberculeux farcis de bacilles.

Tous les aliments peuvent être porteurs de bacilles, car ils peuvent être souillés par des poussières bacillaires ou par des parcelles de produits tuberculeux. L'expérience suivante est bien concluante à cet égard : un savant étranger, travaillant dans son laboratoire, s'était fait acheter pour se rafraîchir des raisins que l'on vendait à la porte de l'hôpital, où se rendaient en consultation un grand nombre de phtisiques. Il eut la curiosité de voir si les poussières qui recouvraient ces raisins ne contenaient pas des bacilles de Koch. Il lava ce fruit dans de l'eau stérilisée à l'avance, puis injecta cette eau à des cobayes. La moitié des animaux inoculés devinrent tuberculeux.

Les légumes peuvent être contaminés par des bacilles de Koch, par des poussières bacillaires, des crachats de phtisiques, les engrais,

et par un procédé spécial qui est le suivant : C'est une observation publiée par Leloir, de Lille : « En 1885, un père de famille
» m'amène son jeune fils âgé d'environ 10 ans, atteint de lupus du
» lobule de l'oreille. Suivant mon habitude j'interroge pour trouver
» une cause de contagion tuberculeuse dans l'entourage de l'enfant.
» Je ne trouve rien à cet égard : il n'existe pas de tuberculeux
» dans l'entourage de l'enfant.

» Enfin, à force de recherches, je finis par apprendre que l'on
» avait, il y a plusieurs années, pour soigner une éruption impétigi-
» neuse de la face, dont était atteint l'enfant, appliqué, suivant un
» usage fort répandu dans notre région, des cataplasmes de vers de
» terre.

» Où avait-on recueilli ces vers ? Je pus savoir du Dr Guermonprey,
» médecin de la famille, que ces vers avaient été recueillis dans un
» coin du jardin où l'on avait plusieurs mois auparavant enterré un
» poulain mort de tuberculose. »

Les vers de terre sont donc un mode de propagation pour les bacilles de la tuberculose comme pour les bactéridies du charbon.

On peut encore, par la voie digestive, absorber des bacilles provenant d'autres sources. Et c'est surtout pour le nouveau-né que ces causes de contage sont nombreuses. Si un enfant a une mère tuberculeuse, il pourra sans cesse être contaminé et par les baisers de sa mère, et par les linges souillés de produits tuberculeux dont il est entouré. Les instruments tels que biberon, cuillers, verres, dont se servent à la fois et la mère et l'enfant et la nourrice, qui peut être tuberculeuse, sont des voies de propagation très sûres pour la tuberculose. On n'a pas fait d'expériences spécialement pour la tuberculose dans cet ordre d'idée ; mais on peut induire pour cette maladie d'après ce qui s'est passé dans les hôpitaux de Paris ces dernières années. On était frappé de la fréquence des broncho-pneumonies, et du nombre de complications microbiennes de toute nature, chez les enfants soignés dans ces hôpitaux pour des rougeoles ou d'autres fièvres éruptives ; tandis que chez les enfants soignés chez eux ces complications étaient exceptionnelles. On arriva à prendre des précautions minutieuses pour la désinfection des objets qui servent aux petits malades, cuillers, verres, crachoirs, literies, et pour éviter que ces instruments passent de l'un à l'autre. On est ainsi arrivé à diminuer d'une façon énorme le nombre de ces complications terribles : Broncho-pneumonies, dipthérie, noma, etc. Il est tout naturel d'admettre qu'il peut en être de même de la tuberculose et je crois que c'est peut-être là, après l'allaitement, et surtout l'allaitement artificiel, la cause la plus fréquente et la plus certaine de contagion. On retrouve cette cause dans les pensionnats, les restaurants, les casernes. On attache en général une importance très grande à la pénétration des bacilles par la voie respiratoire. Pour la plupart des auteurs c'est la façon dont la majorité des tuberculoses sont contractées. Pour ma part je crois que cette voie n'est pas plus incriminable que la voie digestive et qu'au moins pour l'enfant elle n'est pas plus fréquente.

## III

*Par les voies respiratoires.* — Comment les bacilles peuvent-ils pénétrer dans les poumons? L'air de la respiration traverse le nez, puis la trachée et les bronches avant d'arriver aux alvéoles pulmonaires. La membrane de Schneider, ou pituitaire, est tapissée de cils vibratiles et, comme le reste de la muqueuse des fosses nasales, est constamment lubréfiée et recouverte d'un mucus visqueux, adhésif. Les nombreux replis formés par les cornets font que l'air est obligé de parcourir un véritable labyrinthe où, par conséquent, il se débarrasse des produits étrangers qu'il entraîne avec lui. La purification de l'air par ce moyen est réelle mais est-elle complète? Je crois qu'il est impossible de comparer ces cavités à un filtre parfait, et que personne n'a eu cette idée. Quelques bacilles peuvent être arrêtés mais ils ne le sont pas tous.

Dans la trachée et les bronches existe un épithélium à cils vibratiles qui, s'il forme un revêtement complet, protègera très efficacement les portions terminales des conduits aériens, les alvéoles. Mais il est prouvé que cet épithélium laisse pénétrer jusqu'à l'extrémité des tubes aérifères des parcelles de charbon et des poussières diverses, des microbes même; pourquoi le bacille de la tuberculose ferait-il exception?

L'expérimentation est venue prouver que ce mode de contagion est possible et qu'il donne la raison de certaines formes pneumoniques de la phtisie pulmonaire.

Villemin fut le premier à faire ces expériences. Il avait injecté à deux lapins de la matière tuberculeuse dans la trachée et il vit ces deux animaux dépérir puis mourir avec des tubercules pulmonaires. Tappeiner fit des expériences plus concluantes, nous les avons déjà relatées, il pulvérisait dans des cages un liquide tenant en suspension des crachats bacillaires. Il obtint ainsi des tuberculoses essentiellement pulmonaires chez ces animaux contaminés.

Après de nouvelles expériences de Veraguth, de Künsner et d'autres, Koch experimenta avec ses cultures pures. On ne pouvait plus accuser les inhalations d'agir uniquement par l'introduction des corps étrangers dans l'arbre respiratoire. Tous ses résultats furent positifs.

Nous citerons aussi les expériences de Thaon, qui furent aussi concluantes.

Comment l'air peut-il être bacillifère? L'air expiré par un phtisique contient-il des bacilles? Guibout l'affirmait, mais les expériences ont prouvé que l'air de l'expiration ne tient jamais de bacilles en suspension et que l'air n'est bacillifère que s'il transporte des poussières, des particules désséchées de produits tuberculeux : crachats, pus, etc. Straus a démontré que le poumon agit comme un filtre et ne laisse pas sortir les bacilles à l'état de liberté. Ils ne sont expulsés qu'avec les sécrétions normales ou pathologiques de cet organe. L'air n'est pas vicié par l'expiration seule, ou les secousses de la toux, mais par les particules de crachats desséchés et soulevés avec les poussières. Les bacilles, comme l'a montré Sormain, conservent leur virulence pendant six mois dans des crachats desséchés. Les déjections des tuberculeux sont projetées partout, sur les linges, les tapis, les parquets, dans les rues : elles se désséchent et constituent des poussières bacillifères qui seront soulevées avec la plus grande facilité.

Spillmann a montré que les mouches peuvent constituer un mode de dissémination des bacilles. Elles se posent volontiers sur des crachats, et peuvent ainsi porter des bacilles partout où elles se poseront.

On a quelques observations très concluantes de propagation de la tuberculose chez l'homme par les voies respiratoires. La plus nette est la suivante : Reech, de Meiningen, rapporte le fait d'une accoucheuse qui eut, en 14 mois, dans sa clientèle, 10 décès d'enfants par méningite tuberculeuse, tandis que les autres accoucheuses n'observaient pas ces mêmes accidents. Elle avait l'habitude de faire l'insufflation bouche à bouche à tous les nouveau-nés, qu'ils fussent en état d'asphyxie ou non. Or, elle était phtisique avérée. Cette observation est assez concluante.

Voyons maintenant dans quels cas peut se produire la transmission de la tuberculose par les voies respiratoires; dans quelles conditions nous y sommes le plus exposés.

Il y a, en première ligne, la cohabitation : mariage, famille, écoles, pensionnats, casernes, les lieux de réunion publique, les théâtres, les assemblées, les ateliers, les magasins, les wagons de chemins de fer, les chambres d'hôtel, etc., etc.

La cohabition et la vie en commun avec un sujet tuberculeux sont les conditions les plus favorables de contagion par les voies respiratoires. Et c'est surtout entre époux que la contamination a le plus de chances de se produire. Sur 98 faits de contagion rapportés dans la thèse de Compain, 93 se sont présentés chez des individus qui cohabitaient avec des phtisiques. Il est évident qu'il y a lieu de tenir compte dans cet ordre d'idées des nombreuses causes de contagion, ici accessoires, que nous avons relatées plus haut : par les linges, les instruments divers et aussi par les rapports sexuels que nous examinerons bientôt plus en détail.

Examinons le mariage au point de vue des cas de contagion. La transmission de la maladie a été relevée du mari à la femme ; mais surtout de la femme au mari. Compain a rapporté 24 cas de contagion par le mari contre 34 de contagion du mari par la femme. Une statistique anglaise donne 19 pour le premier cas et 119 dans l'autre. Le Dr Weber rapporte le fait d'un homme qui contagionna successivement ses quatre femmes.

On peut expliquer cette différence par le fait que l'homme mène une vie moins sédentaire et, par ses occupations, se soustrait souvent aux causes de contagion. Il vit davantage au grand air. Et chez la femme entrent en ligne de compte des causes de débilitation très importantes : la grossesse, l'accouchement, l'allaitement.

Compain fait remarquer en effet que les femmes contagionnées ont eu presque toutes des enfants ; et quelques auteurs ont même allégué, outre la débilitation produite par ce fait, la contagion de la mère par le fait d'un fœtus tuberculeux comme cela se produit dans la syphilis.

Nous n'admettons pas cette explication. Le fait qui demeure établi est que la femme est plus souvent contagionnée, quel que soit le motif de cette contagion.

Dans une même famille il est très fréquent de voir des cas de transmission de la maladie entre frères et sœurs, entre enfants et parents, entre membres de deux familles réunis par un mariage.

La vie commune entre ouvriers et ouvrières dans le même atelier ont donné des cas très frappants et probants de la possibilité de cette transmission de la maladie. Des domestiques au service de phtisiques sont devenus tuberculeux et il est remarquable de voir le nombre considérable d'infirmiers atteints de phtisie pulmonaire. Dans la statistique militaire on trouve une moyenne de deux phtisiques sur mille parmi les soldats et de quatre et même cinq parmi les infirmiers.

Enfin les médecins qui se sont occupés de tuberculose ont été fréquemment atteints de cette maladie. Témoins Bayle, Laënnec, qui moururent phtisiques, ainsi que Thaon, qui expérimenta si souvent avec des produits tuberculeux.

Les cas de contagion sont très fréquents dans les écoles, les pensionnats, les casernes. Il n'est pas rare de voir dans les casernes de véritables épidémies de tuberculose, et spécialement de phtisie aiguë.

Les peuplades sauvages, indemnes de tuberculose avant l'arrivée des Européens, ont été rapidement décimées après l'arrivée de ces derniers, et l'on cite des peuplades de la Terre de Feu qui fuient avec terreur les Européens qui toussent.

Dans les hospices de chroniques où se trouvent des phtisiques, la mort par tuberculose est presque la règle.

Mais il faut bien remarquer que nous sommes tous plus ou moins exposés à ces causes de contagion et que nous ne devenons pas tous tuberculeux. Faut-il pour cela nier la contagion ? Assurément non. Mais comme je l'ai déjà dit, il faut tenir grand compte de la réceptivité différente des divers individus.

## IV

*Par les organes génito-urinaires :* Il nous reste à étudier la quatrième voie de pénétration du bacille : la voie génito-urinaire. Dobrokowsky a fait des expériences dans ce sens : il a injecté des produits tuberculeux dans le vagin de quatre femelles de cobayes, une fois il obtint une tuberculose locale manifeste.

Ce sont les seules expériences qui aient été faites dans cet ordre d'idées. Mais en clinique il est des faits certains de contamination de l'urèthre de l'homme par les secrétions bacillaires contenues dans le vagin et réciproquement.

Conheim en a cité des exemples. Verchère, dans sa thèse, a rapporté deux cas où l'urèthre de l'homme avait été contaminé à la suite d'un coït avec une femme atteinte de lésions tuberculeuses utérines. Fernet rapporte deux cas analogues. En résumé, les cas de contamination par la femme sont assez probants ; du côté de l'homme il plane encore quelques doutes. Il est très admissible cependant qu'un homme atteint de tuberculose des testicules ou des voies génitales puisse contaminer une femme par son sperme bacillifère. Mais les observations sont moins nettes. Il est très fréquent, et Montaz, de Grenoble, en a cité plusieurs exemples, de voir une épididymite blennorhagique être suivie à brève échéance de manifestations tuberculeuses de la glande séminale, alors que le sujet était avant, parfaitement bien portant. (Du début fréquent et non décrit de l'orchi-épididymite tuberculeuse aiguë, congrès de 1885 de l'Association française pour l'avancement des sciences).

Nous devons mentionner les observations de Fernet, Richard et Bonis.

Chez les femmes, la tuberculose génitale n'a été constatée que pendant la période sexuelle. Ceci est une preuve de plus de notre thèse. Chez l'homme, c'est surtout chez les jeunes gens, les soldats, particulièrement, que les cas de lésions tuberculeuses des voies génitales ont été relevés.

En somme, les lésions tuberculeuses de l'appareil génital de la femme sont assez fréquentes et il est tout naturel d'admettre la possibilité du contage par le coït.

Nous en avons fini avec les causes de contagion. Nous voyons qu'elles sont très nombreuses et qu'un fils de tuberculeux plus que tout autre individu est, dès sa naissance, placé dans les meilleures conditions pour être contaminé, puisque tout ce qui l'entoure est bacillaire. Pourquoi donc chercher dans cette hypothèse si nébuleuse de l'hérédité les causes de ces phtisies prétendues héréditaires, quand il est si facile d'en trouver l'origine dans la contamination ?

Réduisons donc l'hérédité à sa juste valeur, bien minime du reste, de cause tout au plus prédisposante, parce qu'elle met au monde un individu affaibli, mal armé pour la lutte.

Voyons maintenant quelles sont les conditions qui rendent un organisme réceptible pour ces bacilles, en un mot, quelles sont les causes prédisposantes de la tuberculose. ·

# CAUSES PRÉDISPOSANTES

La tuberculose est une maladie très fréquente ; les statistiques nous montrent que la mortalité par la tuberculose est constituée par les 2/7 de la mortalité générale. C'est évidemment la cause de mort qui donne le nombre le plus considérable de décès.

Nous allons, dans ce chapitre, étudier les causes prédisposantes en commençant par les causes générales, telles que l'âge, le sexe, les professions, etc., etc. Nous examinerons ensuite les causes débilitantes personnelles, telles que maladies antérieures, constitution, tempérament, etc. Enfin les causes dépendant des ascendants, maladies des parents, les diathèses, en un mot, l'hérédité morbide.

## CAUSES GÉNÉRALES

### I

*Age.* — Dans cette question, il ne suffit pas d'examiner des statistiques et de lire dans des tableaux de décès le nombre de tuberculeux morts entre tel et tel âge. On ne peut avoir ainsi que des renseignements insuffisants sur la tuberculose aux divers âges. L'important est de savoir quelle est l'influence de l'âge sur l'apparition de la maladie, la marche, la localisation des lésions, les formes anatomiques et enfin la gravité de la maladie.

Le maximum de fréquence des décès a lieu entre 15 et 25 ans, d'une façon générale. On a signalé quelques cas rares de tuberculose fœtale ; nous les avons rapportés dans notre étude sur l'hérédité de la tuberculose. Ces faits sont rares, mais ils sont certains. La tuberculose fœtale est possible, mais exceptionnelle.

Le jeune âge, jusqu'aux travaux de Queyrat et Landouzy, passait pour rare. Hervieux, médecin des enfants assistés, n'avait trouvé qu'un cas de tuberculose à l'autopsie de 801 enfants morts avant un an. L. Queyrat, dans sa thèse, en 1876 (Contribution à l'étude de la tuberculose du premier âge), et Landouzy, dans son ouvrage de la fréquence de la tuberculose au premier âge, essayent de prouver que la tuberculose des jeunes enfants est plus fréquente qu'il ne semble au premier abord, mais que souvent elle passe inaperçue,

surtout parce qu'elle revêt à cet âge la forme rapide de broncho-
pneumonie, dont on ne reconnaît pas toujours la nature pendant
la vie. Lannelongue a fait aussi de nombreuses recherches à ce sujet
(Journal de Verneuil, 1887) et soutient la fréquence notable des
tuberculoses infantiles.

Quoiqu'il en soit, ce n'est qu'à partir de 3 ans et jusqu'à 10 ans
que la tuberculose commence à se montrer très fréquente. De 10 à
15 ans, les cas sont plus rares, c'est de 15 à 25 ans que l'on trouve
les chiffres les plus forts dans les statistiques. Après 25 ans, la
proportion baisse et, chose curieuse, se relève pour les dernières
années de la vie, surtout si l'on tient compte du nombre relativement moins considérable des individus à cet âge. Aussi Füller
arrive-t-il à conclure qu'à 70 ans la phtisie est proportionnellement
aussi fréquente qu'à 15 ans. On trouvera dans la thèse de Moureton
(Paris, 1863) une étude complète sur la question de la tuberculose
des vieillards.

## II

*Sexes.* = Le sexe a une influence évidente. Les femmes sont bien
plus fréquemment atteintes que les hommes. Mais il faut tenir
compte des circonstances nombreuses et des causes multiples de
débilitation auxquelles sont exposées les femmes, telles que la grossesse, la lactation, la vie sédentaire. Aussi, si l'on examine avec
attention les statistiques, on voit qu'avant la puberté le nombre des
filles et des garçons tuberculeux est sensiblement le même. Füller
donne 3535 filles tuberculeuses pour 3422 garçons. Après la puberté
le nombre des femmes tuberculeuses est de 1/3 plus considérable
que celui des hommes. Et nous disons avec Peter : « Si les femmes
sont plus fréquemment tuberculeuses que les hommes, ce n'est pas
à leur sexe qu'elles doivent ce fâcheux privilège; le sexe n'y est
pour rien, les conditions sociales y sont pour tout. »

## III

*Climats.* = Les climats ont une influence marquée sur le développement de la tuberculose. D'une façon générale la phtisie est
plus fréquente et plus grave dans les pays chauds que dans les
pays froids. Cette question de l'influence du climat est surtout
importante au point de vue thérapeutique, aussi y reviendrai-je à
l'article : traitement.

Les saisons ont une influence assez peu importante. La morta-

lité est à peu près la même en été qu'en hiver. Elle est plus fréquente aux époques de l'année où la température subit de brusques
variations : au printemps et au commencement de l'hiver. Mais il
faut faire entrer en ligne de compte d'autres causes : le refroidissement et les maladies qui peuvent survenir du côté de l'appareil
respiratoire. Villemin disait : « La phtisie est répandue sur toute
la surface du globe, elle atteint toutes les races humaines. Elle est
fréquente sous les tropiques et semble plutôt diminuer aux pôles
qu'à l'équateur. Elle est rare, ou nulle, sur les plateaux élevés.
Elle croît avec l'agglomération et la concentration de la population.
La tuberculose épargne des individus isolés, dispersés ou réunis au
grand air ou à l'état nomade. Elle était inconnue chez certaines
peuplades avant l'arrivée des Européens. »

L'altitude a une certaine influence sur le développement de la
phtisie. Sur les plateaux élevés, dans les montagnes, la tuberculose est rare. Elle est peu répandue sur les bords de la mer. C'est
surtout dans les plaines à altitude moyenne que la phtisie est la
plus fréquente.

### Causes débilitantes, individuelles, acquises.

Dans ces causes qui constituent vraiment les causes prédisposantes de la tuberculose, nous allons passer en revue successivement : l'influence du milieu où vit l'individu, de la profession, du
genre de vie, des conditions hygiéniques et morales de la constitution. Puis nous examinerons l'influence des maladies générales
aiguës ou chroniques, des maladies des différents appareils et surtout de l'appareil respiratoire.

### I

*Influence du genre de vie. — Professions.* — Les ouvriers qui tra-
vaillent dans des atmosphères chargées de poussières sont atteints
de véritables pneumonies chroniques que l'on a appelées pneu-
mono-konioses : ces états du poumon prédisposent à la phtisie
pulmonaire. Ces cas sont relativement rares et sont au moins particuliers. Il ne faut pas oublier qu'à côté de cela il faut attacher une
grande importance à l'encombrement, à la vie en commun dans un
atelier confiné où l'air est impur, surchauffé et peu renouvelé, où
les crachats des ouvriers ou employés tuberculeux sont répandus
partout et deviennent une cause réelle de contagion. Et puis la

mauvaise alimentation, la fatigue, la misère, le manque de soins hygiéniques entrent pour une grande part dans la genèse de ces phtisies.

On a dressé des statistiques pour savoir quelle est l'influence des diverses professions sur le développement de la tuberculose. On est arrivé à ces résultats : que les ouvriers soumis à l'influence des poussières devenues tuberculeuses constituent la moitié des ouvriers trouvés phtisiques : soit onze sur vingt-deux. Les poussières dures, métalliques, par exemple, sont les plus actives, puis viennent les poussières animales, enfin les poussières végétales.

Mais les causes débilitantes les plus importantes sont les suivantes :

## II

*Insuffisance d'air atmosphérique.* = *Air confiné et vicié.* = *Absence de soleil.* = *Alimentation insuffisante.* = Ce sont là les causes les plus puissantes du développement de la phtisie ; aussi voilà pourquoi la phtisie sévit avec tant de violence dans les grandes agglomérations de population, et pourquoi elle est si rapidement mortelle. En dehors des autres causes multiples, telles que excès, fatigue, misère, l'insuffisance de l'air est la cause la plus importante. C'est ainsi que la phtisie frappe surtout l'ouvrier des villes, qui travaille dans des ateliers où l'air est confiné et mal renouvelé ; les familles pauvres qui habitent et séjournent dans des logements étroits et mal aérés.

Le manque d'exercice et de soleil est une cause très grande de débilitation et peut ainsi prédisposer à la phtisie. A côté de cela nous devons citer les excès de toutes sortes, alcooliques, vénériens, excès de travail, enfin l'onanisme. Laënnec disait : « Parmi les causes de la phtisie, je n'en connais pas de plus certaine que les passions tristes, surtout quand elles sont profondes et de longue durée. »

L'alimentation insuffisante et la mauvaise qualité des aliments est une cause prédisposante puissante, surtout quand elles viennent frapper un individu fatigué, surmené par des travaux rudes ou de longue durée, toutes les fois qu'il y a dépense exagérée de forces et réparation incomplète par des aliments insuffisants.

A côté de cette réparation insuffisante du corps il faut donner une large place à la dépression morale.

Si toutes ces causes sont réunies, et c'est en général ainsi qu'elles se présentent, elles contribueront toutes à préparer un terrain favorable à la pullulation des germes infectieux. Cette déchéance générale de l'organisme, que le professeur Bouchardat a si bien nommée: la *misère physiologique*, ouvre la porte à l'infection.

C'est le cas des ouvriers pauvres des grandes villes, pour qui toutes ces conditions sont réunies : misère, excès de toutes sortes, mauvaise alimentation, insalubrité du logement, fatigue et enfin la profession. C'est pourquoi la phtisie sévit surtout sur les classes pauvres de la société. Il ne faut pas croire cependant que les riches soient indemmes de cette terrible maladie. Nous retrouvons pour eux des causes débilitantes d'un autre genre, telles que peines morales, fatigues intellectuelles, veilles prolongées, excès qui préparent aussi bien la déchéance de l'organisme.

## III

*Refroidissement.* — On a nié l'influence du refroidissement sur le développement de la phtisie. Cependant il est bien établi aujourd'hui que le refroidissement a une certaine importance. Il en a une sur l'évolution de la maladie; il est donc permis d'admettre qu'il amène dans l'organisme un état spécial qui le prédispose à contracter la maladie. Scott Alison a retrouvé le refroidissement signalé 277 fois sur 603 cas de phtisie. Aussi admet-il que le refroidissement est une cause occasionnelle de la phtisie qu'il ne faut pas négliger. Bayle, Laennec, Louis, contestent absolument l'influence de cette cause sur le développement de la phtisie.

Le refroidissement provoque en effet certains états pathologiques des bronches, inflammation, congestion légère, qui favorisent l'inoculation du bacille au niveau des parties malades dont l'épithélium ne constitue plus une barrière suffisante contre l'envahissement des germes infectieux. On sait aussi quelle grande influence possède le refroidissement sur la marche de la maladie et l'évolution des lésions.

## IV

*Grossesse.* — *Accouchement.* — *Lactation.* — Ces trois actes physiologiques sont des causes puissantes de débilitation pour l'organisme maternel : principalement les grossesses répétées à brefs délais. Nous y voyons une raison de la fréquence beaucoup plus grande des cas de contamination de la femme par le mari.

Il existait un préjugé très répandu que la grossesse avait une influence salutaire sur la phtisie. Evidemment, il existe des cas où

sous l'influence de l'activité plus grande que possède la femme
gravide, la marche de la maladie peut être sensiblement améliorée.
Mais combien en sont rares les exemples. Et, en effet, la grossesse
est une cause de dépense de forces considérable. Les troubles digestifs sont fréquents pendant cette période et l'on sait toute l'importance de l'insuffisance de la nutrition, qui aggrave d'une façon si
manifeste l'évolution de la phtisie. Toujours l'organisme de la mère
fait une consommation plus considérable de principes nutritifs, et
en supposant que ses fonctions digestives soient normales, elle ne
garde pour elle qu'une partie des aliments qui servent à sa propre
nutrition et à celle du fœtus.

Il est très fréquent de voir les signes manifestes d'une phtisie
apparaître au moment de la grossesse, ou immédiatement après la
délivrance. Alors apparaissent ou des hémoptysies, ou la toux persistante et tenace, l'amaigrissement, et les signes physiques de la
tuberculisation.

L'accouchement exige aussi une dépense considérable de forces.
Les pertes sanguines concourent à la débilitation de l'organisme.
Enfin la lactation vient encore enlever à la femme et des forces et
des aliments qui la mettent de plus en plus en état d'infériorité
pour la lutte contre l'infection bacillaire.

### MALADIES ANTÉRIEURES, AIGUES OU CHRONIQUES.

Ces maladies agissent de deux façons différentes : 1° Toutes affaiblissent l'organisme et le rendent plus ou moins apte à contracter la
tuberculose ; 2° Quelques-unes suppriment la barrière qui fermait
aux germes l'entrée dans nos organes, et plus spécialement dans cette
classe, se trouvent les maladies inflammatoires aigues ou chroniques des poumons : bronchite, broncho-pneumonie, pneumonie,
pleurésie.

Quelques auteurs pensent que ces maladies ne sont que la première manifestation de la phtisie. Cette opinion est excessive. Le
plus souvent, comme l'a montré Koch, les inflammations des bronches ou du parenchyme pulmonaire amènent une chute de l'épithélium protecteur et les bacilles trouvent une voie toute ouverte
devant eux. La congestion, l'hyperhémie qui accompagnent ces états
morbides constituent aussi un terrain très favorable à la pullulation
du germe pathogène.

Mais nous devons insister spécialement sur la pleurésie qui, souvent, n'est que la première manifestation d'une tuberculose pulmo-

naire, et sur l'hémoptysie qui, pour certains auteurs, est le phéno-mène initial de la maladie, et pour d'autres, n'est que la conséquence de lésions bacillaires plus ou moins avancées de l'appareil respira-toire.

I

*Pleurésie.* — Pour la *pleurésie,* des études ont été faites par Vail-lard, Landouzy et Martin. Ces auteurs, pour établir si la pleurésie est tuberculeuse, ont pratiqué la thoracentèse et, par les recherches des bacilles ou par l'inoculation aux animaux du liquide ainsi retiré, ont démontré que toutes les pleurésies, à début lent et insi-dieux, sans réaction inflammatoire franche, et non accompagnées de phlegmasie aiguë du poumon comme la pneumonie, sont de nature bacillaire. Ces faits ont été contrôlés par beaucoup d'obser-vateurs et sont définitivement entrés dans la science.

A côté de ces pleurésies bacillaires existent d'autres pleurésies dûes à la présence d'autres microbes, le pneumocoque par exemple. Ces pleurésies ne sont pas une manifestation tuberculeuse, mais, par les modifications profondes qu'elles amènent dans le poumon, elles constituent une prédisposition locale : l'organe qui a longtemps été comprimé ne reprend pas exactement son volume primitif, il respire mal et présente par conséquent un *locus minoris resistentiæ.* En même temps l'organisme, privé d'une partie de sa surface respira-toire, éprouve des troubles considérables de nutrition et de résis-tance à l'infection. C'est ainsi qu'une pleurésie prédispose à la tuberculisation, et par la lésion locale pulmonaire et par des troubles de la nutrition générale.

II

*Hémoptysie.* — L'hémoptysie peut-elle être considérée comme une cause de tuberculisation ? L'opinion des anciens auteurs était que l'hémoptysie n'est pas le phénomène initial de la tuberculose, mais la cause du développement de cette maladie. Ils admettaient que le sang ainsi épanché dans le poumon y restait à l'état de caillot au moins en partie, et constituait une épine, une cause d'inflamma-tion qui déterminait l'apparition du nodule tuberculeux. La décou-verte du bacille a permis d'élucider cette question. On trouve presque toujours dans le sang d'une hémoptysie des bacilles de Koch. Ce qui prouve bien que l'hémoptysie est consécutive à l'en-vahissement de l'organisme par le germe, et n'est en somme qu'un symptôme d'une tuberculisation pulmonaire déjà constituée.

## III

*Affections pulmonaires.* — Les bronchites, les pneumonies dites catarrhales, les broncho-pneumonies, sont pour Koch la cause nécessaire à l'éclosion de la tuberculose pulmonaire. Pour cet auteur, tant que le revêtement épithélial des bronches et des alvéoles est intact, le germe pathogène ne peut le franchir ; il rencontre là une barrière infranchissable. Mais survienne la desquamation de cet épithélium, immédiatement les bacilles, s'il y en a dans l'arbre respiratoire, trouveront une porte ouverte et envahiront l'organisme. Cette pathogénie est admissible, mais l'épithélium des alvéoles est bien faible pour être ainsi infranchissable et il est certain que dans la plupart des cas, quand les bacilles sont suffisamment nombreux et virulents, ils déterminent eux-mêmes des lésions de l'épithélium, et n'ont pas besoin d'une cause adjuvante pour faire irruption dans le parenchyme pulmonaire. Quoiqu'il en soit, on est forcé d'admettre qu'une inflammation préalable des muqueuses aériennes prédispose au développement de la phtisie. On connaît l'influence néfaste des *rhumes négligés.*

Ceci nous amène à envisager le rôle des fièvres éruptives, de la coqueluche, maladies aiguës à manifestations pulmonaires, sur le développement de la phtisie.

## IV

*Coqueluche.* — La *coqueluche* est souvent suivie de tuberculisation pulmonaire, d'autant plus sûrement que les manifestations bronchiques et catarrhales ont duré plus longtemps et qu'elles ont été compliquées de broncho-pneumonie. Dans ce cas, il est évident que la maladie a non seulement affaibli l'organisme, mais encore a fortement lésé les épithéliums respiratoires et les a rendus d'autant plus aptes à être infectés suivant les idées de Koch. Comme dans toute affection à toux rebelle, le malade fait, pendant ses quintes de toux, des efforts très violents pour respirer, efforts qui entraînent profondément, jusque dans les alvéoles, de l'air qui peut être infecté par des bacilles.

## V

*Rougeole.* — La *rougeole* aussi est une cause fréquente de phtisie pulmonaire chez les enfants. On ne voit cette complication que dans les cas où il y a eu broncho-pneumonie ; et, chose remarquable, la tuberculose se développe presque exclusivement chez des enfants

entourés de phtisiques, ou dans les salles d'hôpital. On voit parfaitement là, d'une part, la préparation du terrain par la maladie
générale, et l'ouverture d'une porte aux bacilles pathogènes par les
lésions épithélialés; d'autre part, la contagion qui se fait aussitôt
que le terrain est préparé et que le bacille peut pénétrer dans
l'organisme.

## VI

*Scarlatine.* ⚌ La *scarlatine* est exceptionnellement suivie de
tuberculisation. On est allé jusqu'à penser à un véritable antagonisme entre ces deux maladies. Mais il n'en est rien, et si la scarlatine est si rarement suivie de tuberculisation, cela tient uniquement à l'absence de localisations pulmonaires.

## VII

*Variole.* — La *variole* passait pour prédisposer très peu à la
tuberculose. Landouzy a cependant affirmé que la variole est une
cause très fréquente de tuberculisation. Mais dans ces cas, la phtisie
n'apparaît qu'à longue échéance, et quel rapport de cause à effet
peut-on trouver entre deux maladies qui se développent à un si
long intervalle? Il n'en reste pas moins vrai que, très souvent, on
trouve chez des phtisiques des traces de variole antérieure. Il faut
admettre que cette maladie redoutable laisse l'organisme dans un
état de déchéance dont il ne se relève que lentement et toujours
incomplètement.

## VIII

*Dothiénenterie.* — La *fièvre typhoïde* agirait, de la même façon
que la variole, par les troubles profonds de la nutrition qu'elle
provoque.

A côté de ces maladies aiguës, un grand nombre de maladies
chroniques et d'états diathésiques sont des causes prédisposantes
pour la tuberculose. Et en premier lieu nous devons citer la chlorose et la scrofule.

## IX

*Chlorose.* — La *chlorose* vraie serait une cause prédisposante de
premier ordre, s'il n'était démontré aujourd'hui que la chlorose
n'est que la première manifestation d'une tuberculisation encore
latente, impossible à déceler par les signes physiques. Tous les

observateurs ont vu que ces chlorotiques vraies qui, pour un temps, peuvent être amendées par le traitement, finissent fatalement par mourir phtisiques.

## X

*Scrofule.* — Quels sont les rapports qui existent entre la scrofule et la tuberculose ? Ces deux états sont-ils différents, ou la scrofule n'est-elle en somme qu'une manière d'être de la tuberculose ? La présence des bacilles a été trouvée dans presque toutes les dégénérescences ganglionnaires dites scrofuleuses : quand les bacilles n'ont pu être décelés les inoculations aux animaux ont donné des résultats positifs. Ces expériences ont été faites par Krause, Debove, Bouilly, Koch, Cornil et Leclere.

Les bacilles sont rares dans ces lésions, mais ils existent, et avec eux les cellules géantes. La clinique nous montre que la parenté est étroite entre ces deux états morbides ; que le scrofuleux est souvent un fils de phtisique, et qu'il devient souvent phtisique à son tour. Il faut donc voir dans la scrofulose, non plus un terrain favorable à l'éclosion de la tuberculose, mais une lésion tuberculeuse à allure spéciale, peut-être une tuberculose atténuée, mais en tout cas qui est incapable de rendre l'organisme réfractaire, comme l'ont soutenu quelques auteurs.

## XI

*Autres affections.* — La goutte, l'arthritisme, le rhumatisme semblent prédisposer très peu à la tuberculose. Mais il ne faut pas voir dans ces maladies des antagonismes. Tout au plus peut-on dire que, chez ces diathésiques, l'évolution fibreuse du tubercule est fréquente.

*L'alcoolisme* est-il une sauvegarde contre la phtisie ? on le croyait, mais Lancereaux a démontré l'influence néfaste de cet état morbide sur la marche de la maladie, et la fréquence de la phtisie chez ces organismes déchus, et principalement des formes rapides de la phtisie.

Le *saturnisme* et l'*impaludisme*, qui ont été aussi considérés comme des antagonistes de la tuberculose, créent au contraire une prédisposition ; leur influence est peu marquée, il est vrai, mais elle est établie par des faits cliniques indiscutables.

Toutes les maladies aiguës, en affaiblissant l'organisme, peuvent créer un état plus ou moins prononcé de réceptivité. Nous avons

signalé les maladies aigues dont l'influence est la plus marquée.
Les maladies chroniques prédisposeront d'autant plus à la tuberculose qu'elles amèneront une déchéance plus grande de l'organisme : Tels le cancer, la syphilis, et surtout le diabète.

## CAUSES PRÉDISPOSANTES INDIVIDUELLES HÉRÉDITAIRES.

Certains individus peuvent naître dans un état de réceptivité
plus ou moins grande pour la tuberculose. Ils viennent au monde
avec une prédisposition dûe, soit à leur constitution, soit à leur
tempérament, soit à leur état de santé. Ils héritent de leurs parents
d'un organisme affaibli, état qui les rend aptes à contracter la
tuberculose.

### I

La cause de débilitation congénitale la plus importante est évidemment une maladie diathésique d'un des parents, telle que le
diabète, le cancer, la syphilis. L'alcoolisme chez les parents met
aussi l'enfant dans des conditions déplorables au point de vue du
développement physique et psychique. En un mot, toutes les fois
que les parents seront dans de mauvaises conditions, ils engendreront des enfants mal constitués, mal armés pour la lutte, qui
seront un terrain tout préparé pour le bacille de Koch.

Il est évident que des parents tuberculeux engendreront de même
des enfants dans un état de débilité plus ou moins grand, suivant
la période de leur maladie, et l'état de leur organisme. Ces enfants
seront aussi un terrain tout préparé pour l'infection, et l'on sait
combien seront innombrables les causes de contagion auxquelles ils
seront exposés déjà dans l'utérus.

A côté des maladies des parents et du mauvais état de leur nutrition, il faut faire entrer en ligne de compte les accidents qui peuvent survenir à la mère pendant la grossesse, les traumatismes qui
peuvent atteindre le fœtus dans l'organisme gestateur, les maladies
aiguës générales qui surprennent la femme pendant qu'elle est
gravide et qui retentissent toujours sur le fœtus.

Il est évident que, dans ce cas, l'enfant aura souffert et viendra au
monde soit prématurément, soit mal développé ou au moins chétif
et peu résistant. S'il vit, ce sera une proie facile pour les germes
pathogènes, spécialement pour le bacille de Koch.

Les malformations congénitales doivent être considérées comme des causes prédisposantes, en ce sens qu'elles sont l'indice que le fœtus a souffert dans l'utérus et aussi parce qu'elles créent quelquefois des dispositions anatomiques qui gênent le fonctionnement normal des organes. En première ligne nous devons citer l'étroitesse congénitale du thorax, les malformations de la cage thoracique.

## II

Il existe à côté de ces causes bien établies certains états particuliers des individus, certaines constitutions qui en font des candidats à la tuberculose. Nous dirons avec Landouzy : « Parmi les individualités humaines qui font facile et désolant commerce avec la » tuberculose, il en est chez lesquelles l'opportunité morbide inhérente et à la somme (quantité et qualité) des composés physiques, chimiques (constitution) et dynamiques (tempérament) » qu'elles ont apportés, en venant au monde, est innée. Ces individualités sont les bacillisables de naissance. »

Landouzy a remarqué et admet que les individus qui présentent les signes suivants, entrent dans cette catégorie des tuberculisables de naissance : « Ils ont la peau blanche et fine, marbrée de veinules, » la teinte d'ordinaire bleue de l'iris, la coloration rousse ou rouge » du système pileux, les sueurs faciles, la mollesse des chairs, certaine élégance des formes, la rareté des cicatrices strumeuses. » Landouzy donne à ce type d'individu le nom de type vénitien.

Il faut bien remarquer que Landouzy ne fait pas de ces sujets des tuberculeux héréditaires, ni des gens fatalement voués à la tuberculose ; c'est pour cet auteur une façon de désigner un terrain spécial, un type de candidat à la tuberculose. Il y a là une analogie frappante avec ce que l'on observe sur les animaux. On sait, en effet, combien les animaux à pelage blanc, les vaches qui présentent des taches blanches, contractent facilement la tuberculose.

A côté de cela, nous devons citer le fait de la facilité avec laquelle les races noires sont atteintes de phtisie pulmonaire, en dehors de toute prédisposition due à une tuberculose des parents.

Une dernière question doit nous occuper : c'est celle de l'influence que peut exercer, sur l'organisme fœtal, les toxines sécrétées et répandues dans les humeurs maternelles par les bacilles qui y évoluent. Courmont, le premier, a pensé que ces toxines pouvaient passer de la mère au fœtus à travers le placenta et rendre ainsi l'enfant réceptible à la tuberculose.

En traitant la question de l'hérédité de la tuberculose, nous avons dit ce que nous pensions à ce sujet. Nous admettons avec Courmont que les produits solubles du bacille peuvent traverser le placenta et être entraînés dans la circulation du fœtus. Mais dans ce cas le fœtus succombe; il lui est impossible de résister à cette infection. L'accouchement prématuré, à toutes les époques de la grossesse, est très fréquent chez les phtisiques. Fréquemment aussi l'enfant venu à terme, et issu d'une mère phtisique, meurt quelques jours après la délivrance, sans qu'on puisse affirmer, même à l'autopsie, la vraie cause de la mort. Ne peut-on pas accuser ou au moins soupçonner les toxines?

# Chapitre III

CLINIQUE

## DIFFÉRENTES FORMES CLINIQUES
## DE LA TUBERCULOSE PULMONAIRE.

Depuis la découverte de l'élément pathogène de la phtisie pulmonaire, beaucoup de cliniciens ou plutôt beaucoup de savants de
laboratoire négligent considérablement les phénomènes cliniques
de cette affection. L'importance et la valeur de la première découverte du bacille de Koch ne sont pas mises en doute par personne
aujourd'hui. Il existe néanmoins de très nombreux cas où la constatation et la présence de micro-organismes sont très difficiles et
même quelquefois impossibles. Surtout dans la phtisie au début,
qu'elle soit aiguë ou subaiguë, on décèle très rarement la présence
du bacille de Koch, et cependant le diagnostic précoce de la tuberculose est de la plus haute importance. A cette époque de début,
lorsque le mal n'est pas encore bien localisé, ni bien circonscrit,
lorsque les lésions ne sont pas encore profondes, une hygiène
appropriée, une thérapeutique bien dirigée, peuvent très fréquemment enrayer ou arrêter le mal. Donc, aujourd'hui comme autrefois,
la parfaite connaissance de la marche clinique de la tuberculose, la
notion de tous les symptômes qui la précèdent et l'accompagnent,
peuvent nous rendre de très grands services.

Nous verrons ultérieurement, en étudiant l'anatomie pathologique,
que la tuberculose présente trois formes anatomiques bien distinctes. A ces trois formes anatomiques correspondent exactement
trois modalités cliniques qui doivent être étudiées dans des chapitres
différents : 1° La phtisie aiguë ou granulie; 2° la phtisie subaiguë
ou phtisie galopante ; 3° la phtisie commune ou chronique.

Avant de faire l'étude clinique de ces différentes formes, nous
sommes en droit de nous demander pourquoi le bacille, toujours
identique par sa forme, par sa reproduction dans son évolution,
provoque avec tant de caprices, tantôt la tuberculose aigué, tantôt
la phtisie chronique.

Dès qu'on a pu distinguer ces différentes modalités de la tuberculose pulmonaire, on s'est posé cette question, et les théories n'ont pas manqué. Pour les auteurs anciens, la phtisie aiguë n'est qu'une conséquence de la phtisie.

« Il est beaucoup plus commun, dit Laënnec, de trouver une » excavation de quelques tubercules créés déjà avancés dans le » sommet des poumons et le reste de ces organes, encore crépi- » tants et sains d'ailleurs, farcis d'une multitude innombrable de » très petits tubercules miliaires demi-transparents et dont presque » aucun ne présente encore de point jaune central. Il est évident » que ces tubercules miliaires sont le produit d'une éruption secon- » daire et fort postérieure à celle qui avait donné lieu aux excava- » tions. Très souvent on trouve dans le même poumon des preuves » évidentes de deux ou trois éruptions secondaires successives, et » presque toujours alors on peut remarquer que l'éruption primi- » tive, occupant le sommet du poumon, est déjà arrivée au degré » d'excavation ; que la seconde, située autour de la première et un » peu plus bas, est formée par des tubercules déjà jaunes, au moins » en grande partie, mais peu volumineux encore; que la troisième, » formée de tubercules miliaires créés avec quelques points jaunes » au centre, occupe une zone plus inférieure encore, et enfin que la » base du poumon et son bord inférieur présentent une dernière » éruption de tubercules miliaires tout à fait transparents, dont on » trouve en outre quelques-uns çà et là dans les intervalles laissés » par les éruptions précédentes. »

Buhl, Niemeyer, Vulpian et Pidoux trouvent une autre explication à la granulie. Suivant ces auteurs, la phtisie aigue se produit par la résorption d'un produit caséeux (ganglion tuberculisé ou tumeur blanche). Un ganglion ramolli, mis en présence d'un vaisseau, peut laisser échapper de la matière caséeuse, qui, entraînée dans la circulation, deviendrait l'origine et la cause d'une granulie.

Il est certain qu'on a observé un certain nombre de cas de granulie qui sont survenus immédiatement et à la suite d'opérations chirurgicales pratiquées pour des affections tuberculeuses. L'ablation de ganglions bacillaires, une résection de tumeur blanche, une opération de fistule anale ont quelquefois provoqué subitement l'éclosion d'une phtisie aigue. Dans ces cas, la matière caséeuse a dû être entraînée dans le torrent circulatoire. Néanmoins, de nombreuses autopsies, faites avec le plus grand soin, ont prouvé dans certaines granulies, l'absence de tout foyer caséeux. On doit donc renoncer à cette explication.

On possède aujourd'hui en médecine vétérinaire des observations cliniques aussi exactes et peut-être plus précises, qu'en médecine humaine. Dans cet art tout peut être contrôlé. Aussi croyons-nous devoir faire une comparaison entre la phtisie miliaire provoquée par l'expérimentation et la phtisie chronique gagnée spontanément par l'animal. Suivant la culture plus ou moins virulente qu'on injecte, suivant la porte d'entrée de cette inoculation, suivant l'âge et la résistance vitale de l'animal, on cause une phtisie aiguë, sub-aiguë, ou une phtisie chronique. Dans la plupart des cas de tuberculose spontanée des animaux, la marche de l'affection est lente et chronique. Que pouvons-nous conclure de cette observation ? C'est que la virulence du bacille, l'âge du sujet inoculé, la façon dont ce bacille pénètre dans l'organisme ont une influence considérable sur la marche ultérieure de la maladie.

Et de fait la granulie est très fréquente dans le jeune âge. On peut observer chez les enfants, exactement comme chez l'animal inoculé, certains prodromes caractéristiques, tels que : l'inappétence, la tristesse, l'amaigrissement, la tendance à l'isolement, etc., etc. Puis, au bout de quelques jours, ou bien au bout de quelques semaines, la maladie, qui a d'abord suivi une marche insidieuse, éclate avec une violence extrême.

On rencontre également la granulie chez les individus affaiblis, soit par l'alcoolisme, par la grossesse, par des maladies antérieures (scarlatine, coqueluche, rougeole, fièvre typhoïde, etc.), soit par des excès de fatigue ou de plaisir. Mais ces sujets entrent encore dans la catégorie des gens offrant au bacille une moindre résistance.

La phtisie subaiguë est la plus fréquente chez l'adulte. Ce dernier est déjà un champ moins favorable pour la culture du bacille que le jeune enfant, comme nous l'avons vu dans le chapitre de l'étiologie. La contagion ou l'inoculation ne se produisent pas chez tous les individus d'une façon identique. Cette différence d'âge et de contagion imprime une marche spéciale et caractéristique à la tuberculose.

Enfin, la phtisie chronique se rencontre surtout chez les sujets arrivés à l'âge mûr et chez les vieillards, individus chez lesquels le tissu scléreux, tissu peu favorable au développement du bacille, est très développé.

Il est certain que les divisions, que nous venons d'établir, n'ont rien d'absolu. Elles sont exactes d'une façon générale. On peut rencontrer néanmoins exceptionnellement ces trois formes cliniques à tous les âges, dans tous les climats et chez toutes les races humaines.

# PHTISIE AIGUE MILIAIRE

L'étude de la phtisie aiguë est de date relativement récente. Bayle, le premier, ébaucha la description clinique de cette maladie. Laënnec, qui fut l'observateur si consciencieux de la phtisie chronique, ne considéra la granulie que comme un épiphénomène, une complication terminale de la tuberculose à marche chronique. Cour ne partagea point l'opinion de son illustre maître. Après avoir décrit les symptômes généraux de la phtisie miliaire, il déclare qu'il s'agit d'une maladie infectieuse générale, bien distincte de la tuberculose: les manifestations anatomiques (granulations transparentes) ne seraient qu'une conséquence de cette pyrexie. Waller, de Prague, fit, dans une monographie, une étude magistrale des phénomènes cliniques de la granulie, mais il fut toujours hésitant pour déclarer que c'était la forme aiguë de la phtisie chronique. Du reste Trousseau, Robert et Dean déclarent avec Waller qu'il s'agit d'une maladie aiguë non tuberculeuse. Empis exagère encore la note de cette version. Mais toutes ces théories séparatistes reçurent un coup fatal lorsque Villemin prouva par l'expérimentation qu'on pouvait communiquer la tuberculose en inoculant soit une granulation miliaire, soit de la matière caséeuse. A partir de ce jour, il était certain qu'il s'agissait d'une même et seule maladie avec des évolutions différentes.

On doit prévoir facilement que l'observation si variable d'une même affection a dû entraîner de nombreuses et différentes descriptions. Presque chaque auteur, voyant une seule phase de la granulie, en fit un chapitre pathologique personnel, avec divisions et subdivisions. Tous ces tableaux schématiques réunis et fondus ensemble représenteront la vérité. Pour nous personnellement, nous croyons qu'on devrait exposer les caractères de la granulie dans un seul et même chapitre tout en signalant, avec la plus grande minutie, les moindres détails. Néanmoins, pour la clarté de la question, nous adopterons la division indiquée par Bouchard, et nous décrirons deux formes de granulie : 1° la phtisie miliaire à forme infectieuse; 2° la phtisie miliaire à formes broncho-pulmonaire et pleurale. Nous tenons à répéter que cette subdivision est toute schématique et se retrouvera très rarement en anatomie pathologique.

## Phtisie miliaire a forme infectieuse

### I

D'une façon générale, la phtisie miliaire aiguë se caractérise par sa marche aiguë brutale et incohérente, par sa terminaison presque fatale, et par la découverte de nombreuses granulations répandues dans la plupart des organes, granulations grises, qui n'ont pas eu le temps, à cause de la marche rapide de la maladie, d'arriver à la période de ramollissement et de caséification.

La phtisie miliaire peut surprendre un individu en pleine santé ou bien compliquer et déterminer une tuberculose chronique. Quelle que soit la prédominance des symptômes qui caractérisent la forme clinique, que la phtisie miliaire prenne un aspect de maladie infectieuse générale ou un aspect local pulmonaire, on peut toujours observer chez le malade les mêmes prodromes. Durant huit ou quinze jours, même quelquefois durant plusieurs semaines, le malade atteint subit une véritable période d'incubation. Dans cet intervalle le patient se plaint de son état général, qui s'affaiblit.

Son teint est pâle, son faciès est tiré, ses muqueuses sont décolorées. Sans avoir de la température élevée, il est inquiet, agité, il maigrit, l'appétit est diminué, le sommeil est troublé, le caractère est aigri. Le malade ne s'occupe plus de ses intérêts les plus chers, il s'éloigne de ceux qu'il aimait passionnément, il recherche l'isolement et l'obscurité, il fuit la lumière, le bruit et la distraction. En outre de ces phénomènes généraux qui n'ont rien de caractéristique ni de précis, Lereboullet a signalé un symptôme que j'ai eu l'occasion de retrouver une seule fois chez un enfant de huit ans, qui est mort de granulie. Je veux parler de l'adénopathie bronchique accompagnée d'adénite cervicale. Lorsqu'on peut retrouver, au milieu de cet ébranlement général, ce signe de Lereboullet, il est de la plus haute importance.

### II

A cet état mixte de santé et de maladie, succède une période brutale de phénomènes généraux et locaux. Le malade est pris de frissons répétés et de fièvre.

On observe chez lui tous les symptômes d'une affection générale et infectieuse « Il se peut aussi, dit Damaschino, que les granula- » tions se rencontrent parfois réparties avec la même abondance,

» donnant un type infectieux bien caractérisé à la maladie qui
» prendra alors la forme typhoïde, avec des symptômes disséminés
» et vagues, portant sur la plupart des fonctions et où l'état adyna-
» mique prendra la première place. »

« Comme toutes les maladies infectieuses, dit Germain Sée, comme
» la fièvre typhoïde en particulier, la phtisie miliaire se traduit :
» 1° par des troubles nervo-musculaires; 2° par de la fièvre; 3° par
» l'état anormal des organes digestifs, des altérations du sang,
» de la rate; 4° souvent par des altérations de la nutrition et de la
» circulation tégumentaires. » « A un moment donné, disent Gran-
» cher et Hutinel, la fièvre se manifeste et tous les phénomènes de
» la période prodromique s'accentuent; il s'y joint bientôt de la
» courbature, de la prostration, de la stupeur, du subdélirium noc-
» turne et tout l'appareil symptomatique qui révèle d'ordinaire
» l'existence d'une infection grave. Comme dans la fièvre typhoïde, la
» plupart des fonctions sont en souffrance ». «Enfin, la période d'état,
» disent Hérard, Cornil et Hanot, succède à la période prodromique,
» et, à partir de ce moment, la similitude entre la phtisie aiguë et
» la fièvre typhoïde peut être aussi complète que possible. »

J'ai tenu à emprunter ces citations à des auteurs incontestés pour
prouver au clinicien que nous ne faisons pas une description didac-
tique. L'observateur peut retrouver chez son malade tous les phénomènes et les troubles que nous allons indiquer successivement.

Dès que la maladie est affirmée, le patient est pris de fièvre.
Quelquefois la température monte d'un seul coup brusquement
comme dans la pneumonie, atteint le premier jour 41° et se maintient à ce degré pendant tout le cours de la maladie.

D'autres fois, la température suit une marche régulière, commence à 38°, augmente progressivement et arrive, au bout de huit
à douze jours, à un stade de 41°. Dans cette marche régulière on a pu
observer exceptionnellement des rémissions matinales avec des
exacerbations nocturnes, exactement comme dans la fièvre continue.

D'autres fois encore, la fièvre n'apparaît que tous les trois ou
quatre jours, exactement comme dans la fièvre intermittente; mais
le plus souvent la fièvre est continue. Elle ne suit pas un cycle
régulier et exact, elle n'a pas ces rémissions matinales de la dothiénenterie. Elle suit une marche si capricieuse, qu'il est presque
impossible de la décrire d'une façon typique. Elle peut être plus
élevée le matin que le soir, ou inversement. Elle peut monter et
augmenter durant plusieurs jours et céder ensuite complètement
pour se maintenir durant toute une semaine à la température
normale et remonter ensuite à une hyperthermie.

A cette ascension fébrile correspond une augmentation et une fréquence des pulsations. (Cette concordance des deux symptômes fait souvent défaut dans la fièvre typhoïde). Le pouls bat 96, 120, et même quelquefois 150 pulsations à la minute. Il est généralement assez régulier, si ce n'est dans la forme péritonéale, où il est petit et filiforme, et dans la forme méningitique, où il est intermittent. Il est décrit exactement comme dans la fièvre typhoïde.

Quoiqu'il y ait un trouble profond de la circulation en général, on constate rarement des hémorrhagies au début de la granulie. L'épistaxis, qui est assez fréquente, ne survient que vers le dixième ou le quinzième jour. Il en est de même des hémorrhagies intestinales, où des hématuries qui apparaissent plus tard encore. Je n'ai jamais eu l'occasion de constater l'existence des taches lenticulaires qui ont cependant été signalées par Waller, Jaccoud et Colin.

## III·

Dès le premier jour de la maladie, le patient est sans appétit. Suivant la marche de la température, il a la langue pâteuse et saburrale, ou bien rôtie et noirâtre sur le milieu et rougeâtre sur les bords. On peut observer quelquefois des fuliginosités sur les dents et les lèvres. Les vomissements sont assez rares et sont généralement provoqués par des quintes de toux, mais en revanche on remarque des alternatives de diarrhée et de constipation. Dans les selles on constate souvent, surtout vers la période ultime, l'existence de sang noirâtre ou même rouge. Ces hémorrhagies proviennent de l'ulcération siégeant sur la muqueuse de l'estomac ou de l'intestin. Le palper abdominal est assez pénible ; mais la douleur siège surtout dans la région ombilicale ; sauf dans les cas de complications abdominales, le ventre n'est point ballonné.

Les troubles nervo-musculaires font cortège à la granulie dès le début, et vont en s'accentuant. La céphalée, d'abord légère, devient intolérable, surtout vers les derniers jours. Le malade, couché sur le dos, est d'abord plongé dans une somnolence continuelle. Il répond difficilement et avec aigreur, mais avec netteté, aux questions qu'on lui pose. Dès qu'il se réveille il pousse des plaintes de douleur. Plus tard, il est plongé dans un état de stupeur et d'hébétude complet et les plaintes sont plus fréquentes.

Le contact, même léger, de la peau, réveille des douleurs très vives, presque toute la surface cutanée est hyperesthésiée. Les phénomènes ataxo-adynamiques, avec carphologie et soubresauts des tendons, sont très rares. Il en est de même du délire aigu qui est exceptionnel et qui n'apparaît qu'au moment de la mort. On remarque fréquemment des troubles oculaires, troubles qui s'expliquent facilement par la présence des granulations grises sur la choroïde.

« *Observation*. — Tuberculose pulmonaire à marche rapide (1). —
» La nommée R... Hortense, âgé de 26 ans; demoiselle de magasin.
» Entrée le 2 février 1877, salle Sainte....., lit n° 2.

» *Renseignements*. — Cette malade, âgée de 26 ans, a été réglée à
» 15 ans et l'est très régulièrement. Comme antécédents, elle aurait
» eu des manifestations de scrofule, du gonflement des glandes sous-
» maxillaires, des maux d'yeux. Elle n'a jamais été atteinte de
» rhumatisme. En outre, elle a eu des attaques de nerfs, sans perte
» de connaissance. Sa sœur, qui est dans le service, plus jeune de
» quelques années, est franchement scrofuleuse.

» Depuis trois ou quatre mois, cette malade s'était·considérable-
» ment affaiblie, et elle offrait, paraît-il, une anémie profonde. Pour
» traitement, un médecin de la ville lui ordonna des douches d'eau
» froide.

» A la suite de ces douches, elle se mit à tousser. La toux, d'abord
» sèche, fut bientôt suivie d'expectoration, mais cette expectoration
» était peu abondante et sans caractères significatifs.

» Depuis ce temps, la malade s'est affaiblie progressivement. Elle
» a perdu complètement l'appétit. Elle se plaint de palpitations très
» fortes, de fièvre qui se montrerait tous les jours, de sueurs.

» *État actuel*. — La malade est de taille moyenne, assez maigre.
» Faciès pâle, un peu bleuâtre. Aspect cachectique, fatigué. Elle se
» plaint de ne pas respirer librement; dyspnée continuelle; les
» mouvements respiratoires sont courts et précipités ; la malade ne
» peut rester couchée dans son lit ; elle se tient constamment assise.

» La peau est chaude et on observe une fièvre continue qui aug-
» mente le soir.

» La malade souffre beaucoup de la tête. Elle a des vertiges et des
» palpitations. Constipation. Il n'y a pas de taches sur le ventre, ni
» sur le dos. La langue est blanche avec des fuliginosités sur les
» bords, l'appétit nul.

» L'auscultation montre, des deux côtés de la poitrine, en arrière,
» des râles muqueux et sous-crépitants disséminés dans toute l'éten-
» due des poumons, surtout à gauche. Ces râles sont beaucoup plus
» nombreux aux deux sommets du thorax, en avant et en arrière,

---

(1) Clinique médicale de Vulpian.

» qu'au niveau de la base des poumons. Sous la clavicule gauche,
» on trouve un peu de souffle à l'expiration. En avant mêmes râles,
» mais moins marqués. La percussion, non douloureuse, donne de
» la submatité à gauche, au sommet ; dans le reste de l'étendue du
» thorax, on ne trouve rien de particulier à noter sous ce rapport.
» Expectoration muqueuse, aérée, pas de stries de sang.

» Le cœur est sain ; souffle anémique à la base et au premier
» temps ; souffle continu, avec renforcements, dans les vaisseaux
» du cou.

» Le foie et la rate ont leurs dimensions normales.

» L'urine est un peu foncée en couleur. Elle ne contient ni albu-
» mine, ni sucre.

» *Traitement.* — On fait appliquer un large vésicatoire entre les
» deux épaules. Potion gommeuse avec 30 grammes de sirop
» thébaïque et 10 centigrammes de kermès. Un gramme de chloral
» hydraté en sirop, vers 8 heures du soir.

» 4 février. — La dypsnée augmente. La face est complètement
» bleuâtre. La malade est obligée de se tenir constamment assise
» dans son lit. Expectoration abondante de crachats muco-puru-
» lents. TA., 39°,2. Sueurs assez abondantes. Insomnie opiniâtre.
» Il existe toujours dans la poitrine une très grande quantité de
» râles.

» 5 février. — Même état ; l'oppression est encore plus grande ;
» le ventre se ballonne, la malade va difficilement à la garde-robe.

» 6 février. — Le ventre est un peu douloureux à la pression.
» Constipation. Langue sèche.

» 7 février. — La dyspnée continue.

» L'oppression est de plus en plus forte. Submatité au niveau du
» sommet des poumons, en avant et en arrière, à ce même niveau,
» gros râles muqueux. Céphalalgie continuelle. Des fuliginosités
» s'accusent aux lèvres et à la langue. Sinapismes sur les membres
» inférieurs. Ventouses sèches sur le pourtour du thorax.

» 8 février. — Même état ; diarrhée abondante, la malade est très
» oppressée ; respiration pénible ; le ventre est douloureux.

» 9 février. — Même état, torpeur ; coma continu ; la dyspnée
» augmente encore.

» La malade meurt le 10 février 1877.

» L'autopsie n'a pas pu être faite. »

## IV

Jusqu'à présent tous les symptômes que nous venons de décrir et que nous déclarons appartenir à la granulie, peuvent tout aussi bien accompagner une maladie infectieuse quelconque, une scarlatine, un érésypèle, une fièvre typhoïde. Ces granulations, qui existent par centaines et par milliers, répandues dans tout l'organisme, ne trahissent-elles pas leur existence en se fixant sur certains viscères importants ?

Suivant Germain Sée, les organes sont envahis dans l'ordre de fréquence suivant : Les poumons 76 pour 100 ; le foie 82 pour 100 ; la rate 57 pour 100 ; les reins 62 pour 100 ; les intestins 56 pour 100. Les différentes séreuses sont atteintes dans un quart des cas.

Les autres organes, comme le cerveau, le cœur, les os, les organes génitaux de la femme, ne sont envahis qu'exceptionnellement. Enfin, les glandes salivaires et le pancréas échappent à cette généralisation.

Voyons maintenant comment ces granulations se manifestent au point de vue clinique.

Il n'est pas toujours facile d'affirmer, par les symptômes et l'auscultation, l'existence d'un si grand nombre de granulations dans les poumons. Très souvent la respiration reste normale, malgré l'acuité des phénomènes généraux. On n'entend rien, ou seulement quelques râles sibilants ou ronflants dans toute la hauteur des deux poumons.

D'autres fois la respiration s'accélère, les mouvements respiratoires augmentent de nombre et atteignent le chiffre de 30, 40, et même 60 par minute. Cette dyspnée est encore accentuée par des quintes de toux très rebelles et fatigantes. A la suite de ces efforts de toux le malade expectore quelques crachats rarement teintés d'un peu de sang ; lorsque cette hémoptysie est observée, elle devient d'une utilité diagnostique très importante. Lorsqu'on a la chance de découvrir le bacille dans ces crachats muqueux ou purulents, la nature de la maladie est bien déterminée.

A l'examen physique du thorax on n'obtient rien ou presque rien par la percussion. Comme nous l'avons dit plus haut, on entend généralement, à l'auscultation, des râles humides dans toute la poitrine. Lorsque les granulations sont localisées, surtout au sommet, on entend des symptômes plus significatifs, je veux dire une expiration prolongée et soufflante et quelques râles sous-crépitants. On peut entendre également des bruits de frottement partiels lorsqu'un fragment de la plèvre est envahi par des granulations. Ces dernières peuvent encore se localiser sur la muqueuse du pharynx et du larynx et être découvertes alors à l'aide du laryngoscope.

Le volume du foie et de la rate est exagéré, mais leur surface est régulière. Les palpers et surtout la pression de ces organes deviennent douloureux.

On découvre presque toujours, dans les urines, de l'albumine. Il est vrai que ce phénomène n'est pas d'un très grand secours pour conformer le diagnostic. On rencontre de l'albumine dans les urines de la plupart des malades atteints d'une affection aiguë ou infectieuse. Dans l'espèce, à quoi est due cette albuminurie ? Est-ce à la multiplicité des granulations ou à l'infection bacillaire ? On n'a jamais pu le savoir. Un symptôme plus certain, mais bien plus rare, est la présence des bacilles dans les urines.

## V

*Marche, Durée, Terminaison.* — Examinez le tableau clinique de plusieurs observations de granulie : rarement un cas ressemble à un autre. La phtisie miliaire aiguë a la marche la plus irrégulière et la plus surprenante : elle est capricieuse par la marche de sa fièvre et de ses phénomènes, de ses complications et de sa fin.

A part les prodromes qui sont presque toujours identiques, elle débute tantôt par un gros frisson suivi d'une hyperthermie, exactement comme la pneumonie ; tantôt la température augmente régulièrement comme dans la fièvre typhoïde, d'autres fois encore le cycle de la température présente encore des soubresauts des plus capricieux.

Il en est de même des autres symptômes, qui se représentent rarement identiques chez deux individus. Chez certains malades la forme méningitique prédomine ; chez d'autres on remarque surtout des accidents péritonéaux, ou bien encore des complications thoraciques ou intestinales.

La durée de cette affection varie de 15 jours à 10 semaines suivant l'intensité de l'infection bacillaire ou suivant la quantité de granulations. La maladie peut même avoir une rémission complète et se transformer en phtisie chronique.

Dans la plupart des cas la terminaison est fatale et se traduit par la mort. Le pronostic est donc des plus sombres. On cite cependant des cas de guérison. Lebert rapporte quatre observations où il aurait retrouvé chez des vieillards des lésions de tuberculose aiguë guéries. Jaccoud, Sich ont observé des cas semblables. J'ai moi-même observé chez un enfant de huit ans un cas de phtisie miliaire aiguë qui a cédé à un traitement intensif par l'iodoforme et l'acide phénique. Cet enfant, qui avait toutes les apparences d'une bonne santé, a succombé, au bout d'une année, d'une méningite tuber-culeuse.

## VI

*Diagnostic.* ▬ La seule maladie avec laquelle on puisse réelle-ment confondre la phtisie aiguë à forme infectieuse c'est la fièvre typhoïde. Il existe cependant des signes distinctifs dans les deux affections. On peut observer des prodromes dans l'une et l'autre maladie. Il est rare cependant de remarquer dans la fièvre typhoïde de l'amaigrissement, l'aspect de chlorose, l'abattement général et cette inappétence qu'on observe presque toujours quelques jours avant la granulie.

Un autre caractère bien significatif est l'irrégularité de tous les symptômes qui s'observent dans la marche de la phtisie aiguë. Tandis que dans la fièvre typhoïde la maladie traverse un cycle presque mathématique, la phtisie miliaire aiguë suit une marche incohérente et désordonnée.

Bien que dans la granulie le malade soit atteint fréquemment de diarrhée, il est rare d'observer chez lui un ventre ballonné ou des taches lenticulaires. De même la douleur n'occupe pas le siège de prédilection de la fosse iliaque droite, mais elle est répandue sur toute la surface abdominale.

Un examen ophthalmoscopique révèle quelquefois à la surface de la choroïde la présence de granulations miliaires et tranche la difficulté.

Les phénomènes thoraciques et les complications ganglionnaires peuvent aider bien souvent pour établir avec certitude le diagnostic dans le cours d'une fièvre typhoïde, surtout à forme adynamique, les facultés de l'intelligence sont très vite déprimées, le malade perd la mémoire, n'est plus maître de ses idées et se désintéresse de ses affaires et de son entourage ; quoique le malade atteint de granulie ait perdu sa gaîté habituelle, il conserve cependant tout son esprit presque jusqu'à la fin de sa maladie.

Pour bien établir un diagnostic, on cherche toujours à remonter dans l'histoire d'un malade. Dans presque tous les cas de phtisie aiguë on peut retrouver sur le corps du patient une trace ancienne d'une lésion tuberculeuse : d'un lupus (MM. Leloir et Chatelain), d'une adénite, d'une tumeur blanche, d'une fistule ou d'une ostéite bacillaire. La découverte de ces lésions anciennes ou récentes sont de la plus haute importance.

Enfin l'état de la peau peut également nous guider; chaude et sèche dans le cours d'une dothiénenterie, elle est également brûlante mais souvent couverte de sueurs profuses, surtout pendant le sommeil, dans le cours d'une granulie.

## Phtisie aiguë a formes broncho-pulmonaire et pleurale.

Dans un nouveau et même chapitre je décrirai les différentes formes cliniques de granulie, où les troubles thoraciques sont prédominants. On peut rencontrer les différentes variétés suivantes :

1° La phtisie aiguë à forme suffocante ;

2° La phtisie aiguë à forme catarrhale ou broncho-pulmonaire ;

3° La phtisie aigue à forme pleurale ;

Nous décrirons dans un chapitre spécial la phtisie pneumonique qui établit une transition entre les formes aiguë et subaiguë de la phtisie.

### A

*Phtisie aiguë à forme suffocante.*

### I

Cette forme clinique est observée surtout chez les enfants âgés de 2 à 5 ans : MM. Colin et Laveran en ont observé également de véritables épidémies dans les casernes chez les jeunes soldats.

Elle peut être précédée de tous les prodrômes que nous avons décrits dans la forme typhoïdique de la granulie : amaigrissement, pâleur des tissus, anorexie, trouble moral du caractère, affaiblissement, etc., etc. Plus rarement les accès de suffocation, qui caractérisent cette forme, apparaissent d'emblée avec une soudaineté brutale surprenante.

Quel que soit le début du mal, le patient est pris, dès la période d'état, de phénomènes thoraciques qui attirent l'attention. Il est atteint d'une dyspnée qui est violente et continue ou qui est interrompue et se présente sous forme d'accès paroxystiques. Le nombre des respirations augmente. Le malade éprouve une gêne si grande dans l'inspiration qu'il lui est impossible de rester allongé sur un lit. Il est continuellement assis, jette les bras en avant, fait les plus grands efforts pour mieux respirer ; ces efforts peuvent être facilement remarqués sur la cage thoracique dont les parois se soulèvent et se dilatent avec violence. M. Jaccoud a comparé cet état dyspnéique à celui qui est produit par une maladie organique du cœur.

On peut également le comparer avec l'accès d'asthme, dont il se distingue cependant par la marche continue et par d'autres symptômes concomitants et particulièrement la fièvre.

Dès la période d'état, lorsque le malade est pris de cette gêne respiratoire, survient la fièvre, qui est cependant moins élevée que dans la forme typhoïdique. La température atteint 38°, 39°, mais rarement 40° ou 41°. Sa marche est des plus irrégulières et des plus capricieuses ; elle n'a aucun rapport avec l'intensité de la dyspnée, quelquefois même la température redevient normale tandis que la gêne de la respiration persiste et reste menaçante.

Lorsqu'on examine le malade au plus fort du paroxysme, on est surpris de l'absence presque complète de signes stéthoscopiques. La percussion des sommets et de toute la cage thoracique reste généralement normale ; quelquefois la sonorité est légèrement exagérée comme dans l'emphysème pulmonaire ; rarement on note sur la ligne médiane antérieure et postérieure une submatité lorsque les ganglions trachéo-bronchiques sont envahis. Les vibrations thoraciques sont bien transmises. A l'auscultation on entend dans toute la poitrine des râles sibilants et ronflants, rarement sous-crépitants. Le bruit vésiculaire est diminué d'intensité et fait même défaut dans certaines régions : aucun souffle.

Les mouvements de cette respiration difficile sont interrompus par une toux légère et sèche qui est accompagnée d'une expectoration peu abondante, muqueuse, muco-purulente ou légèrement striée de sang : l'hémoptysie abondante est rare.

La dyspnée est continue et augmente de violence. Elle est accompagnée d'une soif ardente. Le malade demande à boire continuellement. Sa langue est sèche et rôtie. Quelquefois on observe des vomissements ou de la diarrhée infectieuse. Dans tous les cas la dénutrition est rapide et l'amaigrissement considérable.

La durée de cette affection varie de 10 à 40 jours : elle atteint rarement deux mois.

## II

On peut distinguer facilement la forme suffocante de la granulie de l'asthme ou des affections organiques du cœur. Il est exceptionnel, en effet, de constater de la fièvre dans aucune de ces deux dernières maladies : l'amaigrissement rapide manque également. Enfin, tandis que dans l'asthme et dans l'asystolie les accès d'étouffement se succèdent avec intermittence, la dyspnée est continue dans la granulie suffocante.

« Une dyspnée intense, disent Grancher et Hutinel, avec accès paroxystiques et menace d'asphyxie rapide, voilà le symptôme prédominant. Cette dyspnée peut s'expliquer simplement par la confluence des tubercules miliaires dans les poumons, confluence qui est telle en certains cas, que les espaces du tissu pulmonaire laissés libres entre les granulations semblent inférieurs à l'étendue occupée par ces tubercules (Rendu), mais elle reconnaît souvent une autre cause, c'est-à-dire une congestion intense et diffuse ou une inflammation plus ou moins vive qui vient subitement rétrécir le champ de l'hématose. Dans une observation de L. Colin, les poumons étaient littéralement gorgés de sang; dans d'autres cas du même genre, Grancher a toujours trouvé autour des granulations les traces d'une irritation diffuse. »

En résumé, en dehors des symptômes ordinaires, tels que fièvre amaigrissement, processus rapide, pâleur de la face, affaiblissement, etc., qui accompagnent toute granulie, la forme suffocante se fait remarquer par la violence de la dyspnée qui persiste et augmente même jusqu'à la fin de l'affection, dyspnée nullement proportionnelle aux symptômes cliniques observés par le praticien.

## B

*Phtisie aiguë à forme catarrhale ou broncho-pulmonaire.*

## I

La plus fréquente de toutes les formes cliniques de la granulie. Beaucoup d'auteurs en décrivent deux types, suivant que les signes stéthoscopiques sont plus accentués du côté des bronches ou du côté du parenchyme pulmonaire. Je considère cette subdivision comme inutile, d'autant plus qu'on remarque presque toujours dans le cours d'une granulie broncho-pulmonaire la succession et même la réunion de ces différents symptômes.

La phtisie aiguë catarrhale se manifeste fréquemment à la suite d'une fièvre éruptive, rougeole, scarlatine ou variole, d'une grippe, d'une bronchite, d'un simple refroidissement, d'une coqueluche ou pendant la convalescence d'une autre maladie; aucune des maladies citées n'est la cause de la granulie dont le développement est favorisé par un terrain affaibli.

Durant la dernière épidémie d'influenza j'ai vu, et mes confrères ont fait des observations identiques, beaucoup de sujets surpris par le mal, être atteints au bout de quelques jours de granulie catarrhale. L'éclosion de la tuberculose paraissait brutale et soudaine. Mais lorsque j'interrogeai le malade ou ses parents, j'appris presque toujours que mon patient était déjà mal en train depuis plusieurs jours et même depuis plusieurs semaines ; qu'il mangeait peu, qu'il se plaignait de fatigues exagérées, qu'il était triste et surtout qu'il maigrissait.

## II

Sans doute la tuberculose peut éclater subitement sans se faire annoncer par des troubles de la nutrition et du système nerveux ; mais c'est la grande exception. Presque toujours elle est précédée des nombreux prodrômes que nous avons déjà décrits pour la forme typhoïdique, pâleur, affaiblissement, anorexie, fièvre légère, insomnie ou sueurs nocturnes, amaigrissement, prodrômes qui sont le triste témoignage d'une inoculation bacillaire : comme dans l'expérimentation, cette inoculation a sa période d'incubation. Survienne une maladie des bronches ou des poumons, ou bien cette inoculation a lieu pendant une convalescence et le mal éclate avec plus de violence ; il se manifeste avec plus de tapage et il évolue plus rapidement.

Bien rarement la granulie catarrhale est diagnostiquée ou même soupçonnée au début de l'invasion morbide : ce n'est qu'ultérieurement, lorsqu'on observe les lenteurs de la marche, l'irrégularité de la maladie et sa nature infectieuse qu'on remonte dans l'histoire du malade et qu'on se rend compte des prodrômes. Presque toujours, la maladie prend d'abord les airs d'une bronchite ordinaire ou d'une broncho-pneumonie. Toute l'attention du clinicien est attirée du côté des troubles thoraciques. Le malade tousse fréquemment. Il expectore des crachats abondants, muqueux et blanchâtres d'abord, jaunes, verdâtres et opaques plus tard. Quelquefois même ces crachats sont nummulaires, purulents, ou bien encore striés de sang. On ne doit jamais négliger l'examen microscopique. Nombre de fois, on décélera le bacille vers le quinzième ou vingtième jour.

## III

La dyspnée, qui atteint un degré si aigu dans la forme suffocante, existe également dans la granulie catarrhale, mais à un degré beaucoup moindre. Elle existe dès le début, exagérée pour une bronchite simple, va en augmentant pendant tout le cycle de la maladie, et provoque souvent vers la fin, des accès tels, que le patient succombe dans une véritable crise d'asphyxie. Cette gêne respiratoire est causée autant par l'intoxication bacillaire que par les lésions des bronches et des poumons. On constate même souvent à l'autopsie des malades ayant succombé à une granulie catarrhale, une dispro-portion absolue entre les symptômes observés et le petit nombre des lésions.

Ces troubles de la respiration se traduisent par des phénomènes physiques. A l'examen du thorax on voit la poitrine se soulever avec effort, les mouvements de la respiration être précipités. Les vibrations thoraciques sont normales ou exagérées. A la percussion on obtient une sonorité exagérée ou bien encore une zone submate entourée de régions très sonores. A l'auscultation, on peut enten-dre aux sommets un affaiblissement du murmure vésiculaire, ou bien encore de nombreux râles sibilants, ronflants et sous-crépi-tants répandus dans les deux côtés de la poitrine. D'autres fois ces nombreux râles ont un siège maximum aux deux sommets ou bien ils se localisent à un seul sommet ou dans un seul côté de la poitrine. Lasègue insistait beaucoup sur la valeur de ce siège uni-latéral des bruits morbides : cette localisation établissant pour le savant clinicien un puissant signe de diagnostic. A une période plus avancée de la maladie les râles deviennent plus fins, quelque-fois même crépitants. En même temps la respiration prend un tim-bre soufflant, sans atteindre toutefois la rudesse du souffle de la pneumonie. Tous ces bruits thoraciques sont mobiles et répartis sans aucune régularité.

« Un signe stéthoscopique d'une grande valeur, dit M. Hanot, et qui ne manque presque jamais, c'est la diminution du murmure vésiculaire soit dans la presque totalité des deux poumons, soit dans telle ou telle portion de l'organe. Cette diminution du mur-mure vésiculaire s'explique aisément soit par l'emphysème conco-mitant, soit par l'intensité de la congestion, soit par l'obstruction des alvéoles enveloppées de granulations. »

## IV

La température, qui accompagne cette forme de granulie, suit une marche irrégulière. Tantôt très élevée, dès le premier jour, la fièvre peut disparaître pendant plusieurs jours et réapparaître ensuite avec une intensité plus considérable. D'autres fois le thermomètre indique au début une température peu élevée qui s'accroît progressivement pour disparaître quelques jours avant l'issue fatale. Enfin il existe des cas où l'hyperthermie ne se manifeste que peu de jours avant la mort.

Malgré l'absence ou la présence de la fièvre, la peau est très chaude, sèche ou couverte de sueurs profuses. Le malade est inquiet, dort peu, se nourrit mal ; la langue est rôtie ou couverte d'un état saburral. Il est dégoûté de tous les aliments, et lorsqu'il consent à s'alimenter, il est pris de vomissements ou de diarrhée. Une soif ardente l'oblige à boire fréquemment. Il ne supporte pas le moindre toucher, tant sa peau est hyperesthesiée. Au moral, il est triste et affaissé ; il réclame le silence et le repos.

L'examen abdominal révèle également des signes fort précieux. Lorsqu'il existe des granulations dans les méninges, le ventre est creusé en forme de bateau : il est au contraire ballonné lorsque le péritoine est le siège de tubercules. Dans tous les cas on constate au toucher abdominal, fort désagréable pour le malade, une hypertrophie du foie et surtout de la rate.

L'analyse de l'urine décèle fréquemment l'albumine dont la présence peut être attribuée aux troubles de la circulation ou à l'existence de granulations dans les reins. Il est très rare de découvrir le bacille dans les urines.

## V

Les troubles de la circulation sont également profonds. Très légers au début ils s'accentuent avec la marche progressive de la granulie. Ils ne sont nullement proportionnels au degré de la fièvre mais correspondent surtout au degré de la gêne respiratoire. L'hématose s'exécute mal ; la circulation de retour est arrêtée ; le cœur droit se dilate. Les pulsations sont nombreuses, petites et filiformes. A une période avancée, la figure est violacée, les veines abdominales sont gonflées, les extrémités œdématiées et refroidies. Les battements du cœur sont tumultueux et irréguliers. Souvent cette situation est tendue au point que le malade succombe dans une véritable attaque d'asystolie.

Le malade ne se nourrissant pas, luttant d'une façon désespérée contre la gêne respiratoire et circulatoire, perd ses forces et maigrit avec une rapidité prodigieuse.

« Pendant que, disent Dreyfus-Brisac et Bruhl, ces diverses affections phlegmasiques évoluent, isolées ou combinées, suivant des modes éminemment variables, la note infectieuse du processus s'affirme par diverses manifestations : prostration des forces, émaciation rapide, subdélirium, troubles digestifs de tous genres, hypertrophie splénique, albuminurie. »

La durée de la granulie catarrhale est absolument indéterminée. Elle varie suivant la puissance du germe pathogène, suivant le nombre des lésions produites, et surtout suivant le degré de force ou de débilité de l'individu lui-même. Un sujet est-il robuste, il offre une résistance plus grande à l'invasion bacillaire ; un individu affaibli ne résistera pas longtemps à l'intoxication tuberculeuse. Rarement cependant la maladie dépasse une durée de huit septenaires.

## VI

*Diagnostic*. — Il est très difficile à établir au début de la maladie. Pendant les quinze premiers jours la granulie ressemble en tous points à une bronchite, à une bronchite capillaire ou à une broncho-pneumonie : mêmes signes généraux, même fièvre, même toux, même expectoration, mêmes symptômes thoraciques. A ce moment, dit M. Jaccoud « la fièvre et la gêne respiratoire sont les mêmes ; les signes stéthoscopiques sont semblables ; à mesure que les râles sibilants et sous-crépitants se généralisent, la dyspnée augmente ; la toux et l'expectoration sont identiques ; en un mot il n'y a pas de diagnostic possible pendant les deux premières semaines. Tout au plus serait-on autorisé à formuler une présomption si le patient est de constitution débile, s'il a des antécédents de famille suspects, ou bien s'il a subi des maladies qui favorisent la granulose, rougeole, fièvre typhoïde, coqueluche. La situation est un peu plus nette lorsque les accidents thoraciques sont compliqués d'une diarrhée alarmante et incoercible : ce symptôme est étranger à la bronchite capillaire commune ; d'un autre côté il ne peut, dans l'espèce, être attribué à une fièvre typhoïde en raison de l'absence complète des phénomènes adynamiques : il peut donc être rattaché avec vraisemblance à une tuberculisation des intestins ou du péritoine, et il devient ainsi un signe indirect de la lésion pulmonaire. »

A mesure que l'affection progresse, le diagnostic s'éclaircit. Au bout d'une vingtaine de jours, une bronchite simple ou capillaire s'arrête ou tue son malade, dans la granulie catarrhale, au contraire, l'évolution morbide s'accentue et se poursuit. La dyspnée augmente et se complique de troubles profonds de la circulation sanguine. La dénutrition cause un amaigrissement rapide. Tous ces symptômes graves attirent l'attention du clinicien qui remonte alors dans le passé du malade et découvre presque toujours les prodromes que nous avons décrits plus haut. Il remarque aussi une congestion plus active aux sommets du poumon où les râles siègent de préférence dans la granulie. Enfin s'il soupçonne les premiers jours la nature tuberculeuse de l'affection, il peut tenir grand compte de la dyspnée beaucoup plus violente dans la granulie que dans les bronchites inflammatoires, dès le début du mal, et ainsi affirmer le diagnostic.

Après la première quinzaine on doit toujours faire l'examen des crachats et rechercher le bacille qu'on découvre quelquefois. On doit tenir aussi grand compte de l'état des organes abdominaux : le foie et la rate sont considérablement hypertrophiés, leur surface, lisse à la superficie, est sensible à la pression. Enfin la présence ou l'absence de l'albumine, les troubles de la circulation, peuvent servir également pour faire la lumière.

On ne confondra pas facilement la granulie catarrhale avec la grippe infectieuse. Dans cette dernière affection, les symptômes thoraciques peuvent être également très accentués. Mais son début est plus loyal, plus franc, ses troubles cliniques suivent une marche plus régulière et sa terminaison est plus rapide.

## C

### Phtisie aigue à forme pleurale

#### I

Pour beaucoup d'auteurs, toutes les pleurésies sont d'origine tuberculeuse. Telle n'est pas notre opinion. Si le tubercule a une préférence toute particulière pour les séreuses et surtout pour la plèvre, nous pouvons affirmer cependant qu'il existe des pleurésies franches, hypérémiques, exemptes de toute infection bacillaire.

La forme pleurale est un mode très fréquent de la granulie. Elle peut survenir d'une façon insidieuse; elle est précédée alors des nombreux symptômes déjà cités dans les autres formes de la phtisie aiguë. Ou bien elle se manifeste, d'une façon brusque, par un frisson, un point thoracique douloureux, l'ascension de la température. Des deux modes de début le premier s'observe le plus souvent. Généralement, avant tout symptôme thoracique, le malade se plaint depuis plusieurs jours, ou plusieurs semaines, d'une grande lassitude, de maux de tête, d'anorexie : il a maigri. Cet état général de dépérissement, qu'on met sur le compte d'un surmenage, se transforme bientôt, et la maladie s'affirme par des symptômes plus graves, tels que la toux, la fièvre, l'expectoration et la dyspnée. Ces troubles attirent l'attention du clinicien sur le thorax où il constate la pleurésie confirmée, soit sèche, soit avec un épanchement.

La granulie pleurale peut revêtir tous les caractères d'une pleurésie séro-fibrineuse simple, affectant un seul côté où elle reste limitée ou envahissant plus tard le deuxième côté, ou bien frappant les deux côtés dès le premier jour. Plus tard, elle prend un aspect spécial par la marche particulière de la fièvre, de la dyspnée, et par la coloration du liquide pleural, par des phénomènes aigus d'intoxication bacillaire et par l'envahissement d'autres séreuses, la méninge et le péritoine. Cependant ce n'est pas la marche ordinaire de la granulie pleurale. Dans la plupart des cas, le mal prend dès le début une allure spéciale, incohérente, et se présente avec le cortège des phénomènes infectieux qui inquiètent tant le clinicien. Presque toujours, le malade atteint est déjà affaibli, avant la période d'état, par les prodrômes de la période d'incubation, par une fièvre légère qui le mine, par de la céphalalgie qui l'anéantit, par l'insomnie qui l'attriste, par les sueurs profuses qui l'épuisent. Ayant maigri beaucoup, il présente un faciès pâle et tiré.

## II

Quoi qu'il en soit, que la maladie s'annonce d'une façon brutale ou insidieuse, le clinicien trouve le patient avec de la température, de la douleur thoracique et de la dyspnée. S'il a l'avantage de l'examiner dès le premier jour de l'invasion, il peut constater tous les symptômes de la pleurésie sèche, l'épanchement produit par des granulations de la plèvre ou de la superficie des poumons ne s'établissant presque jamais de suite. Cet épanchement peut même faire défaut complètement et alors on assiste à l'évolution d'une pleurésie tuberculose sèche.

« *Observation.* — M. L..., âgé de 29 ans, docteur en médecine, célibataire, fils de parents vivants et robustes. Il jouit lui-même d'une santé parfaite.

S'intéressant beaucoup aux recherches tuberculeuses, mon confrère vint travailler, il y a environ quatre ans, dans mon laboratoire, fit des cultures bacillaires, assista aux expérimentations animales et observa un grand nombre de phtisiques. Durant les 6 mois qu'il passa avec moi, ce travailleur maigrit un peu ; je mis cet amaigrissement sur le compte du surmenage intellectuel.

Le 7 octobre 1889, M. L... fut pris, au soir, d'un léger frisson, d'un violent point de côté, à gauche du sternum, et de dyspnée. Appelé auprès de mon ami, je ne constatai aucun frottement ni aucune submatité, mais une diminution notable du murmure vésiculaire au sommet gauche, quelques râles sibilants dans les deux côtés du poumon. Temp. 38°5. Pulsation 120. Respiration 36. Peau chaude et sèche. Regard inquiet. Soif ardente.

Les frissonnements se succédèrent pendant 48 heures sans modification des symptômes locaux, puis le 10 octobre au matin, je peux constater l'état suivant : Douleur sous-sternale très intense. Température 39°. Peau chaude. Céphalalgie intense. Langue sèche et saburrale. Inspirations 42. Diarrhée fétide. Soif ardente. Je crois à une fièvre typhoïde avec une pleurite aiguë, lorsque l'examen du thorax vient en partie trancher la difficulté du diagnostic. En effet, je constatai de la submatité dans les fosses sous-épineuses gauche et droite et en outre un affaiblissement considérable du murmure vésiculaire aux deux sommets. De plus, dans la région sous axillaire gauche, un bruit de frottement faible ressemblant au froissement de la soie et coïncidant avec les deux temps de la respiration ; ce bruit de frottement s'étendait sur une surface de 0.10°. Aucune matité à la base où on entend très nettement les bruits de la respiration.

9 Octobre. — Mêmes symptômes généraux et locaux. Le bruit de frottement seul a son timbre modifié : il est devenu plus rude et ressemble à un bruit de parchemin.

12 Octobre. — Mêmes symptômes. Le malade, qui tousse beaucoup, a eu deux nuits de suite des transpirations profuses au réveil. En outre, il a une grande gêne de la respiration. Il a expectoré ce matin quelques crachats sanguinolents que j'ai examinés et dans lesquels je n'ai pas découvert de bacille.

13 Octobre. — Dans la nuit le malade a vomi environ 200 grammes de sang. Au matin, il présente un faciès pâle et tiré. Il se sent très fatigué. Il a considérablement maigri.

20 Octobre. — L'hémoptysie s'est renouvelée deux fois. La toux est un peu plus grasse, et dans l'expectoration je découvre nettement les bacilles de Koch.

27 Octobre. — Plus d'hémoptysie : La température ne monte plus le soir qu'à 38°5. Mais le malade tousse toujours beaucoup, a de l'insomnie, ou, lorsqu'il s'endort quelques instants, il se réveille

couvert de sueurs. On entend toujours le même bruit de frottement. Aucune matité.

4 Novembre. — Le point douloureux du côté gauche est moins intense. M. L..., qui tient le décubitus dorsal depuis le commencement de sa maladie, peut se coucher sur le côté droit. Il tousse beaucoup, mais l'expectoration, qui était muco-purulente, devient visqueuse et aérée. Les transpirations sont moins fréquentes. Le malade, qui a maigri de 5 kilos, accepte des aliments solides. Plus de diarrhée. Température du soir, 38°

10 Novembre. — L'état général s'améliore. M. L..., qui se repose chaque nuit quelques heures, n'a plus de transpiration : il est encore souvent réveillé par des quintes de toux qui provoquent encore de la douleur sous-sternale. Il continue à s'alimenter. Le murmure vésiculaire s'entend mieux aux deux sommets. Le bruit de frottement rapeux persiste aux deux temps de la respiration. Aucune matité ni submatité à la base des poumons. Température du matin, 37°5; 38°2 le soir.

16 Novembre. — Quoiqu'il s'alimente, le malade n'a pas augmenté de poids. Il est encore pris tous les soirs de légères transpirations couvrant la face et la poitrine. Mêmes signes objectifs.

21 Novembre. — Il n'y a aucun changement si ce n'est que la toux a diminué et que les sueurs ont disparu. Température du soir, 38°.

27 Novembre. — M. L... se sent beaucoup mieux. Il mange avec plaisir, tousse encore mais expectore très peu. Il dort bien la nuit et n'a plus de sueurs. La dypsnée a disparu. On n'entend plus aucun râle dans la poitrine. Le bruit de frottement persiste. Température du soir, 37°5.

29 Novembre. — L'amélioration se poursuit. Le malade, qui se sent plus robuste, demande à quitter le lit. La toux est très rare. On entend toujours le bruit de frottement. Le malade n'a pas encore augmenté de poids.

4 Décembre. — Le malade, qui tousse très peu, se suralimente. Le bruit de frottement persiste, mais les vibrations thoraciques se transmettent très nettement. Température du soir 37°2.

25 Décembre. — Le malade continue à bien se nourrir. Son poids est augmenté d'un kilo. Il tousse encore un peu. Le bruit de frottement se distingue bien aux deux temps de la respiration : aucune matité. Je conseille à mon confrère de faire une cure d'air dans un pays tempéré. M. L... est parti pour l'Algérie, où il s'est fixé depuis, et où il exerce la profession de médecin.

Inutile d'ajouter les détails de la thérapeutique. Dès que je soup-çonnai la nature infectieuse de la maladie j'instituai le traitement d'une aération continuelle, d'une suralimentation liquide et solide, d'une révulsion à l'aide des ventouses sèches et du thermo-cautère. L'estomac du malade n'acceptant aucun médicament, je fis matin et soir une injection sous-cutanée d'un centimètre cube de la solu-tion suivante :

> Ether sulfurique........ 10 gr.
> Iodoforme............... 1

Ces piqûres ont le grand ennui d'être douloureuses. »

Comme on voit, la granulie pleurale peut être sèche. Dans la plu-part des cas de typho-bacillose l'épanchement s'établit et sa carac-téristique est d'être très rapide et abondante. En dehors des trou-bles généraux d'infection bacillaire qui accompagnent toute granulie, on peut alors observer dans la forme pleurale tous les symptômes classiques de la pleurésie séro-fibrineuse : la diminu-tion de l'amplitude respiratoire, la suppression des vibrations thoraciques, la matité qui s'étend avec le progrès de l'épanche-ment, l'absence du murmure respiratoire, le souffle tubaire caracté-ristique de l'égophonie et de la pectoriloquie aphone, et même au sommet, sous la clavicule, le tympanisme de Skoda. Suivant le côté du thorax où siège le liquide, suivant aussi l'abondance de l'épan-chement on peut observer un déplacement du foie, une déviation du cœur ou une compression des gros vaisseaux.

« *Observation.* — Si le liquide se produit rapidement, sa résorption n'est pas facile. Il a de la tendance à se maintenir, et lorsqu'on l'évacue par une thoracentèse, il se reproduit très vite. Je me rap-pelle un cas de typho-bacillose pleurale chez une malade qui, en quelques heures, à la suite d'un frisson et d'un point de côté, troubles pour lesquels je fus mandé immédiatement, eut une pleu-résie droite. En moins de 24 heures, toute la plèvre droite fut remplie d'un épanchement abondant causant une véritable asphyxie. Quarante-huit heures après le début, M. le professeur Dieulafoy fit la thoracentèse et retira un litre et demi de liquide trouble. Le liquide se reproduisit très vite, devint rougeâtre d'abord, puis fran-chement hémorrhagique. Nous fîmes avec MM. Dieulafoy et Berger neuf ponctions successives, renouvelées d'urgence tous les trois jours et chaque fois l'épanchement se reproduisit avec une grande abondance : la malade succomba dans une attaque d'asphyxie au bout d'un mois. La recherche des bacilles dans le liquide fut néga-tive. Mais je fis des injections de ce liquide dans le péritoine d'un lapin et d'un cobaye qui moururent tous deux tuberculeux. »

## III

Le liquide n'a pas de caractères spéciaux. Il est tantôt clair, transparent, tantôt ambré, tantôt louche, d'autres fois encore il est rougeâtre ou hémorrhagique. Cela dépend beaucoup de la production
des néo-membranes et du siège des granulations. Il est toujours
utile de faire l'examen microscopique qui décèle quelquefois la
présence des bacilles.

La durée de la maladie varie de quelques jours à six semaines.
Rarement, elle dépasse ce terme ; quelquefois même le malade
meurt subitement (Empis) par suite de l'abondance de l'épanchement dès les premiers jours.

Le plus souvent la granulie pleurale se termine par la mort. Il
existe cependant des cas où le malade guérit définitivement, ou
encore, où l'affection se transforme et devient le point de départ
d'une phtisie commune.

A moins de découvrir le bacille dans les crachats ou dans le
liquide ponctionné, recherches qu'on doit toujours pratiquer, il n'y
a rien de plus difficile que de distinguer une pleurésie tuberculeuse
d'une pleurésie simple. « Le diagnostic de la pleurésie tuberculeuse,
dit M. Widal, est plein de difficultés tant qu'on n'a pu constater les
signes de la phtisie pulmonaire. On a répété souvent, d'après Aran,
que la pleurésie spécifique siège presque toujours à droite, mais
cette assertion n'est pas d'accord avec les faits, puisque sur 22 cas
de pleurésie tuberculeuse Leudet en a constaté un nombre égal à
droite et à gauche. Grancher a réussi, dans certains cas, à reconnaître à travers l'épanchement l'état sain ou tuberculeux du
poumon en se basant sur les indications que voici : lorsqu'avec un
tympanisme sous-claviculaire les vibrations vocales augmentent
dans cette région et qu'en même temps la respiration est forte et
exagérée, la pleurésie est simple et le poumon sain ; si, au contraire, avec le tympanisme et les vibrations exagérées, la respiration est affaiblie, le poumon est congestionné et partant tuberculeux.
Ce signe, dit Germain Sée, n'a de valeur que dans les pleurésies
limitées aux régions postéro-inférieures et dans les cas où l'inflammation pleurale est la première manifestation tuberculeuse ; dès
que la pleurésie occupe la partie sous-claviculaire, du moment que
les tubercules ont déterminé l'induration du sommet, on comprend
facilement que les caractères symptomatiques changent complètement. »

Que l'épanchement soit considérable et provoque une dyspnée

fatale et alors on est forcé de pratiquer la thoracentèse, ou qu'il soit moyen et n'atteigne pas le sommet de la cage thoracique, on peut toujours observer dans cette forme de granulie des signes stéthoscopiques qui peuvent trancher la difficulté du problème. En l'absence momentanée du liquide qui a été retiré, ou derrière et au dessus d'une nappe légère de liquide, on peut entendre les signes précis d'une tuberculisation pulmonaire.

Le terrain sur lequel se greffe une pleurésie peut également nous seconder pour faire la lumière. On sait, en effet, la fréquence des épanchements pleuraux chez les rhumatisants, les carcinomateux ou les brightiques. Il faut donc toujours tenir grand compte des antécédents personnels de chaque malade. La carcinose aigue de la plèvre ne survient généralement qu'à un âge avancé et la pleurésie carcinomateuse à marche rapide ne s'accompagne pas de fièvre. Quant à la néphrite, elle a généralement été constatée par des troubles généraux qui l'accompagnent longtemps avant la manifestation pleurale. En tout cas ces pleurésies de différentes natures ne s'accompagnent pas, comme la granulie pleurale, de fièvre, dont la marche ascendante et désordonnée est caractéristique, d'une toux insupportable, d'expectoration sèche ou sanguinolente, de fièvre hectique, de vomissements et de diarrhée, de sueurs nocturnes, d'amaigrissement, en un mot de tous les symptômes d'une intoxication bacillaire bien connue aujourd'hui.

# PNEUMONIE TUBERCULEUSE.

## I

Il est inutile, je crois, de revenir sur les discussions oiseuses qu'a soulevées autrefois la pneunomie caséeuse. Dans le chapitre de l'historique j'ai rappelé à travers quelles péripéties cette question a passé. Malgré l'immortelle découverte de Villemin, qui a prouvé la spécificité de la tuberculose et son unicité, déjà affirmée par Laennec, MM. Reinhardt et Virchow, en Allemagne, ont considéré la pneumonie caséeuse comme une forme spéciale d'inflammation pulmonaire n'ayant que des rapports fort éloignés avec la tuberculose. La grande autorité de ces savants impressionna l'opinion médicale et influença la plupart des cliniciens qui n'osèrent pas se déclarer, jusqu'au moment de la découverte de l'élément pathogène de la phtisie. Après l'isolement, la culture et l'inoculation du bacille de Koch, il n'était plus permis de douter : la pneumonie caséeuse prit rang définitivement dans la nosologie tuberculeuse.

Une question resta cependant en suspens, et divise encore aujourd'hui la plupart des cliniciens. Faut-il laisser cette forme de tuberculose dans le cadre de la granulie ou dans l'espèce de la phtisie subaigue ? Par ses prodromes, par ses symptômes cliniques, par sa marche, par sa terminaison, la pneumonie caséeuse a toutes les allures de la phtisie aigue ; par l'évolution anatomo-pathologique, les lésions atteignent la transformation caséeuse et provoquent très souvent une perte de substance du parenchyme pulmonaire, c'est-à-dire qu'elles causent les mêmes troubles locaux qu'une tuberculose subaigue ou une phtisie commune. Pour ce motif j'ai dit que la pneumonie caséeuse établissait une transition naturelle de la granulie à la tuberculose chronique. Comme je suis en train de décrire les phénomènes cliniques, je réserve un chapitre spécial pour la description de la pneumonie caséeuse que je considère cliniquement comme un mode de phtisie aiguë.

La maladie peut surprendre en plein état de santé ou au moins en apparence de santé parfaite. Plus souvent le sujet atteint est dans une situation de débilité, de résistance moindre, de misère physiologique, comme cela arrive chez les alcooliques ou chez les surmenés : depuis quelques jours déjà il est sous le coup de son mal, il mange moins, il est agité, il dort mal, il a maigri. Dans d'autres cas, et ce ne sont pas les moins fréquents, surtout dans nos salles d'hôpitaux où peu de mesures d'isolement sont prises et où les sujets atteints de maladies les plus variées habitent côte à côte, l'affection se greffe sur un convalescent de fièvre typhoïde, de bronchite ordinaire, de rhumatisme, de coqueluche, de rougeole. Là, les bacilles, répandus par terre, et soulevés chaque jour par le balayage, ont beau jeu pour acquérir une évolution rapide de pneumonie caséeuse.

D'après MM. Hérard et Cornil, le poumon est envahi d'abord dans sa partie inférieure et la lésion s'étend de bas en haut. M. Traube pense au contraire que ces lésions tuberculeuses règnent de préférence aux sommets et qu'elles sont fréquemment unilatérales.

## II

Dès la période d'état, la pneumonie caséeuse est accompagnée d'un cortège de phénomènes qui ressemblent de fort près aux signes de la pneumonie franche. La maladie s'annonce par un frisson peu violent, par un point de côté douloureux sous-mammaire, par une accélération des pulsations, une toux sèche quinteuse et pénible, de la chaleur de la peau, une soif ardente et de l'inquiétude. La température prise au début même n'est pas très élevée ; elle atteint 38°. L'expectoration est aérée ou franchement sanguinolente, mais les crachats n'ont pas la couleur jus de pruneau et ne sont pas adhérents au vase. Une dyspnée plus gênante que douloureuse survient immédiatement ; elle augmente avec la marche de la pneumonie et elle atteint quelquefois de véritables paroxysmes de suffocation. La fièvre, peu accentuée au début, peut disparaître durant plusieurs jours, puis revenir dans le courant du deuxième septenaire pour augmenter graduellement et atteindre 40° et même 41°. Presque chaque soir, le malade est inondé de sueurs profuses. Ne se nourrissant pas, ses forces diminuent, l'amaigrissement survient. Lorsque le malade absorbe, par raison, des aliments, il les rejette par vomissement, ou bien encore il est pris de diarrhées rebelles. Les battements du cœur sont rapides mais asthéniques ; les pulsations sont nombreuses mais faibles. En moins de deux mois le malade arrive à un degré profond de cachexie.

On peut également suivre, par l'examen physique, la marche de cette affection. Au palper on constate au niveau du lieu envahi une augmentation des vibrations thoraciques. A la percussion on délimite exactement l'étendue de la partie congestionnée; on obtient de la submatité qui s'accuse et arrive souvent jusqu'à la matité. Dans cette résonnance d'un corps plein on perçoit toujours sous le doigt une élasticité des parois, contrairement à ce qui se passe dans les épanchements pleurétiques. On peut avoir sur un même côté du thorax des zones submates ou mates, interrompues par des intervalles sonores ; cela prouve la présence de lobules sains ou bien distendus par l'emphysème.

A l'auscultation, on entend d'abord des râles purs et secs qui sont bientôt remplacés par des râles sous-crépitants et par de nombreux râles sibilants et ronflants. Le murmure vésiculaire du poumon envahi est obscur. Ces râles sous-crépitants, très tenaces, qu'on entend surtout à l'inspiration, sont bientôt couverts ou accompagnés d'un souffle bronchique. Lorsque la maladie se prolonge, on peut constater les signes caractéristiques du ramollissement des masses tuberculeuses ; on entend d'abord un souffle cavernuleux, ensuite un vrai souffle amphorique.

La durée de la pneumonie caséeuse varie de 15 jours à 2 mois. Elle se termine généralement par la mort. Le pronostic n'est cependant pas absolu. Je me rappelle notamment deux cas qui n'ont pas eu cette issue fatale : une jeune femme de 23 ans, dont le mari est mort de la phtisie commune, fut atteinte de tous les symptômes de la pneumonie tuberculeuse ; elle guérit le 32me jour de sa maladie et est encore aujourd'hui une personne bien portante. Dans un autre cas, la pneumonie se transforma, au bout de deux mois et demi, en tuberculose chronique qui évolua lentement et que je pus surveiller pendant quatre ans. Le diagnostic de ces deux observations ne peut être mis en suspicion puisque j'ai recherché et découvert chaque fois des bacilles dans les crachats.

### III

L'examen bactériologique tranche presque toujours la difficulté du diagnostic ; mais on ne découvre les bacilles dans l'expectoration qu'au bout de 15 ou 20 jours. Or, c'est au début surtout qu'on désire connaître la vraie nature de la maladie. A cette époque, lorsque la pneumonie tuberculeuse a une allure tant soit peu aiguë et brutale, elle peut être considérée par les symptômes généraux et locaux comme une pneumonie franche. Sans doute il faut tenir grand compte des prodrômes qui précèdent l'invasion de la maladie, et observer avec minutie les détails de l'évolution morbide elle-même. « J'insiste d'autant plus sur ce fait, dit M. Jaccoud, qu'il est moins connu; l'invasion peut manquer de l'acuité franche et soudaine qui la distingue d'ordinaire ; le début est bien fébrile, mais la fièvre est moins haute d'emblée, l'explosion des acccidents est moins totale, le développement en est plus traînant, le malade ne présente pas, au bout de 24 heures ou de 48 heures, l'état grave qui caractérise à cette période la pneumonie franche. »

On sait que tous les phénomènes généraux et locaux qui affirment le début d'une pneumonie franche ont une note suraiguë et brutale et s'annoncent avec fracas ; et ils cessent de la même façon le 8me ou le 10me jour avec une brusquerie typique. Dans les cas de poussées successives de pneumonie franchement lobaire, chacune de ces poussées d'hépatisation est accompagnée de symptômes généraux et locaux caractéristiques. Il n'en est pas de même de la pneumonie tuberculeuse, qui, sournoisement, insidieusement, s'aggrave chaque jour, n'a pas de début franc ni de rémission nette et dont les phénomènes d'intoxication bacillaire se font bientôt sentir.

Il ne faut jamais oublier d'examiner les crachats dans les cas de pneumonie douteuse ; on a pu découvrir quelquefois le bacille dès le 8me jour.

La matité de tout un poumon, qui survient quelquefois le huitième ou le dixième jour, a pu faire confondre la pneumonie tuberculeuse avec une pleurésie. Cette erreur, fort rare, ne peut être commise qu'en l'absence de râles sous-crépitants et de souffle. La vérité peut être rétablie, du reste, par le simple palper. Dans la pleurésie avec un épanchement moyen ou même capillaire, les vibrations thoraciques ne sont pas perçues : elles sont, au contraire, exagérées dans le cas d'hépatisation pulmonaire. En outre, avec la marche progressive de la pneumonie, de petites cavernes se produisent rapidement et donnent la note du souffle caverneux.

Il est rare de confondre la pneumonie tuberculeuse avec la gangrène pulmonaire. Dans cette dernière maladie, l'odeur des crachats est caractéristique. La gangrène pulmonaire s'accompagne, en outre, d'une marche suraiguë rapide qui lui est toute personnelle.

Il existe des cas de pneumonie ayant d'abord toutes les allures franches avec marche suraiguë et se prolongeant néanmoins au-delà du terme habituel pour se terminer le quinzième ou le vingtième jour, par un abcès circonscrit du parenchyme pulmonaire. Chez ces malades l'affection peut revêtir tous les caractères de la pneumonie tuberculeuse : elle s'en distingue cependant par l'aspect purulent des crachats qui ne contiennent jamais de bacille.

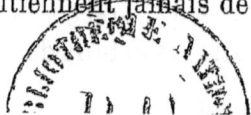

Une autre forme, qui induit facilement en erreur, c'est la syphilis pulmonaire. Les gommes situées autour des bronches et sur le tissu pulmonaire sont moins rares qu'on ne se le figure : j'en ai observé un certain nombre de cas, particulièrement à l'hôpital Saint-Antoine, dans le service de M. le professeur Dieulafoy. Ces gommes pulmonaires ont un début insidieux, une marche lente, forment des cavernes, et ont une terminaison souvent fatale. En dehors de l'examen bactériologique très utile, on doit examiner les antécédents personnels du malade, et, en cas de syphilis, instituer le traitement ioduré et mercuriel, qui est une véritable pierre de touche pour trancher la difficulté du procès.

# PHTISIE SUBAIGUË.

## I

La granulie, sous toutes ses formes, est très fréquente chéz l'enfant. Ce dernier, dont l'organisme encore faible et peu développé dispose de moyens de résistance médiocres, est un terrain facile pour l'évolution rapide de la tuberculose. D'autant plus que très souvent l'inoculation bacillaire se produit sur l'organisme d'un sujet déjà affaibli par une maladie antérieure, telle que rougeole, scarlatine, bronchite ou coqueluche.

La phtisie galopante ou subaiguè, dont nous allons étudier les modalités cliniques, peut encore se rencontrer dans l'enfance où elle est cependant assez rare. Elle est fréquente surtout chez les adolescents à croissance rapide et à poitrine effilée, chez nos lycéens et chez nos étudiants surmenés, chez nos vigoureux campagnards dont les poumons ont l'habitude de respirer un air pur : ils ne sont pas acclimatés, comme nos ruraux, à l'atmosphère souillée par des millions de microbes dans laquelle ils sont destinés à vivre dorénavant. Il en est du bacille de Koch comme du bacille d'Eberth : la fièvre typhoïde s'attaque surtout aux jeunes gens qui, venant de la campagne, n'ont pas encore l'habitude de digérer l'eau infectée, qui est souvent inoffensive pour nos citadins déjà acclimatés.

J'ai observé aussi fréquemment la phtisie galopante chez les nourrices mercenaires, ces belles campagnardes qui viennent à Paris allaiter les nourrissons des familles aisees. Ici, au facteur de l'air corrompu et du manque de soleil, vient s'ajouter la cause de l'épuisement produit par la lactation elle-même.

Bien entendu je ne veux parler ici que des mauvaises conditions qui favorisent l'éclosion de la tuberculose, car la cause unique de la phtisie galopante, de la granulie ou de la phtisie commune est toujours la même : le bacille tuberculeux, qui est le seul élément pathogène. Certains auteurs ont voulu diminuer la valeur nocive de ce micro-organisme, en déclarant que d'autres microbes, non encore définis, pouvaient également provoquer la tuberculose : je ne partage pas leur opinion. Quels que soient les troubles morbides, la marche et la terminaison de ces différentes formes clini-

ques, l'origine du mal reste toujours identique : elle est infectieuse et sa cause est toujours due à l'envahissement du même
micro-organisme. Cette marche varie, non pas suivant la qualité
du bacille ou sa puissance infectieuse, mais suivant l'organe sur
lequel il est greffé, et surtout suivant la constitution individuelle
dans laquelle il pénètre. Que cet organisme soit valide, puissant
et robuste, et le bacille aura peu de prise sur lui, ou du moins le
processus de la maladie sera considérablement ralenti. Au contraire, chez un individu jeune, né dans de mauvaises conditions,
mal développé et déjà affaibli par des maladies antérieures, le
bacille provoquera une forme de tuberculose aiguë à marche
rapide. Voilà tout le secret de l'énigme.

## II

Par quels signes est caractérisée cette forme de tuberculose ? La
phtisie galopante est une forme subaiguë de la granulie dont elle
possède tous les symptômes généraux tels que fièvre, sueurs nocturnes, amaigrissement et marche rapide. Ce qui distingue ces
deux états morbides, ce sont les modifications anatomo-pathologiques et les signes cliniques que ces lésions profondes entraînent.
Nous avons dit, en parlant de la granulie, que dans la phtisie
aiguë, les granulations restent miliaires, presque toujours transparentes, et arrivent exceptionnellement à la fonte caséeuse. Dans la
phtisie galopante, au contraire, les tubercules se ramollissent de
très bonne heure et causent des excavations, des ulcérations larges
et profondes du tissu pulmonaire. Cette transformation caséeuse
s'opère dans quelques semaines, dans quelques mois, et c'est cette
évolution rapide, durant laquelle des ravages profonds se produisent, qui donne un caractère spécial à la maladie et qui nuance la
phtisie galopante de la phtisie commune.

Le début de la phtisie subaigue est rarement brusque. Que
l'affection surprenne l'individu encore indemne ou déjà infecté par
une tuberculose latente, le malade est déjà mal en train depuis
quelque temps. Ses forces physiques et intellectuelles ont baissé,
son appétit a diminué, son sommeil est agité, son corps a maigri.
Puis la fièvre, entrecoupée par des frissonnements, se manifeste,
fièvre continue avec exaspération vespérale et qui ne fait qu'augmenter graduellement pour devenir hectique à la fin. La toux
survient. Cette toux, qui est l'un des premiers symptômes qui
attire l'attention, est d'abord irritante, pénible, fréquente et sèche;
puis elle est accompagnée d'une expectoration muqueuse, blan-

châtre et sanguinolente. Plus tard les crachats, qui sont abondants, deviennent muco-purulents et même franchement purulents. Le malade respire difficilement, gêné par ces quintes de toux et par une dyspnée pénible qui étreint sa poitrine. Au bout de quelques semaines le mal s'accentue, la fièvre augmente chaque soir, le phtisique ne dort plus, ou lorsqu'il s'endort pendant quelques instants, il se réveille inondé de sueurs profuses qui l'épuisent et le glacent. Ce marasme est d'autant plus profond et arrive plus rapidement, que le malade ne mange pas ou qu'il vomit ses aliments. Il ne mange pas parce qu'il n'a pas d'appétit et qu'il est dévoré d'une soif ardente. La langue est sèche, l'abdomen est ballonné et douloureux. Très souvent une diarrhée tenace et rebelle s'établit. « Rapidement, disent MM. Dreyfus-Brisac et Bruhl, la situation s'aggrave, la fièvre acquiert une grande intensité, avec des recrudescences vespérales très accusées, précédées de frissonnements et suivies de sueurs profuses qui exténuent le malade; l'appétit l'abandonne, il maigrit et perd ses forces de jour en jour. Un ou deux septénaires se sont à peine écoulés qu'il présente à un haut degré le faciès du tuberculeux avéré, aux pommettes colorées, aux yeux brillants, au thorax émacié (phtisie floride des anciens cliniciens). Alors aussi les troubles fonctionnels et les phénomènes sthétoscopiques sont devenus très nets ; parfois même avant les symptômes généraux réactionnels, ils ont révélé la gravité du mal. La dyspnée est très prononcée, la toux souvent incessante, quinteuse, et par suite donnant lieu à de fréquents vomissements. L'expectoration, de plus en plus abondante, se compose de parties solides baignant dans un mucus épais, comme il en est pour les crachats nummulaires de la deuxième période de la phtisie. Le sang y peut apparaître sous forme de stries ou même d'hémoptysies, qui, parfois, se répètent. L'examen histologique y révèle l'existence de fibres élastiques et aussi d'innombrables bacilles de Koch : aussi pourrait-on par ces seuls caractères affirmer déjà la caséification du néoplasme tuberculeux, si l'examen de la poitrine ne permettait pas de suivre la marche rapide du processus. ».

III

Et, en effet, les symptômes constatés à l'examen du thorax sont révélateurs et sont aussi nombreux que les lésions, effectuées dans le sein du tissu pulmonaire, sont profondes et rapides. Comme les granulations envahissent de préférence les sommets du poumon, on entend, dès le début du mal, une diminution du murmure vésiculaire des lobes supérieurs. Puis, au bout de quelques jours, on perçoit des râles sous-crépitants, des craquements et de la respiration soufflante. De nombreux ronchus sont entendus dans le reste du poumon et dans le poumon du côté opposé. Lorsque la masse tuberculeuse se ramollit et est expulsée, on entend du gargouillement d'abord et plus tard du souffle amphorique et de la bronchophonie.

Au palper, les vibrations thoraciques sont exagérées au niveau de la lésion. A la percussion, on constate une submatité très nette, qui atteint rarement un son mat.

Très souvent, on peut déjà constater, par l'examen thoracique, l'existence d'une caverne siégeant au sommet du poumon, tandis que les lobes moyen et inférieur du même organe sont envahis plus récemment par des tubercules jeunes qui manifestent leur présence par les symptômes d'une tuberculose récente. De même la totalité d'un poumon peut être complètement farcie de granulations ramollies et fondues, pendant que le poumon du côté opposé est à peine envahi. On a ainsi chez un même malade atteint de phtisie galopante, des signes de début de la tuberculose et de fonte caséeuse, signes qui peuvent s'entendre et se suivre sur le même organe à une petite distance.

Pendant que ces lésions rapides dévastent les poumons, le malade s'affaiblit de plus en plus. Il est épuisé par la fièvre, dont l'intensité augmente avec la résorption des produits septiques. Il est miné par la toux rebelle, par l'expectoration abondante, par les vomissements, par la diarrhée colliquative, par l'insomnie et les sueurs profuses. Alors le faciès est amaigri, le ventre se météorise, les régions du foie et de la rate sont soulevées. Chez la femme les règles sont supprimées. Les extrémités inférieures sont œdématiées. Le muguet apparaît sur la langue et dans l'arrière-gorge. En un mot le malade amaigri, affaibli, succombe dans un état de marasme complet ressemblant en tout point à la période ultime de la phtisie commune.

La maladie dure en moyenne de deux à cinq mois. Cette déchéance organique est quelquefois plus rapide et on a pu voir des lésions profondes (tubercules étendus et en masse, en cavernes) s'établir en moins de six semaines et entraîner l'issue fatale soit par hémoptysie abondante, soit par dyspnée.

Le diagnostic de la phtisie galopante est heureusement facile. Tout au plus pourrait-on la confondre au début avec une bronchite ordinaire. Mais la lumière sera vite faite d'abord par la localisation

du mal, qui siège de préférence au sommet du poumon, par la présence de la submatité, des craquements ou du souffle cavernuleux
ou caverneux très précoces. Enfin l'examen bactériologique des
crachats enlèvera le doute, car dès le dixième jour on peut y
découvrir la présence du bacille.

Il est inutile d'ajouter que le pronostic est très sombre. Pour ma
part je n'ai jamais vu guérir un malade atteint de phtisie subaiguë.
Tout au plus peut-on espérer une transformation en phtisie chronique. Ces transformations n'apportent pas le salut au tuberculeux,
qui meurt quelques mois ou peu d'années plus tard.

# PHTISIE CHRONIQUE.

## CONSIDÉRATIONS GÉNÉRALES.

La tuberculisation pulmonaire à forme lente ou chronique est la plus fréquente de toutes et aussi la plus curable. La marche de la maladie offre une allure toute spéciale : les lésions commencent à être locales, les sommets du poumon sont les premiers envahis. Quelques nodules tuberculeux s'y développent insidieusement, sourdement, sans attirer spécialement l'attention de ce côté. Il s'écoule souvent un temps assez long avant que la gêne fonctionnelle produite par cette localisation soit appréciable. Les poumons fonctionnent bien, les tubercules étant insuffisants à provoquer une gêne quelconque de l'hématose, d'autant plus qu'ils siègent dans une portion en quelque sorte accessoire du poumon, le *sommet*. Il arrive souvent que ces tubercules se développent ainsi sourdement, évoluent dans le sens de la transformation fibreuse ou fibro-calcaire, c'est-à-dire guérissent sans avoir jamais laissé soupçonner leur présence. C'est ce que nous prouve le nombre considérable de lésions tuberculeuses guéries du poumon trouvées à l'autopsie de sujets qui jamais n'ont présenté des signes de phtisie pulmonaire.

Cette première période de tuberculisation ne peut pas encore compter comme une période de la *phtisie pulmonaire*, c'est une période de préparation que Bayle appelait, improprement du reste, période de phtisie occulte. A ce moment la lésion pulmonaire germe en quelque sorte, se forme ; les tubercules se conglomèrent, c'est la période de *germination* de Grancher, première phase de la *tuberculisation pulmonaire*, phase pré-phtisique. Nous insisterons avec intention sur l'étude approfondie de la symptomatologie de cette première phase : elle possède des signes physiques délicats, mais suffisants pour qu'une oreille prévenue la reconnaisse facilement. Elle a surtout une importance capitale pour le traitement de la maladie. C'est à cette époque que la tuberculisation pulmonaire est vraiment curable : on peut, si l'on a pu diagnostiquer la lésion à cette période, favoriser l'évolution des tubercules vers la guérison naturelle et prévenir en quelque sorte la *phtisie pulmonaire*.

Cette phase de germination, de conglomération des tubercules, première phase de la tuberculisation pulmonaire, est caractéristique de la phtisie commune, elle n'existe que dans cette forme. La lésion est essentiellement locale, elle ne retentit que très peu sur l'état général, elle est surtout essentiellement curable. On en voit toute l'importance.

Quand les tubercules sont arrivés à former des noyaux d'un volume appréciable et suffisamment nombreux, on assiste à l'évolution de la phtisie pulmonaire confirmée. Aux follicules isolés et discrets se sont ajoutés de nouveaux follicules, des noyaux plus ou moins volumineux se sont formés. Les poumons sont alors envahis dans une étendue assez grande, leur fonctionnement commence à être gêné, l'état général se modifie, l'économie tout entière est influencée, en un mot la tolérance de l'organe et de l'organisme diminue. A partir de ce moment la maladie revêt une allure nouvelle : la phtisie commence. Tant que les tubercules restent solides, non ramollis, nous sommes dans la première période de phtisie confirmée.

*Deuxième période de la Tuberculisation pulmonaire.* — Bientôt ces tubercules se ramollissent, s'éliminent et on assiste à la deuxième période de la phtisie confirmée, période de ramollissement qui n'est que le prélude de la dernière période: période d'élimination et d'excavation, caractérisée par la formation des cavernes, l'hecticité et la mort.

Le tableau suivant donne la concordance entre les périodes de la tuberculisation et celles de la phtisie :

Evolution automatique de la tuberculose pulmonaire :

1re période. — Germination. . . . . . Pas encore de phtisie.
2e période. — Tubercules non ramollis. 1re période de la phtisie.
3e période. — Ramollissement. . . . ⎰ Formant la 2e période
                                                  de la phtisie.
4e période. — Elimination . . . . . ⎱ Période d'excavation
                                                  ou des cavernes.

Nous diviserons l'étude de la phtisie chronique de la façon suivante, suivant la marche anatomique des lésions :

Tuberculisation latente ⎱ 1re période = de germination.

Tuberculisation confirmée ⎱ 2e période = des tubercules non ramollis.

Phtisie . . . ⎰ 3e période = du ramollissement des tubercules.
           ⎱ 4e période = de leur élimination et des cavernes.

# FORMES CHRONIQUES
## DE LA TUBERCULOSE PULMONAIRE

L'étude clinique des formes chroniques de la tuberculose, comme celle de tout processus morbide, comprend deux parties distinctes, sinon absolument indépendantes, du moins justiciables chacune d'un chapitre spécial : ce sont d'une part la séméiologie ou l'étude des symptômes de la maladie, d'autre part, celle des allures, de la marche générale de cette même maladie, chez les différents sujets qui en sont atteints. Je crois utile de séparer nettement ces deux parties ordinairement confondues dans l'étude symptomatologique et clinique de la tuberculose pulmonaire, et voici quelles sont mes raisons.

La tuberculisation des poumons dont nous avons analysé en détail la marche anatomo-pathologique dans un autre chapitre, évolue au sein du parenchyme pulmonaire suivant un rythme qui ne change pas. Reprenons schématiquement en quelque sorte cette question. Un premier bacille s'arrête dans un point de l'arbre aérien, dans la bronche intra-acineuse, par exemple. Un follicule de Kôster se forme; premier nodule tuberculeux, d'autres nodules naissent au voisinage et forment de nouveaux centres de prolifération tuberculeuse. Ces nodules se développent en envahissant les parties périphériques. Puis leur partie centrale se modifie, se désagrège et est éliminée; et suivant le volume plus ou moins considérable de la masse tuberculeuse formée par la confluence des nodules primitifs, nous voyons le poumon se creuser de cavernes plus ou moins étendues. Ou bien la zone embryonnaire qui entoure la néoformation tuberculeuse s'organise, ses cellules indifférentes évoluent dans le sens de transformation fibreuse, il se forme tout autour du nodule une coque fibreuse qui enferme dans une enceinte infranchissable les bacilles pathogènes et les réduit à l'inaction. Cette transformation fibreuse des tubercules et de la partie du poumon qui les renferme constitue un second mode d'évolution de la tuberculose pulmonaire, mode plus rare que le premier, mais qui a son importance et qu'on désigne sous le nom de phtisie fibreuse.

Si l'évolution s'est faite dans le sens de la caverne, la lésion peut aller sans cesse en augmentant, la zone embryonnaire périphérique qui renferme de nombreux bacilles envahit peu à peu les parties voisines, détruisant l'organe de l'hématose et amenant le dénouement fatal à plus ou moins brève échéance, après avoir donné naissance à différents accidents, tels que fièvre, hémoptysies, pneumothorax, pleurésie purulente, etc.

Mais cette évolution progressive de l'ulcération intra-pulmonaire n'est pas fatale. A un moment donné il peut se faire que la paroi de la caverne s'organise, devienne fibreuse, et même crétacée et que peu à peu, le processus ulcératif étant ainsi jugulé, la caverne se referme, par rétraction cicatricielle de cette coque fibreuse en quelque sorte providentielle.

En résumé nous aurons donc à étudier dans la première partie de notre travail les signes qui nous permettent de suivre à travers les parois de la poitrine, la marche de la tuberculisation, les symptômes physiques et fonctionnels qui nous feront faire en un mot l'anatomie pathologique du poumon sur le vivant. Ces symptômes nous les étudierons dans les différentes phases du processus et dans les différentes formes de l'évolution tuberculeuse ; or, d'après l'exposé succinct que j'ai fait de la marche anatomo-pathologique de la tuberculisation du poumon, nous verrons successivement les symptômes :

1o De la période qui correspond à l'éclosion des tubercules dans le parenchyme pulmonaire : période de germination de Grancher, période de phtisie latente occulte de Bayle, que nous appellerons simplement période initiale ;

2o De la période dite de phtisie confirmée, mot impropre comme nous le verrons, mais que l'usage a consacré. Cette période commence au moment où l'on peut par l'auscultation trouver un signe pathognomonique de tuberculisation. Le premier de ces signes est le craquement sec : nous ferons donc partir cette période du moment ou apparaît ce signe sthétoscopique.

Alors, sans multiplier les divisions, nous suivrons l'évolution anatomique et nous ferons la séméiologie des différentes phases anatomiques de la tuberculisation pulmonaire.

| | | |
|---|---|---|
| 1re Phase. — Bronchique...... | Nodules tuberculeux disséminés non ramollis. | |
| 2e Phase. = Pneumo-caséeuse. | Ramollissement des tubercules. | |
| 3e Phase. — Ulcéreuse....... . | Formation des cavernes. | |

Nous ferons rentrer en grande partie la troisième phase dans le chapitre que nous intitulerons : *Phtisies avancées ulcéreuses ou fibreuses*, suivant que l'on a des cavernes ou une induration pulmonaire tuberculeuse.

Ainsi donc je ferai abstraction complète du malade ou mieux de l'organisme malade en général, pour ne m'attacher qu'à l'étude complète des signes physiques et autres. Ceci fait, nous aurons en main tout ce qui nous sera nécessaire pour faire un bon diagnostic : nous pourrons dire qu'un poumon est tuberculisé, que ces lésions sont disséminées dans telle et telle partie, qu'elles sont arrivées à tel degré de leur évolution anatomique. Nous aurons en main les outils nécessaires au diagnostic, et ainsi préparés, nous pourrons entrer dans l'étude clinique vraie, c'est-à-dire l'étude des tuberculeux. Là nous ne ferons plus un acte en quelque sorte manuel et mathématique; nous ferons œuvre de clinicien. Nous nous trouverons en présence d'un problème complexe dont la séméiologie nous permettra de trouver un certain nombre de données mais que l'on ne pourra résoudre qu'avec une étude approfondie du malade, avec la connaissance de l'état des grandes fonctions de l'organisme, la tolérance ou la résistance plus ou moins masquée du poumon et de l'individu, etc.; toutes conditions, qui font varier à l'infini les allures de ce même processus : la tuberculose localisée au poumon, et qui font qu'il y a presque autant de formes de la maladie que d'individus atteints. C'est cette partie de notre étude qui nous permettra d'établir une thérapeutique rationnelle et surtout efficace et de porter un pronostic certain.

J'ai dit que les formes de la tuberculisation pulmonaire variaient à l'infini suivant les sujets.. C'est vrai. Cependant, on peut trouver un certain nombre de types cliniques qui forment un ordre dans lequel on peut faire rentrer tous les cas que l'on rencontre. Je m'efforcerai de prendre des types cliniques bien tranchés pour ne pas compliquer outre mesure cette étude médicale. Je réunirai en un tableau synthétique les différentes allures d'une même forme de tuberculose pulmonaire, qui sont passibles d'une même thérapeutique, pour former ainsi des types auxquels on pourra facilement rapporter les différents cas que l'on aura à traiter.

Cette deuxième partie de notre étude clinique est donc basée essentiellement sur cette donnée : *Tolérance plus ou moins marquée de l'organe ou de l'organisme*, et l'on sait quel abîme existe en clinique, entre l'état des lésions pulmonaires et la santé du sujet qui porte ce poumon malade.

Il est inutile d'insister sur ces faits connus de tous ceux qui ont étudié et suivi des tuberculeux. Tel sujet, dont le poumon est creusé de cavernes, présente cependant tous les attributs d'une santé suffisante pour lui permettre de vaquer à ses occupations et de vivre en faisant bon ménage avec sa lésion pulmonaire. Tel autre, dès les premières atteintes du mal, voit sa santé fléchir et la mort arrive, alors que la lésion paraît insuffisante à expliquer un dénouement aussi rapide. Un autre malade chez qui l'état local fait porter le plus sombre pronostic se relève parfaitement et recouvre la santé alors que l'examen de la poitrine ne laissait plus aucun espoir. C'est précisément ces différentes allures cliniques que le praticien doit connaître pour porter un jugement certain, un pronostic sûr, sur l'avenir du malade qui se confie à ses soins. Et là le problème est des plus complexes; tandis que dans l'étude des symptômes nous pouvons affirmer d'une façon presque mathématique qu'un poumon porte telle ou telle lésion, dans l'étude des allures cliniques de la maladie, nous sommes en présence d'une quantité de données plus ou moins certaines qui, une fois connues dans leur ensemble, nous permettent de porter un jugement précis. Et combien sont nombreuses ces données de la clinique et combien sont encore inconnues pour nous. Aussi l'étude vraiment intéressante sera cette deuxième partie de notre travail : Là nous ferons œuvre de clinicien, de médecin, tandis que dans la première partie, la séméiologie, nous ne faisions qu'œuvre d'artisan en quelque sorte : tels signes que notre oreille aura appris à entendre et que nous saurons interpréter, nous indiquera d'une façon invariable que nous sommes en présence de telles lésions. Mais les signes physiques ne nous donneront pas la clef du problème : que deviendra cette lésion tuberculeuse ? Comment et avec quelle rapidité évoluera-t-elle ? Le malade arrivera-t-il à la phtisie et à la mort, ou sortira-t-il vainqueur de la lutte ? Tous problèmes que le clinicien se posera sans cesse, qu'il ne résoudra pas d'après le bilan seul des symptômes physiques constatés : l'état général du malade, ses antécédents personnels, la situation d'hygiène et de fortune, le milieu ambiant, l'impression déjà produite par l'invasion bacillaire. L'état de tous les autres organes, en un mot l'ensemble du tableau clinique feront porter sur l'avenir du patient tel ou tel jugement.

# SÉMÉIOLOGIE

## DE LA TUBERCULISATION PULMONAIRE.

Nous supprimons à dessein le mot phtisie dans cette partie séméiologique, car ce terme se rapporte au malade et non à la lésion. Nous allons suivre l'évolution des tubercules dans le poumon et indiquer les signes fonctionnels et physiques qui permettent de suivre sur le vivant la marche de la maladie, les signes révélateurs de la lésion, profondément cachée, les signes qui nous permettent de faire l'anatomie pathologique du poumon malade sur le vivant lui-même. Cette étude est nécessaire et tellement importante avant d'aborder l'étude de la clinique, que nous lui donnons la première place.

Nous suivrons dans ce chapitre une marche toute naturelle; celle de l'évolution tuberculeuse telle que nous l'avons exposée dans le chapitre de l'anatomie pathologique; depuis le moment où se forme au sein du parenchyme pulmonaire le premier nodule, jusqu'à l'époque où le tubercule qui s'est congloméré, se ramollit, s'élimine, et laisse à sa place une excavation, une caverne. Nous étudierons successivement :

1° La période de germination, période pendant laquelle les tubercules se forment au sein du parenchyme ;

2° La période de tuberculisation confirmée, période qui commence au moment de l'apparition du premier signe certain, la présence des tubercules : le craquement.

Pour nous confirmer à l'usage et pour ne pas compliquer ces choses, je nommerai cette periode : période de phtisie confirmée.

Nous y trouverons trois phases successives :
{ Crudité
  Ramollissement } des tubercules.
  Excavation

## A

### PÉRIODE DE GERMINATION.

*(1re phase de la tuberculisation pulmonaire). — Période pré-phtisique.*

Cette période est constituée anatomiquement par l'évolution, dans le sein du parenchyme pulmonaire, de nodules tuberculeux discrets sans que l'état local ou général soit influencé par la présence de ces néoformations. La santé générale semble parfaite et cependant la lésion pulmonaire existe déjà et se manifeste par des signes fonctionnels et physiques appréciables. Ces signes sont les suivants ·

Modification des bruits respiratoires dans leur { intensité / tonalité / rythme, etc.

Modification de la sonorité de la partie atteinte . . . . . { Diminution de la sonorité, submatité. / Résistance plus grande de la paroi à la percussion.

On peut constater d'autre part la présence des phénomènes généraux prémonitoires . . . { Anémie ⚌ Chloroanémie. / Dyspepsie ⚌ Fièvre. / Amaigrissement ⚌ Dyspepsie. / Troubles nerveux, etc.

Enfin cette période présente différents types cliniques par l'assemblage, la réunion, la combinaison d'un certain nombre de ces signes. On peut donc différencier les types suivants :

Forme ⚌ chloro-anémique.
Id.    ⚌ dyspeptique.
Id.    ⚌ pseudo-catarrhale.
Id.    ⚌ pleurétique.
Id.    ⚌ hémoptysique, etc.

Ceci rentre dans la première partie de notre étude.

## I

*Signes physiques.* ⚌ A cette période, ce sont plutôt des particularités, que des modifications très accusées, qui constituent les signes physiques. Ces particularités ne sont vraiment appréciables que par l'auscultation. Ces seuls signes fournis par ce mode

d'exploration peuvent donner la certitude ; ce sont les plus importants : je les étudierai les premiers. Cette auscultation est des plus
délicate; elle doit être pratiquée aux sommets des poumons; car
les signes que nous allons énumérer ne sont pathognomoniques
que quand ils occupent les régions supérieures de la poitrine (sous-
claviculaires.) Ces signes se résument en des modifications *du
murmure respiratoire*. Il ne faut rechercher ni râles, ni craquements,
ni souffle ; à cette période ils n'existent pas encore ; il ne faut pas
compter davantage sur les modifications de la résonnance de la
voix, sur la bronchophonie ; ces signes manquent aussi.

Pour pratiquer l'auscultation dans les conditions où nous nous
supposons, il faut placer l'oreille dans la zone sous-claviculaire
et ausculter, l'un après l'autre, chaque temps de respiration, à
droite et à gauche ; c'est-à-dire que l'on fera abstraction d'abord du
second bruit pour ne s'occuper que de l'inspiration. Une fois ce
temps bien étudié on recommence de même pour l'expiration en
ayant soin dans les deux cas de comparer les deux points absolument symétriques.

On arrive ainsi à saisir les modifications d'intensité, de rythme
et de tonalité des bruits respiratoires.

Dans cette première période de la tuberculisation pulmonaire le
diagnostic est très délicat et repose sur des modifications peu sensibles des bruits normaux de la respiration. Ce sont, comme le dit le
professeur Peter, des *minuties d'auscultation*, mais des minuties qui
ont une telle importance que le praticien doit mettre tous ses
efforts à les déceler.

II

Pour bien pouvoir juger des modifications des bruits normaux
de la respiration. il est indispensable de connaître ces bruits d'une
façon satisfaisante : le mieux est de se rendre compte sur un
poumon sain de leur valeur exacte. Nous conseillons fortement au
praticien d'examiner avec soin des poumons sains aux différents
âges pour se faire une idée exacte des bruits normaux ; il possèdera
ainsi des termes de comparaison indispensables pour l'étude des
phénomènes sthétoscopiques de cette première période.

Nous allons cependant donner quelques détails sur ces bruits
normaux et surtout sur leurs causes, ce qui facilitera leur étude
sur le poumon sain. A côté des bruits normaux qui se trouvent modifiés dans cette première période de la tuberculisation pulmonaire,
nous devons insister sur certains bruits pathologiques non spéciaux

à la tuberculose et qu'on trouve à la première période. Ces bruits pathologiques, non pathognomoniques, puisqu'ils sont dus à des modifications de l'arbre aérien produites par des causes diverses, peuvent cependant présenter certaines particularités de siège, de fixité, certaines combinaisons avec d'autres bruits qui les rendent précieux pour le diagnostic de la présence de granulations discrètes dans le parenchyme pulmonaire. Nous leur consacrerons quelques lignes.

Les bruits normaux de la respiration se réduisent à deux : l'un inspiratoire, le plus important; l'autre, respiratoire, qui a aussi une valeur seméiologique considérable.

Le bruit normal respiratoire a été nommé murmure vésiculaire. Précisons en quoi il consiste et comment il se produit; et pour cela nous emprunterons cette description à M. le professeur G. Sée: « Un bruit spécial entendu sur toute l'étendue du thorax et qu'on peut imiter en serrant les lèvres et en attirant l'air dans la bouche avec quelque force, ou bien encore en prononçant à ce moment les consonnes b. v. f. ». Ce bruit ne s'entend que pendant l'inspiration.

A l'expiration on perçoit un autre bruit moins accentué, moins étendu, moins fort, qui se rapproche plutôt du bruit pathologique que nous étudierons sous le nom de respiration bronchique. Ce second bruit est voilé, lointain, peu accusé et notablement plus court que le premier. On sait que le murmure vésiculaire (inspiration) est produit au niveau des alvéoles pulmonaires. A ce niveau, en effet, existe un élargissement brusque de l'arbre aérien; la bronchiole intra-acineuse s'ouvre dans les alvéoles qui présentent un diamètre plus considérable, Il se forme là un remous qui est la cause de ce bruit dit vésiculaire. Ce bruit ne se produit qu'à l'inspiration. Ce bruit normal subit quelques modifications normales que nous devons connaître, car elles pourraient nous faire commettre des erreurs dans l'appréciation des signes fournis par l'auscultation. Ces modifications physiologiques tiennent à diverses conditions telles que: le sexe, le point ausculté, la force de la respiration.

La force de l'inspiration modifie le murmure vésiculaire en le rendant plus ou moins net, plus ou moins voilé, mais sans changer son timbre et sa tonalité. Ces modifications sont donc peu importantes. Il faut seulement veiller à ce que le malade respire également quand on ausculte successivement les deux régions symétriques des poumons. Sinon on pourrait croire à des modifications d'intensité alors qu'il n'en existe pas de trace.

Chez l'enfant la minceur de la paroi, la rapidité de l'inspiration donnent naissance à un bruit plus aigu, plus rude, que l'on a nommé respiration puérile et qu'il ne faudrait pas croire pathologique. Chez la femme, le murmure est aussi plus aigu mais beaucoup moins que chez l'enfant.

Suivant les régions thoraciques, le murmure change un peu de caractère. Le côté gauche respire plus activement que le droit (Stokes). Le murmure y est donc plus accentué, surtout chez la femme. Cependant cette différence n'existe que peu marquée au *sommet* et l'on peut dire que chez l'homme adulte elle est inappréciable. Cependant chez la femme elle est quelquefois assez marquée et il est bon d'en être prévenu.

Le murmure vésiculaire varie suivant les régions pulmonaires. Souvent dans les régions correspondantes du poumon, le murmure a des caractères différents : cela tient simplement au mode de transmission à travers la paroi qui est plus ou moins épaisse, suivant les régions plus ou moins chargées de graisse. Le murmure s'entend le mieux dans les régions antérieures, surtout sous les clavicules et dans la région axillaire. En arrière, il est très marqué dans la région interscapulaire ; il est peu accentué au niveau de l'omoplate vu la grande épaisseur de la paroi à ce niveau. En résumé, c'est en avant, au niveau des deux premiers espaces intercostaux, qu'il est le plus accentué, et chez la femme, il est un peu plus accentué à gauche qu'à droite.

### III

Ceci dit, nous pouvons aborder l'étude des bruits pathologiques.

L'inspiration est la première modifiée et ses modifications sont les suivantes : normalement le murmure inspiratoire est « léger, moelleux, caressant à l'oreille » ; il possède une certaine tonalité que le praticien doit se mettre dans l'oreille en auscultant des poumons sains.

Le murmure inspiratoire peut être modifié au point de devenir rude et râpeur à l'oreille ; mais il est rare que ce phénomène soit aussi accusé. Du reste, il indique que déjà des nodules tuberculeux assez confluents occupent les parties supérieures du poumon. Aussi faut-il s'accoutumer à saisir des nuances plus délicates. Dès le début de la tuberculisation du poumon, dès que le parenchyme renferme quelques granulations, quelques points indurés, le murmure inspiratoire est modifié, sa *tonalité s'abaisse*, il devient plus grave et sourd. Cette modification est difficile à saisir. On arrive à la percevoir en comparant les régions symétriques des deux poumons. Ainsi donc le phénomène le plus important, en ce sens qu'il existe toujours et qu'il est le premier en date, consiste en un abaissement de la tonalité du murmure vésiculaire qui devient plus sourd et plus *grave*.

Bientôt ce murmure vésiculaire deviendra *rude* par les progrès du développement des tubercules. Cette rudesse de l'inspiration est un signe moins net et moins important, il est plus tardif et est la conséquence d'un état congestif léger des régions malades ; il n'est donc pas pathognomonique. Il n'est vraiment bon que quand il existe à un seul sommet et qu'il est *fixe*.

En effet, la congestion si fréquente à la base n'est provoquée au sommet que par la tuberculose ; c'est du moins la cause presque exclusive de la congestion de ces régions. De plus les congestions sont passagères et si on assiste à la persistance d'un état congestif, il est probable que cette congestion est provoquée par une cause *fixe* qui persiste, très probablement par la tuberculisation des sommets.

Le sommet gauche est le plus souvent atteint le premier, c'est là que ces lésions se retrouvent le plus souvent ; cependant le sommet droit peut être aussi atteint que le gauche et c'est alors par la comparaison des deux sommets qu'on arrive à son diagnostic.

En résumé deux modifications importantes du murmure vésiculaire se rencontrent dans cette première période. *L'inspiration devient grave et dure.* Grancher a insisté sur ce symptôme qu'il considère à juste titre comme le premier en date et comme un signe presque pathognomonique de la période de germination. On voit toute l'importance pour le praticien de pouvoir reconnaître ce signe le plus tôt possible.

Le murmure vésiculaire peut encore être modifié dans son intensité, il est en général *diminué* : cet affaiblissement du *murmure inspiratoire* n'est pas spécial à la tuberculisation pulmonaire, il peut être produit par un épaississement de la plèvre, la congestion pulmonaire, il n'est donc que d'une valeur médiocre dans la circonstance présente.

Les altérations du rythme sont plus importantes à considérer. L'inspiration devient *saccadée*, comme *haletante;* ce symptôme, joint aux modifications de l'expiration que nous allons passer en revue, prend une valeur seméiologique réelle.

L'expiration a de la tendance à s'élever comme tonalité. Tandis que l'inspiration devient sourde et grave, l'expiration devient haute. Normalement elle est très courte et surtout beaucoup plus courte que l'inspiration. Dans la tuberculisation au début, elle s'allonge, on la dit alors *prolongée*. Bientôt elle deviendra *soufflante* avec les progrès des lésions pulmonaires. Mais à partir de ce moment on est sorti de la période que nous considérons.

### IV

Il nous reste à considérer les signes fournis par la palpation et la percussion.

A la palpation rien d'anormal ne peut être constaté, mais à la percussion on peut, dans quelques cas, trouver une résistance plus grande de la paroi sous le doigt placé au niveau des espaces inter-costaux : ce signe est bien délicat pour pouvoir être pris en consi-dération. La sonorité du sommet subit quelques modifications. Il est moins sonore et cette diminution de la sonorité va croissant jusqu'à la submatité. Mais il est un moyen plus pratique de s'assu-rer de l'induration des parties supérieures du poumon; c'est le suivant : si l'on applique l'oreille sur la zone sus-épineuse, et qu'avec un doigt on percute la clavicule, si le sommet est normal le son transmis est *sourd et lointain*. Si le parenchyme est induré, ou plus ou moins farci de néoformations, la résonnance est moin-dre et la transmission est plus facile. Aussi perçoit-on plus nette-ment les chocs qui sont plus *éclatants et plus rapprochés de l'oreille*.

Ce mode est très précieux et peut faire saisir des modifications très fines que la percussion ordinaire ne permet pas de déceler.

En résumé voici les signes physiques de cette première période :

Inspiration : *Grave, rude, diminuée.*

Expiration : *haute, saccadée, prolongée.*

Sonorité : *Diminuée, transmission plus nette des chocs frap-pés sur la clavicule.*

### V

A côté de ces signes physiques existent des signes généraux qui conduisent le médecin à rechercher l'état des poumons. Il est des cas où le phtisique à la période de germination conserve une appa-rence de santé parfaite, et c'est alors certains signes locaux (toux, dyspepsie) qui conduisent à examiner l'état du poumon; mais le plus souvent ces malades possèdent un habitus extérieur déjà décrit par Hippocrate et qui constitue bon signe de présomption. Cet état consiste en ceci. Ce sont des jeunes gens issus de parents phtisiques ou non, à la taille élancée, au teint clair, à la peau fine et blanche, aux membres grêles et peu musclés, présentant un aspect de débilité générale. Leur appareil respiratoire est mal développé, le thorax est étroit, les omoplates écartées du tronc (omoplates ailées). Le cou est effilé et long; enfin les yeux sont vifs et osseux, les cheveux abondants et peu colorés, leur démarche est lente, leur attitude est apathique et souvent leur taille s'incurve.

Chez de pareils sujets on ne manquera jamais d'examiner le poumon dès qu'il y aura quelques symptômes de ce côté : accès de toux, rhumes fréquents, bronchites à répétitions, etc. De même les sujets qui portent des lésions scrofuleuses, des ganglions suppurés, un lupus (Chatelain), une lésion articulaire et osseuse, sont prédisposés à la tuberculose pulmonaire et souvent chez ces sujets on peut surprendre l'évolution de la tuberculose pulmonaire à son éclosion.

En résumé, certains signes mettent sur la voie du diagnostic de la lésion pulmonaire ou mieux dirigent l'examen du médecin du côté des poumons ; je vais les passer en revue : L'anémie est un de ces signes et peut-être le plus important de tous. Elle est très fréquente au début de la tuberculose pulmonaire, surtout chez les jeunes filles, où elle revêt l'aspect de la chlorose. Il faut toujours se défier de ces chloro-anémies qui, souvent, ne sont qu'un masque trompeur d'une tuberculose pulmonaire au début.

Cette anémie résiste au traitement ordinaire de cet état dystrophique, car on n'attaque pas la cause véritable de la maladie. Elle présente les mêmes caractères que l'anémie vulgaire, diminution du nombre des globules, augmentation de la quantité d'eau et d'albumine, abaissement du chiffre normal de l'hémoglobine. Les muqueuses sont décolorées, le visage est pâle et décoloré, jaune et terne, la fatigue est rapide et au moindre effort le sujet est courbaturé. Les palpitations sont fréquentes, elles peuvent aller jusqu'à gêner le sommeil et à empêcher tout travail. L'oppression est constante et l'auscultation fait toujours reconnaître au cœur les souffles inorganiques de l'anémie. Ce mode de début de la tuberculose pulmonaire constitue la forme *pseudo chlorotique*.

## VI

A côté de cette forme et à peu près aussi fréquente se trouve la forme dyspeptique. Le début de la tuberculose s'annonce souvent par des troubles dyspeptiques. Louis et Andral l'avaient indiqué et Bourdon l'a noté. Ces troubles se présentent dans les deux tiers des cas. Il existe des cas où ils occupent à eux seuls toute la scène. On est ainsi conduit à combattre des lésions que l'on croit purement locales et dues à un état stomacal. Ce traitement échoue régulièrement et bientôt on s'aperçoit que le poumon présente des signes manifestes de tuberculisation. Il faut donc toujours prendre en considération ces états dyspeptiques tenaces, et rechercher s'ils ne sont pas sous la dépendance d'une lésion pulmonaire.

L'appétit est affaibli, irrégulier, capricieux, quelquefois dépravé et bizarre. Après l'ingestion des aliments l'épigastre est ballonné, tendu, douloureux. La digestion lente et difficile s'accompagne de régurgitations et d'éructations. Ce sont les signes vulgaires de la dyspepsie. On a noté souvent de la *toux gastrique* et surtout des vomissements.

Le syndrôme gastrique que nous venons d'étudier existe rarement seul, il est généralement accompagné d'un état d'anémie marquée. Quelques auteurs ont vu dans cet état dyspeptique une cause de tuberculisation, il est évident qu'un état dyspeptique longtemps prolongé peut amener la déchéance de l'organisme et préparer le terrain pour la tuberculisation. Mais le plus souvent la dyspepsie est la conséquence et non plus la cause de la tuberculisation.

Ces deux syndrômes, anémie et dyspepsie, s'accompagnent d'un amaigrissement assez marqué en général. Quelquefois le malade garde son embonpoint pendant la première période, d'autres fois il n'y a pas de signes d'anémie ou de dyspepsie et le malade subit un amaigrissement rapide qui fait soupçonner une lésion tuberculeuse des poumons et conduit à l'examen de ces organes. Ce dépérissement est surtout marqué quand il y a dyspepsie intense, et de la fièvre.

L'anémie, les troubles dyspeptiques, le dépérissement survenant sans cause appréciable et accompagnés ou non de toux sèche et continuelle, sont les signes les plus appréciables de la première période de la tuberculisation pulmonaire.

La fièvre s'observe exceptionnellement à la première période. Quand elle existe l'élévation thermique est faible ; c'est plutôt l'accélération du pouls et des troubles vasculaires qui la caractérisent. Le thermomètre ne dépasse guère 1° à 1° 1/2 au-dessus de la normale.

La fièvre est plus accusée le soir et disparaît le matin. Elle peut revêtir l'allure de la fièvre intermittente ou rémittente qui peut induire en erreur, mais dans la phtisie l'exacerbation est vespérale et non matinale comme dans la fièvre paludéenne. La présence de la fièvre dans cette première période nous conduit à admettre un troisième type clinique de début ; la forme fébrile à côté de la forme chloro-anémique et de la forme dyspeptique.

## VII

En outre de ces symptômes généraux, ou localisés dans des organes voisins, il existe certains signes pulmonaires, troubles fonctionnels, ou complications qui mettent sur la voie du diagnostic ou ouvrent la scène. Je veux parler de la *toux*, des *bronchites*, des *pleurésies*, et enfin de l'*hémoptysie*.

La toux est un des phénomènes les plus précoces et les plus fréquents de la tuberculisation pulmonaire. Elle existe dès le début, on peut dire qu'elle ne manque jamais. Quand chez un malade qui présente les signes généraux que nous avons énumérés, anémie, forme chlorose, dyspepsie, dépérissement, fièvre, on constate la toux avec les caractères que nous allons étudier et en dehors d'un état morbide manifeste du poumon, on doit soupçonner la tuberculose, et alors l'auscultation délicate des sommets permettra de reconnaître les signes physiques que nous avons étudiés et de faire le diagnostic si important de la tuberculose pulmonaire à ses débuts.

La toux de la première période est sèche. Elle est constituée plutôt par des *saccades expiratrices*, une ou deux, quelquefois plus, à peine perçues par le malade, qui est tout étonné quand on lui dit qu'il tousse. Elle revient à intervalles irréguliers, surtout la nuit et au moment où le malade se couche. Elle est provoquée par la sensation subjective d'un petit chatouillement à la gorge. Cette toux persiste longtemps sans expectoration et signes physiques concomitants tels que râles ou craquements. Il ne faut pas se laisser tromper par son apparente bénignité et la prendre pour une toux nerveuse.

Cette toux deviendra plus fatigante, plus marquée, plus quinteuse à mesure que les tubercules se développeront, et elle se continuera pendant toute la période de la maladie, en prenant des allures spéciales à chaque période.

La toux de la première période reconnaît pour cause l'excitation de quelques fibres terminales du pneumo-gastrique ou l'excitation des troncs des pneumo-gastriques par les ganglions hypertrophiés du hile. Cette cause est surtout marquée chez les enfants. Quelquefois cette toux revêt la forme de toux quinteuse coquelucho̞de revenant surtout la nuit et le matin : elle est assez fréquente chez les enfants. D'autre fois, cette toux a franchement l'allure d'une toux catarrhale ou de bronchite. Alors il y a concomitance d'une véritable bronchite survenue pendant la période de germination : dans ce cas la toux continue après la cessation des phénomènes aigus et l'on est en présence de ce que l'on appelle vulgairement un rhume négligé, mode de début si souvent décrit par le malade et qui n'est en somme qu'un épisode aigu survenu chez un sujet, en présence de tubercules.

La toux peut exceptionnellement s'accompagner de dyspnée chez les nerveux et les chlorotiques. L'expectoration est nulle à cette période ; le malade rend tout au plus quelques crachats muqueux aérés formés de salive et de mucus trachéal. Ces crachats ne renferment à cette période *aucun bacille*, il ne faut donc pas compter sur ce signe pour faire son diagnostic. On a conseillé d'inoculer ces crachats à des animaux, évidemment il arrive fréquemment qu'on transmet ainsi la tuberculose aux animaux ; mais combien faudra-t-il attendre de temps pour connaître le résultat de cette inoculation, trois mois en moyenne, et quel temps précieux on aura ainsi perdu pour le malade !!

Il existe assez souvent une dysphonie marquée à cette période. La voix *s'enroue* et souvent on peut reconnaître au laryngoscope la présence de lésions manifestement tuberculeuses sur le larynx.

Il est aussi un signe subjectif d'une grande valeur dans la période initiale de la maladie. Je veux parler *des points de côté thoraciques* et notamment de ceux qui se localisent dans les sommets et sur lesquels Peter a si justement insisté ! En résumé, il faudra toujours se défier de ces toux rebelles et persistantes, de ces *lésions laryngées* et des douleurs vagues ressenties dans les sommets pulmonaires. Il faut toujours songer à la possibilité d'une tuberculose latente et ne pas se laisser aller à une sécurité trompeuse. L'examen attentif du poumon, une auscultation minutieuse devront toujours être pratiqués.

Quelquefois le premier épisode d'une tuberculisation pulmonaire est une *pleurésie*, ou mieux le premier symptôme qui attire l'attention est un épanchement pleurétique. Toute pleurésie qui survient sans cause appréciable doit être tenue pour suspecte et en effet elle est très souvent de nature tuberculeuse.

## FORMES LARVÉES DU DÉBUT DE LA PHTISIE.

Dans notre précédent chapitre, nous avons étudié les symptômes physiques de la tuberculisation pulmonaire à ses débuts. Nous n'avons rencontré que des signes assez vagues, et dans le court exposé des autres symptômes que nous avons esquissés à la fin du chapitre, nous avons déjà indiqué que c'est surtout d'après les signes morbides fournis par tous les appareils de l'organisme que l'on est mis sur la voie du diagnostic.

Dans la partie que nous allons traiter nous allons prendre en détail les signes fournis par les différents appareils, signes qui, groupés de différentes façons, formeront des types cliniques.

### I

*Appareil digestif.* — Le docteur Bourdon, d'après son observation personnelle, a montré que les troubles digestifs sont très fréquents, pour ne pas dire presque constants, au début de la tuberculisation pulmonaire, 110 fois sur 150 malades observés se sont manifestés, avant tout autre symptôme, du côté du poumon, des troubles dyspeptiques. Les tuberculeux au début sont atteints de dyspepsie.

Il ne faut pas confondre les troubles dyspeptiques, initiaux, *préphtisiques*, avec les troubles gastro-intestinaux dus à des causes absolument différentes et que l'on rencontre à la période des cavernes ou des ulcérations du poumon. Ces troubles gastro-intestinaux ont été parfaitement étudiés et différenciés par Masson dans sa thèse inaugurale en 1887. Nous reviendrons sur les troubles gastriques de la dernière période de la phtisie dans un chapitre ultérieur.

Examinons en détail les troubles du début, ceux que Masson désigne sous le nom de « Syndrome gastrique initial de la phtisie ». Louis et Andral n'admettent pas ces troubles prétuberculeux et je serai tenté de dire comme eux, que dans l'immense majorité des cas, les signes gastriques et les signes pulmonaires existent en même temps : et qu'avec une auscultation délicate on arriverait presque toujours à découvrir dans le poumon quelques-uns de ces signes si minutieux, qui, bien connus maintenant, ne laissent plus de doutes sur les causes qui les produisent.

Cependant il est juste d'admettre que quelquefois une dyspepsie longuement prolongée peut débiliter le sujet et le mettre en état de se tuberculiser. Mais ici nous ne devons pas faire entrer en ligne de compte cette éventualité qui rentre dans l'étiologie et nous ne nous occuperons que des dyspepsies des phtisiques ou mieux de ceux qui ont à l'état encore latent des tubercules dans les poumons.

Ces troubles sont en première ligne : Des modifications de l'appétit. Toujours au début de la phtisie, et souvent très marquées, existent des modifications de l'appétit.

Chez tous les tuberculeux au début on les rencontre, plus ou moins apparentes, mais quelquefois tellement accentuées que l'on est fatalement conduit à leur donner une cause tout autre que la tuberculisation pulmonaire. Au début de la phtisie l'appétit est diminué, quelquefois presque aboli, mais jamais d'une façon absolue. Il est surtout capricieux et irrégulier. Un dégoût marqué pour la viande et les aliments gras existe généralement, ainsi qu'un désir particulier pour certains aliments. On a noté quelquefois des perversions de l'appétit, du pica. L'appétit est généralement meilleur le matin que le soir.

Après le repas, la région stomacale est endolorie; le malade a un sentiment de lourdeur, de plénitude à l'épigastre. Souvent on observe de véritables crampes quelquefois très douloureuses. On a noté aussi des éructations nidoreuses, fétides ou acides et du pyrosis : les vomissements se produisent assez rarement.

Marfan a insisté sur un des éléments de son syndrome gastrique initial : la *toux gastrique*. Il la définit ainsi : « La toux qui survient après l'ingestion d'aliments, la toux qui semble causée par le contact des aliments avec la muqueuse gastrique. » Cette toux survient après le repas, et ce sont des quintes longues et pénibles suivies quelquefois de vomissements. On peut dire que le vomissement n'existe en général chez les tuberculeux dyspeptiques du début que lorsqu'ils sont atteints de toux gastrique. Le vomissement alors est toujours alimentaire et constitué par les aliments non digérés. Dès que le vomissement est effectué le malade se sent soulagé et essaye de nouveau de s'alimenter, mais une nouvelle crise de toux se produit et peut amener de nouveaux vomissements. En somme, le vomissement dû à la toux chez les phtisiques au début, ne se produit qu'après les repas et généralement le soir. La toux du matin, quand elle existe, n'est pas émétisante; elle ne produit pas de vomissements quelle que soit l'intensité des quintes. Le phtisique de la première période n'a jamais de vomissements glaireux ou pituiteux, sauf évidemment dans les cas où un état dyspeptique dû à une cause quelconque préexistait.

La constipation est la règle chez les dyspeptiques du début ; et, comme toute constipation constante, elle est entrecoupée par des évacuations diarrhéiques qui n'ont aucun caractère particulier.

L'estomac est en général inerte et quelquefois dilaté. Inerte : c'est-à-dire qu'il n'expulse plus dans le délai voulu son contenu dans l'intestin ; il peut être inerte sans être distendu ou dilaté : c'est la période préparatoire de la dilatation. Mais en général on trouve le signe de la dilatation stomacale et ce signe est le suivant : le clapotage stomacal s'entend à jeun comme après le repas, au-dessous de la ligne de Bouchard : ligne qui va de l'ombilic au rebord des fausses-côtes gauches. Quand l'estomac est simplement inerte, c'est-à-dire lorsqu'il a perdu sa tonicité, le clapotement ne s'entend pas au-dessous de cette ligne, mais s'entend à jeun, ce qui prouve que l'estomac permet aux aliments un séjour très long dans sa cavité.

Que devient cette dyspepsie initiale ? En général, elle s'amende et peut quelquefois disparaître complètement et c'est ce qui peut arriver de plus heureux pour le phtisique. Plus souvent elle persiste, elle s'atténue pendant quelque temps avec le progrès de la tuberculisation pulmonaire ; mais elle reparaît plus grave dès les premiers signes de ramollissement et dans ce cas la maladie évolue avec une rapidité remarquable et laisse le médecin absolument désarmé. On voit toute l'importance qu'on doit attacher à l'état gastrique d'un tuberculeux. On peut dire que l'état de fonction digestive est le principal fondement de tout pronostic en matière de tuberculose pulmonaire.

Quelle est la nature de ce symptôme gastrique ? Pour les uns, il est dû à l'état fébrile. Cette opinion est inadmissible, car la fièvre manque en général à cette période de la maladie et on a vu des dyspeptiques du début absolument sans fièvre.

D'autres mettent ces troubles sur le compte d'une irritation particulière du pneumo-gastrique. Ces nerfs seraient irrités soit par la lésion pulmonaire, soit par l'adénopathie trachéo-bronchique. Quelques autopsies sont venues prouver qu'il existe quelquefois, avec des troubles dyspeptiques, des ganglions trachéo-bronchiques hypertrophiés. Mais cela n'a pas été rencontré dans le plus grand nombre de cas. De plus, ne s'agissait-il pas là simplement de simple coïncidence ? En tout cas, nous dirions que l'hypertrophie de ganglions trachéo-bronchiques irritant le pneumo-gastrique peut, dans des cas relativement rares, provoquer des troubles gastriques, qui auraient pour caractères distinctifs des vomissements persistants au commencement et à la fin de la maladie, sans autres signes de dyspepsie ; une toux coqueluchoïde, une dyspnée à paroxysme nocturne et de l'arythmie cardiaque.

En somme, on arrive à dire que les ganglions bronchiques provoquent des troubles gastriques, mais pas de dyspepsie à proprement parler, et cela dans la grande minorité des cas.

Est-ce à dire comme Broussais et Bouchard que la dyspepsie est cause et non effet de la tuberculisation pulmonaire ? Certes, il ne faut pas nier qu'un état dyspeptique prolongé ne mette un malade en état de réceptivité. Mais on ne peut confondre la dyspepsie toute spéciale du début de la tuberculose avec les autres dyspepsies : elle a vraiment sa place en nosologie et est due certainement à la tuberculisation pulmonaire.

Peut-être y avait-il, d'après certains auteurs, pour expliquer cet état dyspeptique, des lésions spécifiques du tube digestif ? D'autres ont recherché l'explication dans ces lésions des annexes du foie, par exemple. Mais les autopsies ont toujours été négatives et la seule lésion anatomique appréciable qu'on ait rencontrée, c'est la dilatation stomacale.

Nous pensons que la dyspepsie initiale est l'effet d'un état spécial de l'organisme qui se tuberculise. L'organisme est intoxiqué plus ou moins, suivant sa susceptibilité, par les toxines secrétées par les bacilles qui se sont fixés dans un de ces organes. Ces toxines provoquent un état d'anémie tout spécial sur lequel Trousseau insistait déjà sans en donner la cause.

*L'anémie toxique* du tuberculeux encore latent provoque les mêmes troubles dyspeptiques que n'importe quelle anémie. Et, en effet, on a toujours vu réunies sur le même sujet anémie et dyspepsie.

Mais, dira-t-on, pourquoi tous les phtisiques qui reçoivent évidemment les mêmes toxines ne sont-ils pas tous intoxiqués ? ne sont-ils pas tous anémiques, et partant dyspeptiques. A cela, il suffit de répondre que les organismes présentent une tolérance variable aussi bien pour les toxines bacillaires, que pour l'alcool ou l'opium, par exemple. Tel individu restera absolument insensible à telle dose de toxines tuberculeuses, qui provoquerait les troubles les plus graves dans un autre organisme.

Nous mettons donc la dyspepsie sur le compte d'une anémie de nature toxique. Cette anémie diminuera l'énergie de tous les muscles, partant de l'estomac ; d'où inertie et dilatation de cet organe. Cette anémie causera une insuffisance de secrétion des éléments primordiaux du suc gastique : pepsine et acide chlorhydrique. Ce qui expliquera tous les symptômes de dyspepsie tuberculeuse du début : lenteur de digestion, lourdeur épigastrique, trouble de l'appétit, fermentation gastrique de gaz, renvois nidoreux, fétides, irritabilité trop grande de la muqueuse gastrique provoquant la toux et le vomissement.

Nous sommes ainsi conduits à admettre, avec Andral et Louis, que toute dyspepsie au début de la tuberculose est intimement liée à la présence des lésions bacillaires du poumon. Ces lésions sont latentes encore mais elles n'existent pas moins. Là, ces bacilles secrètent des toxines qui imprègnent l'organisme, provoquent une anémie de nature toxique, anémie qui amène avec elle tout son cortège de troubles dyspeptiques et gastro-intestinaux.

Les troubles dyspeptiques sont forcément accompagnés de troubles intestinaux. Nous trouvons toujours de la constipation au début de la tuberculose, constipation entrecoupée de flux diarrhéiques périodiques.

La diarrhée n'est pas un symptôme habituel de la tuberculose au début. Elle est rare en tant que diarrhée continuelle. On ne la rencontre sous cette forme que dans les périodes avancées de la maladie. Cependant on la trouve quelquefois en même temps que les troubles dyspeptiques du début. Dans ce cas elle persiste pendant toute la durée de la maladie et c'est ce que Louis appelait la *diarrhée de long cours*.

La diarrhée au début se montre sans coliques et sans cause appréciable; elle semble un trouble fonctionnel de l'intestin sans lésions matérielles, non plus comme la diarrhée finale qui est due à des ulcérations spécifiques du tube digestif. Cette diarrhée du début cède, du reste, rapidement au traitement ordinaire des flux intestinaux, tandis que la diarrhée de la période avancée est rebelle à tout traitement. Koch n'a pas trouvé les bacilles dans la diarrhée du début, tandis qu'ils existent toujours dans les diarrhées de la période terminale.

La diarrhée du début, ainsi que l'a montré *Girode*, est due à des modifications histologiques des glandes en tube de Lieberkühn, qui s'hypertrophient et arrivent même à former de véritables adénomes.

On a aussi noté la multiplication exagérée des cellules caliciformes normales du revêtement muqueux de l'intestin. Cette augmentation des éléments glandulaires secrétants de la muqueuse explique parfaitement l'existence de flux intestinaux. Mais il n'y a pas de lésions tuberculeuses. Certainement il existe des cas où les lésions tuberculeuses apparaissent dès le début dans le tube digestif, mais on a affaire alors à une tuberculose intestinale, dont nous n'avons pas à nous occuper ici.

Girode a montré aussi qu'il se forme, au sein des lymphatiques de la muqueuse intestinale, des thrombus qui oblitèrent en partie les voies absorbantes et diminuent d'autant plus la résorption des liquides intestinaux : cause nouvelle d'augmentation du flux intestinal.

## II

*Appareil circulatoire.* = Dans la tuberculose commençante on trouve, du côté de l'appareil central de la circulation, des troubles fonctionnels assez marqués mais rarement des troubles organiques: on peut dire que ces derniers sont absolument exceptionnels.

On remarque presque toujours une augmentation de battements cardiaques. Les bruits du cœur sont plus forts qu'à l'état normal, le choc du cœur est plus intense et soulève la paroi avec plus de violence. Les bruits s'entendent avec beaucoup de netteté en arrière et sur un point diamétralement opposé au mamelon, mais la percussion montre qu'il n'existe pas trace d'hypertrophie cardiaque.

Cette exagération des battements est purement réflexe et due pour M. Péter à l'irritation du pneumo-gastrique. Cette irritation du nerf vague expliquerait aussi les palpitations si fréquentes chez les tuberculeux, au début. Ces palpitations apparaissent quelquefois sans cause, ou sont provoquées le plus souvent par le moindre effort, la moindre émotion, une marche un peu rapide, l'ascension d'une pente un peu raide, etc. Elles accompagnent souvent les douleurs gastriques qui suivent le repos et sont fréquentes la nuit.

Dans ce dernier cas, elles augmentent l'insommie et fatiguent beaucoup les malades. On peut croire dans certains cas, où ces palpitations sont accompagnées de dyspnée un peu prononcée, que l'on à affaire à une véritable affection cardiaque ; d'autant plus facilement que le cœur présente presque toujours des bruits valvulaires non organiques, à la vérité, mais qu'un examen peu approfondi pourrait faire mal interpréter.

En effet tout tuberculeux est anémique et présente les souffles cardiaques de l'anémie. Mais c'est surtout dans un groupe de malades que ce signe a une grande importance, je veux parler des faux chlorotiques du début de la tuberculose.

Je nommerai cet état chloro-anémie et non chlorose, car la chloro-anémie tuberculeuse est absolument différente de la chlorose vraie. C'est surtout chez la jeune fille que la tuberculose au début se cache sous les allures de la chlorose. Il faut donc connaître parfaitement la chloro-anémie tuberculeuse pour ne pas commettre d'erreur de diagnostic et surtout de pronostic.

La chloro-anémie est presque toujours constante dans la phtisie pulmonaire; souvent elle est très accusée dès le début, surtout chez la jeune fille. Cette chloro-anémie ne possède pas de la chlorose, les souffles cardiaques ordinaires, ni la coloration particulière de cette maladie. La chloro-anémie des tuberculeux s'accompagne de fièvre et d'un amaigrissement rapide, faits exceptionnels, on peut dire qu'ils manquent toujours dans la chlorose vraie. La peau n'est pas verdâtre, mais présente une teinte grisâtre-terne, les muscles sont flasques et les forces beaucoup diminuées.

Cette chloro-anémie est une *dystrophie générale*, tout l'organisme est atteint et la destruction frappe tous les systèmes. Voici les signes différentiels qui permettent de séparer ces deux états morbides :

1º Les bruits de souffles vasculaires si marqués dans la chlorose vraie (diminution du nombre des globules du sang) manquent absolument dans la chloro=anémie du tuberculeux ;

2º Le souffle cardiaque de la chlorose est toujours beaucoup moins marqué dans la chloro-anémie tuberculeuse, c'est plutôt un bruit de claquement exagéré ;

3º La circulation chlorotique reste normale ; elle est toujours accélérée dans la tuberculose (Germain Sée).

Ce qui prouve bien que cette fausse chlorose est due à un état de destruction générale. Les forces sont diminuées dans des proportions considérables. La marche devient pénible ; gravir une pente devient presque impossible et provoque des palpitations et de la dyspnée, dyspnée qui est certainement d'ordre musculaire : La peau a plutôt l'aspect d'une peau de cachectique, elle est terne, terreuse; enfin il existe la fièvre qui manque dans la chlorose vraie.

Nous avons dit que dans la chlorose les fonctions du cœur restent normales. Au contraire, dans la tuberculose on trouve toujours *l'accélération du pouls.* Cette accélération est due quelquefois à l'état fébrile, mais le plus souvent elle est complètement indépendante de la fièvre et serait directement sous la dépendance d'une irritation spéciale du nerf vague comme les palpitations et les battements du cœur.

Il ne faut pas oublier aussi que la chlorose vraie peut co-exister avec la tuberculose, que cet état morbide prédispose d'une façon particulière à la tuberculisation. Il est connu que les chlorotiques descendent de parents affaiblis, tuberculeux quelquefois et souvent scrofuleux. Il est donc possible d'admettre que la chlorose et la tuberculose peuvent coexister. Mais dans tout ce que j'ai dit dans ce chapitre j'avais en vue non pas la chlorose vraie mais cet état voisin de chloro-anémie dû à la dystrophie générale de l'organisme, état tout spécial à la tuberculisation.

## III

*Appareil génito-urinaire.* — A côté de la chloro-anémie des tuberculeux nous devons étudier les troubles des fonctions génitales et urinaires et principalement les troubles de la menstruation. Ces troubles sont très fréquents chez la femme au début de la tuberculisation pulmonaire. Ils constituent souvent le symptôme initial prédominant. La menstruation est pervertie quand elle est déjà établie ; ou bien elle est retardée et la puberté s'établit difficilement. Les règles deviennent moins abondantes et irrégulières, elles arrivent quelquefois à se supprimer complètement. Chez la jeune fille la tuberculose commençante empêche l'établissement de la menstruation qui, en tout cas, est toujours difficile et incomplète.

Dans la chlorose on retrouve ce même symptôme ; mais ce diagnostic se fera facilement d'abord au moyen des signes distinctifs que nous avons énumérés, puis au moyen des autres symptômes du début de la tuberculose : la toux sèche quinteuse ou non, les troubles digestifs, l'amaigrissement, les sueurs nocturnes, la fièvre vespérale.

Du côté de la lactation, la tuberculose commençante amène rapidement des désordres. Les seins s'affaissent, le lait devient plus clair et le nourrisson s'affaiblit rapidement. Il est bon de conseiller dans ce cas la suspension de l'allaitement qui fatiguerait la malade, accélèrerait la marche de la maladie et qui enfin n'est pas sans danger pour l'enfant qui peut trouver dans le lait de sa mère le germe même de la maladie.

La fonction urinaire n'est pas troublée au début de la phtisie. Cependant il n'est pas rare de voir en même temps se développer une tuberculose pulmonaire et une tuberculose génito-urinaire. Il faut toujours rechercher l'état de l'appareil de la miction qui peut donner quelquefois de précieux renseignements. Les tubercules du rein provoquent des hématuries et l'albuminurie, l'urine contient du pus, la polyurie est fréquente. La tuberculose de la vessie se manifeste par des envies fréquentes d'uriner, envies douloureuses, s'accompagnant souvent de spasmes du col, rétention d'urine ou bien il y a incontinence et l'urine contient du sang et du pus.

La douleur du col vésical serait pour Dolbeau et Guyon un des meilleurs signes de la tuberculose vésicale; ils insistent aussi sur la douleur étendue à toute la vessie qui est ratatinée derrière le pubis et est rebelle à toute injection. Le toucher rectal permet de reconnaître sur le bas-fond ou sur la paroi postérieure des noyaux indurés, des portions épaisses faisant croire à la présence de corps étrangers. On reconnaîtra de la même façon des tubercules localisés à la prostate, aux vésicules séminales; de plus on aura les symptômes suivants: douleurs pendant la miction, blénorrhée prostatique, etc. Enfin, il ne faudrait pas oublier de rechercher les bacilles dans l'urine ou dans les écoulements uréthraux.

Ces symptômes de tuberculose génito-urinaire seraient d'un très grand secours dans le cas où pour une raison quelconque on suspecterait l'état des poumons. Je ne veux point ici remettre en honneur la loi de Louis, que toute tuberculose siégeant dans un organe quelconque s'accompagne forcément de tuberculose pulmonaire. Cependant dans les cas que je suppose, si l'on trouvait dans un poumon certaines modifications dont j'ai longuement parlé, la coexistence des lésions tuberculeuses d'un organe quelconque serait d'un puissant secours pour amener à un diagnostic certain.

*Système nerveux.* — Il est des accidents du début de la tuberculose sur lesquels on a l'habitude de passer trop rapidement. Je veux parler des symptômes fournis par le système nerveux ; ils ont une importance assez grande pour que j'y insiste dans ce chapitre.

Au début de la tuberculose se trouvent fréquemment des douleurs musculaires, des hyperesthésies cutanées ou autres, des névralgies. Les névralgies intercostales ont une importance capitale et sont très fréquentes. Elles sont précoces et facilitent souvent d'une façon remarquable le diagnostic des cas douteux. Béon, déjà, avait insisté sur leur valeur séméiologique. Quant à leur nature on n'est pas plus avancé que Béon. Sont-elles dues à des lésions des nerfs ou sont-elles plutôt musculaires ? On ne le sait.

Les douleurs thoraciques au début de la phtisie se rencontrent dans plus des deux tiers des cas. Quelquefois elles revêtent l'allure de névralgies intercostales vraies. Mais souvent ce sont plutôt des myosalgies pouvant occuper les différents muscles du thorax et principalement les muscles des régions supérieures en avant et en arrière. Elles siègent presque toujours en avant au dessous des clavicules au niveau des trois premiers espaces intercostaux ; en arrière, elles siègent entre les deux épaules et aussi dans les fosses sus et sous-épineuses.

Spontanées quelquefois, le plus souvent elles sont provoquées, exagérées ou réveillées par la toux et surtout par la percussion, fugaces, intermittentes quelquefois, très souvent nettement localisées et persistantes. Il est un fait d'observations qu'elles sont plus marquées du côté où les lésions sont le plus avancées. Elles peuvent aller jusqu'à l'hyperesthésie la plus marquée rendant impossible la moindre tentative de percussion.

Ces douleurs siègent souvent en d'autres régions : névralgies sus-orbitaires, névralgies sciatiques, douleurs qui sont souvent dues à des lésions spécifiques des centres nerveux ou des méninges.

L'intelligence est souvent modifiée à cette période de la maladie, le caractère change ; on a vu des malades devenir sombres, mélancoliques, hypocondriaques. Chez la femme, les fonctions cérébrales sont plus atteintes et la sensibilité morale est exaltée d'une façon intense.

## FORMES EXTRA-PULMONAIRES DE DÉBUT DE LA TUBERCULOSE CHRONIQUE.

D'après l'étude que nous venons de faire des lésions et des symptômes fournis par les divers appareils, nous pouvons déjà décrire quelques-uns des modes de début de la tuberculose, quelques-unes des formes de la tuberculose commençante. Formes intéressantes dans ce cas que la lésion pulmonaire passe inaperçue et se cache complètement sous le manteau d'une lésion toute différente, aussi les appelle-t-on larvées : nous décrirons les formes larvées suivantes :

1° Chloro-anémique ;
2° Dyspeptique ou gastro-intestinale ;
3° Fébri-cachectique ;
4° Laryngée ;
5° Génito-urinaire ;
6° Douloureuse ou névralgique.

I

*Forme chloro-anémique.* — Cette forme est surtout fréquente chez la femme, elle est importante chez cette dernière, car il faut dans ce cas éviter de la confondre avec la chlorose-vraie. Dans cette forme, la dystrophie est générale et la caractéristique est un affaiblissement de toutes les fonctions et de tous les organes.

Ses caractères principaux sont les suivants : la peau est pâle, terne, terreuse, la malade est amaigrie, décolorée, fatiguée au moindre mouvement, incapable de tout travail physique et de tout effort intellectuel. La circulation est atteinte profondément, palpitations, battements du cœur, accélération du pouls au moindre effort, après les repas et pendant la nuit augmentant l'insommie et la dyspnée qui sont constantes chez ces malades. Les gros vaisseaux du cou présentent un bruit de souffle anémique caractéristique. Les fonctions génésiques sont troublées, les menstrues sont irrégulières ou supprimées totalement. La céphalalgie, les vertiges, les éblouissements, les douleurs névralgiques de la face ou du thorax, les troubles intellectuels viennent compléter le tableau.

Presque toujours les fonctions digestives sont troublées et l'appétit diminué, sinon perdu complètement. Ces troubles dyspeptiques peuvent induire en erreur et faire croire qu'ils sont tous cause de cet état de langueur générale. C'est alors que prévenu on portera toute son attention du côté des poumons et que la découverte d'un des signes physiques dont j'ai longuement parlé donnera la clef de l'énigme. Presque toujours on fera dire alors à la malade qu'elle a de temps en temps une petite toux sèche, quinteuse ou non, à laquelle elle n'attachait aucune importance, un simple « hem » qui, joint aux autres signes, ne laisse plus de doutes. '

Très souvent aussi dans cette forme il existe le soir un léger mouvement fébrile qui s'accentue avec les progrès de la maladie, s'accompagne d'accélération du pouls, de perte de l'appétit et qui bientôt sera accompagné de sueurs nocturnes. Mais à ce moment nous sommes en plein dans la période de phtisie confirmée et là plus de doute possible, l'état du poumon suffit seul au diagnostic. Il est évident que ces formes cliniques du début perdent toute leur importance au moment où la phtisie est confirmée. Elles n'ont de véritable utilité qu'au moment où ni l'auscultation, ni l'examen des crachats ne peuvent suffire à établir un diagnostic.

## II

*Forme dyspeptique.* — Cette forme est assez fréquente et présente une grande importance. On se laisse facilement influencer par l'aspect du malade et l'on s'efforce de lutter en vain contre une

dyspepsie que l'on croit essentielle : Tout traitement direct est
alors inefficace et l'on perd un temps précieux pendant lequel la
tuberculose progresse et arrive à un point où elle n'est plus curable.

Dans cette forme, les troubles gastriques apparaissent les premiers en date, alors qu'aucun signe pulmonaire n'est encore
apparent. L'anorexie est plus ou moins complète, l'appétit est
capricieux, les digestions sont lentes, difficiles, accompagnées de
pesanteur à l'épigastre, de tension, de crampes stomacales. Des
renvois nidoreux, fétides, quelquefois acides produisant du pyrosis, des vomissements alimentaires ; tout attire l'attention sur
l'estomac. La toux est déjà marquée, mais c'est cette toux gastrique
qui amène des vomissements et cesse immédiatement après le rejet
des aliments. On ne peut la mettre sur le compte d'une lésion
pulmonaire. La diarrhée ou la constipation viennent encore égarer
le praticien qui se croit vraiment en présence d'une dyspepsie
simple. Quelquefois le malade ressent une douleur dans la région
du foie s'irradiant à l'épaule. Cette période de dyspepsie peut durer
assez longtemps, cependant les signes pulmonaires ne tardent pas
à paraître et si l'on est prévenu on ne restera pas longtemps
dans l'hésitation.

Les troubles gastro-intestinaux conservent une grande importance à la phase de phtisie confirmée. C'est la plus fâcheuse complication pour le phtisique. L'estomac est la pierre de touche du
pronostic en matière de tuberculose pulmonaire. Les troubles
dyspeptiques persistent jusqu'à la fin et s'ils peuvent s'amender un
peu par les progrès de la maladie ils reparaissent plus graves à la
fin et hâtent le dénouement fatal. Ils entravent la thérapeutique et
réduisent à néant le traitement hygiénique si efficace par la suralimentation et le gavage.

Comment pourra-t-on arriver à diagnostiquer la dyspepsie tuberculeuse d'une dyspepsie simple ? Sur les caractères suivants. La
phtisie dyspeptique présente une anorexie complète, absolue, pour
tous les aliments sans distinction, tandis que le dyspeptique
simple n'a du dégoût que pour certains aliments, ne digère mal que
certains aliments. La digestion d'un phtisique est lente, pénible,
avec flatulence et avec renvois acides provoquant du pyrosis, éructations nidoreuses fétides, douleurs stomacales et dorsales avec
constipation ou diarrhée. Or, la dyspepsie simple n'atteint jamais
cette gravité. L'alimentation continue à se faire et le dyspeptique
ne perd pas aussi rapidement sa force, sa graisse, sa corpulence.
Il conserve l'appétit et veut manger, il en sent le besoin ; le phti-

sique, au contraire, refuse tout aliment, maigrit très vite et perd rapidement ses forces. Chez le tuberculeux, il y a non seulement insuffisance d'assimilation mais encore désassimilation exagérée, dystrophie générale.

### III

*Forme fébri-cachectique.* — Cette forme est plus rare que les deux précédentes ; elle se manifeste par un amaigrissement assez rapide et un léger mouvement fébrile le soir avec sueurs nocturnes. Mais examinons la fièvre des tuberculeux avant de parler de cette forme:

Chez les tuberculeux, la fièvre peut être initiale et alors elle se manifeste par un léger mouvement fébrile le soir, légère augmentation de la température, accélération du pouls mais sans frisson initial, ni sueurs profuses terminales. En général, cette fièvre apparaît avec les premiers symptômes locaux de tuberculisation, mais quelquefois elle la devance et paraît assez inexplicable avec ses allures incertaines de fièvre intermittente ou de fièvre septique.

La température est peu élevée ; elle atteint 38°, rarement 38°5, jamais 39°, sauf dans les cas où survient une poussée aiguë de tuberculose, mais alors le tableau clinique change et le doute n'est plus possible. L'accès se produit le soir ; il se manifeste par un léger sentiment de chaleur avec céphalée et le symptôme prédominant est l'accélération du pouls. Quand cette fièvre s'accompagne d'un état pseudo-chlorotique il y a un danger nouveau à éviter, c'est le traitement par le fer, qui augmente la réaction fébrile et peut provoquer du côté du poumon des poussées congestives et des hémoptysies : traitement non-seulement inefficace, on le voit, mais encore dangereux, en donnant une impulsion fâcheuse aux lésions tuberculeuses.

J'ai dit que cette fièvre avait quelquefois l'allure de la fièvre intermittente. C'est en effet une fièvre septique, mais ses caractères peuvent facilement faire écarter l'idée de la fièvre intermittente. D'abord elle résiste à la quinine et au quinquina. Elle se trouve améliorée assez facilement par l'acide salicylique. Elle est vespérale et non matinale comme la fièvre intermittente. Elle n'atteint pas la température élevée de la fièvre palustre, n'est pas précédée de frissons intenses et n'est pas suivie de transpiration abondante. Enfin l'amaigrissement est rapide et la coloration de la peau n'est pas celle que l'on rencontrerait dans des cas semblables de fièvre intermittente aussi tenace.

IV

*Forme laryngée.* — Beaucoup moins importante que les précédentes, cette forme se manifeste par des troubles laryngés. L'examen au laryngoscope permet de lever tous les doutes dans les cas où
il y a sur les différentes parties de cet organe des lésions tuberculeuses : ulcérations ou granulations. Mais il est des cas où les symptômes laryngés sont d'ordre réflexe : par exemple, il peut y avoir
dysphonie due à la compression d'un récurrent par un ganglion
trachéo-bronchique hypertrophié. On ne trouve rien à l'examen
laryngoscopique. Mais une auscultation suffisante permet de reconnaître l'état de ces ganglions bronchiques et souvent des modifications de la respiration qui décèlent la lésion pulmonaire. Les autres
symptômes de l'adénopathie trachéo-bronchique, toux coqueluchoïde, etc., lèvent les doutes.

Quelquefois il existe, au niveau du larynx et de la gorge, une
irritation de nature réflexe qui provoque une toux sèche et persistante très gênante pour le malade. On pourrait croire à une laryngo-
trachéite chronique, alors que la cause première de la toux est la
présence, dans le parenchyme pulmonaire, de granulations discrètes qui irritent les terminaisons du nerf vague.

Nous verrons le diagnostic de cette forme quand nous aurons
étudié en détail, à un chapitre ultérieur, les lésions de la phtisie
laryngée.

V

*Forme génito-urinaire.* — Je ne dirai qu'un mot de la forme
génito-urinaire. C'est une forme très rare, qui ne nous présente, en
somme, que la coïncidence de deux localisations pulmonaires.

Il est du reste dans l'usage de toujours examiner les poumons
d'un malade qui présente une lésion tuberculeuse quelconque. Je
ne crois donc pas qu'il soit important d'insister sur cette forme,
surtout après l'étude assez longue que nous avons faite des symptômes de la tuberculisation génito-urinaire.

VI

*Forme névralgique.* — La forme douloureuse ou névralgique est
plus importante. Les douleurs pouvant siéger non seulement sur le
thorax, mais encore à la face et dans toutes les parties du corps.
Quant la douleur siège au niveau du thorax, qu'elle revêt l'allure

d'une névralgie intercostale ou d'une myosalgie, il faut ausculter avec soin le malade, car nous savons que souvent la phtisie au début ne se manifeste que par ces douleurs plus ou moins tenaces, plus ou moins localisées. La douleur thoracique est un symptôme presque constant de la tuberculisation pulmonaire : elle peut, au début, en être le seul signe révélateur. Si, avec cela, on rencontre de l'amaigrissement rapide et la perte de l'appétit, on sera porté à ausculter avec soin les poumons de son malade.

Mais il est des observations où le premier symptôme a été une névralgie faciale sus-orbitaire et même une névralgie sciatique. Voici une observation.

Un malade entre à l'hôpital pour se faire soigner une névralgie sciatique rebelle. Au bout d'un traitement de quelques semaines qui reste sans succès, le malade se met à tousser, maigrit et présente bientôt tous les signes d'une tuberculose pulmonaire, qui l'enlève en quelques mois. A l'autopsie on trouve, avec les lésions pulmonaires caractéristiques, une inflammation tuberculeuse des méninges, surtout accusée du côté correspondant au membre atteint de névralgie sciatique. (Hérard et Cornil).

# PHTISIE A LA PREMIÈRE PÉRIODE. — CRUDITÉ.
## SÉMÉIOLOGIE.

Jusqu'à présent nous n'avons trouvé dans l'exposé des symptômes fournis par les différents organes que des données assez peu précises de diagnostic. Ce n'est que par le groupement des divers symptômes et leur allure clinique que l'on peut arriver à une simple présomption. Maintenant nous allons décrire les symptômes qui permettent de fixer d'une façon précise le diagnostic. Ces signes, nous les trouverons, d'une part, dans l'auscultation, et ce sera le principal paragraphe de ce chapitre, d'autre part dans l'examen de l'expectoration, et là, alors, ce sera la certitude absolue par la découverte du germe pathogène. Nous diviserons les signes fournis par l'appareil respiratoire en deux groupes : symptômes fonctionnels et symptômes physiques. Mais avant, je veux étudier, et une fois pour toutes, l'hémoptysie, ce symptôme si fréquent de la phtisie et qui se présente presque toujours à cette période où la phtisie, déjà confirmée anatomiquement, ne se manifeste pas encore par des signes certains. Elle est en quelque sorte comme le trait d'union entre ces deux périodes de la phtisie : phtisie latente et phtisie confirmée.

### HÉMOPTYSIE.

L'hémoptysie s'observe à deux périodes de la phtisie, au début et à la fin. Au début, elle en est souvent le premier signe révélateur ; à la fin, elle apparaît dans la période ulcéro-caverneuse. Elle est assez rare dans la période intermédiaire à ces deux extrêmes ; cependant on peut l'y rencontrer ; mais ces hémoptysies rentrent dans la description de l'une ou de l'autre des deux hémoptysies que nous allons étudier. Elle ne mérite pas un chapitre spécial.

### I

Retenons de suite que l'hémoptysie initiale peut constituer à elle seule le premier symptôme de la tuberculisation pulmonaire ; qu'il existe des phtisies où les hémoptysies se répètent et se multiplient, qu'il en est d'autres où jamais ce symptôme ne se montre. Elle survient au milieu d'une santé en apparence parfaite, cependant en allant au fond des choses on s'aperçoit que le malade toussait depuis quelque temps ; qu'il a vécu avec des parents tuberculeux ; qu'il a eu, étant jeune, des signes de scrofule ; que depuis quelque temps sa santé était un peu ébranlée. En un mot, il ne faut plus dire *ab hémoptœ tabes;* l'hémoptysie ne se produit que dans un poumon déjà tuberculisé. C'est du moins l'opinion admise aujourd'hui.

L'hémoptysie se présente sous divers aspects, tantôt ce n'est qu'une expectoration sanguinolente ; des crachats muqueux ou salivaires sont plus ou moins mêlés à du sang. Mais là, il faut rechercher avec soin si ce sang ne provient pas soit de la bouche du malade, dont les gencives seraient malades, ulcérées, saignantes, soit de la gorge à la suite d'efforts de toux considérables. Mais ce n'est pas en cela que consiste la véritable hémoptysie.

L'hémoptysie vraie débute soudainement sans prodrômes et sans cause appréciable. Quelquefois à la suite d'un effort insignifiant ou d'une émotion. Le malade ressent à la gorge une titillation, il tousse légèrement et aussitôt il vomit de 100 gr. à 1 litre de sang pur, rouge clair, vermeil, rutilant, mousseux et liquide. Pendant quelque temps encore le malade aura des crachats sanglants, puis tout rendre dans l'ordre. Quelquefois l'hémoptysie se reproduit une, deux ou trois fois dans les jours qui suivent, puis rien ne paraît plus.

A partir de ce moment, on peut voir évoluer une phtisie avec tous ses caractères ; quelquefois le malade ne verra jamais aucun signe de tuberculisation. D'autres fois, ce ne sera que longtemps, très longtemps après, qu'apparaîtront les premiers signes extérieurs de tuberculisation pulmonaire.

On ne confondra pas l'hémoptysie avec l'hématémèse. Dans cette dernière le sang est rejeté par des efforts de vomissements, en une seule fois, et présente une coloration noire. Il est souvent acide, car il est mélangé au suc gastrique. Enfin il est suivi de melœna caractéristique.

## II

Quelle est la cause de l'hémoptysie ? Signalons en passant que l'on peut rencontrer des hémoptysies chez les cardiaques, dans les maladies aiguës du poumon (pneumonie, abcès, gangrène), chez les femmes, à la suite de la suppression brusque des règles (hémoptysies supplémentaires), chez les hystériques. Nous ne faisons que les signaler, car le diagnostic en est facile. Voyons maintenant comment se produit l'hémoptysie tuberculeuse, quel est son mécanisme.

Dans l'hémoptysie du début, on a admis un état congestif interne, une diminution de résistance des parois vasculaires, enfin la diapédèse. Aucune de ces explications n'est suffisante, et la cause vraie de l'hémoptysie est, comme Rindfleich l'a démontré, la suivante :

Le tubercule, en se développant, englobe les artérioles pulmonaires ainsi que les capillaires. La néoformation tuberculeuse envahit les tuniques de l'artère et pénètre jusque dans sa lumière qu'elle obstrue. Or, ces artères du poumon sont terminales, c'est-à-dire qu'elles n'ont pas d'anastomoses ; si elles sont obstruées, elles ne pourront déverser leur contenu dans les artères voisines et la tension du sang augmentera à leur intérieur. Mais les tuniques atteintes de périartérites tuberculeuses ont subi la transformation embryonnaire et ne présentent plus la même résistance. Un faible excès de tension, un petit effort suffira à rompre cette artère qui a perdu ses tuniques résistantes et de là l'hémoptysie plus ou moins abondante suivant le calibre du vaisseau ouvert.

Mais alors il faut bien admettre que toute hémoptysie est consécutive à l'éclosion dans le poumon de noyaux tuberculeux. Oui, évidemment, et c'est l'opinion admise aujourd'hui, la seule admissible. On voit maintenant que des tubercules discrets peuvent longtemps rester à l'état latent dans le parenchyme pulmomonaire, y guérir même sans jamais révéler leur présence par aucun signe fonctionnel ou autre. Et c'est précisément un grand honneur qui revient à l'école moderne de s'être attaché à prouver toute l'importance de cette période latente de la phtisie. Quoi de plus naturel alors que d'admettre qu'une artériole tuberculeuse s'est subitement rompue sous l'effort de la pression sanguine et a provoqué cette hémoptysie que l'on croyait jadis prémonitoire et qui n'est en somme que le premier signe palpable d'une tuberculose déjà en pleine voie d'évolution ! Et si le malade guérit et ne voit pas sa phtisie se développer, c'est que naturellement ses tubercules ont évolué vers la guérison sans être en rien influencés ni en bien, ni en mal par cette hémorrhagie.

L'hémoptysie est donc postérieure à l'éclosion des tubercules, elle ne provoque pas la naissance des tubercules dans les poumons, elle n'a aucune action nocive ou favorable sur la marche de la tuberculisation.

A la dernière période, l'hémoptysie a une autre signification : elle est due à la rupture, dans l'intérieur d'une caverne, d'un anévrisme formé au-dessus d'une artériole de la paroi, ou à la rupture de ce vaisseau lui-même ulcéré après avoir été envahi par la couche tuberculeuse qui entoure la caverne. Là plus de discussion possible sur la nature de cette hémoptysie, on connaît parfaitement sa genèse. Cette hémoptysie terminale est plus grave que l'hémoptysie initiale. D'abord elle survient chez un sujet débilité qui ne pourra que difficilement réparer cette perte, et puis elle est fréquemment foudroyante, chose rare dans l'hémoptysie du début.

## III

*Phtisies hémoptoïques.* — Examinons les allures cliniques de l'hémoptysie. Nous avons dit qu'il y a des phtisies hémoptoïques et des phtisies non hémoptoïques, c'est-à-dire dans laquelle il n'y a jamais eu de crachements de sang; mais, parmi les premières, il faut faire des divisions et toutes les phtisies hémoptoïques n'ont pas la même marche clinique.

Ainsi combien de fois ne voit-on pas des sujets atteints d'hémoptysie ne présenter que 10, 15, 20 ans après des signes de tuberculisation. Nous savons même que, malgré une hémoptysie, un malade peut parfaitement ne jamais devenir phtisique. C'est qu'alors les tubercules ont évolué dans le sein de la transformation fibro-calcaire, c'est-à dire vers la guérison, aidés ou non par une thérapeutique appropriée.

A côté de ces cas heureux, il y en a d'autres, et ce sont malheureusement les plus nombreux, dans lesquels la phtisie poursuit son cours, mais d'une façon variable. Tantôt les symptômes ne viendront que longtemps après; c'est ce que nous nommerons les *phtisies hémoptoïques à longue échéance* (Germain Sée). Dans ce cas, le tubercule, cause de l'hémoptysie, a guéri et il faut admettre que ce sont de nouveaux tubercules qui, cette fois, ont évolué dans le sens de la caséification de la phtisie.

Chez quelques malades la première hémoptysie est oubliée quand il en survient une ou plusieurs autres longtemps après qui, celles-là, sont suivies de phtisie.

D'autres fois, après la première hémoptysie, la maladie revêt une allure rapide; là tuberculisation fait des progrès et les hémoptysies se répètent coup sur coup amenant rapidement la mort. Dans ce cas ces hémoptysies sont dues à la rupture de nombreux anévrismes miliaires placés à la surface d'ulcérations pulmonaires à marche rapide. C'est la *forme hémoptoïque à marche rapide.*

L'hémoptysie peut ne survenir que vers la fin de la maladie à la période d'ulcérations et souvent dans ce cas elle clôt la scène : elle est foudroyante. Ces hémoptysies terminales sont beaucoup moins intéressantes que celles des premières périodes. Elles sont rebelles au traitement, elles amènent rapidement la mort, et quand elles paraissent on peut abandonner tout espoir d'arriver à un bon résultat par la thérapeutique, quelle qu'elle soit.

### TROUBLES FONCTIONNELS.

### I

*Dypsnée.* — Quelquefois la dyspnée se montre dès le début de la maladie avant tous les autres symptômes, mais ce fait ne se présente que dans les cas de phtisie aigue. Dans la phtisie chronique elle est en général minime et le plus souvent elle manque totalement.

La dyspnée est un phénomène rare chez l'homme, elle est plus fréquente chez la femme et surtout chez l'enfant. Mais il faut remarquer que la dyspnée, qui manque en général chez les tuberculeux, même alors que les lésions sont très étendues, devient rapidement très profonde dès qu'il survient au poumon un état phlegmasique qui, à l'état normal, n'aurait rien provoqué de semblable. Ce fait peut, dans quelques cas, éveiller l'attention du praticien.

La dyspnée du tuberculeux se manifeste à l'occasion de la toux au moment d'un travail pénible, d'une course, de l'ascension rapide d'un escalier, après le repas, pendant la digestion, surtout quand la digestion s'accompagne de flattulence et de distension gastrique. Quelquefois la dyspnée du tuberculeux revêt la forme de véritables accès d'asthme survenant au milieu de la nuit sous des influences multiples et variables de température ou autres. Il y a donc dans la phtisie des accès de pseudo-asthme qui simulent à s'y méprendre l'asthme véritable.

### II

*Forme dyspnéique.* — Aussi a-t-on l'habitude de décrire une forme de phtisie chronique, ou début de la tuberculose pulmonaire, que les auteurs ont nommée *forme dyspnéique.* Elle est caractérisée avant tout par des accès nocturnes d'oppression présentant tous les caractères des accès d'asthme, même les signes physiques : râles sibilants et sonorité tympanique. Mais l'erreur ne peut être durable car cette forme n'est jamais une forme de début. Il faut que les tubercules soient déjà assez avancés pour provoquer ces troubles. Il faut surtout qu'il y ait concomitance d'emphysème et de dilatation bronchique, ce qui ne survient que quand les lésions sont déjà anciennes. Pourquoi la dyspnée est-elle rare chez les phtisiques? cela tient aux causes mêmes de ce trouble organique. Pour qu'il y ait dyspnée, il faut un rétrécissement considérable et brusque de la surface respiratoire, et, d'autre part, l'excitation des terminaisons du nerf vague. Or, dans la tuberculose chronique, cette diminution du champ respiratoire est très lente, elle est graduelle. On ne rencontre surtout ce trouble respiratoire que dans la phtisie aigue, granulique ou pneumonique.

De plus le poumon et les extrémités nerveuses s'habituent progressivement à ces parasites et leur fonction n'en est pas exagérée. Ainsi s'explique la rareté de la dyspnée chez les tuberculeux. Si on la voit survenir chez un phtisique, il faut songer immédiatement soit à une poussée de granulations confluentes, soit à la formation d'un noyau de pneumonie caséeuse, soit à un accident phlegmasique quelconque du côté de l'arbre aérien; en un mot à une complication intercurrente.

### III

*Toux.* — La toux est toujours un symptôme très précoce dans la phtisie pulmonaire. Peut-être même est-il toujours le premier en date. Cependant, chez quelques malades qui ne toussent jamais, elle peut n'apparaître que quelque temps après l'éclosion des premiers tubercules, cela est tout à fait exceptionnel. La toux initiale a des caractères particuliers fort bien décrits par Fournet et qui la distinguent des toux produites par une bronchite ou d'autres affections thoraciques. Voici ses caractères : « Elle est brève, sèche, composée d'une seule saccade ou de deux tout au plus, produite sans presque aucun effort et comme naturellement, non accompagnée d'accès ni de sentiment d'étouffement, surprenant quelquefois le malade au milieu d'une phrase ; hors de ce cas elle s'échappe en quelque sorte de la poitrine par un petit mouvement convulsif presque sans que le malade s'en aperçoive. » Cette toux se reproduit à d'assez longs intervalles et surtout la nuit. Il est à remarquer que c'est principalement au moment où le malade se met au lit que cette toux paraît. Elle est alors plus accentuée. Le malade ressent un titillement insupportable à la gorge et pendant quelques minutes de véritables quintes de cette toux sèche et laryngée, si on peut s'exprimer ainsi. On explique aisément ce phénomène par ce fait que l'excitabilité nerveuse est pendant un instant exagérée au commencement du sommeil pour diminuer ensuite dans le reste de la nuit, ce qui explique pourquoi cette toux disparaît en général pendant le sommeil.

La toux du début de la phtisie ne s'accompagne pas d'expectoration, ni de râles d'auscultation : elle est brève et d'un timbre sec, elle a une grande analogie avec la toux hystérique, avec cette différence qu'elle n'est pas rythmée et uniformément périodique comme cette dernière. Pour expliquer cette toux il faut admettre une irritation spéciale par les tubercules naissant de certaines terminaisons nerveuses ; peut-être faut-il admettre qu'elle est due déjà à un certain état catarrhal des bronches, état peu accusé mais suffisant pour provoquer cette toux légère. Cette toux reste souvent inaperçue des malades qui finissent par s'y habituer, n'y font aucune attention et ne s'en plaignent presque jamais. Ils rapportent cette toux à ce chatouillement désagréable gutturo-laryngé.

Dans quelques cas la toux n'est plus brève et courte mais quinteuse et tenace. Elle survient par quintes longues, douloureuses, pouvant aller jusqu'à provoquer des vomissements. Elle a alors beaucoup d'analogie avec la toux de la coqueluche, dont elle n'a cependant pas les reprises sifflantes et les expectorations si rapprochées. Ces quintes surviennent la nuit, troublent le sommeil, surtout pendant les premières heures du séjour au lit. Elles s'apaisent ensuite pour reparaître au réveil et pendant le jour, pour le moindre prétexte.

Cette toux est uniquement due à la présence d'un exsudat dans les bronches et peut-être aussi à une légère adénopathie trachéo-bronchique.

La toux quinteuse provoque souvent des vomissements. Cette toux émétisante, comme disait Pidoux, était pour Morton un des meilleurs signes de tuberculisation à la phase initiale. Cette toux, provoquant des vomissements, a encore plus d'analogie que la toux quinteuse simple avec la toux de la coqueluche.

Les vomissements ainsi produits sont composés d'aliments restés intacts ou de secrétions stomacales pures quand ils ont lieu à jeun. Dans ce cas, l'estomac est absolument intact et il n'y a ni dyspepsie ni trouble de l'appétit. En dehors des quintes il n'y a jamais de troubles digestifs ni de vomissement. Ici, ces vomissements sont d'ordre purement mécanique. C'est qu'en effet il y a quelquefois, au début de la phtisie, de la dyspepsie vraie : nous avons même décrit une forme dyspeptique du début de la tuberculose.

Mais ici il n'y a rien de cela ; nous n'avons que des troubles moteurs stomacaux sans trouble fonctionnel de cet organe. C'est une exagération de l'acte expirateur. Il n'est pas besoin, je crois, d'aller avec Traube chercher la cause de ces vomissements dans une excitation particulière du bulbe, du foyer du nerf vague, qui, trop excité, mettrait en jeu les muscles expirateurs qui, dépassant leur tâche, provoqueraient en même temps le vomissement.

Il peut se faire que la toux, nous l'avons dit, soit le premier symptôme apparent et le seul pendant un certain temps. Rien à la percussion, rien à l'auscultation ne vient mettre sur la voie de la cause de cette toux sèche ou quinteuse. Aussi peut-on faire la description clinique d'une forme de début de la tuberculose pulmonaire ainsi caractérisée.

## IV

*Forme de début avec toux sèche ou quinteuse.* — Cette forme doit être différenciée d'avec certains états pathologiques qui, eux aussi, n'ont pour symptôme que la toux ; ce sont : le *rhume simple* et la *toux hystérique.*

Le rhume vulgaire n'est très souvent qu'une phtisie commençante. Souvent on se laisse aller à se contenter de ce diagnostic si simple en apparence, surtout quand le soi-disant rhume est survenu au milieu de la santé en apparence la plus florissante. C'est dans ce cas, si le rhume se prolonge, qu'il faut avec grand soin examiner la poitrine pour chercher à saisir les nuances les plus fines de l'auscultation et ne pas attendre que la maladie vous donne un démenti aussi grave. Il est rare que le doute persiste longtemps pour un observateur sagace ; on assistera rapidement à l'apparition de certains signes, tels que l'amaigrissement, l'affaiblissement du murmure inspiratoire, une respiration saccadée, l'expiration prolongée, etc. Il vaut mieux dans des cas pareils, où il existe le moindre signe suspect, être trop pessimiste que pas assez. Le malade ne peut qu'en retirer des avantages.

La *toux hystérique* ne peut pas être confondue avec la toux sèche du début de la phtisie quand on connaît bien ses caractères. Elle survient toujours chez des hystériques avérés. Elle est toujours absolument identique à elle-même et chaque crise ressemble absolument à la précédente. Elle reparaît à intervalles toujours égaux. Elle a toujours le même rythme et le même timbre. Elle disparaît pendant le sommeil. Elle est irrésistible et ne se compose jamais que de deux ou trois expirations forcées. Son timbre est généralement très élevé et toujours le même. Elle dure des mois sans changer ni d'intensité, ni de timbre, ni de fréquence. Elle n'est jamais accompagnée de modifications du côté des bruits respiratoires; jamais elle n'est accompagnée d'expectoration.

## SYMPTÔMES PHYSIQUES

J'ai parlé déjà des malformations congénitales ou acquises du thorax qui, pour certains auteurs, prédisposeraient à la phtisie. Je ne sais jusqu'à quel point on peut accepter cette opinion ; mais ce qui est hors de doute, c'est que la poitrine d'un phtisique se déforme et d'une façon toute particulière. Ces déformations s'accentuent avec les progrès de la maladie.

## I

*Aspect de la poitrine du phtisique.* — Dès le début, les sommets du poumon se rétrécissent, et se rétrécissent d'autant plus que la maladie est plus avancée. (Hirtz. — Th. de Strasbourg, 1836). Cet auteur ajoute que la poitrine normalement conique à sommet inférieur devient cylindrique d'abord, puis conique à sommet supérieur. Ces conclusions ne sont pas admises par tous les cliniciens, et Serrailles, dans sa thèse inaugurale (Paris, 1867), admet au contraire :

1º Que chez la moitié des phtisiques la poitrine est régulièrement conformée ;

2º Chez l'autre moitié la forme cylindrique est la forme prédominante ;

3º Enfin chez un petit nombre, la poitrine est plus rétrécie à la partie supérieure qu'à la partie inférieure.

Le thorax du phtisique présente les caractères suivants : rétrécissement de la région thoracique supérieure due à la brièveté des 3 ou 4 premiers arcs costaux. Les épaules sont rapprochées, et la distance d'un acromion à l'autre est inférieure à la moyenne. Les clavicules sont courtes et le sternum est comme déprimé à sa partie supérieure. Les moignons de l'épaule ramenés en avant forment au-dessus et au-dessous de la clavicule deux dépressions profondes et marquées, ce sont les fosses sus et sous-claviculaires souvent appelées salières dans le public. Cette partie du thorax est immobilisée, les muscles intercostaux y sont atrophiés et les espaces profondément déprimés. Le dos est généralement voûté et les omoplates présentent la déformation caractérisée par la dénomination de *scapulæ alatæ*, omoplates en forme d'ailes. D'une façon générale le thorax est moins développé que ne le comporterait la taille du sujet. Les côtes inférieures, ou fausses côtes, sont, en général, relevées et forment un relief qui tranche avec l'exiguité des parties supérieures de la cage thoracique.

Ces malformations, quand elles existaient avant le début des tubercules, persistent pendant l'évolution de la maladie. Mais par le progrès des lésions pulmonaires, le thorax, même parfaitement conformé, subit des déformations souvent très marquées. C'est surtout à la suite d'une pleurésie qu'un côté du thorax s'affaisse, se rétracte, se déprime. A la suite de l'épanchement pleurétique chronique qui accompagne si souvent la tuberculose pulmonaire, les poumons comprimés ne reprennent pas leur volume primitif, et par le fait de ce retrait du poumon, de la rétraction et de la transformation fibreuse des membranes, la paroi du thorax s'affaisse et souvent cet affaissement provoque une déformation considérable.

A côté des épanchements pleurétiques, nous trouvons comme cause de la déformation du thorax, la présence de cavernes cicatrisées, on en voit la cicatrisation. La transformation fibreuse des parois de la caverne et du tissu pulmonaire voisin provoque une rétraction cicatricielle du parenchyme : les côtes et les muscles intercostaux s'affaissent et bientôt la déformation est constituée.

Dans ces deux cas, les parties atteintes deviennent immobiles. Pendant les mouvements respiratoires elles ne sont plus animées de mouvements alternatifs d'ampliation et de rétraction : ces parties ne fonctionnent plus parce que le poumon qu'elles recouvrent ne subit plus les mêmes mouvements successifs d'ampliation et de rétraction. Nous devons aussi constater que les lésions pulmonaires ne sont pas seules causes des déformations et de l'immobilité de certaines régions thoraciques. Il nous faut faire entrer en ligne de compte les lésions musculaires. Ces lésions sont d'abord un amaigrissement prononcé de tous les muscles de la respiration, résultat de l'amaigrissement général du phtisique. Mais à côté de cela, les muscles respiratoires du côté malade sont plus atteints que ceux du côté opposé et cette atrophie peut s'expliquer de deux façons. Ou bien elle est le résultat de névrites périphériques de même nature que la lésion pulmonaire : névrites qui se traduisent tantôt par des lésions atrophiques du muscle, tantôt par de la douleur, ou bien elle serait une atrophie sympathique analogue à celle que l'on rencontre dans les muscles voisins d'une articulation malade.

Quoi qu'il en soit, le thorax des phtisiques subit des modifications de forme et de fonctionnement très appréciables et que nous devrons énumérer ici.

## II

*Palpation.* — A cette déformation du thorax se rattachent les signes fournis par la palpation et la spirométrie. Si l'on applique les mains à plat sur les deux côtés de la poitrine, on s'aperçoit nettement que du côté où existe une dépression thoracique, l'ampliation se fait mal ; le côté semble immobilisé. Mais ce signe, qui n'a rien de spécial à la tuberculose pulmonaire et qui est dû à l'insuffisance d'élasticité du poumon, insuffisance qui peut dépendre ou d'une pleurésie ou d'une parésie de la paroi, ou d'une rétraction fibreuse du poumon d'origine quelconque, nous arrêtera peu. Il n'en est pas de même des signes fournis par les vibrations thoraciques produites par la voix du malade. En appliquant la main sur le thorax quand le sujet parle on perçoit, à la main, les vibrations vocales plus ou moins nettes suivant les circonstances et les individus. En effet, chez la femme et l'enfant qui ont « la voix de tête » les vibrations communiquées au thorax sont peu nettes ; tandis que chez l'homme, dont la voix est plus grave, les vibrations sont plus intenses et plus marquées. La résonnance du thorax varie suivant que la voix est plus ou moins forte, plus ou moins basse.

Dans la tuberculose pulmonaire, comme dans toute induration du parenchyme de l'appareil respiratoire, il y a *augmentation des vibrations vocales*. A l'état normal, les vibrations vocales sont moins accentuées au sommet du poumon que vers la partie moyenne du thorax ; elles sont plus fortes à droite qu'à gauche. Or, si par la palpation le frémitus vocal est égal en intensité au sommet et à la partie moyenne, c'est que le sommet ne présente pas sa structure normale. A plus forte raison si les vibrations sont plus accusées. De même si ce frémitus est plus marqué à gauche qu'à droite, contrairement à ce qui est normal, il faut suspecter ce sommet gauche.

Les vibrations sont supprimées dans le cas d'épanchement pleural, au niveau des parties occupées par le liquide : dans le pneumo-thorax, les vibrations sont aussi abolies. Cependant il faut se défier de ce que M. Grancher a nommé les *vibrations propagées*. En effet, toutes les fois qu'un poumon ne fonctionne plus pour une cause ou pour une autre, l'autre supplée. La respiration y prend un caractère spécial, elle augmente d'intensité, prend un caractère soufflant, c'est la *respiration puérile*. En même temps les vibrations y sont augmentées et peuvent se propager par la paroi ou par des adhérences ou membranes fibreuses au côté malade qui, normalement, ne devait pas vibrer.

En résumé, le seul fait que nous devons retenir, c'est qu'au niveau des parties tuberculisées du poumon, c'est-à-dire des parties indurées, les *vibrations vocales sont augmentées*.

## III

*Spirométrie.* — Le spiromètre de Hutchinson peut, dans quelques cas, rendre des services dans le diagnostic de la tuberculisation du poumon. Par le spiromètre, on mesure les capacités respiratoires du poumon. Or, dans toute tuberculose pulmonaire, la capacité respiratoire est diminuée et cela dès le début. Des observations ont été relevées où la spirométrie a manifestement montré que ce signe peut être précieux. Mais dans ce cas ce n'est qu'une affaire de comparaison. En effet, on a bien établi une moyenne de la capacité pulmonaire. Or, cette moyenne varie dans des limites étendues suivant la taille, le développement du thorax, le sexe et autres circonstances. On ne peut donc pas se baser sur les expériences physiologiques pour prendre un terme de comparaison. Ce procédé ne peut rendre de vrais services que dans les cas où ayant mesuré antérieurement la capacité pulmonaire du sujet on trouve à un moment donné une diminution notable. Témoin l'observation de cet auteur anglais qui, ayant mesuré la capacité respiratoire d'un athlète à deux reprises différentes, reconnut à la deuxième expérience une diminution notable. Or, cet homme mourut peu après de phtisie pulmonaire. La spirométrie ne peut donc fournir des données précises. Cependant si par la spirométrie on trouve une capacité respiratoire notablement inférieure à celle qu'on serait capable d'attendre du sujet d'après sa taille et l'état de son thorax, on pourra être mis sur la piste d'une lésion encore latente. Peut-être pourrait-on, en faisant entrer davantage le spiromètre dans la pratique, arriver à en tirer des données précises et d'une grande utilité.

Je ne ferai que citer en passant quelques expériences faites avec

le pneumographe. Les traces fournies par cet instrument qui, jusqu'à présent, n'a pas quitté le laboratoire, ont montré que chez les
tuberculeux le rythme respiratoire est modifié : accélération et
irrégularité, tels en sont les principaux caractères. La clinique
pourrait peut-être tirer profit de ce genre de recherches, mais
jusqu'à présent on ne les a pas mises à contribution.

Nous arrivons à des procédés d'exploration beaucoup plus importants et qui, à eux seuls, permettent d'établir le diagnostic. Je
veux parler de la percussion et de l'auscultation.

## IV

*Percussion.* = La percussion consiste à frapper brusquement
la surface d'une région du corps, pour déterminer un son qui permet de juger de la situation des organes et de certains de leurs
états pathologiques. C'est Avenbrügger qui, le premier, mit en
pratique ce mode d'exploration.

Comment doit-on percuter : il y a deux modes de percussion. La
percussion immédiate, la seule que connaissait Avenbrügger, et la
percussion médiate pratiquée soit avec le doigt, soit à l'aide
d'instruments de formes diverses, les plessimètres.

Je n'insisterai pas sur la percussion immédiate, qui est aujour-
d'hui abandonnée. Je m'occuperai spécialement de la percussion
médiate et surtout de la percussion digitale. La percussion plessimé-
trique ne sert plus que dans les cas où l'on veut avec une percussion
énergique reconnaître la sonorité des parties profondément situées
ou délimiter, avec précision, des régions mates. La percussion
digitale est de beaucoup la plus importante à connaître et à
savoir pratiquer.

Pour pratiquer la percussion il faut, autant que possible, appliquer les doigts directement sur les téguments. Tout au plus peut-on
recouvrir le malade d'un linge fin et bien étendu. Le doigt sur
lequel on percute doit être appliqué aussi exactement que possible
par sa face pulmonaire sur la région à explorer. On percute sur
l'index ou sur le médius. Le doigt percuté doit être placé
parallèlement à la direction des côtes et dans les espaces intercostaux.

On doit percuter, l'une après l'autre, les deux régions symétriques
du poumon pour pouvoir comparer et saisir les différences de
sonorité.

On percute en général avec le médius, mais on peut employer

aussi l'index ou même trois doigts de la main droite, réunis ensemble, tenus demi-fléchis. Il faut ne faire jouer que l'articulation du poignet et non celle du coude. La percussion est plus délicate et moins douloureuse ; il faut aussi frapper bien perpendiculairement et donner un coup sec en retirant immédiatement le doigt percuteur. La seule difficulté de la percussion est dans le mouvement du poignet; il faut, par l'habileté, acquérir une grande souplesse dans cette articulation.

La position à donner au malade est importante. Il faut éviter de percuter sur des muscles en état de contraction, condition qui modifie beaucoup les sons obtenus. Pour explorer la région antérieure de la poitrine la meilleure position est le décubitus dorsal; mais si le malade est debout ou assis, il devra tenir le corps droit, la tête haute et laisser tomber les bras de chaque côté du corps en effaçant les épaules. Pour l'exploration du dos le malade sera debout ou assis, légèrement incliné, les bras croisés ou, s'il est au lit, les bras retenus par une personne placée devant lui. Pour la région latérale, les bras seront relevés et passés sur la tête. Il faut donc éviter la contraction musculaire et mettre en même temps les régions percutées dans un certain état de tension. De plus, il faut supprimer tout vêtement épais en laine ou en flanelle, le linge empesé, et ne recouvrir la partie à explorer que de linge fin non apprêté et bien étalé.

Il faut commencer par une percussion assez faible avec une force sensiblement égale, et toujours comparer les deux points symétriques. Pour arriver à déterminer avec plus de précision des points mats ou submats peu étendus on peut employer la méthode suivante : percuter avec un seul doigt sur l'ongle de l'index, la phalange unguéale de l'indicateur percuté étant parfaitement appliquée sur la paroi thoracique et dans les espaces intercostaux. De cette façon on ne fait vibrer qu'une étendue très restreinte du parenchyme pulmonaire et trouver des régions mates qui passeraient inaperçues à la percussion ordinaire. Ces principes étant posés, étudions les bruits ou mieux les modifications de sonorité que l'on peut trouver dans le cours de la phtisie pulmonaire.

Ils peuvent varier beaucoup suivant l'état du poumon. Nous essayerons de déterminer leurs natures vraies pour pouvoir comprendre le mode de formation des bruits anormaux.

Tout son de percussion présente les caractères suivants qui, en variant, produisent les diverses modifications des bruits de percussion :

1er L'intensité déterminée par l'amplitude des vibrations ;

2e La tonalité ou hauteur du son due au nombre des vibrations dans un temps donné;

3e Le timbre, caractère d'un son dû à la superposition des harmoniques du son fondamental.

4e Enfin pour les sons dont nous nous occupons, il faut tenir compte d'un 4e caractère qui a une grande importance. Un son quelconque, en effet, peut être produit par des vibrations périodiques, c'est-à-dire qui se reproduisent avec le même nombre, le même rythme dans une même espèce de temps, ou bien il est produit par des vibrations désordonnées, arythmiques. Dans le premier cas on a un *son musical*, dans le second *un bruit*.

Nous diviserons donc les bruits de percussion en bruits :

    I. — *Mats* (parenchyme vide d'air).

    II. — Tympanique (son creux musical).

    III. — Sous-tympanique (son creux dû à des vibrations non rythmiques, ton normal du poumon).

    IV. — Son de résonnance.

L'amplitude du son, sa force, n'a aucune valeur seméiologique ; elle ne dépend que de la façon dont on fait la percussion. Une percussion forte augmente l'amplitude, une percussion faible la diminue. La percussion forte est quelquefois nécessaire quand on veut faire vibrer les parties profondes du poumon pour découvrir des indurations profondément situées. L'intensité de son produit n'a aucune importance en séméiologie puisqu'elle est indépendante du corps percuté.

Cependant il faut savoir que l'intensité de son produit dépend aussi de l'épaisseur des parois du thorax. Une paroi fortement musclée, ou chargée de graisse, donnera à la percussion un son moins intense qu'une paroi amaigrie et peu musclée. Il faudra donc tenir compte dans la percussion de certaines modifications du thorax pathologiques ou acquises par la profession. Ainsi un ouvrier forgeron présentera un pectoral droit beaucoup plus développé que le gauche et si l'on n'est prévenu de la différence d'intensité des sons de percussion obtenue par l'examen successif des deux côtés on pourrait être conduit à commettre une erreur d'interprétation. Dans la scoliose, le côté bombé est toujours moins sonore et d'autant moins que les côtes sont plus proéminentes.

Chez l'enfant le son est plus intense vu la faible épaisseur et la souplesse des parois. Chez la femme le son est moins intense à cause de la graisse toujours abondante. Chez le vieillard, l'intensité est considérable et à cause de la disparition des muscles et de la graisse et aussi par suite des modifications de la texture du poumon. Chez l'homme adulte, l'intensité varie suivant l'épaisseur (muscles ou graisse) des parois thoraciques.

Les espaces intercostaux sont les points les plus sonores, mais ils le sont inégalement suivant les régions considérées.

Le maximum de sonorité en avant est dans le 1er et le 2e espace intercostal, d'une façon sensiblement égale des deux côtés. Les 3e et 4e espaces droits sont très sonores aussi, mais à gauche la présence du cœur modifie le son et ôte ainsi le terme de comparaison nécessaire. Mais ces espaces sont sensiblement aussi sonores que le 2e espace avec une légère différence en moins. La région claviculaire résonne peu.

Les 5e et 6e espaces intercostaux sont occupés à droite par le foie et présentent une sonorité qui arrive insensiblement à la matité, le poumon allant en s'amincissant pour s'enfoncer dans le sinus costo diaphragmatique.

Les parties latérales de la poitrine sont toutes sensiblement égales en sonorité. L'aisselle a la même résonnance que le deuxième espace intercostal. A droite la sonorité va en s'affaiblissant dans les 5e, 6e et 7e espaces intercostaux à cause de la présence du foie. A gauche la sonorité reste égale jusqu'au 8e espace.

En arrière les régions les plus sonores sont les fosses sous-épineuses ; la fosse sus-épineuse est peu sonore à cause de la grande épaisseur de la paroi à ce niveau. La région interscapulaire est peu sonore à cause de la masse considérable formée par la colonne vertébrale, les muscles de la gouttière et les organes du hile.

## V

*Limites normales du poumon.* — Au début de la phtisie les modifications du ton de percussion portent sur *l'intensité et la tonalité du son thoracique.* On peut aussi trouver des modifications importantes dans *l'élasticité de la paroi.*

Toutes les régions du poumon ne présentent pas également ces différences. On dit de les rechercher dans les fosses sus et sous-épineuses ; mais là l'épaisseur de la paroi est telle que quand on arrive à percevoir des modifications dans la sonorité, les lésions sont déjà très avancées.

Pour avoir les nuances du début, il faut les chercher dans les régions suivantes comme le conseille Germain Sée, entre l'omoplate et la colonne vertébrale, en arrière et en avant dans les fosses sus et sous-claviculaires et au niveau même de la clavicule. On percutera avec soin et avec un seul doigt percuteur comme l'indique Peter en comparant les deux régions symétriques à droite et à gauche.

On peut rencontrer alors à la percussion soit une augmentation du son, ce qui est rare, soit le plus souvent une diminution du son. Andral, qui a le premier signalé ce tympanisme au niveau des tubercules au début le mettait sur le compte d'un emphysème concomitant. Mais il peut exister sans emphysème et sa nature est assez inconnue. Le plus souvent le son est diminué et (d'après Germain Sée), le son obtenu est « tympanique, sourd, avec élévation du ton et perte de l'élasticité de la paroi ». Les trois signes coexistent en général : diminution du son, élévation de la tonalité et perte de l'élasticité de la paroi. »

Le poumon en effet est induré, le son devient plus aigu, et souvent ce signe seul existe : on arrive à percevoir cette tonalité élevée en comparant avec soin les deux côtés.

Peu à peu la tonalité s'élève et le son tympanique s'affaiblit de plus en plus pour laisser à la place de la submatité et, quand les lésions sont suffisamment confluentes, une matité presque complète dans les parties supérieures du poumon.

Quoiqu'il en soit, il faut une grande habitude de la percussion pour saisir ces nuances et même pour des explorateurs habiles, les renseignements ainsi obtenus sont jugés insuffisants, du moins à la première période. Du reste, l'auscultation est là pour venir corroborer les résultats de la percussion et donner la certitude.

*Auscultation.* — (Je prie le lecteur de se reporter au chapitre de la séméiologie de la période de germination; le chapitre présent n'étant que la suite naturelle de l'autre).

Dans la première période de la phtisie, les signes fournis par l'auscultation ne sont que des modifications des bruits normaux de la respiration. Dans la période que nous étudions maintenant, nous voyons apparaître les bruits morbides, bruits nouveaux surajoutés, dus à des lésions marquées des conduits aériens. Ces bruits nouveaux sont les râles et les souffles.

Les râles sont de deux sortes; les râles secs et les râles humides. Les râles humides donnent à l'oreille l'impression de bulles qui se crèvent. Ces bulles sont de volumes différents et donnent naissance à des râles de nature différente. Les râles secs ou sonores, sibilants, ronflants, désignent des bruits rappelant assez le bruit de l'air passant sous une porte, le bruit du rouet, le sifflement, etc. Ces deux râles sont absolument distincts commé timbre, mais ils ne sont en somme que deux bruits étroitement unis par la communauté de la cause, le râle humide n'étant que la manifestation d'un état plus avancé de la lésion qui produit les râles secs. Il y a entre les deux bruits morbides une transition toute naturelle. Auxquels de ces râles devons-nous rattacher le râle crépitant qui ressemble au crépitement produit par une mèche de cheveux que l'on froisse devant l'oreille? ce râle n'est ni humide, ni sec, nous le laisserons en dehors de la classification. Nous ferons aussi un quatrième groupe pour un bruit particulier à la tuberculose à timbre légèrement métallique : le craquement sec.

Au point de vue du diagnostic de la tuberculose à la période considérée, nous ne devrions nous occuper que des râles humides et surtout du signe pathognomonique de la tuberculose, le craquement sec; mais je crois que l'étude complète des râles est utile, ne serait-ce que pour le diagnostic que nous aurons à faire plus tard.

## VI

*Râles.* — Les râles humides sont produits par des bulles qui éclatent dans les canaux bronchiques au moment du passage de l'air, à l'inspiration et à l'expiration. Les mucosités, les exsudats fluides, sont soulevés par le courant d'air, il se forme des bulles qui éclatent en imitant le bruit que l'on produirait en soufflant dans un tube plongé dans un verre d'eau.

Les râles humides sont formés par des bulles plus ou moins grosses, donnant à l'oreille une impression différente suivant leur volume. Leur nature est indépendante de la consistance ou de la fluidité plus ou moins grande du liquide qui forme la bulle. Elle ne dépend que du calibre du canal où elles se produisent. Du moins on admet aujourd'hui que des râles humides, fins, se forment dans les petites bronches et que d'après la grosseur des bulles et le bruit qu'elles produisent on peut savoir le calibre du conduit où ils siègent.

Ceci est admis mais n'est point démontré. A part le râle crépitant qui ne peut se produire que dans les alvéoles, et les râles à grosses bulles qui ne peuvent naître que de canaux suffisamment larges, on n'est pas absolument fixé sur le lieu d'origine des râles humides intermédiaires. Je crois cependant que nous pouvons admettre l'idée courante que le volume des râles est en rapport avec le diamètre des canaux où ils naissent. C'est l'opinion classique, nous l'adoptons.

Les râles indiquent l'existence d'un exsudat plus ou moins fluide dans les conduits aériens. Ils indiquent aussi le volume des vaisseaux où se trouve cet exsudat. Ils sont plus nombreux et plus fréquents dans les parties déclives du poumon, à la base et à la partie postérieure : Cela se comprend. Aussi prennent-ils une grande importance au point de vue du diagnostic de la tuberculose quand ils sont localisés nettement dans les parties supérieures du poumon ; ils indiquent alors une cause locale et s'ils persistent longtemps, qu'on les retrouve identiques à plusieurs examens consécutifs, ils sont presque sûrement dus à la présence de tubercules.

Les râles sont essentiellement mobiles comme l'exsudat qui leur donne naissance. Un effort de toux, une inspiration violente, le changement de position, les déplace ou les supprime même complètement dans quelques cas. Leur caractère principal est de se déplacer sous l'influence de la toux. Ce signe permet de les différencier d'avec certains frottements pleuraux qui imitent à s'y méprendre les râles humides de petits calibres. Mais ces frottements sont fixes ; ils ne subissent aucune modification sous l'influence de la toux. Certains râles cependant sont fixes : ils sont alors produits par des exsudats très peu fluides et sont alors d'un diagnostic difficile. Il est à noter que la pleurésie localisée au sommet coexiste souvent avec les lésions tuberculeuses du sommet.

On sait aussi qu'il suffit de quelques millimètres de parenchyme pulmonaire sain pour faire disparaître tout bruit morbide intra pulmonaire. Ainsi, s'il existe entre une lésion pulmonaire et la plèvre quelques millimètres seulement d'alvéoles sains, les bruits pathologiques nés dans la partie malade ne parviendront pas à l'oreille. Il en est ainsi naturellement pour les râles humides, quel que soit leur calibre, leur nombre et leur intensité.

Les râles humides s'entendent aux deux temps de la respiration, mais plus fortement pendant l'inspiration. Quand ils sont discrets on peut ne les entendre que pendant l'inspiration. On a aussi signalé certains râles humides synchrones avec les battements du cœur. Ils sont dus alors à la présence d'un liquide dans une caverne située près du cœur.

Dans la tuberculose on peut rencontrer des râles de tous calibres. Ils n'indiquent pas forcément la présence de lésions spécifiques. Ils sont dus à l'état catarrhal très souvent concomitant des conduits aériens chez les tuberculeux. Cependant, il en est un à bulles moyennes, *le râle sous-crépitant à timbre sec*, assez discret, qui est presque pathognomonique de la présence d'un exsudat catarrhal de nature tuberculeuse. Le doute n'est plus possible, si ce signe existe au sommet, s'il est fixé à un point donné toujours le même, s'il reparaît rapidement après un effort de toux, s'il s'entend aux deux temps de la respiration.

Les *râles secs*, nous l'avons dit, sont dus à la présence dans les conduits bronchiques d'un exsudat qui, formant par places des points rétrécis, donne naissance à des bruits spéciaux. Ces bruits sont appelés suivant leur sonorité et leur timbre : ronflants (ronchus), musicaux, sibilants. Les ronchus sont produits dans la trachée et les grosses bronches. Les râles sibilants prennent naissance dans les conduits de petit calibre. Ils s'entendent en général sur une grande étendue et sont fixes.

Pour la tuberculose, ils n'ont aucune importance diagnostique, ils sont l'indice de complications et sont généralement assez internes pour masquer le bruit vésiculaire et les autres bruits morbides, et apporter de sérieuses difficultés à l'exploration de la poitrine chez les tuberculeux.

Le troisième groupe de râles est constitué par le râle crépitant. Ce bruit tout particulier et si net qu'on ne peut le confondre avec aucun autre bruit intra-pulmonaire, est analogue au crépitement du sel jeté sur le feu. Il se produit au niveau des alvéoles pulmonaires au moment où les parois de ces petites cavités se séparent l'une de l'autre. A l'état normal, cette séparation se fait sans bruit, mais dès qu'il y a à ce niveau un exsudat suffisamment visqueux qui agglutine les parois, le décollement produit ce petit bruit sec, que l'on a nommé râle crépitant.

Il existe un autre râle crépitant un peu moins ténu et moins sec que le premier décrit : on l'a nommé *crépitant de retour*, car on le trouve dans la pneumonie au moment de la liquéfaction de l'exsudat. Ce râle se produit dans les dernières ramifications bronchiques et présente un timbre un peu moins sec. Comme le premier, il s'entend à la fin de l'expiration ; mais *les bouffées* sont moins nettes que celles du crépitant vrai. On l'a signalé quelquefois dans l'expiration, mais c'est extrêmement rare et on n'a pas encore la clef de ce phénomène.

Le râle crépitant n'apparaît pas toujours à la première inspiration profonde. Il faut quelquefois plusieurs inspirations fortes consécutives pour le produire. Et une fois produit il peut disparaître pour un certain temps. En effet, les alvéoles se sont remplies d'air, puis l'exsudat a formé bouchon et l'air reste emprisonné pour un certain temps, pendant lequel la crépitation ne peut plus se produire.

L'explication que donna Wintrich du mode de production de ce bruit a été adoptée par nous, et explique comment ce bruit, seulement inspiratoire, reste fixe, et peut quelquefois se produire à l'état normal dans une portion de poumon qui, pendant le sommeil, par exemple, est resté quelque temps inactive. Ce bruit est alors très passager, a lieu à la première inspiration profonde et ne reparaît plus.

Ce râle crépitant est un signe pathognomonique de la pneumonie à la première période ; le crépitant de retour se rencontre à la troisième période de la pneumonie au moment de la deffervescence et de la liquéfaction de l'exsudat.

Dans le cours de la tuberculose on peut le rencontrer : on sait, en effet, qu'un tuberculeux peut être atteint de pneumonie franche qui évolue indépendamment de la phtisie préexistante. Ce signe est pathognomonique, on peut le dire, de la pneumonie lobaire-fibrineuse.

Notre quatrième groupe se composera de deux bruits morbides spéciaux à la tuberculose, *le râle caverneux et le craquement sec*. Tous deux ont une *résonnance métallique* qui les distingue des autres râles humides.

Le râle caverneux de Hirtz est un râle sous crépitant analogue au sous crépitant de la pneumonie, avec une nuance de résonnance métallique. Il est le signe du ramollissement des tubercules et de la formation de petites excavations. En effet, dès que le ramollissement commence, il se produit des râles crépitants qui ne prennent leur caractère métallique qu'au moment où l'excavation est formée. Il se produit alors, non plus dans une bronche, mais dans une cavité de nouvelle formation ; il est *fixe*, n'est plus influencé, ni par la toux, ni par la respiration.

Le craquement, signe pathognomonique de la tuberculose pulmonaire, est un râle humide de timbre tout particulier et fixe, analogue au bruit que l'on produirait en insufflant une vessie sèche. Laënnec le considère comme le signe de la formation de petites cavernules dues au ramollissement des tubercules.

## VII

*Souffles.* — Le deuxième groupe de bruits morbides intra-pulmonaires est constitué par les souffles. Les souffles se produisent dans les canaux bronchiques, au niveau des cavités nouvelles et anormales du poumon. Nous devons diviser les souffles en deux groupes : le *souffle bronchique* et le *souffle cavitaire*.

*Souffle bronchique.* — La respiration bronchique perçue par l'oreille dans certains cas pathologiques est désignée sous le nom de *souffle tubaire*. Cependant il y a des nuances qui varient depuis la respiration soufflante bronchique jusqu'au souffle rude ou tubaire.

Mode de formation : A l'état normal le souffle bronchique existe toujours, il se forme dans la trachée, le larynx et les bronches, mais il n'est pas transmis à l'oreille et cela pour deux raisons : D'abord parce qu'il est couvert par le murmure vésiculaire, puis parce que normalement la couche d'alvéole restée saine qui sépare les grosses bronches de la paroi empêche ce bruit d'arriver jusqu'à l'oreille. Cependant il existe des régions pulmonaires, où normalement on peut percevoir ce souffle, même à l'état physiologique, pendant les fortes inspirations. C'est l'espace compris entre la base du cou et les deux épines scapulaires. Dans ce triangle on ausculte directement les grosses bronches et la bifurcation des deux trachées ; la respiration est toujours soufflante sans que l'on puisse cependant voir là un véritable souffle bronchique. A droite de cette région ce souffle s'entend généralement mieux qu'à gauche ; la bronche est, en effet, plus volumineuse et reçoit une quantité d'air plus considérable.

Les bruits bronchiques qui existent normalement ne sont que peu perceptibles à l'état physiologique, nous avons dit pourquoi. Mais supposons que pour une cause quelconque les alvéoles ne fonctionnent plus et que le poumon s'indure, alors nous n'aurons plus le murmure vésiculaire pour couvrir le son bronchique et le parenchyme induré transmettra facilement à l'oreille un bruit normalement imperceptible. Il faut ainsi deux conditions pour la formation d'un souffle ; d'une part la suppression de la respiration alvéolaire, d'autre part l'induration du parenchyme.

*Le souffle tubaire* ou bruit bronchique devenu perceptible demande donc deux conditions pour se produire ; mais ces deux conditions sont dues à des causes différentes et variées.

L'induration pulmonaire et la suppression de la respiration des alvéoles pulmonaires se trouvent dans la pneumonie fibrineuse, l'infarctus pulmonaire, l'infiltration tuberculeuse du poumon, la compression du parenchyme par un épanchement liquide de la plèvre ou un néoplasme du poumon, les épanchements péricardiques et quelquefois le météorisme abdominal provoquant un refoulement considérable du diaphragme.

Le souffle tubaire demande trois conditions pour se produire : 1° L'absence d'une couche d'alvéoles sains entre le foyer morbide et la paroi ; 2° la libre communication des bronches de la paroi lésée avec l'air intérieur ; 3° enfin, que la partie indurée soit assez étendue pour renfermer des bronches d'un suffisant calibre.

Le souffle tubaire est absolument comparable au bruit produit quand on souffle dans un tube de verre ou de métal. Il s'entend aux deux temps de la respiration, mais il est plus accusé, plus retentissant pendant l'inspiration.

En un mot, le souffle bronchique ou tubaire ne demande pas pour se produire la présence d'un exsudat bronchique, il n'est dû qu'à l'induration pulmonaire et à la suppression du murmure alvéolaire.

*Souffle caverneux et amphorique.* — Il n'en est plus de même du souffle cavitaire. Celui-ci prend naissance au niveau d'une cavité de nouvelle formation, pulmonaire ou pleurale. On le compare avec justesse au bruit que l'on fait naître en soufflant dans le goulot d'une bouteille. Son ton est plus ou moins aigu suivant la grandeur de la cavité de résonnance de la caverne.

A l'état pathologique, on retrouve ce bruit dans les cavernes pulmonaires, quelle que soit leur nature : gangréneuses, tuberculeuses ou dues à l'évacuation d'un abcès intra-pulmonaire et aussi dans la dilatation bronchique.

Quand la paroi de la caverne est lisse et que la cavité est suffisamment grande, le souffle prend un caractère métallique qu'on ne retrouve jamais dans la dilatation bronchique simple.

Le souffle amphorique à timbre métallique se trouve aussi dans le pneumo-thorax qui complique si souvent la tuberculose avancée. Quelquefois, mais exceptionnellement, on trouve ce souffle amphorique dans la pneumonie fibrineuse. On l'a signalé sans en donner l'explication.

J'ai insisté un peu sur le souffle amphorique, bien que sa place eut été mieux choisie au moment de la description des signes de la dernière période de la phtisie. Mais j'ai cru utile de faire son étude ici pour présenter un ensemble complet qui permette de composer les différents bruits morbides pulmonaires et faciliter leur comparaison.

A côté des bruits morbides produits par la présence de lésions spéciales dans le poumon, il existe aussi des modifications dans la propagation et la transmission de la voix à travers un poumon malade. Je veux parler de la bronchophonie, de la pectoriloquie et de l'égophonie.

## VIII

*chophonie.* — Normalement, la voix produite dans le larynx opage aux grosses bronches, et l'air contenu dans ces canaux a à l'unisson avec la couche d'air intra laryngée, mais à l'état siologique cette voix transmise est notablement modifiée : les sonnes disparaissent, et les voyelles a. e. i. conservent leur centuation. Ainsi dans un poumon sain on n'entend qu'un susurment inarticulé : cette transmission de la voix est variable ivant les régions : elle est marquée au niveau de la région inter apulaire et au niveau de l'articulation sterno-claviculaire, elle va s'affaiblissant à mesure que l'on gagne les portions latérales et férieures du poumon. La bronchophonie proprement dite est nstituée par la transmission plus nette de la voix à travers le arenchyme pulmonaire. Laënnec qui l'a décrite le premier l'attribue, en effet, à la condensation du poumon qui facilite ainsi la propagation des vibrations sonores.

Elle est perçue dans les altérations du tissu pulmonaire, induration, condensation, exsudat fibrineux : quelquefois dans la pleurésie, rarement dans la dilatation bronchique. Elle est toujours accompagnée du souffle bronchique, d'augmentations des vibrations thoraciques et de son mat ou tympanique sourd.

L'induration pulmonaire peut être due à un exsudat pneumonique, à une infiltration tuberculeuse, à une sclérose pulmonaire.

Quand on perçoit la bronchophonie dans la dilatation bronchique, c'est que l'ectasie est très superficielle et que le parenchyme est plus compact qu'à l'état normal.

Dans la pleurésie, il faut un épanchement moyen, les gros épanchements suppriment complètement la résonnance bronchique ! On entend la bronchophonie au niveau de la partie supérieure de l'épanchement et à quelques centimètres au-dessous. .

Dans la bronchophonie la voix n'atteint jamais une netteté parfaite, elle est reconnaissable cependant et les consonnes les mieux transmises sont les sifflantes s. ch. f. g.

## IX

L'*Egophonie* est une modification particulière de la voix qui prend un *timbre chevrottant et nasonné*. Elle se produit toutes les fois que les ondes vocales sont transmises avec des intermittences.

Quand ces intermittences sont très rapprochées on entend l'égophonie.

On rencontre ce signe dans les épanchements pleurétiques moyens; alors que le poumon n'est pas encore absolument réduit à l'impuissance par compression. On la trouve sur la limite de l'épanchement et principalement quand le liquide monte en couche mince entre la paroi et le poumon. Son lieu d'élection est la pointe de l'omoplate. Si l'épanchement augmente, elle disparaît pour reparaître quand l'épanchement diminue.

Pour la production de ce phénomène, il faut une compression moyenne des bronches dans lesquelles la voix n'est transmise que par intermittences. Si les bronches sont trop comprimées ou pas assez, l'égophonie ne peut plus se produire; c'est pourquoi elle n'existe ni dans les grands épanchements ni dans les petits.

## X

*La pectoriloquie.* — C'est la voix thoracique renforcée, tandis que la bronchophonie n'est que la voix mieux transmise. A côté de la pectoriloquie vraie, existe ce que l'on appelle la *pectoriloquie aphone de Bacelli*. C'est la transmission nette à l'oreille qui ausculte, du chuchottement ou des mots prononcés à voix basse; on dirait alors que l'on vous chuchotte à l'oreille. La transmission est parfaite et les mots très compréhensibles. C'est un signe de certains épanchements pleurétiques; on le rencontre aussi au niveau des cavernes pulmonaires superficielles, elle a alors le timbre métallique.

La voix amphorique ou caverneuse se produit quand il existe de grandes cavités superficielles et à parois lisses. Elle existe donc en même temps que la pectoriloquie aphone dans la phtisie pulmonaire; elle se rencontre aussi dans les cas d'épanchements gazeux, dans la plèvre et quelquefois dans les cas de grandes ectasies bronchiques.

# SIGNES PHYSIQUES DE LA TUBERCULOSE
## A LA PREMIÈRE PÉRIODE (CRUDITÉ)

Ces signes nous les avons tous décrits, mais nous devons les reprendre ici pour en faire un tableau synthétique des symptômes propres à la tuberculose et à la tuberculose seule.

*Auscultation.* — Nous avons déjà parlé des signes de la période de germination, je ne les rappellerai qu'en deux mots :

1º Inspiration rude et basse ;

2º Respiration saccadée et affaiblie ;

3º Légère bronchophonie ;

4º Augmentation des vibrations thoraciques ;

5º Légère submatité ou mieux tonalité plus élevée à la percussion ;

6º Transmission plus nette et tonalité plus élevée des chocs claviculaires.

Tous ces signes sont en général plus marqués d'un côté que de l'autre.

## I

On voit que ce ne sont que des modifications de bruits normaux et qu'il faut un examen attentif et une connaissance parfaite de l'état normal pour percevoir et juger avec fruit ces minuties d'auscultation, comme dit Peter. Minuties si on veut, en tant que phénomènes physiques, mais minuties tellement importantes qu'elles doivent fixer l'attention d'une façon toute particulière.

Dans la phtisie confirmée les signes sont plus palpables et l'on voit apparaître des bruits pathologiques au sens vrai du mot. Ce ne sont plus seulement des modifications de bruits normaux, mais des bruits nouveaux surajoutés et dus à un état morbide nettement déterminé; nous trouvons d'abord à la période considérée une légère bronchophonie, exagération augmentée du retentissement vocal mais sans articulation. On note aussi un retentissement plus grand de la toux au niveau des parties lésées, c'est-à-dire au sommet dans les régions claviculaires et axillaires. Ces deux phénomènes sont peu accusés, mais vont en augmentant à mesure que les lésions se multiplient et que l'induration du sommet se complète. Ils seront très marqués quand le sommet formera un seul bloc tuberculeux. Il faut tenir grand compte dans l'appréciation de ces signes, au moment où ils sont peu marqués, des variations physiologiques que nous avons précédemment décrites. Ce n'est qu'en tenant un compte exact de ces modifications qu'on appréciera avec justesse la valeur de ces signes encore peu marqués.

Quelques auteurs anglais attachent une grande importance à un bruit propagé que l'on entendrait au début de l'induration du poumon ; c'est le bruit propagé des vaisseaux artériels sous-claviculaires. Ils le nomment *bruit artériel propagé,* qui serait la transmission anormale à travers un sommet induré des bruits artériels de la sous-clavière et du tronc innominé. Mais, je n'attache que peu d'importance à ce signe très difficilement perceptible, et sur la nature duquel on n'est pas fixé. Est-il dû à une compression légère de l'artère par le sommet induré, ou à la transmission plus facile d'un bruit normalement imperceptible, ou bien encore est-il dû à une modification survenue dans les vaisseaux ? nous ne pouvons le dire.

De même les bruits du cœur sont transmis d'une façon plus parfaite qu'à l'état normal dans les régions claviculaires, quand le sommet a perdu de son élasticité. Mais il ne faut pas oublier que chez les tuberculeux les valvules sont souvent modifiées dans leur structure, que le cœur est souvent perverti dans son fonctionnement, qu'enfin l'amaigrissement de la paroi et la disparition des masses musculaires facilite beaucoup cette transmission plus accusée des bruits du cœur même au niveau d'un sommet sain. Cependant, c'est un signe classique qu'il est bon de mentionner.

Dans la tuberculose au début on peut rencontrer *le râle crépitant,* signe de péripneumonies tuberculeuses. Il n'est pas spécialement dû à la lésion tuberculeuse elle-même, mais il en dépend. Il est alors fugace, très mobile, comme les pneumonies dont il est le signe pathognomonique. Il faut le chercher avec soin et ausculter souvent pour le découvrir.

Pour M. Grancher, ce crépitement ne serait pas forcément dû à la présence de points pneumoniques, mais serait simplement produit par le déplissement des alvéoles situés tout autour d'une granulation tuberculeuse. Il deviendrait donc alors un signe propre et particulier à la tuberculose.

Quoiqu'il en soit, il faut toujours tenir pour suspect ce crépitement du sommet ; on sait combien souvent la pneumonie du sommet est bacillaire, en admettant même que l'hypothèse de M. Grancher ne soit pas conforme à la réalité.

A côté de ces signes vagues ou passagers nous allons trouver maintenant des signes constants et vraiment pathognomoniques ; ce sont : les *râles sous-crépitants*, les *craquements*.

## II

*Râles sous-crépitants.* — Ces râles sont nettement circonscrits au sommet du poumon. Ils sont produits par un exsudat peu fluide, peu abondant et ont un caractère de sécheresse tout particulier. Peu à peu les bouffées de ce râle deviennent de plus en plus abondantes, empiètent sur l'expiration ; leur caractère de sécheresse diminue, ils deviennent humides et se généralisent à toute l'étendue du sommet atteint.

Ce signe est important et son interprétation mérite de nous arrêter. Ce n'est pas, comme on l'a pensé, un signe de ramollissement. Ce serait une grave erreur qui pourrait influencer d'une façon fâcheuse le pronostic. Ces râles sont dus à des congestions plus ou moins étendues du sommet, *congestions périphymiques* qui peuvent facilement être guéries par un traitement approprié. C'est donc l'indice d'un état congestif ou inflammation péri-tuberculeuse et non du ramollissement des tubercules. Il faut donc se faire une idée exacte de sa nature, surtout quand on voit pour la première fois un tuberculeux. Si l'on n'y prenait garde, on pourrait aisément croire à une phtisie avancée, déjà à la période de ramollissement, alors qu'il n'existe, en fait, qu'un état congestif qui cèdera facilement à un traitement léger. A cette première période, il existe aussi des râles muqueux un peu plus volumineux et plus humides dus à un état catarrhal des bronches, autre râle qu'il ne faudrait pas non plus mettre sur le compte du ramollissement. Cet état catarrhal est très fréquent et accompagne presque toujours la congestion périfuberculeuse du sommet. L'interprétation de la nature de ce râle est délicate, car il est à moins grosse bulle que les râles muqueux ordinaires, mais, par contre, il n'a pas du tout le timbre métallique du râle caverfuleux ou craquement.

## III

*Craquement.* — Le *craquement* est pathognomonique de la tuberculose à la période de crudité ou mieux à la période qui précède immédiatement le ramollissement du tubercule. Il est d'abord franchement sec, c'est le craquement sec, le premier qui apparaît. Puis il devient plus humide, c'est le craquement humide ou râle

cavernuleux. Nous allons donner de ce signe la description parfaite qu'en a faite Fournet : « Le râle de craquement se présente
» sous deux formes bien distinctes dont chacune marque une
» période de sa durée. Dans le moment où il apparaît pour un certain
» temps, il donne à l'oreille la sensation du sec et il mérite le nom
» de craquement sec, puis au bout d'un temps plus ou moins long
» il passe insensiblement à l'humide. Ce râle n'est pas composé d'un
» bruit homogène et unique. Il est formé par une série de petits
» bruits, chacun de ces petits bruits est un craquement, et c'est la
» somme de ces bruits, pendant les deux mouvements de la respi-
» ration, qui constitue le râle de craquement. Ces petits bruits
» successifs ne dépassent pas le nombre de deux ou trois. Ces
» caractères s'appliquent essentiellement au râle de craquement
» sec. Quant au craquement humide il est aussi composé de
» plusieurs bruits successifs en même nombre à peu près, mais ces
» bruits prennent un peu plus chaque jour la forme de bulles et
» dès lors ils rentrent dans la description des râles bulleux. Le râle
» de craquement considéré en général est un râle constant de sa
» nature : toutefois, sa constance et sa régularité augmentent avec
» la durée de son existence. Un fait à peu près invariable est le
» suivant: le râle de craquement correspond d'autant plus exclusi-
» vement à l'inspiration qu'il se rapproche davantage de son
» moment d'origine et de sa période du sec, et il tend d'autant plus
» à envahir aussi l'expiration, qu'il s'éloigne davantage de son
» moment d'origine pour entrer dans la période d'humide. Cette
» transformation du râle sec en râle humide s'opère dans l'espace
» de 20 jours pour la phtisie aigue ; de 20 jours à 3 mois pour la
» phtisie chronique. Le râle de craquement correspond à cette
» phase de la première période de la phtisie pulmonaire qui est
» représentée par une simple infiltration de tubercules crûs dans
» le parenchyme. Le degré de perméabilité de la portion de paren-
» chyme intermédiaire à l'infiltration tuberculeuse est une des
» conditions de la production du râle de craquement sec, ou de ses
» diverses transformations. En effet, sans pouvoir préjuger le
» mécanisme de formation de ces râles, on conçoit que la ligne de
» force avec laquelle une colonne d'air ou une multitude de petites
» colonnes d'air sont formées dans le voisinage de corps étrangers
» que renferme le tissu pulmonaire doit influer beaucoup sur le
» degré d'intensité du râle de craquement et de ses diverses transfor-
» mations. »

Telle est l'opinion de Fournet, nous l'acceptons, bien qu'elle soit repoussée par certains auteurs. Nous ne pouvons admettre notamment que ce râle soit simplement un signe de pneumonie partielle périphymique, qu'il ne soit qu'une modification du crépitant ordinaire. Nous n'admettons pas davantage que ce soit un signe de ramollissement tant qu'il est à la période de craquement sec. L'opinion de Fournet, pour cette première période de sécheresse, nous paraît la plus conforme à la réalité.

Ces craquements secs ou humides ne sont pas du tout analogues aux crépitements et autres râles sous-crépitants et muqueux, ils sont bien particuliers à la tuberculose : ils ont, du reste, un timbre métallique qui les différencie nettement de tous les autres.

Quant à la nature des craquements humides, elle est bien établie : c'est le signe du ramollissement de petits amas tuberculeux, l'indice de la formation de petites cavernules, d'où son nom parfait de râles cavernuleux. L'accord est du reste établi sur sa nature : c'est le signe de passage de la période de crudité à la période de ramollissement.

## IV

*Signe de pleurésie sèche.* — A côté de ces bruits intra-pulmonaires, il existe à la première période de la phtisie, très souvent, les signes de pleurésie sèche du sommet. Ces signes sont des frottements. Ces frottements révèlent le caractère des râles intra-pulmonaires et spécialement des râles secs avec lesquels on les confond très facilement, malgré les signes distinctifs qu'on a donnés. Ces frottements sont plus superficiels, plus localisés, s'entendent également à l'inspiration et à l'expiration, enfin, sont d'une stabilité vraiment marquée, tant au point de vue de leur timbre, qu'au point de vue de leur siège. C'est par des auscultations suffisamment répétées qu'on arrivera à la certitude sur la valeur des bruits pathologiques rencontrés.

Quoiqu'il en soit, le craquement sec reste le signe pathognomonique de la tuberculose à la période de crudité. Il n'indique pas le ramollissement et est un bruit alvéolaire produit au voisinage des lésions tuberculeuses. Il n'est pas identique aux autres râles de congestion ou de péripneumonie qui ont leurs signes spéciaux et très nets, même quand ils se développent dans un sommet tuberculeux.

V

Le *craquement humide*, ou râle cavernuleux, est dû au ramollissement des petites masses tuberculeuses. Il indique le passage de la période de crudité à la période de ramollissement, dont nous allons étudier les signes locaux et généraux.

Mais avant, disons quelques mots des râles sonores que l'on entend toujours au sommet du poumon tuberculeux et qui sont indépendants des tubercules eux-mêmes.

Ils sont l'expression d'un état inflammatoire des ramifications bronchiques : état inflammatoire en général localisé aux alvéoles, mais qui quelquefois s'étend jusqu'aux bronches de moyen calibre. Ce sont les râles sonores de la bronchite ordinaire. Le ronchus est rare et le sibilant est en général très aigu, car ce sont les dernières bronches, les plus voisines du lobule, qui sont atteintes dans la majorité des cas.

Le sibilant n'a de valeur séméiologique que s'il est localisé au sommet et surtout à un seul sommet. Mais en général, il n'y a qu'une valeur négative et parce qu'il couvre les autres signes de tuberculisation et parce qu'il peut influencer notablement le diagnostic et faire passer inaperçue une tuberculose à son début.

En général, ces râles se rencontrent rarement dans la forme chronique : ils sont l'apanage des formes aiguës et spécialement de la forme de la phtisie aiguë, dite broncho-pneumonique. Ils sont alors alliés à une multitude d'autres râles, ronchus, sous-crépitants, muqueux, bulleux même, qui occupent une vaste étendue du poumon.

## SIGNES PHYSIQUES ET SYMPTÔMES GÉNÉRAUX DE LA PHTISIE PULMONAIRE CHRONIQUE A LA 2ᵉ PÉRIODE. — RAMOLLISSEMENT.

La symptomatologie de cette période de la phtisie pulmonaire devient complexe. En effet, au moment où les tubercules du sommet commencent à se ramollir, des lésions nouvelles naissent dans les parties situées immédiatement au-dessous ; ces parties nous présenteront alors les signes de la première période en même temps que les sommets présentent déjà les symptômes de la 2ᵉ période. De même, le sommet voisin est envahi à son tour et en général au moment où l'un des sommets est à la 2ᵉ période, l'autre présente les symptômes de la première période.

Une autre remarque qui découle des précédentes, c'est que la transition est insensible de la première à la seconde période ; les signes locaux de la partie primitivement envahie se modifient peu à peu, et il n'y a aucun passage brusque, aucun signe particulier qui marque une limite précise entre ces deux stades du tubercule. En clinique, ces deux périodes sont la continuation directe l'une de l'autre, et la division nette entre ces deux périodes n'est plus vraie. C'est, en effet, par pure convention que ces divisions ont été établies, pour mettre de la clarté dans l'étude des signes physiques de la marche d'un tubercule pris isolément.

La 2ᵉ période de la phtisie est donc la période de ramollissement du tubercule : c'est une période de l'évolution anatomique du tubercule, mais ce n'est pas aussi nettement une période de la maladie. En effet, en clinique, la transition est insensible : l'apparition du ramollissement des tubercules n'est annoncée par aucun symptôme saillant, aucune modification appréciable dans les signes généraux de la maladie. Ces signes généraux vont s'aggravant de jour en jour et cette aggravation est due plutôt à l'extension des lésions phymiques, qu'au ramollissement de quelques-unes d'entre elles.

Tout au plus, peut-on dire que c'est au moment du ramollissement des premières granulations qu'apparaissent les premiers signes de ce qui sera plus tard de la fièvre hectique. Léger frissonnement le soir, élévation de la température, sueurs nocturnes.

Mais cette fièvre peut tout aussi bien être mise sur le compte des poussées nouvelles de granulations dans les étages inférieurs du poumon, que sur celui de la résorption des produits d'élimination du tubercule. En un mot, au point de vue clinique, on ne peut trouver qu'un symptôme général qui indique pour certains auteurs la période de ramollissement. C'est la fièvre vespérale. Et encore, combien il est rare de trouver cette fièvre aussi nettement accusée : elle est déjà bien fréquente à la première période et on n'est pas du tout certain que ce soit déjà une fièvre de résorption. Quoiqu'il en soit, le début de cette dernière période sera marqué pour nous d'une façon théorique par les symptômes généraux, par les premières manifestations de la fièvre de résorption et nettement en séméiologie par l'apparition du craquement humide ou râle caverneux.

I

*Signes locaux.* — A cette période apparaissent en général des modifications dans la voix. La voix est enrouée et change de timbre. Mais ce signe est rare ; souvent ces modifications de la voix datent de la première période : quelquefois la voix primitivement modifiée reprend son timbre et sa force normale, mais on peut dire d'une façon générale que c'est au moment du ramollissement des tubercules que le larynx présente des lésions spécifiques et que c'est à cette période que la voix commence à subir des modifications notables. Et, en effet, quoi de plus naturel que la contagion, l'inoculation possible au larynx des bacilles qui commencent à être mis en liberté, en grand nombre au niveau des points ramollis. Ces bacilles sont entraînés par les crachats : quelques-uns tombent dans les parties sous-jacentes du poumon et y développent des nodules tuberculeux nouveaux. D'autres, emportés par l'expectoration, viennent en contact avec le larynx. Or, ce larynx fatigué par la toux présente toujours des exulcerations plus ou moins marquées sur lesquelles les bacilles se greffent avec une étonnante facilité. D'autant plus que l'organisme tout entier est, à ce moment, imprégné des produits solubles des bacilles qui, on le sait, rendent le sujet beaucoup plus réceptible. C'est une théorie évidemment, mais elle est tellement naturelle et découle si parfaitement de nos connaissances bactériologiques que l'on doit, je crois, regarder l'évolution ainsi présentée du développement des lésions laryngées comme l'expression de la marche normale de cette complication. La clinique semble toujours donner le démenti à toutes les théories, c'est que les conditions sont ici multipliées et aussi variées que les sujets : ce n'est pas une raison pour rejeter absolument notre manière de voir.

La toux prend des caractères nouveaux. Elle perd le caractère de sécheresse que nous avons décrit pour devenir grasse et expectorante. Les crachats paraissent à cette période, ou, pour être plus juste, les produits de ramollissement du tubercule sont expulsés par des efforts de toux. Car les crachats peuvent exister dès le début, il est même certaines formes catarrhales qui, dès le début, ont une expectoration abondante. Mais ce que les crachats présentent de particulier à cette période, c'est de contenir les produits d'élimination des tubercules et surtout des bacilles en quantité considérable. A partir de cette période, le diagnostic peut être fait avec les crachats seuls. Les bacilles y existent toujours et souvent en grand nombre.

Les crachats sont d'abord blancs, aérés, spumeux et uniquement muqueux ; bientôt ils présentent des stries jaunâtres formées d'un mucus épais et purulent ; souvent on y voit des stries de sang. Ces caractères vont en s'affirmant de plus en plus et le crachat finit par former une seule masse homogène, jaune, verdâtre, franchement purulente, opaque, non aérée, et, réunis dans un crachoir, ils prennent la forme nummulaire nageant dans un liquide muqueux clair et filant.

Les signes physiques fournis par la palpation, la percussion sont presque tous les mêmes que ceux de la période précédente ; seulement, ils sont plus accusés. A l'inspection du thorax, les parois, surtout dans les régions supérieures, sont fortement amaigries. Les dépressions claviculaires sont marquées et les omoplates prennent de plus en plus la forme ailée. Les espaces intercostaux semblent vides et le thorax tout entier est diminué de volume et amaigri.

Le thorax semble de plus en plus immobilisé. La respiration est surtout diaphragmatique.

A la palpation, les mouvements d'ampliation du thorax sont diminués, surtout du côté le plus atteint, qui est presque immobile. Le retentissement de la voix et de la toux est considérablement augmenté ainsi que les vibrations thoraciques qui sont de plus en plus accusées.

La matité s'accentue et les parties supérieures présentent à un haut degré les signes de l'induration du poumon. La matité est presque complète et l'élasticité de la paroi presque totalement disparue. Inutile, je crois, d'insister davantage sur ces signes qui montrent tous une induration croissante du poumon qui devient de plus en plus inapte à remplir sa fonction physiologique.

Mais c'est l'auscultation qui va nous donner les signes propres à cette deuxième période; le principal, le premier en date et en somme le seul pathognomonique du ramollissement des tubercules est le râle cavernuleux ou craquement humide, sur la description duquel nous nous sommes déjà étendus.

## II

*Râle cavernuleux de Hirtz ou craquement humide. — Râle sous crépitant humide de quelques auteurs.* — C'est un râle bullaire, du calibre du râle sous crépitant, mais qui se différencie de ce dernier par son timbre éclatant et quelque peu métallique. Il est franchement humide, dû à l'éclatement de bulles liquides. Ce signe a en somme peu de caractères distinctifs d'avec le sous crépitant ordinaire, si ce n'est pour une oreille très exercée. Il prend de l'importance quand il est localisé au sommet du poumon et qu'il est corroboré par un des symptômes généraux et l'étude de la marche générale de la maladie.

Il apparaît dès que le ramollissement commence et il est d'abord très discret et localisé en un point très limité. Les bulles sont rares et ne constituent pas de véritables bouffées; il existe aux deux temps de la respiration. Avec les progrès du ramollissement, ce craquement humide est formé par des bulles plus volumineuses et bientôt il prend nettement le timbre métallique, de petites cavernules sont constituées à la place primitivement occupée par les nodules tuberculeux.

C'est évidemment le signe pathognomonique du ramollissement tuberculeux, c'est l'opinion de Hirtz et nous l'acceptons. D'après cet auteur ce craquement, d'abord analogue au crépitant de la pneumonie, prend à cette période un timbre clair, éclatant, métallique, qu'on peut justement comparer au crépitement du sel au fond d'un récipient métallique.

Ce râle cavernuleux devient de plus en plus gros jusqu'à constituer le gargouillement.

A côté de ce signe pathognomonique de tuberculisation arrivée à la période de ramollissement, le poumon présente d'autres signes stéthoscopiques dus à des lésions surajoutées et à certaines complications qui existent toujours plus ou moins accentuées.

Au niveau des lésions tuberculeuses, au sein de ce parenchyme induré dont la plupart des alvéoles ne fonctionnent plus, on entend un souffle bronchique qui peut aller jusqu'au timbre tubaire. Mais toujours la respiration est soufflante, surtout à l'expiration.

Des signes de pleurésie sèche du sommet viennent se surajouter et ce sont alors des frottements de timbre variable dont il faut reconnaître la signification.

La bronchophonie existe et déjà on peut percevoir de la pectoriloquie aphone dans certains cas.

Enfin on constate, dans le reste du poumon et surtout à la base, des râles de congestion et de bronchite ou de catarrhe plus ou moins étendus. Il y a une grande importance à se faire une idée exacte de l'étendue relative des lésions tuberculeuses et de ces lésions banales surajoutées. Joignons à cela que l'emphysème complique souvent la tuberculose déjà à cette période et vient ajouter ses signes à ceux précédemment dénoncés. Enfin, il faut soigneusement différencier ce qui appartient au poumon de ce qui appartient aux lésions de la plèvre ; à cette période le poumon peut être enveloppé d'une couche épaisse de fausses membranes qui modifie beaucoup les signes stéthoscopiques précédemment énoncés. Mais alors on fera le diagnostic de cette lésion au moyen des caractères suivants : dans la pleurésie formant une coque épaisse au sommet du poumon il y a suppression presque complète des bruits respiratoires sans souffle ni modifications de la voix en concordance avec une telle obscurité de la respiration.

## III

*Symptômes généraux.* — Ce sont les mêmes symptômes généraux que dans la première période, mais plus accusés et compliqués de fièvre. C'est la première ébauche de la fièvre hectique ; fièvre septique due à la résorption, d'une part des produits d'élimination des bacilles, d'autre part aux poussées nouvelles de granulations tuberculeuses et aux complications pathognomoniques et pulmonaires, qui deviennent fréquentes et multiples à cette période. J'ai déjà parlé de cette fièvre de ramollissement et je me suis expliqué sur sa nature et sa gravité. Elle existe toujours à cette période de la maladie et va en s'accentuant jusqu'à constituer la fièvre de résorption de la dernière période aboutissant enfin à la fièvre hectique, à la consomption et à la mort.

A ce moment apparaissent des symptômes généraux non plus dus à des troubles fonctionnels *sine materia*, à des troubles de l'innervation ou des sécrétions physiologiques, mais produits par de véritables lésions tuberculeuses des divers organes.

Les sueurs nocturnes ou mieux les sueurs du réveil deviennent permanentes et très abondantes, quelquefois profuses. Elles affaiblissent rapidement les malades et provoquent une gêne très préjudiciable à ces malades dont le sommeil commence à être insuffisant. Elles sont généralisées et amènent vite le malade à la consomption et à une issue fatale.

Les fonctions digestives sont troublées dans les formes dyspeptiques, la nutrition est entravée d'une façon très inquiétante et la maladie fait de rapides progrès. Mais dans toute phtisie arrivée à cette période, les fonctions gastro-intestinales sont troublées, simple trouble dyspeptique quelquefois, intolérance plus ou moins complète pour les aliments, insuffisance stomacale par troubles sécrétoires et dynamiques ; voilà ce que l'on rencontre en général dans cette période de la phtisie. Mais les troubles peuvent être plus accusés et on a vu souvent l'ulcère simple compliquer la phtisie. La dilatation et l'inertie stomacale sont de règle. Le symptôme dominant et le plus fâcheux est l'anorexie qui existe chez les phtisiques à cette période et souvent en dehors de toute lésion fonctionnelle ou organique de l'estomac. Il y a des malades dont les fonctions digestives restent bonnes jusqu'à la dernière période de la phtisie, ce bon état de la digestion est individuellement du meilleur augure pour le malade, on peut jusqu'à la fin conserver de l'espoir et ce sont ces malades chez qui la phtisie est vraiment curable. D'autant plus que ce bon fonctionnement de l'estomac indique l'absence de fièvre, autre condition favorable.

A côté des troubles gastriques, les troubles intestinaux s'accusent de plus en plus. La diarrhée est la règle et elle est tenace. Quelquefois elle cède à la médication ordinaire des flux intestinaux ; mais dans cette période elle est souvent liée à la présence de lésions tuberculeuses du tube digestif, lésions ulcéreuses en général qui entretiennent cet état diarrhéique et le rendent rebelle à tout traitement.

Ces lésions tuberculeuses du tube digestif sont fréquentes et sont probablement dues à l'inoculation de produits bacillaires avalés avec les crachats ou la salive. Les bacilles chez un homme sain ne résistent pas à l'action du suc digestif ; mais chez le tuberculeux où les sécrétions de ces organes sont perverties, où le milieu stomacal est le siège de fermentation par manque d'acide chlorhydrique, les bacilles passent sans être incommodés dans le tube intestinal et là développent, soit des lésions de la muqueuse, soit des adénopathies mésentériques, soit enfin de la péritonite tuberculeuse.

Les fonctions génitales sont perverties. Chez la femme les menstrues se suppriment après avoir été longtemps irrégulières et diminuées. Ce symptôme est constant et n'entraîne pas de complications, congestions supplémentaires ou complémentaires dans les autres organes. Il semble que ce soit là une suppression providentielle d'un état physiologique auquel la malade ne pourrait plus suffire sans grand dommage pour tout son organisme.

On trouve enfin dans tous les organes des troubles profonds sur lesquels nous reviendrons au chapitre des complications qui sera traité après l'étude de la dernière période de la phtisie.

Il existe un symptôme général de la plus haute importance à cette période : c'est la fièvre. Elle n'est pas fatale. Il y a, en effet, des tuberculeux qui portent des cavernes et qui sont cependant sans fièvre. Mais la règle est son apparition à cette époque. Elle se manifeste par des accès vespéraux, signalés par quelques frissonnements plutôt que par de véritables frissons, avec céphalée, accélération du pouls et élévation de la température qui atteint 38°5 à 39°. Cette fièvre, dite frisson de résorption, est augmentée dans le cas où se produisent dans le poumon des phlegmasies plus ou moins étendues. Elle augmente d'intensité et peut devenir continue dans certains cas où une poussée nouvelle de tubercules se développe en un point du poumon. C'est même un signe certain de poussée tuberculeuse nouvelle, qu'une élévation rapide de la fièvre se maintenant pendant quelques jours d'une façon continue au-dessus de 39°. C'est à cette période que l'on voit apparaître les poussées aigues de tuberculose (pneumonie caséeuse, granulie généralisée), qui amènent rapidement le dénouement fatal.

Cette fièvre a une importance pronostique très grande ; elle amène rapidement la consomption, supprime l'appétit, le sommeil, et les lésions pulmonaires progressent avec une rapidité inquiétante. Nous retrouverons du reste en clinique cette fièvre et son influence sur la marche générale de la maladie.

Les fonctions nerveuses sont fortement atteintes chez les tuberculeux ; et dans cette période elles s'accentuent d'une façon notable. Nous avons déjà parlé des névralgies faciales, intercostales, sciatique, etc.

Les douleurs thoraciques ont une importance particulière ; il y a des formes cliniques dont elles constituent le symptôme prédominant. Elles peuvent atteindre une intensité très grande, gênant les mouvements, s'exaspérant par la toux et rendant impossible le décubitus dorsal. Quelquefois ces névralgies intercostales sont spontanées ; mais en général les douleurs ne se réveillent qu'à l'occasion d'un mouvement, d'un effort de toux ou à la pression. Il est des malades chez lesquels il est impossible de pratiquer la percussion ; c'est une véritable hyperesthésie et toujours ce symptôme se rencontre du côté de la lésion. Ces douleurs s'irradient quelquefois au cou, à la nuque. aux lombes. Quant à leurs natures, elles sont dues à des lésions inflammatoires, bacillaires ou autres, des centres nerveux ou de leurs enveloppes, comme cela a été relevé dans quelques autopsies.

L'anesthésie est beaucoup plus rare que l'hyperesthésie ; elle est même exceptionnelle. Il faut noter aussi une excitabilité grande de certains muscles dans quelques cas. C'est ainsi qu'en percutant légèrement, mais d'un coup sec, le muscle pectoral du côté malade, on provoque souvent des contractions fibrillaires énergiques.

Les fonctions intellectuelles sont souvent perverties. On a vu des cas de manie se développer au cours d'une tuberculose; mais ces troubles ont une importance trop secondaire pour que nous nous y arrêtions longuement.

En résumé, dans cette période, un seul signe pathognomonique, le râle caverneux de Hirtz, qui ne manque jamais. Au point de vue local encore, l'extension des lésions tuberculeuses qui envahissent les parties, saines jusque-là, et la fréquence des complications phlegmasiques pulmonaires. Au point de vue général, l'aggravation de tous les symptômes généraux de la première période, l'apparition de lésions tuberculeuses dans différents organes et la substitution de troubles organiques à des troubles purement fonctionnels. Enfin, et c'est le signe caractéristique, l'apparition de la fièvre de résorption plus ou moins modifiée par les poussées inflammatoires, congestives ou tuberculeuses du poumon ; fièvre élevée atteignant 39° et à type rémittent comme toutes les fièvres septiques ou de résorption, les fièvres hectiques.

Si l'on examine une courbe de température de tuberculeux, on voit un tracé de fièvre vraiment rémittente, atteignant 39°, 39°5 le soir et restant toujours au-dessus de 37°5 le matin. Cette courbe est parfois subitement interrompue par des périodes de fièvre continue arrivant à 40°, indice d'une complication pulmonaire. Quelquefois c'est une effervescence brusque coexistant avec une hémorrhagie abondante ou simplement due à une action thérapeutique quelconque. D'une façon générale, cette fièvre va en augmentant à mesure que la maladie progresse, et que les lésions deviennent plus étendues. Nous la retrouverons à la dernière période de la maladie que nous allons étudier.

# SIGNES PHYSIQUES ET SYMPTÔMES GÉNÉRAUX
## DE LA DERNIÈRE PÉRIODE. — EXCAVATION.

Pas plus qu'entre la première et la seconde période, il n'existe de délimitation précise entre les périodes de ramollissement et d'excavation. C'est par une transition insensible et par une progression continue des lésions, que l'on arrive à la période dite d'excavation. Cependant cette période est intéressante, et par ses signes physiques et par ses symptômes généraux qui prennent une importance considérable. C'est l'histoire du mode de terminaison de la tuberculose pulmonaire et la façon dont meurent les phtisiques. D'une façon générale un phtisique arrivé à cette période ne guérit pas et le médecin est contraint d'assister en spectateur impuissant aux progrès toujours croissants de la maladie.

La présence de cavernes d'un certain volume imprime à la maladie une allure spéciale que nous allons étudier ; ces cavernes ont une symptomatologie particulière longue et des plus intéressante.

On ne peut rien dire de précis sur l'époque d'apparition des cavernes, cette époque est des plus variables et présente, on peut le dire, autant de variétés qu'il y a de malades étudiés. La rapidité plus ou moins grande de la formation de grandes cavernes dépend d'une foule de considérations cliniques sur lesquelles nous reviendrons. Citons-en deux principales : 1º La fièvre, manifestation de l'intolérance de l'organisme ; 2º les complications phlegmasiques du poumon, signe de l'intolérance de l'organe. Disons aussi que quelquefois il n'y a pas concordance entre l'existence des cavernes au sein du poumon et la gravité des symptômes généraux. C'est dans ces cas que la caverne peut guérir ou rester longtemps sécrétant du pus, simulant une bronchite chronique et permettant au malade de garder une santé relativement suffisante.

En général, dans cette période le travail phlegmasique est arrêté et la fièvre ne reconnaît plus qu'une cause : la résorption de produits putrides ; aussi son allure est-elle franchement celle des fièvres de suppuration et de résorption.

En résumé la symptomatologie de cette période est des plus complexes et ses allures cliniques, nous le verrons, sont encore plus nombreuses et plus délicates à décrire.

I

*Signes locaux.* = A la percussion, on peut entendre un son mat, un son tympanique, ou un bruit sans caractères spéciaux. C'est qu'en effet à cette période coexistent des lésions multiples et diverses qui, les unes, donneraient de la matité, d'autres, une sonorité exagérée, et qui, diversement combinées, donnent toute la gamme des bruits de percussion depuis la matité jusqu'au tympanisme. Il existe souvent à cette période une couche très épaisse de fausses membranes pleurétiques, qui donnent à la percussion de la matité, quel que soit l'état du poumon sous-jacent. D'autres fois une caverne très superficielle au sein d'un parenchyme compact donnera un signe tympanique très marqué. Mais en général, vu l'état de pneumonie scléreuse interstitielle (induration ardoisée) des parties lésées, on a de la matité et de la résistance au doigt.

Si sous une mince paroi indurée il existe une caverne étendue, le son ne sera plus mat, ni tympanique, mais presque normal. Il est un signe spécial à cette époque de la phtisie et qui se produit dans certaines conditions déterminées, c'est le bruit *de pot fêlé*, bruit analogue à celui que rendrait un vase vide et fêlé. Il se produit dans les cas où l'on a une vaste caverne, vide, sèche, à parois indurées et communiquant largement avec les bronches. Pour obtenir ce bruit il faut que le malade tienne la bouche largement ouverte. Ce bruit est intermittent et disparaît si une des conditions est supprimée, par exemple, si la communication avec les bronches est interrompue momentanément. On l'entend surtout à la région sous claviculaire au niveau du deuxième espace intercostal. Ce bruit a une grande importance, il indique l'existence d'une vaste cavité intra pulmonaire. C'est un bon signe diagnostic des cavernes pulmonaires ; il ne se rencontre que dans ces cas. On est même allé jusqu'à dire que ce bruit de pot fêlé marquait la fin du phtisique, constituant comme un glas funèbre, d'après l'expression de Brompton. En effet ce n'est pas la présence d'une caverne même considérable qui provoquera la mort en général, mais plutôt l'état des parties voisines. Si le reste du poumon est sain la portion qui porte la caverne sera facilement suppléée. Au contraire le reste du poumon est-il inepte à remplir parfaitement ses fonctions, le pronostic sera fortement assombri par la découverte de cette vaste ulcération. En un mot il ne faut voir dans le bruit de pot fêlé qu'un signe diagnostic et non un signe pronostic comme l'ont fait quelques auteurs.

Au niveau des cavernes on trouve toujours un son tympanique que l'on a nommé *son amphorique*, ce son a la même valeur diagnostique. Il est identique au bruit produit par la percussion d'un vase vide en partie, qu'il soit ouvert ou fermé. Quelquefois ce son amphorique a un timbre métallique et très net; il faut pour cela une cavité suffisamment spacieuse, au moins six centimètres de diamètre et que cette cavité communique librement avec l'air contenu dans les bronches.

L'auscultation d'une région qui porte une caverne pulmonaire nous révèle quelques signes propres à ces excavations. C'est la *respiration caverneuse et le souffle amphorique*. On imite ce bruit pathologique en soufflant de loin dans le goulot d'une bouteille vide, ou dans ses mains réunies pour former une cavité. Cette respiration est quelquefois difficile à différencier du bruit respiratoire normal de la trachée et des grosses bronches; mais cela ne peut se présenter que pour la région interscapulaire. A ce niveau en effet on trouve la bifurcation de la trachée en deux branches primitives. Or, dans un poumon induré, cette respiration sera transmise à l'oreille et donnera l'impression très nette de la respiration caverneuse. Mais le doute ne peut exister que dans ce point. Partout ailleurs la respiration caverneuse ne peut être confondue avec aucun autre bruit morbide.

Elle est quelquefois un peu rude et se rapproche du souffle tubaire; aussi l'a-t-on nommée quelquefois *souffle tubo-caverneux* dans ce cas, mais le doute n'est guère possible car cette respiration est toujours accompagnée de râles caverneux qui font disparaître toute incertitude. Enfin la percussion en donnant un son amphorique et quelquefois de pot fêlé vient encore aider à fixer la nature vraie de ce symptôme.

Ce signe n'est pas constant et disparaît quand la caverne est pleine de sécrétions ou quand la communication est moins entièrement supprimée avec la bronche.

Lorsque la caverne est considérable ou quand il existe un pneumo-thorax on a à l'auscultation *le souffle amphorique*. Il faut pour sa production une vaste cavité, et une surface lisse. Il faut alors songer à établir le diagnostic différentiel entre une caverne et un pneumo-thorax.

La percussion et la succussion lèvent tous les doutes.

## II

*Râles caverneux ou gargouillement.* — Ce râle est l'acolyte presque constant du souffle caverneux. C'est un râle humide, à grosses bulles, nombreuses, inégales, à timbre légèrement métallique, et s'entendant aux deux temps de la respiration. On a pu quelquefois le percevoir à distance. Il est produit par l'air de la respiration passant à travers le contenu liquide d'une caverne. Son intensité et sa nature dépendent de l'état de fluidité du liquide, de la grandeur de la caverne, du calibre de la bronche qui communique avec cette cavité. La meilleure condition pour la production des deux signes cavitaires par excellence, le souffle caverneux et le gargouillement, est une caverne volumineuse, à contenu fluide la remplissant à moitié et communiquant avec plusieurs branches de façon à ce que le courant d'air la traverse de part en part.

Nous devons rapprocher de ces deux signes un autre signe qui existe quelquefois en même temps que le souffle amphorique : c'est le tintement argentin ou métallique, qui est produit par l'éclat d'une bulle au point d'émergence de la bronche dans la caverne. C'est un râle ordinaire se produisant en un point particulier et bien défini.

Enfin, dans la caverne on entend une foule de bruits très divers et qui n'ont pas reçu de dénominations spéciales. On conçoit la variété infinie des bruits qui peuvent se produire dans ces conditions sans qu'il soit besoin d'entrer dans beaucoup de détails. Ils sont, du reste, toujours accompagnés des deux signes caractéristiques et comme ils ne sont d'aucun secours en séméiologie on peut les négliger.

Il ne faut pas perdre de vue que dans ce poumon porteur de cavernes, il n'existe pas que des signes cavitaires. On y retrouve tous les signes des lésions tuberculeuses à leurs différentes périodes, ainsi que les signes de catarrhe concomitant, de congestion, d'induration, d'emphysème, etc...., signes que nous connaissons : râles crépitants, sous-crépitants, muqueux de tous calibres, sibilants, souffle tubaire, respiration soufflante, diminution du murmure respiratoire, etc., etc. Il faut noter aussi la présence du signe des lésions de la plèvre. On voit quelle est la complexité des signes sthétoscopiques à cette période et combien il faut une auscultation délicate pour différencier chacun de ces signes, leur donner à chacun sa valeur, et se faire dans ce chaos une idée précise sur l'étendue et la nature des lésions.

Restent quelques signes cavitaires moins importants que nous allons étudier maintenant, ce sont :

1° La voix caverneuse ;
2° La toux caverneuse ;
3° La Pectoriloquie.

## III

*La voix caverneuse* est un retentissement particulier de la voix au niveau d'une caverne. C'est une sorte de bronchophonie, ou du moins quelque chose de très analogue, et la différenciation est souvent difficile si ce n'était la présence des autres signes énumérés. La toux prend aussi un retentissement semblable et constitue la toux caverneuse dont l'importance diagnostique est nulle, mais il n'en est pas de même de la pectoriloquie. Quand on fait parler un malade il semble qu'il parle directement à l'oreille et la perception des mots est très distincte. Ce signe, dont la valeur est contestée bien à tort, est pathognomonique de la présence d'une caverne. Pour qu'elle se produise il faut certaines conditions : une cavité suffisante, des parois sèches et lisses et une large communication avec les canaux bronchiques. Il faut aussi que la cavité soit vide et suffisamment rapprochée de la paroi.

Quand le malade parle à voix basse la lésion se manifeste aussi. Le chuchotement se transmet parfaitement et il semble que le malade vous parle à l'oreille. C'est la *pectoriloquie aphone.* Ce signe est important, on peut le dire constant, il est d'un grand secours dans les cas d'aphonies marquées où l'on ne peut rechercher la pectoriloquie vraie. Sa valeur diagnostique est aussi grande que celle de ce dernier signe. C'est un signe cavitaire et des plus importants.

Enfin il existe des cas ou la présence des cavernes ne se révèle par aucun de tous ces signes. Alors leur diagnostic est à peu près impossible. A cette période avancée de la phtisie les déformations du thorax s'accentuent encore. Nous les avons déjà décrites ; nous n'insisterons que sur celles qui sont spéciales à cette période et parmi celles-là une surtout nous arrêtera ; c'est la déformation de la région thoracique qui répond au sommet. Cette déformation est surtout marquée en avant dans la région claviculaire. C'est un enfoncement, un aplatissement de cette région, une saillie exagérée de la clavicule formant comme une arête vive entre deux fosses profondes correspondant aux creux sus et sous-claviculaires.

C'est un signe très constant de la phtisie avancée et souvent il
frappe tellement l'observateur que son diagnostic est fait à première vue.

A quoi est due cette déformation ? Les côtes sont aplaties,
comme affaissées, et les espaces intercostaux semblent vides. Le
pectoral a disparu et la peau très amincie est comme collée sur la
clavicule. La cause première de cet aplatissement de la cage thoracique réside dans le retrait du poumon sclérosé. A une certaine
période le poumon creusé de cavernes, présente cet état que nous
avons étudié en anatomie pathologique sous le nom d'induration
ardoisée, c'est une rétraction cicatricielle, une sclérose et en même
temps un affaissement de ce qui reste de poumon pour combler les
pertes de substance. Il en résulte que le poumon est réduit à l'état
de moignon sclérosé d'un volume beaucoup inférieur à son volume
normal. Or, la paroi thoracique est entraînée avec le poumon et le
suit dans son retrait, d'où dépression claviculaire si nette dans les
périodes ultimes de la phtisie chronique.

Une conséquence forcée de cet état de choses est la suppression
des fonctions de cette partie du poumon, et partant, l'immobilité
de la paroi correspondante. On remarque, en effet, que cette
portion affaissée reste absolument immobile, quelle que soit
l'étendue de l'inspiration. Le poumon sous-jacent ne se développe
plus et la paroi reste immobile accolée à ce bloc inerte.

Les vibrations thoraciques sont augmentées au niveau des
parties excavées ; elles sont surtout augmentées dans les points
atteints de pneumonie intersticielle, de sclérose. Quand la cavité
est spacieuse, le poumon peu induré, les vibrations restent
normales ou sont même diminuées.

## IV

*Symptômes fonctionnels.* — La dyspnée est toujours marquée à la
période que nous considérons. Elle est due à la diminution
considérable du champ de l'hématose et par le fait des cavernes,
et aussi parce que le reste du poumon est induré, emphysémateux, congestionné, hépatisé, plus ou moins incapable de
suppléer, dans le phénomène de l'hématose, les parties devenues
inutiles. Et l'on peut dire que la cause essentielle de cette
dyspnée finale est l'insuffisance de l'hématose due non pas seulement à la présence de cavernes, mais surtout aux autres lésions
tuberculeuses ou non qui occupent le reste du poumon.

La toux devient constante, quinteuse, très fatigante pour les malades qui arrivent à ne plus avoir un moment de repos. L'expectoration est devenue franchement purulente et les crachats prennent la forme nummulaire que nous avons décrite. Ils sont jaunes, verdâtres, arrondis, et nagent dans une sérosité claire et filante, sans jamais s'agglomérer. Il ne faudrait pas cependant attacher à la forme des crachats une importance trop considérable. La forme nummulaire pas plus que la couleur et la consistance, ne sont caractéristiques de la tuberculose, elles se retrouvent dans tous les crachats provenant des lésions catarrhales des bronches : rien ne ressemble plus à un crachat de phtisique que les crachats de la broncho-pneumonie rubéolique, par exemple.

On comprend que l'importance de la forme et de la couleur de l'expectoration a complètement disparu depuis la découverte du bacille de Koch. Qu'importe la forme et la consistance d'un crachat quand une minime partie suffit à donner la clef du mystère, avec l'aide du microscope et de quelques réactifs chimiques! Il vaut mieux négliger l'étude de la composition clinique et histologique du crachat tuberculeux, étude purement spéculative, et s'attacher à acquérir une habileté spéciale dans la recherche du bacille. On arrivera ainsi à un résultat vraiment pratique et avec une simplicité merveilleuse. En effet, le bacille caractéristique existe toujours dans les crachats à cette période. Balmer et Fraenzel l'ont trouvé 120 fois sur 120 examens de crachats provenant de divers tuberculeux. Ziehl l'a trouvé 72 fois sur 73 examens, et tant d'autres que je ne puis citer ici. Du reste, est-il nécessaire encore aujourd'hui de soutenir une pareille thèse? Nous avons étudié, en même temps que les procédés techniques de coloration dans un autre chapitre, l'importance de la recherche du bacille aux différentes périodes de la phtisie et ce que l'on pouvait conclure du nombre des bacilles contenus dans une préparation microscopique. Revenons en quelques mots sur ce chapitre.

On a dit que le bacille existe dans les crachats avant même l'apparition de lésions histologiques intra-pulmonaires. C'est possible, puisque des savants dignes de foi l'ont avancé, mais ils sont rares et ce n'est que par des examens répétés, que l'on arrivera à déceler leur présence. Il est vrai que la découverte d'un seul de ces micro-organismes entraînerait la conviction. Il ne faut donc pas se lasser, il faut chercher longtemps. Il est bon cependant, dans les phtisies au début, de se fier beaucoup sur ces minuties d'auscultation, qui, avec un peu d'habitude, deviendront très appréciables à l'oreille. Je crois que c'est là surtout que l'on doit chercher pendant la période de germination les données de son diagnostic.

A partir du moment où le tubercule se ramollit et s'élimine, les bacilles sont très nombreux et leur découverte est des plus simples. Mais alors il est déjà tard, la phtisie est avancée et la vraie période curable est terminée. Aussi serait-ce dangereux d'avoir une confiance trop absolue dans la recherche des bacilles et de négliger les autres moyens d'investigation. On risquerait fort d'attendre trop longtemps et de ne se décider à agir lorsqu'il serait trop tard.

. On devra donc, en même temps qu'examiner les crachats, dans les cas douteux, s'attacher à ausculter de la façon la plus minutieuse les organes respiratoires. De la combinaison de ces deux systèmes d'investigation le praticien tirera le meilleur résultat : un diagnostic ferme et précis.

Notons enfin ce fait important que le bacille tuberculeux n'a jamais été rencontré dans les secrétions pathologiques du poumon en dehors de la présence des lésions tuberculeuses. S'il est dans les crachats, on peut affirmer que quelque part dans l'arbre aérien : pharynx, larynx ou poumon, existe une lésion spécifique; à l'auscultation et aux autres procédés d'examen de déterminer alors quel est le siège de cette lésion, quelle est son étendue et sa gravité. Nous donnerons, en terminant, ces conclusions de Grancher auxquelles nous nous associons absolument.

1º Les signes précoces de la tuberculose pulmonaire commune (altération de la respiration, particulièrement de l'inspiration) précèdent quelquefois la toux et l'expectoration, la submatité, etc..., pendant un long espace de temps.

2º La présence bien constatée de bacilles tuberculeux dans les crachats est un signe de certitude de la tuberculose. mais ce n'est pas un *signe précoce.* Le plus souvent les signes physiques et rationels sont antérieurs à l'apparition des bacilles dans les crachats et le médecin ne doit pas attendre la présence des bacilles pour instituer un diagnostic et une thérapeutique.

3º Si le diagnostic par les signes physiques et rationnels offre des incertitudes et des écueils, la recherche du bacille n'est pas exempte des causes d'erreur qui sont inhérentes à la méthode, aux réactifs et à l'observateur.

## V

*Symptômes généraux.* — Les symptômes généraux sont très accusés à cette période de la phtisie. Nous les avons déjà signalés à la période de ramollissement : ici ils n'ont fait que s'aggraver de plus en plus.

La fièvre est très élevée, continuelle maintenant et toujours avec exacerbations vespérales marquées. L'organisme, miné par cette fièvre intense, se consume rapidement : la cachexie se prépare. La courbe présente toujours de grandes oscillations, le maximum se produit le soir, mais quelquefois c'est l'inverse qui a lieu et l'exacerbation est matinale et non plus vespérale. Il est exceptionnel que la courbe indique une fièvre continue au sens propre du mot. C'est en effet une fièvre septique et bien que d'autres facteurs entrent en ligne de compte à ce moment : tels que le travail de dénutrition et les divers accidents phlegmasiques du poumon, sa cause première reste toujours la résorption des produits putrides au niveau des ulcérations du poumon. Ces produits putrides ne sont pas uniquement formés par le bacille tuberculeux. On peut même affirmer qu'il n'est pas la cause la plus importante de l'empoisonnement septique par résorption. On sait maintenant qu'au niveau d'un foyer tuberculeux ramolli se trouvent un nombre considérable de microbes de la suppuration et autres agents septiques qui évoluent dans ce milieu de culture très favorable, y secrètent leurs toxines, qui, résorbées, produisent la fièvre hectique. Je crois donc que dans la génèse de cette fièvre putride, il ne faut pas donner au bacille de Koch le rôle unique. Loin de là, je crois qu'il doit être beaucoup moins incriminé que les autres agents septiques qui l'accompagnent toujours au sein des ulcérations pulmonaires.

Le phtisique meurt à la fois de consomption et d'inanition par le poumon, le cœur et le système nerveux. Il arrive peu à peu au collapus terminal, après avoir vu les derniers jours la température baisser peu à peu et descendre quelquefois au-dessous de la normale.

Les troubles de la nutrition se sont encore aggravés : l'anorexie est complète, la digestion est insuffisante, l'alimentation devient impossible et la dénutrition est rapide. La langue reste humide et rosée jusqu'à la fin, sauf vers les derniers jours de la vie, où elle se couvre souvent de muguet.

L'aspect général du phtisique devient de plus en plus misérable. L'amaigrissement est poussé à son degré extrême, les pommettes sont saillantes et les yeux éteints sont profondément enfoncés dans les orbites devenues énormes. Les paupières tranchent par leur coloration bronzée sur la pâleur terreuse générale du visage, livide et comme bouffi. Le cou amaigri paraît s'allonger et les organes saillants, comme disséqués, sont recouverts d'une peau amincie et ridée qui semble collée sur eux. Les os de l'arc scapulaire semblent absolument décharnés : les masses musculaires de tout le corps ont disparu, les os sont saillants et les articulations semblent gonflées. Les cheveux, la barbe, les cils ont pris un aspect général : rares et longs, leur volume a augmenté et paraissent rigides, collés sur les tempes et les joues amaigries du malade. On sent une déchéance totale et absolue de l'organisme.

La dernière phalange des doigts, la phalange unguéale, s'hypertrophie, devient globuleuse et l'ongle s'arrondit par-dessus en prenant une consistance beaucoup plus grande qu'à l'état normal : c'est le *doigt hippocratique*.

Il faut remarquer aussi que la phtisie chronique, qui provoque une telle consomption· du malade, n'amène pas une prostration aussi grande que les maladies aiguës ou rapides. Le malade peut jusqu'aux derniers jours marcher, s'occuper ; son intelligence reste parfaite et par un bienfait providentiel il se fait jusqu'au bout illusion sur la gravité de son état. Et au moment où la mort l'étreint déjà, il parle de guérison et de projets d'avenir.

# L'URINE ET LE SANG DU PHTISIQUE

Dès les premières périodes de la phtisie l'urine est modifiée dans sa composition, la phosphaturie est le premier indice de la dénutrition rapide du tuberculeux. L'urine peut contenir jusqu'à 4 gr. par litre de phosphate. Cette phosphaturie dure pendant la période de ramollissement mais s'arrête au moment où paraît la fièvre hectique. Les chlorures sont aussi augmentés en proportion assez notable.

Quand il y a de la fièvre, à la 1re période, les urines toujours phosphatiques prennent en outre les caractères fébriles. Mais ces caractères sont surtout accusés dans la fièvre des périodes terminales ; elles sont très concentrées et déposent un sédiment rougeâtre d'urates ; elles sont concentrées par le fait des sueurs profuses et de la diarrhée fréquente, si tenace chez ces malades. L'urée conserve son taux normal jusqu'à une période où la dénutrition est tellement avancée que l'organisme ne peut plus fournir l'azote nécessaire pour combler le déficit produit par le manque d'alimentation : alors elle diminue rapidement. La glycosurie a été signalée quelquefois, mais rarement : on l'a mise avec raison, je crois, sur le compte de troubles de l'innervation. L'albumine se rencontre très souvent aux périodes avancées : on a donné comme cause à cette albuminurie, des néphrites chroniques interstitielles ou diffuses, la dégénérescence amyloïde du rein, des lésions tuberculeuses qui se développeraient dans cet organe. Peut-être n'est-elle que l'expression des perturbations profondes de la nutrition.

Quand il y a tuberculose urinaire concomitante, l'urine contient du pus et des bacilles, quelquefois du sang. Ces éléments morbides manquent quand les voies urinaires ne sont pas tuberculeuses, et chose importante, l'urine d'un phtisique ne contient de bacilles de Koch que si les lésions tuberculeuses existent sur ces organes ; jamais les bacilles ne passent à travers le filtre rénal ; on sait, du reste, qu'ils sont rares dans le sang et que, s'il s'en trouve à un moment donné, ils ne séjournent pas dans cette humeur. Le sang est profondément modifié chez les phtisiques. La quantité de fibrine augmente, la proportion des phosphates y est assez élevée et peut atteindre 0,5 pour 100. Les globules diminuent de nombre : on les a vus tomber à 2,500,000 chez l'homme et à 930,000 chez la femme. Mais il faut remarquer que les globules des phtisiques ont tous leurs caractères et qu'ils ne font que diminuer de nombre : signe important qui peut suffire au diagnostic entre la chloro-anémie tuberculeuse et la chlorose vraie.

# PHTISIE FIBREUSE.

La phtisie chronique fibreuse ou scléreuse est la forme la plus lente de la tuberculisation du poumon. Dans cette forme l'évolution fibreuse l'emporte sur la transformation caséeuse. La présence dans le poumon de ces néoformations scléreuses amène des modifications de structure qui donnent à la maladie une allure toute spéciale. Le malade présente à l'apparence clinique une bronchite chronique toujours compliquée d'emphysème et de bronchectasie. Nous avons vu dans l'anatomie pathologique la genèse et la marche de toutes ces lésions ; dans cette forme de la tuberculisation pulmonaire, nous n'y reviendrons pas ici.

Au point de vue séméiologique pur, la phtisie fibreuse va donc se présenter à nous sous un aspect assez différent de celui de la phtisie commune, que nous venons de décrire ou du moins si les débuts sont les mêmes quoique moins accusés, l'évolution ultérieure est modifiée et la symptomatologie diffère. Nous laisserons de côté les signes du début qui sont les mêmes dans toutes les formes et nous allons immédiatement décrire la séméiologie propre à la phtisie fibreuse. Nous passerons en revue rapidement les signes diagnostics que l'on peut tirer de l'état des autres organes et spécialement du cœur.

Signes physiques.
{
*Palpation* : Rien d'anormal ;
*Percussion* : Son tympanique, diagnostic avec l'emphysème, pus, submatité ;
*Auscultation* : Murmure vésiculaire diminué ;
    Signes cavitaires ;
    Signes de catarrhe.
}

Les signes physiques de la phtisie fibreuse sont les signes habituels de la bronchite chronique, compliquée d'emphysème et de bronchectasie. Quels sont ces signes ?

Dans l'emphysème, nous avons à la percussion une sonorité exagérée à timbre grave et si l'on place l'oreille sur la poitrine on constate une diminution notable du murmure vésiculaire. Là, les signes sont un peu différents : à la place de la sonorité toute spéciale et vraiment caractéristique de l'emphysème, nous avons plutôt de la *submatité,* principalement dans les régions supérieures des deux poumons. Si l'on percute sur la clavicule, en plaçant en même temps l'oreille dans la fosse sus-épineuse, on perçoit une *transmission assez nette des chocs* : fait qui n'existe pas dans l'emphysème et qui prouve que le poumon est induré et que s'il y a des parties emphysémateuses elles sont dans un stroma-fibreux. L'oreille perçoit non plus une diminution du murmure vésiculaire, cette respiration humée et comme *cotonneuse* de l'emphysème, mais des modifications notables des deux temps de ce murmure qui est accompagné, voilé, par de nombreux signes pathologiques que nous allons passer en revue.

La résonnance thoracique est augmentée dans l'emphysème et *exagérée.* Les signes de bronchite chronique sont des *ronchus*, des râles sibilants et autres bruits qui pourraient faire croire à une bronchite simple, d'autant qu'ils sont accompagnés de râles bulleux de tout volume, depuis les sous-crépitants jusqu'aux râles caverneux.

C'est, qu'en effet, il existe toujours de la bronchectasie ; aussi rencontre-t-on toujours des signes cavitaires qui pourraient dès l'abord faire croire à la présence de caverne. Ce sont des gargouillements et du souffle-amphorique ou caverneux.

La respiration est toujours soufflante, mais elle présente exceptionnellement le timbre tubaire sauf dans les portions limitées du poumon où la sclérose est plus marquée.

En résumé nous avons des signes de dilatation bronchique, de catarrhe chronique des bronches et d'emphysème pulmonaire. Aucun signe n'est pathognomonique ! il faut donc s'appuyer, pour se faire une opinion, sur les commémoratifs, sur la marche de la maladie, les symptômes fonctionnels (dyspnée), sur l'examen et l'état des différents organes, notamment le cœur, et surtout sur l'examen bactériologique de l'expectoration, qui, dans ce cas, peut rendre de très grands services.

## ACCIDENTS.— COMPLICATIONS DE LA PHTISIE COMMUNE

Il est très rare de rencontrer chez un phtisique tous les symptômes cliniques dans l'ordre régulier que nous venons de décrire. Nous avons déjà dit, en parlant des formes larvées du début, combien la marche de cette affection est incohérente. De même au cours d'une tuberculose chronique, on observe de nombreux accidents qui donnent à la maladie un aspect incorrect et bizarre, une allure spéciale. Ce sont ces complications si dangereuses, dont le praticien doit connaître chaque expression clinique, que nous allons examiner suivant leur ordre de fréquence.

I

*Congestion.* — Chaque poussée de granulation s'accompagne d'inflammation du tissu au milieu duquel les tubercules se développent. Cette congestion péri-tuberculeuse se traduit par une exagération passagère de la submatité, par une obscurité de la respiration, par l'existence de nombreux râles sous-crépitants, par de l'hémoptysie et une expectoration plus abondante (exsudation). Cette congestion, au lieu d'être légère et peu étendue, peut atteindre des proportions plus considérables, s'accompagner de frissonnements, de fièvre, de dyspnée, de toux. On découvre alors au niveau de la lésion tuberculeuse tous les symptômes de la bronchopneumonie vulgaire : submatité étendue, râles fins, souffle et bronchophonie.

II

*Pneumonie.* — Une complication plus rare, mais bien plus dangereuse pour les tuberculeux, c'est la pneumonie, non pas caséeuse, mais la pneumonie franche, causée par les pneumocoques spécifiques et accompagnée de tous les caractères cliniques de cette maladie aiguë : début brusque et annoncé par un frisson violent, point de côté douloureux, hyperthermie, râles crépitants fins, souffle rude, bronchophonie, submatité étendue, exagérations des vibrations vocales, expectoration caractéristique des crachats rouillés, adhérents au vase et renfermant de nombreux pneumocoques. La marche de la température est typique : elle reste élevée pendant une dizaine de jours, atteint 39° ou 40°, et puis cède brusquement pour atteindre la normale. Les autres symptômes ne disparaissent pas avec la même brusquerie que dans la pneumonie ordinaire. Longtemps encore on entend les râles sous-crépitants de retour, le souffle, bruits morbides auxquels succèdent généralement les signes d'une caverne nouvellement formée.

La pneumonie des phtisiques est observée surtout au niveau des sommets pulmonaires, siège de prédilection des tubercules. Elle peut évoluer néanmoins sur les autres lobes et en l'absence de toute granulation. Elle est un coup de fouet dangereux pour les malades et elle peut amener un dénouement fatal chez les phtisiques arrivés à la 3me période.

III

*Bronchites.* = A chaque refroidissement intempestif, à chaque écart de régime, le phtisique est atteint d'inflammation des bronches, limitée ou généralisée. Lorsque cette bronchite est peu étendue, lorsqu'elle ne siège que dans les grosses bronches, elle ne provoque chez le malade que des troubles insignifiants, un peu d'exagération de la toux, un peu d'insomnie et une fièvre légère. Quelquefois elle s'étend davantage, elle atteint les plus petites bronches et apparaît sous la forme de la bronchite capillaire. La scène se transforme alors et l'état du malade s'aggrave. A la place de quelques râles et craquements du sommet, on entend dans toute la cage thoracique de nombreux râles secs et humides se déplaçant à chaque mouvement respiratoire. La dypsnée devient très gênante, la respiration est accélérée. La circulation se fait irrégulièrement, la face est cyanosée. La toux, au lieu de se manifester le matin seulement, est continue et très fatigante : elle est accompagnée d'une expectoration abondante, plus aérée, spumeuse, et les crachats décèlent la présence des bacilles.

Ces bronchites à répétition, qui se renouvellent fréquemment surtout en hiver, aggravent l'état du phtisique, mais elles causent rarement une issue mortelle, à moins que l'hypersécrétion très abondante obstrue les plus petites bronches et ne puisse être évacuée. Le malade peut alors succomber par asphyxie, avec des lésions tuberculeuses relativement limitées, ce que j'ai observe quelquefois.

## IV

*Adénopathies trachéo-bronchiques.* — Complication fréquente mais
très difficile à diagnostiquer pendant la vie du malade. A moins
toutefois que les ganglions très hypertrophiés provoquent des troubles de compression non attribuables à la présence de toute autre
tumeur. Cette compression peut s'exercer sur les poumons, sur les
bronches, sur la trachée, sur les gros vaisseaux thoraciques, sur les
nerfs laryngés ou pneumogastriques.

G. de Mussy, qui a le premier décrit les symptômes cliniques de
cette complication, déclare qu'il existe sur la ligne médiane du
thorax, en avant et en arrière, une submatité, une diminution
d'élasticité à la percussion, une augmentation des vibrations thoraciques. A l'auscultation de ces régions on entend au niveau de la
bifurcation des bronches un souffle tubaire ou tubo-caverneux ;
l'inspiration est également soufflante. Les bruits de la respiration
sont diminués dans les vaisseaux proportionnellement au degré
d'hypertrophie des ganglions et de la compression des bronches.
Lorsque les nerfs récurrents sont atteints, la voix est altérée,
rauque, son timbre est diminué et il existe quelquefois une aphonie
complète. La compression du pneumogastrique cause des troubles
cardiaques, des angoisses, des palpitations, des douleurs diaphrag-
matiques. L'aorte et la veine cave supérieure sont elles mêmes
comprimées et traduisent leur compression par des troubles de la
respiration, un souffle systolique de la base, des hémoptysies, de
l'œdème des extrémités supérieures et de la face et une dyspnée
excessive.

L'adénopathie trachéo-bronchique, qui s'accompagne presque
toujours d'hypertrophie des ganglions de la région cervicale, des
aisselles et des aines, peut se terminer par la caséification des
organes tuberculeux et par l'élimination des ganglions suppurés
à travers les cavernes pulmonaires et les bronches avec lesquelles
ils sont en contact, ou bien encore par la mort du malade, causée
par la compression.

## V

*Pleurésies.* — Comme nous l'avons déjà affirmé, la pleurésie
tuberculeuse primitive est assez commune. Mais la pleurésie est
encore plus fréquente, pour ne pas dire constante, dans la plupart
des cas de phtisie commune. Tous ceux qui ont l'habitude de
pratiquer l'autopsie des tuberculeux, savent qu'il est exceptionnel

d'ouvrir une poitrine de phtisique sans y rencontrer des adhérences de la plèvre.

Que ces adhérences soient inflammatoires ou produites par des tubercules localisés, elles sont toujours très épaisses, ce qui veut dire qu'elles sont anciennes. En effet, la pleurésie peut compliquer la phtisie commune dès le début de la maladie. Sa présence, à la 1re période, pourrait expliquer les craquements secs du sommet, et ces saccades de la respiration. A elle aussi doivent être attribuées, suivant Chomel, ces douleurs thoraciques pongitives, dont souffrent les phtisiques, et que la plupart des cliniciens nomment des névralgies intercostales.

Lorsque la pleurésie, qui accompagne la phtisie commune, reste sèche, elle manifeste sa présence par du frottement entendu aux deux temps de la respiration, bruit de frottement qui est bien localisé à une région et qui ne subit aucune modification de place, ni de timbre, comme cela arrive pour certains gros râles avec lesquels on pourrait le confondre. Dans les cas plus rares de pleurésie avec épanchement, le liquide, peu abondant, reste clair, devient exceptionnellement hémorrhagique ou purulent. Ce liquide se résorbe très lentement et laisse derrière lui des adhérences très étendues et très épaisses. Ces adhérences produisent la déformation de la cage thoracique, dont nous avons déjà parlé, et troublent profondément les fonctions normales de la respiration et de l'hématose.

## VI

*Pneumothorax.* — Cette complication s'annonce presque toujours avec éclat, d'une façon dramatique. Le malade, à la suite d'une quinte de toux, d'un effort quelconque, est pris d'une violente douleur, semblable à celle d'une épée qui pénétrerait dans ses côtes, douleur qui s'accompagne d'une dyspnée excessive. Il s'asseoit dans son lit, se dresse debout, jette en avant ses bras, fait des efforts inouïs pour rattraper sa respiration. Bientôt, on s'aperçoit de la gêne de la circulation par le gonflement des veines du cou et des extrémités, par la cyanose de la face, par l'irrégularité du pouls qui devient petit et filiforme. Ces symptômes alarmants peuvent tuer le malade en quelques heures.

D'autres fois la perforation du poumon et de la plèvre, et leur communication avec l'air extérieur, s'établit d'une manière moins brusque, plus lentement, et la dyspnée est moins considérable. Enfin, MM. Weill et Germain Sée ont signalé des cas où la communication n'existe pas d'une façon permanente, malgré cette perforation. Il peut se former, au niveau de l'ouverture, une espèce de fausse membrane qui servirait de soupape et empêcherait par instant la pénétration de l'air dans la plèvre.

Quoiqu'il en soit, que cette communication soit continue ou interrompue, le pneumothorax établit toujours un accident très dangereux et par la dyspnée ou la syncope mortelle qu'il cause, et par l'épanchement rapide et purulent qui survient. MM. Hérard, Potain et d'autres auteurs ont cependant cité des cas rares de phtisiques qui ont guéri malgré cette fâcheuse complication.

## VII

*Laryngite.* — La laryngite peut survenir à toutes les périodes de la phtisie commune. Elle se manifeste surtout à la période de crudité et de ramollissement, et cela se conçoit aisément, puisque les bacilles n'infectent les crachats qu'à ces périodes secondaires, et le passage de ces crachats bacillaires à travers le larynx est une cause d'inoculation directe.

Quelquefois la tuberculose du larynx passe complètement inaperçue, malgré la profondeur des lésions, et ne se révèle qu'à l'autopsie. Plus souvent elle traduit sa présence par un chatouillement désagréable de la gorge, par une toux fatigante, par une dysphonie, un enrouement, une aphonie complète, une difficulté de la déglutition, qui devient très pénible, et une grande douleur des oreilles. Quoiqu'il n'y ait pas œdème considérable de la glotte, la dyspnée est très accentuée.

Tous ces troubles fonctionnels s'expliquent facilement lorsqu'on examine le larynx. Les cordes vocales sont le siège d'un œdème, de granulations miliaires, d'érosions ou d'ulcérations. Parfois les lésions sont plus profondes encore et les cordes vocales sont complètement détruites. Dans le cas où le laryngoscope ne décèle aucune altération du larynx, les troubles fonctionnels peuvent s'expliquer par l'existence profonde de gros ganglions trachéo-bronchiques qui exercent une compression sur les nerfs récurrents.

La laryngite est une complication très dangereuse, d'abord à cause des troubles qu'elle cause, ensuite parce qu'elle témoigne presque toujours d'un degré très avancé de la phtisie chronique.

## VIII

*Appareil digestif.* — « De tous les organes, dit Andral, le tube digestif est certainement celui qui, après les poumons, présente

chez les phtisiques les lésions les plus importantes à connaître. »
Le fait est exact, mais les symptômes cliniques ne sont pas toujours
proportionnels à l'importance de ces lésions. Ainsi certaines parties
de l'appareil digestif, où les tubercules sont absents, se révoltent
dès la période initiale de la phtisie, tandis que d'autres organes
sont le siège de nombreuses granulations dont la présence n'est pas
soupçonnée et n'est découverte qu'à l'autopsie.

Chez beaucoup de tuberculeux la muqueuse de la bouche et du
pharynx reste saine pendant toute la vie. Chez d'autres des granulations et des ulcérations se localisent à la 2me et à la 3me période
sur la langue, la muqueuse des joues, sur le voile du palais et sur
le pharynx. Ces lésions provoquent des douleurs intenses à chaque
mouvement de déglutition, empêchent le malade de se nourrir.
A la période ultime toute muqueuse buccale et pharyngée se couvre
de muguet.

Quoique les lésions tuberculeuses soient relativement rares sur
la muqueuse stomacale (Marfan), les troubles gastriques se manifestent dès la période initiale. Le malade se refuse à manger, parce
que l'appétit est supprimé, ou parce que les aliments absorbés sont
digérés lentement et que leur présence dans l'estomac cause de la
douleur. D'autres fois ces aliments sont rejetés par vomissement
en partie, ou en totalité, tels qu'ils ont été absorbés. Lorsqu'il existe
sur la muqueuse de l'estomac une exulcération, le phtisique souffre
d'une violente douleur au niveau de l'épigastre et de la colonne
vertébrale : dans ce cas on retrouve fréquemment, dans les vomissements, du sang rutilant entremêlé avec les aliments.

Que ces phénomènes gastriques soient d'origine réflexe, causés
par la toux ou par une lésion tuberculeuse, il faut s'évertuer à
enrayer le plus rapidement possible cette complication très grave.
Un phtisique, atteint de lésions profondes des poumons, qui se
nourrit bien, est un malade qui peut guérir. Au contraire, lorsque
l'alimentation est incomplète ou impossible, le malade maigrit, se
cachectise et tout espoir de guérison doit être abandonné.

La rate est hypertrophiée chez la plupart des tuberculeux et la
pression en est douloureuse. Elle ne provoque pas de troubles
fonctionnels et le plus souvent on ne découvre les lésions jeunes ou
anciennes qu'à l'autopsie.

Il en est de même du foie, dont les cellules se surchargent de
gouttelettes graisseuses, et dont le tissu scléreux s'hypertrophie.
Les altérations de cette glande ne se manifestent pas durant la vie
ou causent peu de perturbation. Quelquefois les urines prennent

une couleur rouge acajou, et les sclérotiques ont une teinte subictérique. On observe aussi de l'ascite dans les cas où le volume du foie devient considérable.

Les fonctions de l'intestin sont troublées profondément par la tuberculisation, non pas au début, mais vers les périodes moyenne et ultime de la phtisie. A la période initiale, les crachats ne renferment pas de bacilles, ni de streptocoques. Mais plus tard, lorsque les tubercules sont ramollis, lorsqu'il existe des cavernes et des foyers de suppuration, les malades avalent ces crachats qui infectent directement la muqueuse intestinale. D'où les nombreuses lésions tuberculeuses, qui naissent sur l'intestin, les ganglions mésentériques et le péritoine. D'où résultent aussi ces diarrhées infectieuses si rebelles à toute médication, qui épuisent le malade. Les selles très nombreuses, très liquides, sont décolorées, couleur d'argile (lésion du foie) ou bien encore rougeâtres (ulcération intestinale) : on peut y découvrir des bacilles. Les hémorrhagies intestinales sont assez rarement observées. Les perforations de l'intestin sont un peu plus fréquentes : elles s'établissent lentement, insidieusement et passent quelquefois inaperçues pendant la vie, à cause de l'adhérence péritonéale qui s'établit. Quand cette perforation s'effectue plus rapidement elle provoque une hémorrhagie foudroyante ou bien une péritonite suraigue, accidents qui entraînent tous deux la mort. Les granulations siègent fréquemment sur le gros intestin et causent soit de la typhlite, ou bien encore des fistules tuberculeuses de l'anus : inutile de dire qu'il faut intervenir chirurgicalement pour cette dernière complication et en débarrasser le malade le plus vite possible.

### III

*Appareil génito-urinaire.* = Rien de plus fréquent que de voir des malades se plaindre d'une tuberculose de l'épididyme ou de l'utérus et avoir une lésion déjà ancienne du côté des poumons. Cette tuberculisation des organes génitaux ne cause pas de troubles profonds à moins qu'il n'y ait une suppuration ou une inflammation douloureuse.

Les accidents des reins, des urethères et de la vessie sont au contraire plus fréquents et exercent une influence plus directe sur l'évolution de la tuberculose. Les reins sont tuberculeux de très bonne heure. Aussi remarque-t-on fréquemment l'albuminurie chez les phtisiques (Rayer, Lebert, Potain). On rencontre chez eux toutes les variétés de néphrites : néphrites parenchymateuse, mixte, interstitielle ou suppurée. Suivant la transformation du rein sous l'influence du bacille, on trouve dans l'urine une plus ou moins grande quantité d'albumine, et on observe chez le malade des accidents tels que l'œdème des extrémités inférieures, la bouffissure de la face, des pleurésies avec épanchement, des péricardites, et surtout, comme Lasègue l'a démontré, des accès d'urémie très dangereuse.

Les complications rénales exercent une action très fâcheuse sur l'évolution tuberculeuse par les troubles cérébro-spinaux (urémie) qu'elles entraînent et par la dyspnée qu'elles augmentent.

Les granulations ne se localisent pas spécialement sur les reins. Généralement, les urethères et la vessie sont également atteints de tubercules. Dans ce cas, les urines sont troubles, quelquefois teintées et même rougeâtres après la fonte de ces tubercules. La miction est plus fréquente et devient douloureuse lorsque les granulations siègent au niveau du col de la vessie (cystite tuberculeuse). On découvre fréquemment des bacilles dans l'urine.

## IV

*Système nerveux.* — On observe fréquemment des troubles nerveux au cours de la tuberculose pulmonaire. Ces troubles peuvent se manifester en dehors de toute lésion organique ou sous l'influence du développement de granulations dans le système cérébrospinal.

Dès le commencement de la maladie, le phtisique est triste, a de la tendance à l'hypochondrie. Plus tard, les facultés intellectuelles diminuent d'éclat : les idées sont confuses et la mémoire fait défaut. Quelquefois l'hypochondrie devient plus accentuée, le malade a des idées noires, est possédé des craintes de persécution et arrive jusqu'à l'aliénation mentale.

Plus souvent ces phénomènes intellectuels sont d'origine méningitique et tuberculeuse. Il s'est développé à la base et à la convexité du cerveau un grand nombre de granulations qui peuvent également provoquer des troubles nerveux aigus, ou qui causent simplement tous les accidents de la méningite classique : céphalalgie intense, vomissements incoercibles, constipation opiniâtre, dépression intellectuelle, prostration, paralysie. Dans le cas où les granulations siègent exclusivement sur les méninges spinales, cas exceptionnels qui ont été relatés par MM. Chateaufort et Chantemesse, on observe des névrites périphériques, douleurs se répandant dans la partie abdominale et dans les extrémités inférieures. Sous l'influence de nombreux tubercules qui compriment les cordons de la moelle, on peut remarquer des altérations de la sensibilité cutanée, des douleurs fulgurantes, de la suppression des réflexes tendineux, de l'incoordination des mouvements et enfin une paraplégie complète.

## V

*Organes des sens.* — Plusieurs oculistes ont signalé ces temps derniers la présence de granulations siégeant sur la rétine, granulations marchant de front avec la phtisie pulmonaire. Mais ce qui est plus commun, c'est l'otite suppurée et bacillaire, qui peut amener des accidents cérébraux très graves. De Bellière a observé 20 fois l'otite chez 116 phtisiques.

On trouve souvent des tubercules cutanés chez les poitrinaires. Sauf les cas de lupus, les petits tubercules isolés sont des complications d'une légère importance.

## VI

*Appareil de la circulation.* — En parlant des formes larvées du début, nous avons dit que la phtisie pulmonaire revêtait tous les caractères d'une anémie pernicieuse ou d'une chloro-anémie. En effet, à la période initiale on observe des palpitations, des pulsations irrégulières et précipitées et on entend à la base du cœur un souffle. Bientôt ces légers troubles sont primés par les symptômes de la phtisie, et on s'explique leur origine.

Plus tard les troubles cardiaques sont plus accentués à cause de l'altération même du myocarde qui subit une dégénérescence graisseuse et à cause de la dilatation des cavités droites du cœur. Ces altérations se manifestent par de l'oppression, des douleurs cardiaques, une diminution de l'impulsion cardiaque, un affaiblissement du bruit systolique et souffle doux de la base. Si ces irrégularités du cœur sont une gêne constante pour le phtisique, elles entraînent néanmoins très rarement sa mort subite, qui est causée presque toujours par une péricardite avec épanchement. Le péricarde est en effet intéressé chez la plupart des phtisiques, et sa présence n'est pas signalée parce que les symptômes cliniques de la tuberculose priment la scène.

Suivant Louis, les cas d'embolie des grosses artères et surtout de l'artère pulmonaire sont assez fréquents à la période ultime. Inutile de dire que ces embolies entraînent une issue rapide et fatale.

Les altérations des grosses veines sont plus fréquentes. On peut observer des phlébites des veines superficielles à toutes les périodes de la phtisie. Mais on les rencontre surtout à la période ultime de la maladie.

Nous avons résumé brièvement les nombreux accidents qui surviennent au cours d'une phtisie et qui aggravent la situation d'un malade. Il est bon de connaître ces complications que le clinicien rencontrera à chaque étape de la tuberculose et dont il devra tenir grand compte tant au point de vue du pronostic que de la thérapeutique à instituer.

# DIAGNOSTIC DE LA PHTISIE COMMUNE

Le diagnostic varie avec les différentes étapes de la maladie qu'il est utile d'examiner. Il est d'autant plus facile que la phtisie est plus avancée.

I

*Période initiale.* — On comprend qu'il n'est pas aisé de déclarer tuberculeux un individu qui n'a pas encore de lésion anatomique, ou chez lequel les lésions en voie de création sont encore très discrètes. C'est pourquoi nous avons tant insisté sur les détails cliniques de cette période, détails qui acquièrent une importance capitale, puisque la maladie est curable surtout à cette époque. Malheureusement le patient se présente à nous avec des symptômes vagues et diffus qui ne peuvent éveiller que le soupçon de la tuberculose. On observe un alanguissement, une pâleur de la peau et des muqueuses, des palpitations, de la fatigue morale et physique, de la toux, un peu d'inappétence, des troubles gastriques et menstruels, signes qui appartiennent aussi bien à la chloro-anémie qu'à la phtisie. Les souffles vasculaires et cardiaques peuvent être entendus dans l'une comme dans l'autre affection. L'embarras du clinicien serait donc grand s'il ne connaissait les signes cliniques suivants, sur lesquels j'insiste tout particulièrement.

Un individu tuberculosé maigrit dès le début de son affection, ce qui est exceptionnel dans la chloro-anémie. Il maigrit parce qu'il a perdu son appétit, parce qu'il vomit ses aliments, parce qu'il a de la diarrhée, en un mot parce qu'il est intoxiqué par les bacilles. Cet amaigrissement est d'autant plus accentué que le mouvement fébrile est plus précoce. Cette fièvre, peu élevée, qui survient le soir chez le tuberculeux fait encore défaut chez l'anémique.

Mais un signe, qui a une valeur diagnostique bien plus considérable, c'est l'hémoptysie. Très fréquemment l'hémoptysie est le premier indice qui éveille notre attention et qui nous annonce la bacillose. Elle peut être légère ou abondante, comme les autres formes d'hémorrhagies thoraciques, mais ce qui la caractérise de ces formes c'est qu'elle se manifeste presque toujours le matin après le réveil du malade, qui, à la suite d'une quinte de toux, crache du sang. L'hémoptysie classique, celle qui est révélatrice de la tuberculose au début, est un crachat sanguinolent rejeté plusieurs matins consécutifs, après un effort de toux. Il n'en est pas de même des hémoptysies supplémentaires qui se renouvellent chez la femme aux époques menstruelles, à toutes les heures de la journée et en l'absence d'accès de toux.

A côté des troubles gastriques, dont le clinicien doit se défier, car bien des malades viennent nous consulter pour une simple dyspepsie, lorsqu'il s'agit d'une gastrite bacillaire, j'ai rencontré constamment chez tous les phtisiques à la période initiale l'hypertrophie de la rate qui devient douloureuse spontanément ou à la moindre pression. Cette douleur est souvent mise sur le compte des névralgies intercostales gauches irradiées. L'hypertrophie elle-même échappe puisque l'examen de l'organe est négligé. Or, j'ai constaté ce fait non seulement cliniquement mais encore expérimentalement. Tous nos animaux tuberculisés sacrifiés à une période précoce avaient toujours de l'hypertrophie de la rate et la pulpe de cet organe injectée à d'autres animaux provoquait constamment des résultats positifs de bacillose même lorsqu'il n'existait encore sur l'animal sacrifié aucune trace de granulation tuberculeuse.

A l'examen de la poitrine on peut aussi recueillir certaines données qui, sans être absolues, ont néanmoins leur importance. Le thorax a un aspect spécial que nous avons déjà décrit ; il est effilé, aplati ; les côtes se soulèvent moins. A la percussion on entend rarement de la submatité, mais le choc des doigts est peu élastique et différent d'un côté à l'autre. Si l'on a soin de faire simultanément l'auscultation et la percussion, le son transmis par le choc est plus métallique au niveau du sommet envahi. On entend également à l'auscultation des différences dans le rythme respiratoire, nuances qui sont très délicates sans doute mais avec lesquelles l'oreille se familiarise, comme Grancher l'a si bien affirmé. Le murmure vésiculaire est voilé au niveau du sommet envahi : à ce niveau l'inspiration est un peu plus rude ou s'effectue par saccades. Cette modification du bruit respiratoire a surtout de la valeur parce qu'il est unilatéral, parce que l'autre sommet respire normalement, parce qu'il s'établit aussi dans les sphères inférieures du poumon une véritable respiration supplémentaire.

II

*Période de crudité.* — Des tubercules en plus ou moins grand nombre se sont formés, ont envahi le poumon et causent des troubles physiques et fonctionnels qui rendent le diagnostic plus facile.

Tout autour des granulations naissantes se produit une congestion active. Aussi, dès l'existence de cette conglomération de tubercules, on perçoit une submatité très nette au niveau du sommet envahi. Le choc des doigts est peu élastique, la température locale est augmentée. A l'auscultation les signes sont encore plus précis. Le murmure vésiculaire est très affaibli, quelquefois même imperceptible : l'inspiration est courte et saccadée, l'expiration est prolongée, soufflante, les vibrations thoraciques sont exagérées. En faisant tousser le malade on entend des bouffées de craquements secs, caractéristiques, que nous avons décrits avec tant de détails. La fièvre, qui apparaît à la fin de la journée, les sueurs profuses de la nuit, la toux, l'expectoration assez abondante, l'hémoptysie, l'amaigrissement et la dyspnée sont des phénomènes auxiliaires très précieux. Mais ce qui affermit par-dessus tout le diagnostic et ce qui ne permet plus le doute, c'est la recherche de l'élément pathogène de la tuberculose, qu'on découvre presque toujours dans les crachats. Lorsqu'on décèle le bacille de Koch, on peut être certain qu'on a affaire à une phtisie avérée.

Il existe cependant des cas de phtisie où on n'a pu découvrir à la période de crudité le bacille spécifique, malgré plusieurs examens des crachats. On peut alors confondre la tuberculose avec toutes les autres affections siégeant au sommet et y provoquant une congestion intense. C'est ainsi que la présence d'un corps étranger ou d'un cancer, d'une gomme, d'un kyste hydatique ont pu simuler une agglomération de tubercules. Les observations de corps étrangers enkystés dans les poumons sont rares. G. de Mussy rapporte cependant un cas : « Il y a trois mois, dit-il, on me présentait un garçon de 12 ans, pâle, maigre, d'aspect cachectique, ayant une toux fréquente, par quintes longues et pénibles et expectorant des crachats puriformes, sanguinolents. Déjà plusieurs hémoptysies légères ont eu lieu. Il y a douleur dans le côté gauche de la poitrine et, par moments, de l'oppression. Quoique je n'aie pas noté par écrit les phénomènes d'auscultation, voici ceux que je me rappelle : le murmure respiratoire était notablement diminué, et il s'y mêlait quelques bulles comme des craquements humides. Je crus devoir diagnostiquer des tubercules pulmonaires. Je portai dès lors un pronostic fâcheux et je conseillai d'envoyer l'enfant dans le Midi. J'avais d'autant plus foi dans ce diagnostic qu'il y avait dans la famille un oncle tuberculeux. Or, il y a 10 jours, l'enfant, dans une quinte de toux, a senti quelque chose qui le piquait à la gorge et a rejeté un fragment de noyau de pruneau. Aujourd'hui, il est tout à fait rétabli, et il n'y a plus le moindre phénomène morbide à l'auscultation. » Par le résumé de cette observation, on voit que si on est en droit de soupçonner la tuberculose dans les cas de corps étrangers placés au sommet d'un poumon, il existe cependant des éléments précieux de diagnostic. Sans parler de la découverte du bacille, les craquements secs constatés à la toux, la respiration saccadée, l'expiration prolongée, la fièvre hectique, les sueurs profuses, l'amaigrissement sont des symptômes précis qui accompagnent plus volontiers la phtisie.

Cette dernière maladie ne sera pas confondue non plus avec une gomme syphilitique, un cancer ou un kyste hydatique du sommet. Une gomme spécifique, qui n'est pas ramollie, provoque des accidents locaux peu redoutables, ne provoque pas de craquements secs, n'altère pas la durée des deux temps de la respiration et surtout n'est jamais accompagnée de phénomènes d'intoxication profonde. On a du reste le loisir de s'enquérir des antécédents personnels du malade.

Le cancer primitif du sommet pulmonaire est très rare. Il cause des douleurs très vives et une cachexie spéciale avec absence de fièvre, de sueurs nocturnes. A l'examen du thorax les phénomènes d'auscultation et de percussion ne sont pas identiques avec ceux de la phtisie commune. En outre, on découvre fréquemment des adénites très développées dans les régions claviculaires et axillaires.

La marche régulière des kystes hydatiques distingue généralement cette affection de la phtisie. Au bout d'un certain temps le kyste, suppuré ou non, est éliminé par une vomique ou par expectoration et alors on y découvre très nettement des hydatides.

Inutile de dire qu'on ne décèle jamais le bacille de Koch, dans les cas de gommes syphilitiques, de cancer ou de kyste hydatique.

L'adénopathie trachéo bronchique est de nature tuberculeuse dans la plupart des cas et est la compagne habituelle de la phtisie commune. Mais si l'hypertrophie des ganglions n'est pas causée par le bacille, elle ne sera pas facilement confondue avec la tuberculose pulmonaire. Cette forme d'adénopathie ne cause, en effet, que des phénomènes de 'compression (aphonie, cornage, tirage sus-sternal, accès d'étouffement) qui n'ont rien de commun avec les troubles physiques et fonctionnels de la bacillose.

La bronchite ordinaire et l'emphysème peuvent précéder ou accompagner la phtisie chronique et voiler alors cette dernière maladie. Dans les cas de bronchite ordinaire et d'emphysème on n'observe pas, comme dans la tuberculose, des symptômes généraux graves, signes d'une profonde intoxication. En outre, les tubercules seuls ont leur siège de prédilection aux sommets des poumons. Enfin certains signes pathognomoniques, tels que la submatité bien limitée aux fosses sus et sous-épineuses, les craquements secs, l'inspiration saccadée, l'expiration prolongée et surtout la présence des bacilles dans les crachats, ne sont jamais observés dans les bronchites ordinaires ou dans l'emphysème.

## III

*Période de ramollissement.* — Un grand nombre de tubercules réunis sont en voie de transformation complète. Ils se sont ramollis, et cette fonte caséeuse produit de nouveaux symptômes, se manifeste par des troubles physiques divers et s'affirme par d'autres troubles fonctionnels. La masse ramollie, qui est limitée, circonscrite, n'est pas encore éliminée. Aux symptômes de submatité, de craquements secs, d'inspiration saccadée, d'expiration prolongée, se joignent un souffle tubaire plus accentuée, de nombreuses bulles humides entendues à l'inspiration et à l'expiration et enfin du gargouillement. Les phénomènes d'intoxication bacillaire sont également plus prononcés L'amaigrissement est plus visible, l'expectoration plus abondante et plus purulente, la température du soir est plus élevée, les sueurs profuses plus fréquentes, en un mot la nutrition troublée altère l'état général qui est proche d'une déchéance organique complète.

Avec quelle affection peut-on confondre la phtisie arrivée à cette période ? Il existe de nombreux cas de tuberculose pulmonaire où la fonte caséeuse bien limitée, bien circonscrite, n'est plus accompagnée des nombreux symptômes classiques, tels que craquements secs, inspiration saccadée et expiration prolongée et où l'on n'entend plus qu'un bruit de gargouillement dominé par les nombreux râles humides de la bronchite ordinaire. On comprend facilement que toute lésion ramollie siégeant au sommet du poumon peut causer les mêmes bruits physiques et établir jusqu'à un certain point la confusion. Ainsi, par exemple, la pneumonie chronique et surtout la pneumonie professionnelle des tailleurs de pierre, des mineurs, des aiguiseurs, à résolution si lente, peut simuler la phtisie à la période de ramollissement. Dans l'une comme dans l'autre affection on perçoit de la submatité limitée, on entend de nombreux râles humides, du souffle bronchique et même du gargouillement. On observe aussi des poussées fébriles, des sueurs profuses, un dépérissement considérable. Mais, dans l'une et l'autre affection, les crachats sont aussi pathognomoniques : dans la pneumonie on y découvre des pneumocoques faciles à reconnaître et à distinguer des bacilles de la tuberculose. En outre, le tableau clinique se termine assez rapidement, pour la pneumonie, ou par la résolution ou par la mort.

Un cancer ou une gomme ramollis, un kyste hydatique non ‘évacué du sommet pulmonaire peuvent revêtir les caractères physiques d'une fonte caséeuse des tubercules. Cette dernière maladie a cependant une marche cachectique ascendante très caractéristique. Dans le cancer ramolli la déchéance organique se fait d'un seul trait assez rapidement et il n'y a jamais de moments de répit, d'arrêt de la maladie, comme dans la phtisie. En outre, le cancer pulmonaire primitif est très douloureux et révèle sa présence par l'hypertrophie des ganglions sus-claviculaires et axillaires.

Dans les gommes syphilitiques et dans le kyste hydatique du poumon la fièvre hectique, les sueurs nocturnes, les troubles cardiaques, gastriques et intestinaux, la cachexie profonde de l'organisme manquent. En outre, les antécédents du malade ont laissé des indices précieux chez le syphilitique. Enfin, on ne découvre jamais dans l'expectoration trace du bacille. Quant au kyste hydatique, l'absence de troubles locaux et fonctionnels, de la déchéance organique et de l'évacuation ultérieure des hydatides, éclairent la nature de la maladie.

Je crois inutile de faire le diagnostic différentiel de l'emphysème et de la bronchite catarrhale avec la phtisie à la période de ramollissement. D'abord parce qu'aucune de ces deux maladies ne se localise aux sommets pulmonaires, ensuite parce que leur marche clinique ne ressemble en rien à l'évolution de la tuberculose. Quelquefois ces deux maladies accompagnent et marquent la phtisie. Dans ce cas, les symptômes généraux de dénutrition profonde et l'examen des crachats bacillaires tranchent la difficulté et éclairent le clinicien.

## IV

*Période d'excavation.* — La caverne pulmonaire est entourée et accompagnée de signes physiques et de troubles fonctionnels très nets, que nous avons décrits et qu'il nous suffira de rappeler en quelques mots. La submatité au niveau de la lésion et le contraste de cette partie mate avec la sonorité des parties voisines et saines, le bruit de pot fêlé de la région sous-claviculaire, l'exagération des vibrations thoraciques, les déformations thoraciques, les souffles caverneux et amphoriques, la voie caverneuse, les accès de dyspnée, les quintes de toux, la déchéance organique si avancée, l'abondance des crachats bacillaires sont des symptômes pathognomoniques de la phtisie à la dernière période. Il existe peu de maladies qui soient entourées d'un cortège de phénomènes semblables. Examinons cependant celles qui se rapprochent de la phtisie par leur aspect général.

Certaines dilatations des bronches bien localisées au sommet peuvent donner le change par leur marche clinique et les troubles qu'elles entraînent et faire croire à une excavation tuberculeuse. On peut entendre au niveau de cette dilatation tous les symptômes physiques d'une vraie caverne bacillaire. Mais ce qui manquera toujours, c'est d'une part l'émaciation si profonde de la phtisie et la présence des bacilles dans les crachats. En outre, il est exceptionnel de rencontrer ces dilatations localisées au sommet. La bronchectasie occupe de préférence la partie moyenne du thorax, les grosses bronches.

Les kystes hydatiques qui se sont vidés en partie et qui ont commencé à suppurer peuvent être entourés de troubles septiques profonds et simuler une tuberculose à la période d'excavation. On y observe, en effet, tous les symptômes physiques d'une caverne. Mais les phénomènes cliniques ne sont pas identiques et le vrai clinicien ne se laissera pas surprendre pas cette transformation rapide d'une tumeur qui n'a jusqu'à ce moment provoqué que des troubles de compression et qui, dans l'espace de quelques jours, après une vomique ou une expectoration abondante, a produit une intoxication organique grave. En outre, on trouvera dans les crachats des traces d'hydatites dans un cas et des bacilles dans l'autre.

Il en est de même de la gomme syphilitique ramollie et même suppurée, qui, expectorée, peut laisser derrière elle une vaste excavation qui ressemble par les signes physiques à une caverne bacillaire. Mais dans les cas même graves d'excavation pulmonaire syphilitique les troubles généraux sont moins profonds : l'organisme est moins intoxiqué, moins déprimé, moins altéré par la syphilis que par la tuberculose. En outre les antécédents personnels du malade sont presque toujours révélateurs dans la syphilis qui laisse derrière elle certaines traces indélébiles. Enfin l'examen microbiologique des crachats peut également nous seconder pour établir le diagnostic.

Le cancer du sommet peut établir après ramollissement et expulsion une vaste caverne, qu'on ne confondra pas avec l'excavation bacillaire, à cause de la marche spéciale de la diathèse cancéreuse accompagnée de douleurs thoraciques très vives, d'hypertrophie des ganglions sus-claviculaires, et aussi des caractères spéciaux de l'expectoration gélatineuse qui ne renferme jamais de bacille.

La gangrène pulmonaire du sommet peut également, après élimination de la partie sphacélée, créer une vaste excavation, qui ne sera pas confondue avec la phtisie exulcérée, à cause de l'odeur spéciale des crachats, qui ne renferment pas de bacilles, et qui ont une odeur spéciale bien connue. De plus la marche clinique de la gangrène ne ressemble en rien avec celle de la phtisie commune.

Quelquefois un kyste hydatique du foie, une pleurésie purulente se font jour à travers les poumons et les bronches, sont rejetés par une vomique ou expectoration et établissent tous les symptômes physiques d'une caverne. La suppuration de ce foyer peut être entourée de phénomènes septiques profonds et créer ainsi une déchéance de l'organisme. Cet état, général et local, qui prend si bien l'apparence de la phtisie s'en distingue cependant par l'apparition subite de la caverne et des phénomènes de septicémie organique. C'est dire que ces foyers de suppuration provoquent des accidents qui se produisent et se succèdent beaucoup plus rapidement que dans la vraie phtisie. Les vomiques suppurées qui sont d'origine hydatique ou de pleurésie franchement purulente ne renferment en outre jamais de bacille.

Les signes stéthoscopiques causés par l'hypertrophie des ganglions du médiastin ou d'un gros vaisseau comprimant les bronches peuvent causer un souffle caverneux dont la nature et l'origine seront facilement reconnus par le siège même du souffle et par l'absence de phénomènes septiques généraux.

# PRONOSTIC DE LA PHTISIE COMMUNE.

A mesure qu'on remonte dans l'histoire de la phtisie et qu'on relit les travaux des auteurs anciens, on trouve une formule plus sombre du pronostic de la tuberculose. Laënnec, l'immortel peintre des affections thoraciques, a affirmé le premier d'une façon précise que la phtisie commune pouvait guérir, mais qu'elle guérissait très rarement. Depuis le commencement du siècle cette opinion a été adoptée et défendue par la plupart des cliniciens et surtout par les anatomo-pathologistes qui ont rencontré des lésions tuberculeuses arrivées à toute les périodes, même des cavernes, complètement cicatrisées.

Comme nous le verrons, en traitant la curabilité de la tuberculose, la phtisie commune peut être enrayée à toutes les phases, et le malade peut guérir. Je dirai même, à l'encontre de la plupart des phtisiologues, que la tuberculose guérit spontanément plus souvent qu'on ne le pense, et que, dans la pratique médicale on n'obtient pas toujours des résultats satisfaisants parce qu'on ne s'occupe pas assez du poitrinaire, parce qu'on désespère trop de lui. Soyons plus confiants nous-mêmes et nous répandrons la confiance autour de nous.

## I

Mais à quel moment, dans quelles conditions, à quel âge individuel la maladie guérit-elle le plus facilement? Ce sont des points qui méritent d'être examinés en detail.

Suivant les médecins allemands et anglais, les lésions tuberculeuses guérissent plus facilement chez les individus nervoso-sanguins et plus rarement chez les sujets à chairs molles, à constitution torpide et phlegmasique.

« Quelles sont les conditions, disent Grancher et Hutinel, qui influent sur la gravité de la phtisie? Nous avons déjà signalé les différences que la maladie présente dans son évolution, suivant ses origines. La phtisie héréditaire; à part quelques exceptions, est toujours grave, et d'une façon générale, elle est plus redoutable que la phtisie acquise. La phtisie diabétique est plus mauvaise que la scrofuleuse et l'arthritique. Ce sont là des éléments de pronostic qui ont une valeur réelle et dont il ne faut pas négliger l'étude. »

Nous ne sommes d'accord, qu'en partie, avec ces auteurs, qui font intervenir la puissance de l'hérédité. La phtisie héréditaire n'existe pas au vrai sens du mot, mais il existe, chez les enfants nés de parents tuberculeux, un affaiblissement de constitution, comme cela se présente chez tous les êtres conçus et nés de parents malades. Ces individus issus d'ascendants souffrants, élevés dans un milieu infecté, offrent un terrain propice pour la culture du bacille, pour son développement : ils lui opposent une résistance moindre en raison même de leur propre débilité.

Ce point délicat, qui est encore en suspens, nous amène à dire, ou plutôt à répéter, que la question de terrain joue un très grand rôle chez le phtisique et doit être considéré dans l'énoncé du pronostic. Quelle que soit la marche de la maladie, quel que soit le degré de l'infection, le phtisique a plus de chances de guérison suivant la force de sa constitution individuelle, suivant la puissance de résistance qu'il oppose à la bacillose. C'est ainsi qu'on observe à chaque instant des malades très valides, chez lesquels on ne soupçonnerait pas la phtisie, à cause de leur bon état général, et dans les poumons desquels on trouve des lésions étendues et avancées, tandis que la cachexie est très profonde chez d'autres malades qui ont des lésions organiques à peine appréciables. Il ne faut pas croire que cette différence dans la marche de l'affection est produite par le nombre des bacilles qui ont envahi l'organisme ; non, tout dépend de la force de résistance que cet organisme offre aux bacilles.

## II

A côté du terrain qui exerce une très grande influence sur l'issue ultérieure de la maladie, un autre facteur qui n'est pas moins à considérer au point de vue du pronostic, c'est la période même à laquelle la maladie est arrivée. Il va sans dire qu'une phtisie au début, avec absence de lésions ou avec quelques granulations discrètes, est plus facile à guérir qu'une tuberculose avancée. De même à une période quelconque de l'affection, il faut encore formuler son pronostic suivant l'étendue même de ces lésions.

On doit encore compter avec l'âge et le sexe de l'individu. Plus un individu est jeune, moins il a de chances de guérison. C'est une opinion qui est admise par la plupart des cliniciens et que j'ai maintes fois contrôlée expérimentalement sur les animaux. La phtisie évolue rapidement chez les enfants, moins rapidement chez les adolescents et assez lentement chez l'individu âgé de plus de 30 ans. Plus une phtisie est lente, plus elle laisse de ressources personnelles et thérapeutiques, et plus le malade a des chances de guérir.

Certains phénomènes physiologiques jouent également un rôle important au point de vue du pronostic. La menstruation, les grossesses, l'allaitement, sont autant de causes d'affaiblissement et aggravent la phtisie chez la femme.

La conduite personnelle et la profession de l'individu doivent aussi être mis en ligne de compte. Un sujet qui se fatigue d'une façon démesurée, qui se livre à des excès de travail et de plaisir, qui vit dans de mauvaises conditions d'hygiène, donnera, par ces causes de déperdition volontaire, un accès plus facile au bacille, augmentera la vitesse de développement des lésions, et par cela même aggravera sa propre situation. J'en dirai autant des conditions de fortune, qui jouent souvent un grand rôle. Il est impossible à un pauvre diable qui dispose de peu de ressources de s'entourer des bonnes règles d'hygiène, si coûteuses et si indispensables. Au même degré de la maladie, le pronostic est bien plus sombre chez l'indigent que chez l'homme fortuné.

Enfin tous les nombreux accidents que nous avons déjà étudiés : bronchites, pneumonie, pleurésies, gastrite, entérites, affections du système nerveux, etc., etc., qui peuvent survenir au cours de la phtisie commune, sont autant d'éléments fâcheux compliquant la marche de la tuberculose, éléments que le clinicien doit escompter avant de se prononcer sur l'avenir de son malade.

En pratiquant l'autopsie de malades ayant succombé d'une maladie quelconque, j'ai si fréquemment découvert d'anciennes lésions tuberculeuses complètement cicatrisées, dans l'exercice de ma pratique j'ai vu si souvent la phtisie commune être enrayée par un traitement énergique, que je conclus en disant : la tuberculose pulmonaire est une affection toujours sérieuse, souvent grave, mais non pas fatalement mortelle.

# MARCHE — DURÉE
## TERMINAISON DE LA PHTISIE COMMUNE

Laennec divisait les différentes formes de tuberculose pulmonaire en phtisies régulières manifestes et en phtisies irrégulières manifestes. Quoiqu'on ne puisse pas admettre une classification déterminée pour une maladie si variable dans ses modalités cliniques comme la phtisie, cette expression reste néanmoins juste. Tantôt la maladie évolue d'une façon régulière : les phénomènes morbides se déroulent successivement dans l'ordre et avec les signes que nous avons décrits, les phénomènes généraux et les troubles fonctionnels correspondent au degré et à la marche des lésions organiques. Tantôt la maladie ne traverse que la période initiale ou s'arrête à la phtisie confirmée sans plus jamais provoquer ultérieurement de nouveaux accidents. Tantôt les troubles et les lésions, après avoir revêtu un caractère très grave, s'arrêtent durant plusieurs années, simulent une guérison définitive et reprennent plus tard une attitude agressive. Dans d'autres cas encore le malade subit toutes les phases de la transformation tuberculeuse, son état général restant valide et triomphant des ravages causés par le bacille, ou bien encore les lésions sont très superficielles, à peine appréciables, et le malade succombe dans le marasme le plus absolu.

Comment expliquer cette variété d'allures de la même maladie causée toujours par un microorganisme identique ? De nombreux facteurs interviennent et influent sur la marche de la phtisie commune. On comprend facilement que le terrain joue un très grand rôle dans l'évolution de cette affection, dont la marche varie suivant la puissance ou la débilité de l'organisme. Sans vouloir attacher plus de valeur qu'elle ne possède en réalité, je crois volontiers que la conception, non pas l'hérédité, bonne ou mauvaise, ainsi que l'élevage plus ou moins hygiénique exercent une certaine action sur l'évolution de la phtisie. Il en est de même des nombreuses complications, laryngites, pleurésies, bronchites, pneumonie, néphrites, adénopathie, etc., qui surviennent au cours de la phtisie, sont pour elle un véritable coup de fouet et en activent la marche. L'âge, le sexè et les conditions de fortune impressionnent également la marche de la tuberculose. La phtisie évolue plus rapidement chez l'enfant, plus régulièrement chez l'adulte, plus lentement chez le vieillard. « Chez l'enfant, disent Grancher et Hutinel, la tuberculose, après avoir pris la forme broncho-pneumonique, discrète ou cohérente, aboutit à la formation de noyaux caséeux, qui se fondent et qui s'ulcèrent. Les processus scléreux ont moins d'importance à cet âge que chez l'adulte ; par contre les poussées tuberculeuses se succèdent avec plus de rapidité et la généralisation est plus à redouter. » Les signes cliniques ont également un caractère spécial : les enfants maigrissent rapidement, crachent et toussent peu, ont rarement des sueurs. On observe souvent chez eux des adénopathies généralisées.

A l'âge adulte, la phtisie prend une allure intermédiaire entre cette marche rapide de l'enfant et l'évolution lente du vieillard. « Ce que l'on observe ordinairement chez le vieillard phtisique, dit Peter, c'est la marche lente de l'affection, son peu de réaction locale et son peu de retentissement général, résultant à la fois de la faible vitalité de chaque organe et de la torpeur des sympathies. Ainsi, la toux est très peu fréquente et l'expectoration rare ; l'une et l'autre peuvent même faire complètement défaut ; il n'y a pas de sueurs et la fièvre est peu fréquemment continue, de sorte que, chez les vieillards, la phtisie est bien le dessèchement. »

La tuberculose a une marche relativement plus rapide chez la femme que chez l'homme, non pas à cause d'une préférence éclectique, mais parce que la femme est soumise à certaines lois physiologiques, tels que les menstrues, les grossesses, l'allaitement, qui sont autant de causes de dénutrition, d'affaiblissement et de moindre résistance.

Certaines professions activent la marche de la phtisie. Les ouvriers des mines, des usines à poussière, ne résistent pas longtemps à une infection bacillaire. Il en est de même de tous les abus, de quelque nature qu'ils soient, qui ont une action nocive sur l'évolution tuberculeuse.

La phtisie commune étant si variable dans sa marche et dans ses allures à cause des nombreux coefficients qui interviennent, il est difficile de fixer une période déterminée pour la durée de la maladie. La statistique de Louis est citée par tous les auteurs. Sur 193 phtisiques il en a trouvé 52 qui ont succombé du 3me au 6me mois ; 62 du 7me au 12me mois ; 41 malades sont morts du 13me au 24me mois et les 28 derniers ont succombé du commencement de la 8me année au milieu de la 8me. D'où cet auteur conclut que la durée moyenne de la phtisie varie de 1 à 3 ans.

Tout en m'inclinant devant l'éloquence de ces chiffres je crois que cette statistique serait facilement démentie par nos observations modernes. Est-ce parce que notre hygiène s'est améliorée ou parce que la thérapeutique a fait de grands progrès ? Toujours est-il que la plupart des malades atteints de phtisie chronique, même ceux qui offrent à la bacillose un terrain de résistance faible, atteignent une moyenne d'existence approchant du maximum, c'est-à-dire variant de 2 à 3 ans. Je ne parle pas des tuberculeux relativement valides, qui ont aujourd'hui de nombreuses chances de guérison, et dont la vie peut du moins être considérablement prolongée.

A notre époque, comme autrefois, il y a encore de nombreux martyres qui succombent de la tuberculose. Comment finissent ces malheureux ? La plupart des phtisiques meurent dans le marasme. Après avoir souffert de tous les troubles organiques et fonctionnels que nous avons décrits, ils s'éteignent d'épuisement et de consomption. C'est leur fin habituelle. On a observé aussi un certain nombre de cas de mort subite, dont on n'a pu découvrir l'origine ni expliquer la cause. Quelquefois aussi les phtisiques succombent par le fait d'une véritable intoxication, mort qu'on a mis autrefois sur le compte de la résorption purulente, mais dont on connaît aujourd'hui la cause réelle : une intoxication générale par les ferments solubles des bacilles. Mais le plus souvent la phtisie est aggravée par la coïncidence d'une de ces nombreuses complications qui viennent se greffer sur le terrain tuberculeux et qui terminent cette triste scène. « Nous ne ferons que citer, disent Grancher et Hutinel, les lésions laryngées qui peuvent, à elles seules, entraîner l'asphyxie ; les lésions cérébro-spinales, qui causent la mort par le cerveau avant que la fonction pulmonaire soit gravement compromise ; les otites, la tuberculose des ganglions trachéo-bronchiques, la tuberculose du tube digestif qui fait marcher la consomption d'un pas si rapide, la péritonite et la péricardite tuberculeuses, la tuberculose des organes génitaux urinaires, celle des capsules surrénales, etc., etc... Dans ces conditions, ce sont presque toujours des lésions spécifiques et bacillaires qui sont responsables des accidents ultimes. Quand on sait combien les lésions tuberculeuses sont capricieuses dans leur marche et combien sont variables leurs modes d'extension, on ne doit pas s'étonner de voir, à un moment donné, des foyers secondaires prendre une importance capitale et primer les manifestations pulmonaires. »

# CHAPITRE IV

# TUBERCULOSE EXPÉRIMENTALE

DES DIFFÉRENTES MÉTHODES EXPÉRIMENTALES D'INOCULATION
TUBERCULEUSE.

Après l'étude que nous venons de faire du bacille tuberculeux nous pouvons affirmer que la tuberculose est une maladie microbienne infectieuse : mais nous ne pouvons dire encore si elle est contagieuse, transmissible ou mieux si ce migroorganisme que nous connaissons bien, que nous savons spécial à la tuberculose, est la cause, l'agent pathogène de cette maladie. Nous voulons arriver à prouver que la tuberculose est infectieuse, microbienne, virulente et contagieuse ; nous avons deux preuves établies : d'abord la présence dans toute lésion tuberculeuse d'un bacille spécial unique, toujours le même ; d'autre part, l'isolement de ce bacille à l'état de culture pure ; il nous reste à prouver une troisième proposition, à savoir : La tuberculose est elle contagieuse ? Quel est l'élément contagieux ? Est-ce ce bacille que l'on retrouve toujours dans toute lésion tuberculeuse. La preuve de cette dernière assertion va nous être donnée par l'expérimentation sur les animaux.

Tel est le problème qui nous reste à résoudre : Le bacille reconnu constant dans la lésion tuberculeuse peut-il reproduire de toutes pièces une tuberculose vraie, elle-même transmissible. Avant d'entrer dans le détail des expériences et des procédés employés, disons tout de suite que la médecine expérimentale, à qui l'on doit en grande partie les merveilleuses découvertes de la médecine actuelle, a énormément facilité l'étude de tout ce qui a trait à la tuberculose. Le bacille tuberculeux s'acclimate très aisément chez presque tous les animaux, et y reproduit des lésions semblables à celles que l'on retrouve chez l'homme. Chez les vertébrés la mar-

che des lésions est la même et en même temps, condition importante
pour l'expérimentation, la tuberculose, bien que très souvent spontanée chez les animaux, ne se développe qu'exceptionnellement
cependant chez ceux-ci, si on a soin de les mettre dans de
bonnes conditions hygiéniques et surtout à l'abri de la contagion.
On comprend toute l'importance de cette rareté de la tuberculose
spontanée chez les animaux choisis pour l'expérimentation : s'il
en était autrement, on pourrait difficilement tirer des conclusions fermes d'expériences qui seraient très facilement entachées
d'erreur.

Ajoutons que l'expérimentation dont nous allons nous occuper
dans ce chapitre au point de vue spécial de l'inoculabilité de la tuberculose, et de la virulence du bacille, a permis d'élucider nombre de
questions importantes, surtout au point de vue étiologique ; nous
retracerons donc les expériences et leurs résultats et nous les
exposerons avec détail en étudiant la question d'étiologie à laquelle elles se rattachent. Nous nous bornerons donc dans ce
chapitre à étudier le procédé opératoire, les différents modes d'expérimentation, le choix des animaux, les précautions indispensables à la réussite des expériences. Nous étudierons ensuite les
expériences dont les résultats ont prouvé la virulence du bacille et
qui ont prouvé que ce microbe est bien l'élément pathogène de la
tuberculose.

Pour expérimenter sur les animaux il faut choisir les animaux
qui se rapprochent le plus de l'homme. Il est évident que quand
on peut expérimenter sans danger sur l'homme on se trouve dans
les meilleures conditions ; mais comme ce genre d'expérience est
l'exception, étudions surtout l'expérimentation sur les animaux.
On a choisi pour la tuberculose le singe ; mais cet animal, transporté
dans nos climats, est dans les meilleures conditions pour contracter
la maladie. Il devient presque fatalement phtisique. Il est vrai
que Dieulafoy a prouvé par des expériences concluantes que
si l'on tient ces animaux dans de bonnes conditions hygiéniques et surtout à l'abri de la contamination, ils deviennent exceptionnellement tuberculeux. De plus ces animaux sont assez rares
et surtout chers.

On s'est adressé aux autres mammifères, la vache, le cheval ; on
a employé aussi le mouton, le porc, mais les animaux par excellence sont le lapin et le cobaye. Le lapin n'est pas un animal
*follement* tuberculisable : il devient très facilement tuberculeux ;
mais ne l'est presque jamais spontanément. Le cobaye n'a jamais
présenté de tuberculose spontanée.

Ces deux animaux sont donc ceux que l'on choisit de préférence.

Une deuxième condition importante, et nous en avons parlé dans le paragraphe précédent, c'est que les animaux ne puissent pas devenir spontanément tuberculeux. Nous avons vu que le lapin et le cobaye le devenaient exceptionnellement pour ne pas dire jamais. Maintenus à l'abri de la contagion, soit par l'air respiré, soit par l'alimentation en les isolant et en les plaçant dans des locaux soigneusement désinfectés, on peut être certain des résultats des expériences.

I

*Procédés opératoires.* — Les procédés opératoires sont très nombreux, mais avant tout il faut, quand on fait une expérience sur les animaux, s'entourer de tous les soins antiseptiques nécessaires. Les instruments seront flambés ou stérilisés par l'air chaud ou l'eau bouillante. Les liquides employés seront autant que possible privés de microbes étrangers, le mieux est de se servir de cultures pures. La peau de l'animal, au niveau de la piqûre ou de l'incision, sera rasée et savonnée puis lavée au sublimé ou mieux encore cautérisée superficiellement. On évitera ainsi les complications septiques du côté de la plaie opératoire, surtout à craindre quand on injecte dans les séreuses, le péritoine par exemple. Et puis on sera certain de n'avoir introduit dans le corps de l'animal que ce qu'on a voulu y introduire. Aucun microbe étranger n'a pu se glisser et évoluer pour sa propre part, modifiant ainsi, à l'insu de l'expérimentateur, la marche et les résultats de l'expérience. Et ces conditions sont tellement importantes que l'on ne doit pas tirer de conclusions d'expériences faites sans tous ces soins. Nous devons forcément admettre par exemple que dans les cas cités par certains expérimentateurs, de tuberculoses vraies et contagieuses produites par l'inoculation des produits les plus variés, ces précautions n'avaient pas été prises ou l'avaient été insuffisamment et que des bacilles s'étaient glissés à l'insu des expérimentateurs dans l'organisme des animaux. Ceci dit, quels sont les procédés employés ?

II

*Inoculation.* — C'est à Villemin que revient l'honneur d'avoir démontré, bien longtemps avant la découverte du bacille, que la tuberculose est contagieuse. Pour arriver à prouver cette assertion Villemin employa le procédé de l'inoculation. Il y a, en effet, en expérimentation, trois procédés : l'inoculation, l'ingestion, l'inhalation. Nous verrons en étudiant les diverses expériences en quoi consistent ces procédés.

Villemin employa l'inoculation. Voilà son procédé opératoire. Il faisait à l'oreille d'un lapin ou sur une autre partie du corps, après avoir rasé le poil, une petite plaie sous-cutanée, si peu profonde qu'elle ne donnait pas de sang, puis il introduisait un fragment gros comme une tête d'épingle de matière tuberculeuse. Il l'insinuait aussi profondément que possible pour qu'elle ne puisse pas s'échapper. D'autres auteurs ont reproduit les expériences de Villemin et ont employé des procédés différents : les uns introduisirent la matière tuberculeuse mise en suspension dans l'eau. D'autres se servirent du trocart ou de la seringue de Pravaz. Les uns injectent sous la peau, d'autres dans les cavités séreuses, le péritoine ou la plèvre. L'injection intra-veineuse fut aussi employée. Mais avant la méthode antiseptique un nombre considérable d'animaux mouraient de septicémie, ou de phlegmon, d'abcès, de péritonite, etc. Les résultats des expériences étaient forcément inconstants et variables. Depuis les progrès de l'antisepsie on est arrivé à se débarrasser de toutes ces causes d'erreurs et Baumgarten a pu employer un procédé très élégant, surtout utilisé pour la tuberculose. Il prend des bacilles sur une culture pure, et avec tous les soins voulus il les inocule dans la chambre antérieure de l'œil d'un lapin. L'inflammation de la cornée est nulle, la plaie se referme presque aussitôt et au bout de quelques jours on assiste au développement des bacilles et à l'évolution des lésions tuberculeuses.

Une fois l'inoculation faite il faut isoler les animaux et les placer dans un local absolument désinfecté et les maintenir dans les meilleures conditions hygiéniques.

Ainsi, pour inoculer à un lapin ou à un cobaye la tuberculose, on peut agir de la façon suivante la plus pratique. On se procure une culture de bacille tuberculeux obtenue comme nous l'avons décrit précédemment ; alors, raclant la surface du milieu nutritif, on enlève une colonie de bacilles que l'on met en suspension dans un peu d'eau stérilisée, on remplit une seringue de Pravaz avec ce mélange. Ceci fait, un aide fixe l'animal, on rase le point où l'on va faire la piqûre et on le lave au sublimé, puis pinçant la peau on introduit l'aiguille, préalablement flambée, dans le pli ainsi formé en ayant soin de pénétrer jusque dans le tissu cellulaire sous-cutané. On choisit de préférence le pli de l'aine ou les parois de l'abdomen. On fait une inoculation sous-cutanée.

Pour pratiquer l'inoculation intra-péritonéale, les soins antiseptiques seront encore plus minutieux. On fera de même un pli, mais en ayant soin de saisir toute l'épaisseur de la paroi. On pénètrera dans ce pli de façon à ne pas léser les organes sous-jacents. A défaut de culture de bacilles on pourra employer de la matière tuberculeuse, recueillie avec soin et mise en suspension dans un liquide.

Ce procédé d'inoculation est le plus fréquemment employé : c'est celui que l'on emploiera de préférence dans les cas où l'on voudra déterminer la nature d'une lésion douteuse dans laquelle les bacilles n'auront pas été décélés, des crachats par exemple, ou une humeur normale ou pathologique, sang, urine, lait, etc. Nous retrouverons dans l'étiologie les résultats de ces diverses expériences.

## III

*Inhalation.* — Ce procédé consiste à faire pénétrer dans les voies respiratoires de l'animal des particules de matière tuberculeuse desséchée ou mise en suspension dans un liquide que l'on vaporise dans la cage des animaux en expérience. Ferragut employait le procédé suivant. Il mettait en suspension dans 50 gr. d'eau, 10 gr. de crachats tuberculeux et vaporisait ce mélange pendant une heure dans la cage de ces animaux. D'autres expérimentateurs ont fait dessécher des crachats tuberculeux qui, une fois réduits en poussière, ont été projetés au moyen d'un courant d'air dans des cages closes. On peut ainsi dessécher des granulations tuberculeuses, de la matière caséeuse et projeter les poussières ainsi obtenues de la même façon. Ce procédé a servi non pas à démontrer la nature contagieuse de la tuberculose qui était établie avant, mais à élucider des questions d'étiologie importantes, et venir ainsi en aide à la clinique. C'est ainsi qu'on a prouvé le danger de respirer des poussières tenant en suspension des bacilles de Koch. On sait que ce bacille résiste à la dessiccation. Ce procédé a servi aussi à montrer quelles sont les conditions nécessaires au développement des diverses formes de la tuberculose. quelle est la pathogénie propre de la tuberculose pulmonaire métastatique et de la tuberculose pneumonique. Nous savons, en effet, que la tuberculose pulmonaire est tantôt une granulie aiguë chronique, tantôt une pneumonie caséeuse. Dans le premier cas, la tuberculose est métastatique, c'est-à-dire que les bacilles ont été apportés dans le poumon par la voie lymphatique ou sanguine à la suite d'une lésion tuberculeuse préexistante : foyer caséeux ganglionnaire, tuberculose osseuse ou articulaire. Dans le deuxième cas, et c'est le cas le plus fréquent chez l'homme, la tuberculose pulmonaire est due à l'inhalation de bacilles tuberculeux contenus dans les poussières : dans ce cas, ou bien l'on assiste au développement de petits noyaux de pneumonie tuberculeuse siégeant à l'extrémité des canaux aériens, phtisie chronique, ou bien au développement d'une pneumonie tuberculeuse étendue, atteignant quelquefois un lobe entier et évoluant rapidement, pneumonie caséeuse des Allemands.

## IV

*Ingestion.* — Le troisième procédé est l'ingestion. Il consiste à faire ingérer à des animaux des bacilles tuberculeux. Ceux-ci, introduits dans le tube digestif avec les aliments, pénètrent dans l'organisme, soit après avoir déterminé dans l'intestin un ulcère tuberculeux, soit simplement par effraction en s'insinuant dans les voies d'absorption. On sait, en effet, que dans le tube digestif se trouvent des leucocythes migrateurs, qui se chargent de la graisse emulsionnée et qui, pénétrant entre les cellules épithéliales, rentrent dans les voies lymphatiques, faisant ainsi pénétrer la graisse dans la circulation générale. Par ce procédé on a montré le danger de manger des viandes tuberculeuses non stérilisées par une cuisson suffisante, de boire et surtout de donner aux enfants du lait non bouilli provenant de vaches pommelières ou tuberculeuses. Nous verrons dans l'étiologie le résumé de ces expériences et les conclusions que nous devons en tirer au point de vue de la prophylaxie de la tuberculose dans le jeune âge et chez les adultes.

CHAPITRE V

## ANATOMIE PATHOLOGIQUE

La tuberculose est une maladie infectieuse due à la présence, au sein de l'organisme, d'un microbe spécial, propre et nettement défini, le bacille de Koch. Quel que soit l'organe où ce germe se développe, cette maladie est caractérisée par l'apparition de lésions spécifiques, toujours semblables et par leur constitution histologique et par leur origine, leur évolution et leurs destinées. C'est par l'étude de cette lésion spécifique du tubercule, pour lui conserver le nom que lui a donné Laënnec, et que l'usage a consacré, que nous commencerons. Une fois connu dans sa généralité, le tubercule sera étudié dans le poumon avec ses formes particulières et ses aspects divers. Cette étude ainsi limitée serait incomplète. La tuberculose est toujours accompagnée de lésions non spécifiques dont l'étude est très importante surtout dans le poumon. Un dernier chapitre sera donc consacré à l'étude des lésions non spécifiques de la tuberculose et dans le poumon et dans l'organisme tout entier.

### TUBERCULOSE EN GÉNÉRAL.

La tuberculose est caractérisée, au point de vue anatomo-pathologique, par des néo-formations de nature inflammatoire, essentiellement cellulaires, revêtant en général la forme de granulations isolées, ou confluentes, et s'accompagnant toujours d'une inflammation aiguë ou chronique, non spécifique, des tissus où elles se trouvent. Les granulations tuberculeuses peuvent être isolées les unes des autres, et alors elles apparaissent sous la forme de petits grains arrondis, gris ou opaques. Quand elles sont confluentes on ne peut plus les différencier les unes des autres; elles forment des amas de la grosseur d'une aveline ou d'une noix et même plus grosses, composées de la granulation, serrées les unes contre les

autres et unies par du tissu embryonnaire. La première forme
correspond à ce que Laénnec a nommé « Granulation Tuberculeuse »,
ou «Tubercule granulique de Grancher.» La deuxième forme, surtout
remarquable dans le poumon, a été désignée sous des noms différents : « Granulation confluente, Infiltration tuberculeuse de Laënnec, Tubercule pneumonique de Grancher. » On retrouvera, à propos
de la tuberculose pulmonaire, les nombreuses discussions que cette
dernière forme a fait naître et les diverses opinions qui ont eu
cours dans la science, jusqu'au jour où la découverte du bacille a
nettement établi la nature spécifique de cette forme de tuberculose.
Il faut donc étudier successivement la granulation tuberculeuse
isolée, puis l'infiltration tuberculeuse. Mais j'insisterai particulièrement sur la description de la granulation qu'on peut considérer
comme type de la lésion tuberculeuse; c'est cette forme, en effet,
qui se retrouve dans tous les organes. La forme confluente ne se
rencontre presque uniquement que dans le poumon et présente
dans cet organe une importance capitale ; j'en parlerai plus longuement à propos de l'anatomie pathologique spéciale de la phtisie
pulmonaire.

I

*Granulation tuberculeuse.* — La granulation tuberculeuse se présente avec une grande netteté sur les séreuses. On peut prendre
comme type une granulation développée sur le péritoine, dans le
cours d'une granulie généralisée. Dans un cas semblable on voit
alors sur la séreuse un nombre plus ou moins considérable de
petites nodosités arrondies et saillantes de la grosseur d'un grain de
millet en général, mais pouvant atteindre 1, 2 et même 3$^{mm}$ de
diamètre. Si le début remonte à peu de temps, ces petits corps sont
grisâtres et transparents; plus tard ils s'opacifient et deviennent
jaunâtres, ils se caséifient. Cette granulation se dépose toujours sur
un tissu fortement congestionné.

Elle est très dure et très adhérente au tissu qui la porte ; on ne
peut la détacher qu'en arrachant des fragments du tissu voisin.
Elle est essentiellement constituée par une agglomération de cellules de formes variées. Elle ne renferme jamais de vaisseaux et
ce caractère est des plus importants. Les cellules qui forment la
granulation sont des plus serrées, tassées les unes contre les
autres, s'atrophiant mutuellement et solidement unies entre elles
par une substance de nature· fibrineuse. Aussi la dissociation en
est-elle très difficile et par ce procédé on obtient des amas, des
blocs de cellules parmi lesquelles on peut cependant reconnaître

certaines formes particulières. On y voit quelques grandes cellules étalées présentant de nombreux noyaux disposés en couronnes, tout autour de la cellule : ce sont les cellules géantes de Schuppel. On voit en bien plus grand nombre des cellules ressemblant à des globules blancs atrophiés et déformés, on y rencontre enfin des cellules embryonnaires dont quelques-unes dans certains cas se sont transformées en cellules fibrino-plastiques ou fusiformes.

Mais ce qui est important à considérer dans cette néo-formation, uniquement cellulaire, c'est la disposition, l'arrangement réciproque des divers éléments que je viens d'énumérer. Pour cela il faut pratiquer une coupe de la granulation tuberculeuse après durcissement. Cette coupe sera colorée ensuite au picro-carminate d'ammoniaque et alors examinée au microscope elle nous montrera à un faible grossissement : 1° Une zone périphérique composée de cellules embryonnaires dont quelques-unes sont devenues fusiformes. Cette couche s'infiltre dans les tissus voisins, et c'est elle qui détermine l'encaissement du tubercule, c'est elle aussi qui, dans certains cas, par la transformation de ses éléments embryonnaires en éléments fibro-plastiques, produit l'enkystement du tubercule, sa guérison ; 2° Au centre on voit une région où les éléments sont serrés, pressés les uns contre les autres, réunis par une substance d'apparence fibrillaire et réticulée, s'atrophiant, se nécrosant, subissant la dégénérescence granuleuse. On ne voit en effet aucun vaisseau dans l'intérieur de la granulation et comme on le verra bientôt les vaisseaux sanguins et lymphatiques de la périphérie sont très rapidement oblitérés dans la granulation.

A un grossissement plus considérable, et sur une granulation toute jeune, on peut voir, çà et là, disposées loin les unes des autres, sur différents points de la coupe, de grandes cellules dont le centre est coloré en jaune oranger, et qui présentent à leur périphérie une couronne de noyaux colorés fortement en rose. Ce sont des masses granuleuses, arrondies ou irrégulières, présentant des prolongements rameux, sur lesquels je reviendrai, car ils ont leur importance.

Tout autour 10, 20, 30 noyaux ovalaires sont disposés en couronne. Cet ensemble constitue la cellule géante, regardée comme l'élément essentiel de la granulation par Schuppel. Ces cellules peuvent être isolées par dissociation, après macération d'une granulation de la plèvre dans l'alcool au 1/3.

C'est dans ce cas seulement qu'on peut voir les prolongements rameux, regardés par Charcot comme caractéristiques de la cellule géante tuberculeuse.

Ces éléments ont une importance capitale dans la granulation. Pour Wagner et Charcot, la granulation serait une lésion complexe, et chacune des cellules géantes serait le centre de figure de l'unité anatomo-pathologique de la tuberculose, du *follicule tuberculeux* de Kôster *ou tubercule élémentaire* de Charcot.

On doit d'après ces auteurs et cette opinion est généralement admise, décomposer toute néo-formation tuberculeuse en autant de follicules élémentaires qu'il y a de cellules géantes. Le follicule devient ainsi l'élément primordial. Voyons comment il est constitué.

## II

*Follicule tuberculeux.* — On peut facilement étudier ce follicule élémentaire, comme l'a fait le premier Koster, en examinant les lésions des synoviales dans l'arthrite bacillaire. On trouve, à la surface des fongosités qui recouvrent la synoviale, de toutes petites granulations bien distinctes entourées d'un réseau capillaire, qui, du reste, ne pénètre jamais dans leur intimité.

Sur une coupe, et à un assez fort grossissement on voit : à la périphérie une zone de *cellules arrondies embryonnaires* à noyau volumineux ; au centre une grande cellule à protoplasma granuleux, présentant des prolongements périphériques qui plongent dans la substance même du tubercule. On retrouve là, la couronne de noyaux ovalaires, c'est la *cellule géante,* et elle est unique. Enfin, entre ces deux zones, une zone intermédiaire formée de cellules plus volumineuses que celles de la zone périphérique, et dites *cellules épithéloïdes* ou *scrofuleuses* de Rindfleich. Tous ces éléments sont unis par une gangue fibrineuse qui prend l'apparence fibrillaire après durcissement et coloration. Cette substance est absolument amorphe et anhiste, cette disposition fibrillaire n'est qu'une apparence, quelquefois même elle a un aspect réticulé, analogue à la trame d'un ganglion lymphatique, c'est ce qui amène certains auteurs à admettre que le tubercule est une néo-formation lymphatique. un lymphôme. Cette conception était basée sur une erreur d'interprétation, la gangue intercellulaire est absolument anhiste.

Telle est la composition du follicule tuberculeux élémentaire : il ne renferme aucun élément propre à lui-même et sur la constatation duquel on pourrait affirmer la nature tuberculeuse de la lésion. L'arrangement réciproque est plus caractéristique, mais il faut y ajouter les caractères suivants pour avoir un élément anatomopathologique propre à la tuberculose et avec lequel on pourrait faire un diagnostic sans rechercher la présence du bacille. Il est évident qu'aujourd'hui cette étude minutieuse de l'histologie pathologique a perdu de sa valeur pratique. La présence du bacille, n'y en aurait-il qu'un seul, est un caractère bien plus net, bien plus sûr et surtout infaillible. Ces caractères accessoires sont :

1° Forme nodulaire et arrangement concentrique des éléments ;

2° Absence constante complète et très précoce de vaisseaux ;

3° Tendance à la caséification de la partie centrale ;

4° Existence de la cellule géante comme centre de figure.

Il ne faut pas oublier que toute lésion tuberculeuse ne revêt pas forcément la forme de granulation, cependant il est bon de conserver comme type de la lésion tuberculeuse la forme qui vient d'être décrite. C'est la lésion la plus nette, la plus précise, la plus constante et celle dont la signification est le mieux établie.

## III

*Origine et nature de la cellule géante et des éléments constitutifs du follicule.* — La cellule géante n'est pas un élément propre à la tuberculose. On peut la rencontrer dans une foule d'autres produits pathologiques, dans les bourgeons charnus des plaies qui suppurent à la surface des ulcères, dans les pustules varioliques, dans les gommes syphilitiques et morveuses. Cependant Charcot admet que la cellule géante tuberculeuse présente une forme particulière; elle porte des prolongements rameux, et cette forme rameuse serait caractéristique.

Le mode de production de la cellule géante est variable et reconnaît des causes diverses. Cependant on peut dire d'une façon générale qu'elle est le résultat d'une irritation spéciale, portant sur certaines cellules. Une cellule irritée par une cause quelconque entre en karyokinèse, elle se divise : le noyau se segmente d'abord, puis la cellule. Mais si l'irritation est trop faible le processus kariokinétique avorte en quelque sorte, le noyau seul se divise, mais la cellule ne se divise pas. La cellule géante, à noyaux multiples, serait donc le résultat d'une irritation lente, faible et durable de certaines cellules.

La cellule géante peut se développer autour d'un corps étranger quelconque introduit dans l'organisme. C'est ainsi qu'on a vu se produire des cellules géantes dans le péritoine autour de grains de poivre introduits dans cette séreuse; que Cornil en a trouvé dans une granulation non spécifique, produite par la pénétration d'un

éclat d'écaille d'huître. Et pour la lésion tuberculeuse, il est évident
que le bacille joue le rôle de corps étranger et que c'est l'irritation
lente, produite par sa présence dans certaines cellules qui détermine
une karyokinèse incomplète de ses éléments cellulaires, aboutissant
à la multiplication des noyaux sans segmentation de la cellule.
Quand un bacille ou un groupe de bacille pénètre dans une cellule,
celle-ci grossit, se gonfle, s'hypertrophie et son noyau se divise, se
multiplie et finit par former de nombreux noyaux qui se disposent
en couronne tout autour de la cellule.

Mais toutes les cellules sont-elles capables, sous l'influence de
l'irritation bacillaire, de donner naissance à une cellule géante?
Quelle est l'origine de ces cellules dans l'organisme? Ici, diverses
opinions sont en présence, et comme dans toutes ces théories il existe
une part de vérité, je vais les exposer avec quelques détails.

Pour Baumgarten le premier effet des bacilles serait de provoquer
une karyokinèse des cellules fixes du tissu envahi. Après ce phénomène de début surviendrait une invasion de cellules lymphatiques
migratrices, par suite de l'état inflammatoire de ce point. Cette
migration se produit tout à fait au début, quand les capillaires sont
encore perméables. Le premier phénomène de karyokynèse produirait les cellules épithélioïdes, la deuxième phase du processus
produirait l'accumulation dans la granulation de nombreuses
cellules lymphatiques que nous avons retrouvées pressées et atrophiées. Suivant Baumgarten, les cellules géantes n'apparaîtraient
qu'en troisième lieu et proviendraient des cellules épithélioïdes.
Pour cet auteur il y aurait d'autant plus de cellules géantes que
l'irritation serait plus faible, c'est-à-dire qu'il y aurait moins de
bacilles, et que leur virulence serait moins considérable. Au contraire, si les bacilles sont nombreux et très virulents, les cellules
géantes sont moins nombreuses et les cellules épithélioïdes plus
abondantes. Le nombre de ces dernières cellules serait donc en
rapport direct avec le nombre et la virulence des parasites.

Pour certains auteurs, la cellule géante est produite par la
confluence des leucocythes; citons parmi ceux-ci Conheim et
Metchnikoff. Lorsque des bacilles ont été englobés par des leucocythes, ceux-ci s'hypertrophient, se fusionnent; il y a formation
d'une cellule géante : le protoplasma forme une seule masse et les
noyaux des leucocythes sont rejetés à la périphérie. Metchnikoff
aurait vu la forme du passage de la cellule lymphatique en cellule
géante de cette façon. Les leucocythes pourraient donc se transformer soit en *cellules géantes* par confluence, soit en cellules dites

*épithélioïdes* : cellules plus volumineuses qu'un leucocythe, hypertrophiées, uninucléées, avec un noyau volumineux.

Dans le cas où la cellule géante dérive d'un leucocythe unique, voilà les phénomènes que Metchnikoff a décrits dans la cellule. On voit le noyau présenter tous les phénomènes successifs de la karyokinèse : formation du fuseau nucléaire, sa segmentation, l'orientation des fragments, formation des plaques équatoriales, des rayons achromatiques, etc. Ces phénomènes aboutissent à la segmentation du noyau et du noyau seul : c'est à cette condition seule que l'on voit se former une cellule géante. Le protoplasma subit une simple hypertrophie et devient granuleux mais ne se divise pas, et les noyaux allant, se divisant de plus en plus, dans le sein du protoplasma, finissent par former la couronne de noyaux caractéristiques de la cellule géante. Il faut donc admettre que l'irritation produite par le bacille est trop faible pour amener la segmentation totale de la cellule et que cette irritation se borne à provoquer une karyokinèse avortée en quelque sorte, ne produisant que le premier stade de la segmentation cellulaire : la segmentation du noyau. Dans le cas où la segmentation serait complète on aurait alors production de cellules épithélioïdes.

La conclusion de Metchnikoff est la suivante : les cellules migratrices ou leucocythes, sorties des vaisseaux, sont les seuls éléments anatomiques qui entrent dans la formation des cellules géantes et des cellules épithélioïdes.

Weigert pense que ces cellules n'entrent pas seules dans la constitution du nodule tuberculeux. Il admet que les cellules géantes et épithélioïdes peuvent provenir des cellules fixes de tous les tissus et par les mêmes phénomènes que ceux décrits par Metchnikoff dans la cellule migratrice.

Brodowsky, Malasky admettent que certaines cellules géantes émanent des cellules vaso formatrices et des bourgeonnements vasculaires. Pour Arnold, les cellules géantes peuvent naître de l'hypertrophie ou de la confluence des cellules épithéliales de certaines glandes. Enfin H. Martin fait jouer un rôle prépondérant, dans cette genèse, aux cellules endothéliales des séreuses et surtout des vaisseaux. Si la cellule géante provient d'une cellule de l'endartère (épithélium interne) on peut supposer que les leucocythes, enfermés dans le caillot qui se présente dès le début dans le vaisseau, se sont détruits les premiers, en formant avec la fibrine un *coagulum opanuleum*, puisque les cellules endothéliales du vaisseau, pénétrées par les bacilles, se sont gonflées puis fusionnées et que leurs noyaux ont pris la disposition radiée caractéristique. H. Martin ajoute une très grande importance à ce mode de formation de la cellule géante : l'inflammation de l'endothélium vasculaire (endartérite, endo-capillarite) étant pour lui la lésion capitale dans la tuberculose.

Toutes ces opinions ont une part de vérité. J'ai jugé utile d'y insister longuement.

Les cellules géantes, quelle que soit leur origine, présentent encore une particularité remarquable : c'est la forme de leurs noyaux. Les noyaux, à un premier examen superficiel, semblent arrondis ou ovalaires. Mais si l'on se sert d'un objectif à immersion homogène avec éclairage Abbe, si on fait varier le point avec soin, on s'aperçoit plus vite que ces noyaux ont des formes très variées. Ils sont presque toujours allongés en boudin, contournés, sinueux, présentent des renflements : ce sont des noyaux bourgeonnants.

On vient de voir quelle est l'origine des divers éléments du follicule tuberculeux. En résumé, les cellules géantes proviennent de différentes sources : ou des cellules lymphatiques (leucocythes ou cellules migratrices par karyokinèse avortée en coalescence), ou des cellules fines des tissus (toujours par karyokinèse incomplète ou fusionnement) ou des cellules épithéliales, ou enfin des cellules des endothéliums séreux ou vasculaires.

Les cellules épithélioïdes formant la zone moyenne du follicule proviennent le plus souvent de l'hypertrophie des leucocythes ou des cellules migratrices : ces cellules augmentent de volume et prennent un noyau très gros. Il est cependant admissible qu'elles peuvent provenir d'autres cellules. Elles apparaîtraient avant la cellule géante, elles sont plus constantes et peut-être plus caractéristiques de la lésion tuberculeuse. Elles semblent d'autant plus nombreuses que l'infection bacillaire est plus virulente et plus rapide.

Enfin, la troisième zone ou zone externe des follicules est formée de cellules migratrices et d'éléments embryonnaires : ces deux éléments sont le résultat de l'état inflammatoire des régions péri-tuberculeuses. Ces éléments ne présentent rien de spécial à la tuberculose.

Où se trouvent les bacilles dans la cellule géante ? La cellule géante contient en général des bacilles, ils sont quelquefois extrêmement rares, surtout dans les tuberculoses chirurgicales et dans le lupus.

Quand elle est jeune, quand sa partie centrale n'a pas encore subi la dégénérescence granulo-graisseuse, les bacilles sont en général groupés au centre. Elle peut en être garnie, mais leur siège habituel est la partie non-nucléaire de la cellule. Plus tard, quand le centre de la cellule s'est nécrosé, les bacilles se retrouvent à la périphérie, entre les noyaux, jamais dans l'intérieur de ceux-ci. Quelquefois il est impossible d'y déceler la présence d'un seul bacille et c'est là que tous les détails histologiques, sur lesquels nous avons insisté, reprennent toute leur importance. On est souvent obligé de déterminer la nature spécifique d'une lésion, par la seule constatation de la cellule géante avec le caractère que nous lui connaissons.

### GRANULATION NON TUBERCULEUSE.

*Diagnostic anatomique.* — Nous avons vu que la granulation se retrouve dans des états morbides autres que la tuberculose. Il y a cependant certaines particularités qui permettraient, à défaut de la constatation du bacille, de différencier ces produits. Nous allons esquisser ces caractères anatomiques différentiels.

On peut avoir à faire un diagnostic entre la granulation tuberculeuse et les granulations :

1° Cancéreuses; 2° purement inflammatoires; 3° syphilitiques; 4° morveuses; 5° de certains cas de leucémie; 6° de fièvres graves, typhus abdominal et fièvres éruptives.

1° Le diagnostic avec la granulation cancéreuse est quelquefois difficile dans le cas de généralisation cancéreuse, surtout quand les séreuses, comme le péritoine, sont couvertes de granulations carcinomateuses récentes. Il est des cas plus délicats, ce sont les cas de carcinose généralisée d'emblée. Enfin, le cancer et la tuberculose peuvent exister ensemble. Auquel des deux processus devra-t-on rattacher les granulations qu'on rencontrera dans les différents organes?

Sur une coupe de granulation cancéreuse on trouvera, au centre, des noyaux volumineux atteignant 9 μ, tandis que les cellules centrales d'une granulation tuberculeuse ont des noyaux qui n'atteignent guère que 6 μ et présentent un aspect pâle et granuleux quelquefois jaunâtre et une atrophie marquée. La granulation cancéreuse est toujours plus homogène et tous ses éléments sont bien vivants. On ne voit pas de parties dégénérées à son centre.

2° Les granulations purement inflammatoires sont rares. On les rencontre dans les inflammations chroniques du péritoine sur les vieillards. Elles sont demi-transparentes. L'examen histologique enlève rapidement tous les doutes : elles sont constituées par des tissus fibreux ou élastiques, quelquefois incrustés de sels, carbonate ou phosphate de chaux.

3° La gomme syphilitique est souvent d'un diagnostic plus délicat. On dit, en général, que la granulation syphilitique est toujours jaune, même quand elle est toute petite, qu'elle conserve en grandissant la même couleur et la même densité, tandis qu'à volume égal un gros tubercule est toujours ramolli. Cependant la gomme peut se ramollir et contenir à son centre une partie semi solide blanche et jaunâtre et molle comme de la matière caséeuse.

L'histologie elle-même ne nous donne que des nuances bien peu caractérisées. Les cellules de la gomme sont moins tassées, moins pressées, mais ce sont exactement les mêmes éléments constitutifs. Les cellules géantes y sont moins nombreuses et moins nettes, enfin le centre dégénéré d'une gomme est formé de granulations graisseuses tandis que dans le tubercule ce sont des amas de noyaux atrophiés. On peut s'appuyer aussi, pour le diagnostic, sur le siège de la lésion. La syphilis a une prédisposition pour certains organes, les testicules, le foie, le périoste, la localisation des granulations tuberculeuses est toute différente.

4° La granulation morveuse est assez difficile à différencier du tubercule, mais ceci est plutôt du domaine de la médecine-vétérinaire. La morve est rare chez l'homme et présente toujours des lésions concomitantes qui ne laissent aucun doute sur la nature de la maladie.

5° Dans la leucémie, le typhus abdominal, les fièvres éruptives, on trouve parfois dans le foie, la rate, les ganglions lymphatiques, des productions nodulaires assez semblables à première vue aux produits tuberculeux. Mais ces productions sont molles, friables et surtout vasculaires. Foerster les a nommées *néoplasies lymphatiques*.

Il est évident que maintenant la constatation du bacille pathogène lève tous les doutes et facilite beaucoup ce diagnostic différentiel. C'est ainsi que pour la morve et le farcin, le diagnostic est très facile, grâce à la présence des organismes particuliers de chacune de ces maladies.

### INFILTRATION TUBERCULEUSE DE LAENNEC

Nous venons de voir que la lésion tuberculeuse est essentiellement une néoplasie cellulaire. Nous avons pris comme type géné-

ral la granulation tuberculeuse. Nous avons vu que cette granulation présentait un arrangement particulier de ses éléments constitutifs. Mais ce n'est pas la seule forme que peut revêtir la tuberculose. Les granulations, au lieu de rester isolées, peuvent former,
par leur agglomération, au milieu des organes, des masses considérables pouvant atteindre dans le poumon, par exemple, un lobe
tout entier ; ou si elles se développent sur des séreuses elles
constituent des plaques plus ou moins étendues.

Ces tubercules infiltrés sont formés d'une grande quantité de
granulations tuberculeuses, réunies entre elles par une gangue
embryonnaire dont la destinée est la même que celle de la granulation : la mortification. Chaque granulation présente la dégénérescence caséeuse habituelle, et le tissu embryonnaire interposé,
privé, lui aussi, de sa nourriture, par l'oblitération rapide des
vaisseaux, forme un tubercule unique, mais anémique, où il
devient impossible de reconnaître la granulation primitive. Bientôt toute la masse devient uniformément opaque et se ramollit.

Telle est la composition de l'infiltration caséeuse, dont Laënnec
avait déjà reconnu la nature tuberculeuse.

Cette idée juste de la nature spécifique de l'infiltration tuberculeuse, établie par Laënnec, n'a point été admise immédiatement.
L'École allemande avec Virchow, a nié longtemps la nature spécifique de cette forme de tuberculisation. La découverte de Kock a
mis fin à tous les doutes. Mais avant cette découverte nous devons
dire que la question avait été résolue anatomiquement en France,
par Grancher, en 1872.

Nous reviendrons du reste sur cette importante question à propos de l'anatomie pathologique de la phtisie pulmonaire, et en
particulier dans celle de la pneumonie caséeuse.

## NATURE ET ÉVOLUTION ANATOMIQUE DU TUBERCULE

Qu'est-ce que le tubercule ? Ce n'est pas, comme le pensait
Laennec, un néoplasme, c'est-à-dire une production étrangère à
l'organisme, vivant d'une vie propre au sein des tissus. On ne peut
plus admettre, avec Broussais, qu'il est le produit d'une irritation
longtemps prolongée sur des tissus prédisposés. La granulation,
ou mieux, le tubercule, n'a rien de spécifique en lui-même, rien
d'étranger à l'organisme. Ce qui est spécifique, c'est le bacille
qui, agissant sur le tissu, y détermine des néo-formations de nature

inflammatoire. Le tubercule est donc un produit inflammatoire de l'irritation, produite dans un organe par la présence d'un microbe particulier.

I

Cherchons maintenant quelle est la règle d'évolution du tubercule. Laënnec disait : « Malheur à celui qui est tuberculeux. » Pour lui cette lésion n'avait aucune tendance à la guérison. Virchow répéta plus tard : « Le tubercule est une néoplasie misérable incapable d'organisation. » Grancher, étudiant avec soin la nature des éléments du tubercule et leur évolution, est arrivé à dire, avec juste raison, que le tubercule est curable, qu'il peut guérir spontanément, qu'il possède en lui tout ce qu'il faut pour s'acheminer naturellement vers la guérison. Cet auteur a défini le tubercule, une néoformation fibro-caséeuse, voulant montrer par ces mots que tout tubercule contient en soi, dès l'origine, le germe d'une évolution, soit fibreuse, soit caséeuse. La sclérose étant le mode naturel de guérison du tubercule, il a démontré que tout tubercule, quelle que soit sa forme anatomique, contient dans sa structure même des éléments, dont la tendance naturelle est la transformation fibreuse, c'est-à-dire la guérison.

Prenons un tubercule quelconque, nous le voyons formé de deux zones concentriques de cellules, une centrale dont la destinée est la mortification, la caséification : nous verrons bientôt la cause de cette évolution fatale ; et une deuxième zone périphérique cellulo-embryonnaire. Suivant que l'une ou l'autre zone se développera plus vite, le tubercule marchera naturellement à la sclérose ou à la caséification : « Donc le tubercule porte en soi le germe de sa guérison. »

Dès que le follicule tuberculeux est constitué, la dégénérescence de ses éléments centraux commence. C'est d'abord le protoplasma qui subit la dégénérescence vitreuse. Puis, les cellules se gonflent, se soudent entre elles, perdent leurs noyaux, deviennent transparentes ; elles prennent l'aspect de cellules épithéliales : ce sont les cellules épithélioïdes de Friedlander.

Les cellules de la deuxième zone subissent la même évolution caséeuse, jusqu'à ce que la conglomération des follicules soit complète. Alors les cellules soudées et confondues, privées de noyaux et de sucs nourriciers, forment un bloc sec qui se désagrégera et entraînera dans sa destruction le parenchyme qui le porte. Mais si la zone embryonnaire est caséifiée entre les nodules élémentaires, elle reste intacte à la périphérie du bloc tuberculeux et alors, si elle a une tendance rapide à l'organisation, elle peut étouffer le tubercule, l'anéantir avant sa désagrégation, et la guérison est obtenue sans perte de substance, la partie centrale se résorbant peu à peu. Mais, si l'évolution fibro-plastique a été moins rapide, il peut y avoir une formation d'une petite caverne, néanmoins la zone embryonnaire peut encore réparer les dégâts.

« Les deux processus qui se disputent l'avenir du tubercule sont » ainsi toujours présents et toujours combattant l'un pour la » destruction, l'autre pour la réparation. »

## II

Le tubercule a la propriété particulière de se caséifier. C'est un caractère essentiel qui ne permet pas de douter de la nature d'une lésion qui le représente. Bien que cette transformation puisse se retrouver au sein de toutes les vieilles tumeurs, elle n'est pas moins le caractère primordial du tubercule. A quoi est-elle due ? On l'a attribuée à l'oblitération des vaisseaux, mais si ce mode est admissible pour les gros tubercules, comment l'expliquer pour le follicule élémentaire isolé ?

Ce dernier n'est point aussi éloigné des vaisseaux que certains points d'un cartilage articulaire, qui cependant vivent bien par imbibition, et ces nodules tuberculeux ne sont pas plus loin des vaisseaux que l'ovule ne l'est de la paroi des vésicules de Graf. Doit-on admettre avec Virchow que les éléments du tubercule portent en eux-mêmes le germe d'une mort certaine ? Cette explication n'en est pas une. Il est probable que cette évolution tient à la sécrétion d'une ptomaine quelconque, fournie par les bacilles qui sont enfermés dans les cellules.

Une fois caséifié, le tubercule meurt et se ramollit. Rindfleich admet que ce ramollissement, cette fonte du tubercule, est due à une modification des éléments albuminoïdes par une fermentation spéciale qui les rend solubles. Quoi qu'il en soit, la matière caséeuse d'origine tuberculeuse renferme des bacilles virulents.

Examinons maintenant la dernière tendance générale des tubercules ; la tendance à l'évolution fibreuse. Dans le cas où le tubercule évolue dans ce sens, il forme de petits nodules divers, constitués par du tissu fibreux homogène et contenant de petites cellules rondes, atrophiées, en petit nombre : ils ne possèdent pas de vaisseaux. On a alors le tubercule de guérison de Cruveilher. En quoi ce tubercule pendant son évolution vers la guérison diffère-t-il de la granulation miliaire? La zone embryonnaire plus large, plus développée, a subi l'évolution fibreuse, les éléments cellulaires ont disparu en grande partie, pour faire place à du tissu fibreux. Ces parties dès lors ne sont plus aptes à subir la caséification qui est confinée dans la partie centrale. Des vaisseaux se développent dans cette zone embryonnaire, la matière caséeuse est ankystée, elle subit alors une évolution spéciale, tantôt elle est complètement résorbée, ce qui est rare, tantôt elle durcit et forme un véritable mastic, quelquefois même elle se charge de sels calcaires et forme un véritable calcul.

# TUBERCULOSE DU POUMON

Maintenant que nous connaissons le tubercule en général, nous allons examiner de quelle façon cette lésion, toujours semblable à elle-même et une par sa cause et sa nature, est modifiée quand elle se développe dans le poumon. Nous l'étudierons dans les divers aspects qu'elle peut présenter : ces divers aspects correspondent à des formes cliniques différentes de la tuberculose. Toute tuberculose pulmonaire, quelle que soit sa forme, est une inflammation du parenchyme, ou du parenchyme et des bronches à la fois. C'est une pneumonie ou une broncho-pneumonie spécifique. Avec le professeur Charcot nous diviserons la phtisie en trois formes cliniques.

1° La broncho-pneumonie tuberculeuse chronique correspondant à la majorité des cas de phtisie vulgaire.

2° La broncho-pneumonie caséeuse lobulaire, ou pseudo-lobaire subaiguë, correspondant à la phtisie galopante.

3° La pneumonie caséeuse aiguë, ou phtisie pneumonique aiguë, simulant cliniquement la pneumonie lobaire fibrineuse ou la broncho-pneumonie pseudo-lobaire.

Ces trois formes ne sont que les diverses phases sous lesquelles se présente la matière tuberculeuse; elles sont toutes les trois bacillaires et n'ont de pneumonie que le nom. Toutes les trois présentent des lésions de même nature, lésions produites par la présence du même élément pathogène. La seule différence, au point de vue anatomique, réside dans la confluence plus ou moins grande des nodules tuberculeux, et au point de vue clinique dans la marche plus ou moins rapide ou envahissante du processus. Les formes ne sont que des modalités revêtues par la même lésion suivant les conditions diverses qui président à l'évolution du bacille, au sein du poumon.

Est-il possible de déterminer pour quelles raisons le tissu pulmonaire réagit d'une façon différente en présence des bacilles, ou plutôt, pourquoi l'évolution tuberculeuse n'est pas toujours identique à elle-même ?

On doit tenir compte de la résistance propre à chaque individu, de l'état de l'organisme en général et du poumon en particulier, du nombre et de la virulence des bacilles, enfin du mode de pénétration des micro-organismes.

L'infection peut provenir de deux voies : les bacilles sont amenés dans le poumon : 1° par les vaisseaux sanguins ou lymphatiques, qu'ils proviennent d'une tuberculose locale préexistante, des ganglions, des lymphatiques ou de tout autre organe, des os par exemple, ou bien ingérés avec les aliments, les bacilles pénètrent dans la circulation par les voies de l'absorption ; 2° par les voies aériennes, par inhalation. Le premier mode de pénétration donnera naissance à une tuberculose métastatique ou hématogène, et son résultat sera une éruption miliaire discrète, ou généralisée suivant le nombre des bacilles.

Dans la tuberculose par inhalation ou inspiration, les bacilles sont directement amenés dans les alvéoles pulmonaires et déterminent d'emblée les lésions d'une pneumonie, mais d'une pneumonie toute spéciale, la pneumonie caséeuse ou mieux tuberculeuse.

Enfin, un troisième mode d'infection est possible, mais il n'est qu'une complication d'une phtisie pulmonaire préexistante. Les produits de l'expectoration provenant d'une caverne, par exemple, peuvent ne pas être rejetés complètement au dehors ; une partie aspirée à la suite de l'expiration brusque de la toux pénètre dans des alvéoles sains jusqu'à ce moment, et ces produits éminemment virulents détermineront des lésions nouvelles qui envahiront peu à peu tout le poumon.

Ceci posé, étudions le nodule tuberculeux du poumon.

## GRANULATION TUBERCULEUSE DU POUMON

Pour étudier la granulation pulmonaire, il faut prendre un poumon devenu tuberculeux depuis un mois au plus. Cette étude peut être faite facilement sur des poumons d'animaux rendus tuberculeux. On trouve dans ce poumon, un grand nombre de granulations grises, ou déjà opaques, que l'on peut quelquefois apercevoir à l'œil nu, mais dont la présence est le plus souvent appréciable seulement au toucher, par la dureté spéciale qu'elles présentent. Elles sont très dures au toucher, difficiles à écraser, elles adhèrent fortement et intimement au tissu qui les porte ; on ne peut les en séparer sans enlever avec elle les fragments de ce tissu. A côté de ces nodosités spécifiques le poumon présente toujours un degré plus ou moins marqué de congestion ; il est cependant perméable à l'air et aéré. Ces lésions se retrouvent surtout dans les sommets du poumon ; mais les lobes inférieurs sont toujours atteints de broncho-pneumonie ou de pneumonie catarrhale sur tout le long du bord postérieur.

Prenons un fragment de ce tissu, dans lequel nous avons reconnu par le toucher ces noyaux indurés ; et après durcissement, pratiquons une coupe. On peut voir alors, à un grossissement de 50 diamètres, quelle est la structure générale de ces nodules. Un nodule tuberculeux du poumon est constitué par un groupe d'alvéoles, remplis d'une agglomération d'éléments cellulaires, arrondis, pressés les uns contre les autres, et présentant le volume de leucocythes un peu atrophiés. Les cloisons alvéolaires ne sont plus reconnaissables qu'à la présence de quelques fibres élastiques. On ne retrouve plus trace d'épithélium, ni de capillaires, ni de lymphatiques.

Parois et contenu des alvéoles adhèrent intimement, et le tout forme un bloc absolument privé de vaisseaux.

Si la coupe rencontre une bronchiole acineuse contenue dans le nodule tuberculeux, on voit cette bronchiole complètement remplie et obstruée par les mêmes éléments cellulaires, présentant le même volume et la même disposition. Le nodule tuberculeux en effet est complexe, on y trouve toujours à côté des lésions alvéolaires, des lésions des bronchioles acineuses et des vaisseaux. La bronche est oblitérée et complètement remplie par un exsudat cellulaire, nous l'avons vu ; sa paroi est épaissie, déformée, ses tuniques sont atrophiées, étouffées et détruites en partie. Enfin le tissu conjonctif péri-bronchique présente aussi des lésions d'une importance capitale pour certains auteurs. Tout autour de la bronchiole acineuse, et souvent aussi autour de la bronchiole intra=cellulaire, au moment où elle va se diviser en bronches acineuses, on remarque un épaississement diffus qui entoure complètement l'anneau bronchique, ou ne forme autour de lui qu'un croissant.

Ces épaississements péri-bronchiques sont formés par une infiltration cellulaire, on y trouve un ou plusieurs follicules tuberculeux. Ces nodules péri-bronchiques ont pour Charcot et Rindfleisch une grande importance. Ils seraient, pour ces auteurs, la lésion initiale et leur siège précis de début serait la bifurcation de la bronche intra-lobulaire en bronchioles acineuses.

Les vaisseaux qui se rendent à un groupe d'alvéoles envahis, sont toujours oblitérés de bonne heure par un coagulum fibrineux contenant des cellules. On trouve aussi dans le tissu cellulaire périvasculaire, des lésions analogues aux nodules péribronchiques, présentant la même disposition et les mêmes caractères.

La réunion de ces trois sortes de lésions : alvéolaires, bronchiques et vasculaires, constituent le nodule tuberculeux pulmonaire ou granulation qui peut atteindre $1^{mm} 1/2$ ou $2^{mm}$ de diamètre. Ce nodule privé de vaisseaux, est entouré d'alvéoles qui présentent toujours une inflammation catharrale ou même fibrineuse plus ou moins marquée.

Nous allons maintenant étudier, avec plus de détails, chacune des parties constitutives du nodule tuberculeux.

I

a. *Alvéoles*. — Nous avons trouvé les alvéoles remplis par une agglomération de cellules, analogues aux leucocythes, pressées les unes contre les autres et fortement aglutinées par une substance intercellulaire de nature fibrineuse ; ces cellules fortement serrées et privées de sucs nourriciers sont vouées à une mort fatale ; mais elles subissent une transformation toute spéciale à la tuberculose, elles commencent à devenir transparentes, vitreuses, dans la partie la plus centrale ; peu à peu la dégénérescence s'étend et enfin elles deviennent caséeuses.

A un grossissement plus fort et sur une granulation jeune, c'est-à-dire non encore dégénérée, on peut parfaitement reconnaître au milieu de cette agglomération de cellules, les cellules géantes de Schuppel, toujours avec les mêmes caractères, protoplasma granuleux à nombreux noyaux disposés en couronnes tout autour de la cellule et prolongements rameux. Elles sont en général en contact avec la paroi alvéolaire ; on en trouve une ou plusieurs dans le même alvéole, mais toujours séparées les unes des autres.

Quelle est l'origine des cellules exsudatives intra-alvéolaires? Cette question a été longuement traitée dans l'histogénèse du follicule tuberculeux; nous y insisterons peu. Pour les uns, elles proviennent uniquement des cellules migratrices sorties des vaisseaux par diapédèse au début de l'inflammation tuberculeuse. Elles formeraient et les cellules géantes et les cellules épithélioïdes, tout l'exsudat en un mot.

Pour d'autres, les cellules épithéliales de l'alvéole entrent, pour une part, dans cette néoformation cellulaire, les cellules exsudatives seraient en partie dues à la prolifération de ces cellules endothéliales. Pour d'autres enfin, l'épaississement de la paroi alvéolaire et la multiplication des cellules fines du tissu conjonctif de cette même paroi entreraient aussi pour une part dans la génèse de l'exsudat. Ces trois opinions ont chacune un fond de vérité ; il est probable que les cellules intra-alvéolaires ont une origine complexe et que chacun des trois modes de génèse exposés ci-dessus concourt à leur formation.

Tout autour de cet amas de cellules, vouées à la caséification, se trouve comme dans toute granulation tuberculeuse une zone de cellules embryonnaires, infiltrant quelquefois très loin le tissu voisin et poussant des prolongements des bourgeons dans les alvéoles voisins. C'est cette zone qui concourt à l'extension du tubercule; c'est elle aussi qui, si ses cellules s'organisent et deviennent fibro-plastiques, produira une gaîne fibreuse au tubercule, l'enkystera et amènera sa guérison.

## II

b. *Vaisseaux.* — Les vaisseaux qui se rendent à un nodule tuberculeux, artérioles, veinules et capillaires sont *toujours oblitérés et de très bonne heure* ainsi que les voies lymphatiques.

De même que Charcot admet que la lésion initiale est un nodule péribronchique, H. Martin fait jouer à l'inflammation de l'endartère ou de l'épithélium des capillaires le rôle principal dans le début de la granulation. Pour cet auteur, la première lésion serait une endovascularite en endocapillarite produite par l'action du bacille de Koch sur les cellules endothéliales. Ces micro-organismes déterminent tout d'abord un gonflement de ces cellules, un boursouflement de la tunique interne du vaisseau. Le vaisseau présente au début une dilatation assez considérable ; le long de la paroi s'accumulent et s'arrêtent des leucocythes, bientôt il se forme un coagulum fibrineux qui oblitère complètement la lumière, emprisonnant dans son intérieur les leucocythes.

L'inflammation gagne les tuniques vasculaires qui se gonflent, sont envahies par les cellules migratrices et deviennent embryonnaires. Une prolifération des cellules fines du tissu conjonctif périvasculaire apparaît et le vaisseau, dès lors, est entouré par une zone embryonnaire qui peut devenir le siège de nouveaux follicules tuberculeux. Dès lors, la circulation est totalement arrêtée.

Sur une coupe d'un vaisseau on voit alors la lumière du vaisseau diminuée de volume, complètement remplie par un exsudat composé de fibrine, d'apparence fibrillaire, enserrant dans ses mailles des leucocythes déformés et atrophiés. On peut y rencontrer des cellules géantes provenant des cellules endovasculaires et des leucocythes, des cellules épithélioïdes, enfin des cellules embryonnaires.

Les lymphatiques sont aussi oblitérés ; on les trouve remplis d'une agglomération de cellules rondes dans une masse fibrineuse. Les cellules endothéliales, en feuilles de chêne, sont gonflées, boursouflées ; le plus souvent, elles ont complètement disparu et l'exsudat cellulaire est directement en contact avec la paroi conjonctive du vaisseau. On retrouve les mêmes lésions de périvascularité décrite autour des vaisseaux sanguins. Le tissu conjonctif périvasculaire est enflammé, infiltré de cellules migratrices ou embryonnaires, au milieu desquelles on retrouve des nodules de Friedlander.

## III

c. *Canaux bronchiques.* — Ces canaux présentent des lésions complexes :

Les nodules péribronchiques analogues aux nodules périvasculaires occupent la périphérie de la branchiole acineuse ou intralobulaire formant alors autour du canal un anneau ou un croissant de tissu embryonnaire dans lequel on retrouve un ou plusieurs nodules caractérisés par la présence de cellules géantes si la lésion est récente, par des noyaux caséeux si la lésion est plus avancée. La lumière de la bronche est oblitérée par un exsudat toujours de même nature. Les tuniques bronchiques sont épaissies, infiltrées ou étouffées et en partie disparues, toujours déformées.

On retrouve quelquefois les cellules cylindriques à cils vibratiles, mais elles sont déformées, soulevées par des cellules lymphatiques, qui se sont glissées entre elles et la paroi bronchique. Le revêtement n'est plus continu ; bientôt elles tomberont à leur tour et ne se reproduiront plus.

Nous avons donc dans la granulation des lésions péri-bronchiques, des lésions des tuniques elles-mêmes, enfin une endo-bronchite ayant pour résultat l'oblitération complète des canaux aériens. Cet exsudat intra-bronchique subira l'évolution fatale de tout tubercule, il se desséchera, deviendra vitreux, puis granuleux, enfin caséeux et sera éliminé.

En résumé, la lésion commence par des altérations d'endo-bronchite, ou d'endartérite suivant certains auteurs, de péri-bronchite pour d'autres. Quel que soit le point de départ, l'inflammation gagne le tissu cellulaire qui entoure ces organes, envahit peu à peu la paroi des alvéoles qui s'enflamme à son tour, et nous avons alors complètement constitué le nodule tuberculeux pulmonaire, ou granulation tuberculeuse du poumon.

## BACILLES DANS LA GRANULATION TUBERCULEUSE.

On trouve les bacilles d'une façon générale dans toutes les lésions tuberculeuses que nous venons de décrire, surtout au' niveau du follicule tuberculeux et dans les points qui subissent la transformation vitreuse.

Dans les alvéoles on en trouve dans l'exsudat cellulaire qui en remplit la lumière, dans les cloisons épaissies et transformées. Ils sont réunis généralement en groupes, en buissons. Quelques bacilles isolés se retrouvent entre les cellules rondes qui entourent l'alvéole enflammée.

Dans les vaisseaux, on les retrouve principalement dans le bouchon fibrino-cellulaire intra-vasculaire : ils siègent de préférence contre la paroi où ils forment des amas; ils se présentent encore, mais moins nombreux, dans la paroi épaissie et transformée du vaisseau, constituée par un tissu d'apparence rétractée à fines cloisons limitant des espaces arrondis.

Dans les bronches on voit des bacilles surtout dans le tissu conjonctif enflammé péri-bronchique; on en trouve aussi, mais plus rarement, dans l'exsudat intra-bronchique.

On n'en rencontre aucun dans le tissu pulmonaire périphérique non enflammé.

## INFILTRATION TUBERCULEUSE DE LAENNEC. — TUBERCULE PNEUMONIQUE DE GRANCHER. — PNEUMONIE CASÉEUSE DES ALLEMANDS.

### I

Nous venons de voir à propos de l'etude de la granulation tuberculeuse à,la période de début et d'état, que cette lésion, considérée pendant longtemps comme l'unité anatomo-pathologique de la phtisie, est déjà une lésion complexe et multiple. Nous avons rencontré dans un tubercule granuleux des lésions des bronches, des vaisseaux, des alvéoles, des différentes tuniques de ces organes et du tissu cellulaire qui les entoure. Sur une coupe d'une de ces granulations atteignant un millimètre de diamètre seulement, on peut constater la présence de plusieurs follicules élémentaires de Koster et Charcot, englobés dans une gangue cellulo-embryonnaire.

Ces divers nodules sont caractérisés par la présence de cellules géantes si la lésion est jeune, par la présence de noyaux en dégénérescence vitreuse ou caséeuse, si la lésion est plus âgée.

L'ensemble de ces petits nodules se conduit comme un tubercule unique. Ces tubercules sont toujours entourés par une zone plus ou moins étendue de pneumonie catarrhale ou fibrineuse. Il peut se faire que d'autres granulations développées au voisinage les unes des autres, viennent à s'unir par leur zone périphérique de pneumonie et nous avons alors un seul noyau volumineux de pneumonie, contenant dans son intimité des granulations tubercules. A un moment donné, la dégénérescence caséeuse qui débute toujours par le centre des granulations, envahira tout le noyau pneumonique. Il en résultera une masse plus volumineuse, caséeuse dans sa totalité, ayant le volume d'un petit pois ou plus, formée par l'agglomération de tubercules caséeux plongés dans une masse pneumonique aussi caséifiée. La caséification du tissu enflammé, qui sépare les tubercules, reconnait toujours les mêmes causes, l'action produite par les bacilles sur les cellules, et la privation de sucs nourriciers, par l'oblitération absolue et précoce des vaisseaux sanguins et lymphatiques.

Nous pouvons admettre que pour une raison ou pour une autre, ce tubercule géant que nous venons de décrire soit lui-même entouré d'autres tubercules géants, contigus et réunis par de la pneumonie fibrineuse. Il est évident que leur destinée sera la même et que nous aurons alors une masse caséifiée beaucoup plus étendue pouvant envahir un lobe pulmonaire tout entier, simulant ainsi cliniquement une pneumonie lobaire.

Nous voilà arrivés à la conception exacte de la pneumonie caséeuse ou mieux tuberculeuse. Elle est essentiellement tuberculeuse et se compose de granulations confluentes et de pneumonie bacillaire qui unissent les granulations et se caséifient du même coup.

L'identité est donc absolue entre les deux nodalités anatomopathologiques de la tuberculose pulmonaire: le tubercule granulation et le tubercule pneumonique ou pneumonie caséeuse des Allemands. Pour tout le monde maintenant l'identité de nature des deux processus tuberculeux est évidente et admise sans restriction. Cependant il est un point sur lequel nous insisterons un peu, car il donne lieu encore à quelques divergences d'opinions: c'est la part qu'il faut attribuer d'un côté à la néoplasie tuberculeuse et d'un autre côté aux divers processus phlegmasiques dans la génèse de la pneumonie tuberculeuse.

Mais auparavant il est utile de revenir en quelques mots seulement sur l'historique de cette pneumonie tuberculeuse depuis Laënnec ; le retour dans l'histoire de la tuberculose est d'autant plus nécessaire que c'est à l'École Française que revient l'honneur d'avoir nettement établi, avec les seules ressources de l'anatomie pathologique, l'unité de la tuberculose pulmonaire déjà admise par Laënnec.

## II

Nous diviserons cette période en trois parties :

La première, Française, avec Laennec, Louis, Chomel, Andral, Cruveilhier, Bouillaud.

La deuxième, Allemande, avec Virchow, Niemeyer, Reinhardt.

La troisième, Française, avec Charcot, Grancher, etc.

*Première période.* — Laennec admettait que la matière tuberculeuse, production accidentelle, pouvait se répartir dans le poumon suivant deux modes différents : ou à l'état de corps isolés arrondis (tubercules) ou bien à l'état de matière infiltrée (Infiltration grise ou jaune).

L'unité de la tuberculose était donc admise.

*Deuxième période.* — Les travaux de Reinhardt et de Virchow transformèrent complètement l'idée que Laënnec se faisait de la tuberculose. Partant de l'opinion fausse que le tubercule ne revêt qu'une forme, la forme granuleuse, ils déclarent que la matière tuberculeuse infiltrée de Laënnec n'a rien de commun avec le tubercule ; c'est, suivant ces auteurs, un processus phlegmasique qui ne diffère en rien du processus inflammatoire vulgaire au début, mais qui présente une évolution particulière, une modification spéciale, la dégénérescence caséeuse. Cette matière caséeuse, d'abord grise, devient jaune, correspondant ainsi à l'infiltration grise et à l'infiltration jaune de Laënnec. La tuberculose pulmonaire est dès lors divisée en deux : d'une part la granulation est seule tuberculeuse, et d'autre part il existe une pneumonie présentant une évolution spéciale, appelée caséeuse et déclarée non tuberculeuse par ces auteurs. C'est la théorie de la dualité.

Cette théorie eut rapidement de nombreux partisans, même en France. Ce fut l'opinion à peu près universellement admise. On retrouve cependant quelques auteurs qui cherchent à réagir contre cette erreur, mais combien est faible leur voix et timides leurs déclarations.

*Troisième période.* — La troisième période est le retour à l'unité
de la tuberculose, c'est-à-dire à l'identité de nature du tubercule
granulation et de la prétendue pneumonie caséeuse des auteurs
allemands. C'est Grancher qui, le premier, en 1872, a affirmé cette
identité : « La définition que Virchow a donnée du tubercule est
trop étroite, puisqu'elle ne comprend que la granulation tuberculeuse adulte. Il faut ajouter à cette forme type, les jeunes nodules,
visibles au microscope seulement, et les amas irréguliers de tissu
cellulo-embryonnaire qui ont la même structure et la même
destinée que le tubercule et qu'on rencontre soit dans les cas de
granulie aigue, soit dans les pneumonies caséeuses sans granulations pulmonaires. »

La découverte du bacille pathogène ne fut que la consécration de
la vérité déjà découverte ; elle entraîna la conviction des derniers
dissidents. On est donc revenu à la conception de Laënnec, mais
pas complètement cependant. Les recherches modernes ont modifié
l'idée que cet auteur se faisait de la *nature* même du tubercule. Il
définissait le tubercule, une production accidentelle, étrangère à
l'organisme, un néoplasme greffé sur un organe et vivant d'une vie
propre. Virchow se faisait du tubercule la même idée qu'il énonçait
sous une forme différente en disant : « Le tubercule est une production misérable incapable d'organisation. » Les mêmes recherches
ont établi la nature phlegmasique, inflammatoire du tubercule que
Grancher définit : « le produit d'une pneumonie complexe de
nature embryonnaire. C'est un processus inflammatoire surtout
embryonnaire et nodulaire. Thaon dit aussi : « Le tubercule appartient à l'inflammation, mais à une inflammation ayant une évolution
et des caractères distincts. »

En résumé, nous dirons avec Cadet de Gassicourt, aujourd'hui
comme autrefois, le tubercule est toujours identique à lui-même
sous quelque apparence qu'il se présente et la prétendue pneumonie caséeuse n'existe pas ; on retrouve dans un noyau de cette
pneumonie la structure de la granulation tuberculeuse. On ne voit
pas le tubercule dans la pneumonie caséeuse, dit Charcot, parce
qu'il est énorme. Les masses caséeuses ne sont qu'une accumulation
de granulations grises, réunies par des zones atteintes de pneumonie catarrhale ou fibrineuse, le tout se caséifiant du même coup.

### PNEUMONIE TUBERCULEUSE

Nous devons étudier maintenant quelle part revient dans la
pneumonie tuberculeuse à la lésion spécifique et au processus

phlegmasique. Pour cela nous allons étudier sur des coupes de poumon malade la structure des noyaux caséeux et la constitution histologique des lésions que l'on rencontre dans un poumon atteint de pneumonie caséeuse.

I

L'examen fait à un faible grossissement de coupes minces après durcissement montre que les nodules tuberculeux se développent surtout autour d'une bronchiole ; d'autres moins nombreux occupent un acinus, ce sont les nodules erratiques.

A un grossissement plus puissant, on peut voir :

1° Une région centrale qui paraît constituée par une substance homogène, translucide, d'apparence vitreuse : on ne reconnaît plus les éléments constitutifs du poumon dans cette région. Quelques anneaux de fibres élastiques sont les derniers vestiges des bronchioles, dont la cavité est comblée par un exsudat présentant le même aspect. Les artérioles satellites des bronchioles sont encore visibles : mais on les trouve complètement oblitérées par un amas de cellules lymphatiques dégénérées : leur lumière est considérablement diminuée par un boursouflement des cellules, endothéliales qui résistent longtemps et présentent les lésions de l'endartérite. On retrouve aussi des vestiges des cloisons alvéolaires reconnaissables à la présence de faisceaux de fibres élastiques traversant dans tous les sens la masse caséeuse ou vitreuse. Ces alvéoles sont aussi comblés par le même détritus caséeux. Nous voyons là une analogie complète avec les lésions centrales de la granulation tuberculeuse. Cette région répond aussi à la description du centre caséeux du tubercule élémentaire.

2° Tout autour de cette zone centrale, on trouve une zone continue qui présente, après coloration au picro-carmin, une teinte rosée bien différente de la teinte jaune de la zone centrale. Cette *zone périphérique* est constituée par un tissu embryonnaire (cellules rondes à noyaux volumineux réunies par une gangue d'apparence réticulée). Cette zone présente un contour net au niveau de la zone caséeuse, mais à sa périphérie elle est comme déchiquetée, irrégulière. Elle pousse des prolongements sur les alvéoles voisins, envahit d'abord la coque alvéolaire, puis fait hernie dans l'intérieur même de l'alvéole qui bientôt est complètement rempli. Charcot a découvert dans cette zone la présence habituelle de cellules géantes isolées, disposées régulièrement de distance en distance, le plus souvent sur un rang, quelquefois sur deux quand la zone embryonnaire est très épaisse. Charcot décrit aussi tout autour de ces cellules géantes, une zone de cellules épithélioïdes, lesquelles peuvent exister seules et permettent quelquefois, à défaut de cellules géantes, de reconstituer les follicules tuberculeux élémentaires, dont la réunion constitue un gros amas tuberculeux. Cette zone est la zone *embryonnaire* de Grancher, mais celui-ci n'avait pas relevé la présence des cellules géantes.

Dans ces noyaux de *pseudo-pneumonie* ou pneumonie tuberculeuse, nous ne trouvons aucun des éléments des produits d'inflammation habituels : cellules migratrices, cellules épithéliales desquammées et proliférées, exsudat fibrineux. Nous voyons au contraire le tissu pulmonaire envahi par un tissu embryonnaire spécial, au sein duquel se trouvent des follicules tuberculeux qui donnent le signal de la transformation caséeuse. La zone périphérique représente la partie la moins avancée du noyau tuberculeux, et c'est cette partie qui nous montre bien les caractères spécifiques de la lésion, par la facilité avec laquelle on reconnaît la forme des éléments et leur disposition.

Il est évident qu'on ne retrouve aucune trace de pneumonie catarrhale ou fibrineuse dans ce noyau tuberculeux ; cependant Charcot ajoute qu'il ne faut pas être trop absolu. Dans toute lésion tuberculeuse le processus phlegmasique joue un rôle certain, quelque minime qu'il soit. Cruveilhier disait : « Le mot de phtisie comprend deux choses : *Tubercule-pneumonie* ».

## II

Les tubercules seuls considérés en eux-mêmes ne sont pas tout le danger, il faut compter aussi avec les lésions inflammatoires concomitantes, surtout celles qui envahissent les parties intermédiaires aux tubercules.

Si l'on examine le tissu pulmonaire, dans l'intervalle des tubercules massifs, on le trouve quelquefois à peine congestionné, mais le plus souvent il montre toutes les lésions de la broncho-pneumonie vulgaire Les alvéoles sont comblés par des cellules épithéliales, gonflées et en partie desquamées ; d'autres fois elles sont remplies de leucocythes et d'un exsudat fibrineux. On trouve dans ce cas, sur une coupe, comme une troisième zone constituée par ces produits pathologiques : c'est la zone embryonnaire. Jamais ces parties périphériques enflammées n'arrivent à présenter la dégénérescence vitro-caséeuse, semblable à celle du centre du tubercule. « Après cela, dit Charcot, je suis amené à penser que, même dans les conditions de la phtisie aiguë dite pneumonique, la dégénérescence caséeuse n'a pas l'origine admise par les auteurs. C'est au sein de l'agglomération tuberculeuse et aux dépens mêmes des éléments qui la constituent, c'est-à-dire de la néoplasie embryonnaire, que cette dégénérescence se produit. S'il en est ainsi, l'existence même de cette dégénération caséeuse des produits d'exsudation pneumonique me paraît tout à fait compromise. Je pense, en d'autres termes, qu'il n'est nullement démontré que les produits d'inflammation vulgaire prennent part à la solidification du poumon. »

Comment alors expliquer l'extension du foyer caséeux dans la zone périphérique atteinte d'inflammation catarrhale ou fibrineuse ? Ces alvéoles, déjà remplis de produits inflammatoires, sont envahis, englobés par la trame embryonnaire. Ces produits inflammatoires transformés, modifiés profondément, disparaissent au milieu des éléments atteints de dégénérescence caséeuse. Charcot a démontré l'impossibilité absolue de la transformation de la pneumonie fibrineuse et de la broncho-pneumonie en masses caséeuses. Dans le cas où la régression ne se produit pas dans ces états pathologiques, ils aboutissent à la sclérose, à la cirrhose pulmonaire.

Cependant certains auteurs, contrairement à l'opinion de Charcot, qui admet que tous les blocs de pneumonie caséeuse ne sont que des agglomérations tuberculeuses, plus volumineuses, des tubercules massifs, certains auteurs, dis-je, admettent que la dégénérescence caséeuse peut se produire au milieu du processus phlegmasique, et parmi ces auteurs je peux citer : Cornil, Rindfleisch, Thaon et Grancher.

Cette question des pneumonies péri-tuberculeuses, on le voit, n'est pas complètement tranchée. Examinons comment se comportent ces péri-pneumonies, quelle est leur nature et leur destinée : si elles entrent pour quelque chose dans la caséification du poumon atteint de pneumonie tuberculeuse.

Les lésions tuberculeuses peuvent être logées au milieu d'un tissu simplement congestionné, c'est le cas le plus fréquent dans la phtisie aiguë, granulique ou pneumonique, les tubercules siègent au milieu d'alvéoles présentant les lésions de la pneumonie catarrhale ou fibrineuse.

1º Les lésions de pneumonie catarrhale sont celles que l'on rencontre toujours . cellules épithéliales alvéolaires proliférées, desquamées, rondes ou polyédriques, comblant, avec de nombreux leucocythes et globules rouges, toute la cavité de l'alvéole. Les cellules intra-alvéolaires revêtent diverses formes : elles sont sphériques, prismatiques ou irrégulièrement prismatiques. Très souvent on rencontre dans cette agglomération cellulaire et tout près de la paroi, de grandes cellules sphériques à plusieurs noyaux. Toutes ces cellules sont plus ou moins en dégénérescence granulo-graisseuse ; quelques-unes montrent des veinules à contenu séreux ou colloïde. On trouve aussi dans l'alvéole de grandes cellules devenues complètement vitreuses et présentant la couleur jaune orangée des autres cellules dégénérées du tubercule quand on a coloré la coupe au picro-carmin.

### III

En général cette pneumonie catarrhale forme une zone étroite autour des granulations ; elle est entourée elle-même d'une zone plus ou moins étendue de congestion simple. On peut rencontrer dans un poumon de phtisique des îlots de cette pneumonie catarrhale, sans granulations, au milieu du parenchyme enflammé. C'est ainsi que dans la tuberculose du sommet et principalement dans les phtisies chroniques les lobes inférieurs, et le bord postérieur du poumon présentent toujours une pneumonie catarrhale plus ou moins intense, plus ou moins diffuse, qui se traduit pendant la vie par des signes sthetoscopiques, souvent très précieux pour le diagnostic de la lésion au début. Il ne semble donc pas y avoir toujours entre cette pneumonie catarrhale diffuse et le tubercule lui-même une relation de cause à effet. On peut voir, en effet, dans quelques cas, le processus pneumonique rester indépendant des tubercules et évoluer d'une façon particulière sans les suivre dans leur distribution. C'est qu'en effet cette pneumonie catarrhale est sous la dépendance de la bronchite toujours intense qui accompagne les tuberculoses aiguës ou subaiguës du poumon. Cette bronchite se propage de poche en poche aux petites bronches, puis aux alvéoles qui présentent alors les lésions de pneumonie catarrhale ci-dessus décrites

Cette pneumonie présente ce point de particulier qu'elle ne se résout pas et passe souvent à l'état caséeux autour des granulations tuberculeuses, le tissu pulmonaire hépatisé devient gris, sec, compact; on retrouve des îlots de pneumonie caséeuse présentant la même transformation, sans qu'on y aperçoive une seule granulation tuberculeuse.

Ces îlots de broncho-pneumonie catarrhale ainsi passés à l'état caséeux, qu'ils contiennent ou non des granulations tuberculeuses, peuvent être envahis par une suppuration destructive et former une caverne pulmonaire, et le mécanisme par lequel se produisent la suppuration et l'élimination d'un lobule pulmonaire semble être le suivant : La masse constituée par des tubercules et de la pneumonie arrivés à l'état caséeux, forme un bloc, un corps étranger au milieu du poumon. Or, les vaisseaux sanguins et lymphatiques sont oblitérés dans ce noyau, son centre ne pouvant pas être atteint d'inflammation, puis de suppuration. C'est sur les bords, dans le tissu pulmonaire périphérique, et dans les bronches qui s'y rendent que s'effectue l'inflammation suppurative et peu à peu l'élimination totale de l'îlot caséeux.

La formation des cavernes est en général très rapide dans cette forme de tuberculose, et souvent quand un noyau se trouve très près de la plèvre, l'ulcération gagne rapidement la séreuse, la détruit et l'on assiste à la formation d'un pyo-pneumo-thorax.

Nous voyons donc qu'on admet en général que les tubercules peuvent être enveloppés de pneumonie catarrhale laquelle devient caséeuse directement. D'autres auteurs, et principalement Charcot, admettent au contraire que cette transformation caséeuse de l'exsudat d'une broncho-pneumonie catarrhale est indirecte; je m'explique. Pour Charcot le tubercule géant est formé d'une zone centrale caséeuse et d'une périphérique embryonnaire à cellules géantes. Cette zone embryonnaire est du « tubercule en puissance » s'infiltrant peu à peu dans la zone de pneumonie qui forme en quelque sorte une troisième zone au tubercule. Et pour cet auteur, l'exsudat de la pneumonie catarrhale ne se transformerait pas directement en matière caséeuse, mais il y aurait substitution d'un tissu vraiment tuberculeux à une inflammation banale. Ces zones de pneumonies périphériques seraient peu à peu envahies par le tissu embryonnaire péri-tuberculeux et ce serait alors un tissu de tubercule véritable qui deviendrait caséeux, ce qui s'explique beaucoup plus facilement. Le tissu embryonnaire pourrait même envahir très rapidement les parties voisines du tubercule atteintes de pneumonie et voilà comment s'explique la transformation rapide d'une grande étendue de pneumonie catarrhale. Il n'y aurait donc jamais de transformation directe de l'exsudat de pneumonie catarrhale en pneumonie caséeuse, sans substitution préalable d'un tissu vraiment tuberculeux.

En effet, l'aspect des cellules d'un noyau caséeux est différent de celui des cellules que l'on rencontre dans un exsudat pneumonique qui se résorbe lentement. Dans ce dernier cas les cellules présentent surtout un aspect granulo-graisseux; tandis que les premières cellules sont vitreuses, sèches, demi-transparentes et présentent un éclat tout particulier. Nous savons aussi que l'oblitération des vaisseaux ne suffit pas à expliquer la transformation caséeuse, il s'ajoute à cette cause secondaire, une cause primordiale : l'action spéciale du bacille tuberculeux.

2° La pneumonie fibrineuse est aussi fréquente que la pneumonie catarrhale comme lésion péri-tuberculeuse. Elle présente les caractères habituels : un exsudat très riche en fibrine fibrillaire enfermant dans ses mailles très larges, des cellules lymphatiques. La distribution de cette pneumonie et ses rapports avec les tubercules sont les mêmes que pour la pneumonie catarrhale. En quelques mots : Elle forme une zone plus ou moins étendue autour du tubercule, où l'on trouve des alvéoles remplis d'un exsudat fibrineux, et qui se continue par une zone de tissu simplement congestionné. Ces îlots ainsi formés présentent des dimensions très variables depuis celles d'un grain de mil jusqu'au volume d'un lobule et quelquefois beaucoup plus.

## IV

La pneumonie environne des tubercules confluents. On rencontre de ces îlots dans tout le poumon, surtout dans les lobes inférieurs. Dans ces îlots les granulations tuberculeuses manquent quelquefois totalement. Cette pneumonie diffère de la pneumonie franchement aigue par son évolution très-lente et la transformation caséeuse de son exsudat. L'examen microscopique de ces lésions dans les deux premiers degrés, engouement et hépatisation rouge, ne fait reconnaître aucune différence entre les deux pneumonies, mais au stade d'hépatisation grise les lésions diffèrent absolument. Dans la pneumonie qui accompagne les tubercules on trouve dans les alvéoles une couche de grandes cellules qui tapissent les cloisons. Ces cellules sont volumineuses, polyédriques avec noyaux ovoïdes volumineux. Ce sont des cellules épithéliales tuméfiées, dont quelques-unes présentent plusieurs noyaux. Au dedans de cette couche et remplissant tout l'alvéole, un enchevêtrement de fibrilles fibrineuses qui enserrent dans leurs mailles des cellules lymphatiques et des cellules épithéliales. Il n'y a pas de globules rouges dans l'exsudat. Dans la pneumonie banale, au contraire, au stade d'hépatisation rouge et même grise, il n'existe jamais de cellules épithéliales tuméfiées le long de la paroi des alvéoles. L'alvéole est complètement, exclusivement rempli par des cellules lymphatiques emprisonnées dans des mailles très épaisses de fibrine. Puis quand la pneumonie se résout les cellules épithéliales reparaissent sur la paroi alvéolaire.

Dans un noyau de pneumonie péri-tuberculeux devenu caséeux on trouve : les alvéoles complètement remplis par un exsudat gris ou jaune présentant une opacité, une sécheresse et une dureté spéciales. Des coupes montrent que les grosses cellules épithéliales de la paroi ont disparu et qu'il ne reste que le réseau de fibrine dans lequel les cellules lymphatiques sont atrophiées, déformées, vitreuses, transparentes; les fibrilles du réseau ont perdu leur netteté.

La transformation d'un noyau caséeux de cette pneumonie fibrineuse se fait de la même façon que dans la pneumonie catarrhale péri-tuberculeuse. C'est par la périphérie que la masse s'enflamme, se désagrège et finit par former une caverne. Les pneumonies péri-tuberculeuses sont toutes tuberculeuses ou mieux bacillaires. La pneumonie, en effet, est le mode suivant lequel le parenchyme pulmonaire réagit en présence de toute cause irritatrice. Nous pouvons dire avec Thaon : « Toutes ces modifications pathologiques sont amenées par le microbe pathogène et par son action sur l'épithélium pulmonaire. Son premier effet est l'hyperplasie de cet épithélium, et son effet consécutif la dégénération caséeuse de cet élément. Tout tubercule pulmonaire est à l'origine un foyer de pneumonie acineuse bacillaire disposé à l'extrémité d'un conduit respiratoire ou autour d'une bronchiole, ou autour d'un vaisseau. En dehors de ces foyers bien circonscrits, il peut se faire des nappes plus ou moins étendues de pneumonie catarrhale ou autre également de nature bacillaire. Dans les formes les plus lentes de la tuberculose, les infiltrations grises, les granulations grises, les foyers caséeux, les cellules géantes sont dus à une pneumonie interstitielle épithélioïde.

La présence du bacille dans tout exsudat de pneumonie caséeuse démontre la vérité de ces assertions. On trouve toujours des bacilles en grande quantité, et dans l'exsudat réticulé fibrineux intra-alvéolaire, et dans la paroi épaissie des alvéoles et dans le tissu conjonctif péri-vasculaire. On en trouve aussi, mais moins nombreux, dans les alvéoles éloignés des îlots remplis de fibrine : « Le siège principal des bacilles dans la pneumonie caséeuse lobaire est au centre des infundibulums, qui sont remplis de cellules embryonnaires. Lorsque la coupe passe au centre de l'infundibulum on y observe une lumière vide correspondant à l'ouverture de la bronchiole : c'est au centre de cette lumière que l'on rencontre la plus

grande quantité de bacilles. Le centre de ces infundibulums nous
semble être le point de départ des cavernes qui se forment au
milieu de la pneumonie caséeuse (Cornil). »

## CAVERNES PULMONAIRES

Nous avons vu. en étudiant la nature du tubercule d'après Grancher, que ce produit pathologique contient en lui-même les conditions nécessaires à sa guérison, c'est-à-dire à sa transformation
fibreuse, mais que le plus souvent cette tendance n'est pas assez
marquée, et la transformation caséeuse prenant le dessus, le tubercule se mortifie puis s'élimine. Dans le premier cas nous avons
affaire au tubercule fibreux ou de guérison. Dans le second cas que
nous allons étudier tout de suite nous assistons à la formation des
cavernes pulmonaires, par suppuration et élimination progressive
des masses caséifiées. Ces deux transformations du tubercule, granulation fibreuse et caverne, constituent la troisième et dernière
période de l'évolution tuberculeuse. Nous avons étudié ses périodes
de début et d'état, voyons maintenant quel est le sort du tubercule
à transformation caséeuse.

I

Le résultat le plus fréquent, surtout dans les cas de pneumonie
tuberculeuse ou de phtisie rapide, est la formation de cavernes
dans le parenchyme pulmonaire, c'est-à-dire la mort et l'élimination du tissu tuberculeux. On peut dire que les cavernes se forment lorsqu'il survient une inflammation suppurative et élimina-
trice dans un noyau de pneumonie tuberculeuse, qu'elle revête la
forme anatomique catarrhale ou fibrineuse. La condition nécessaire est la présence, dans ce noyau, de granulations tuberculeuses
caséifiées. L'inflammation suppurative d'un îlot caséeux commence toujours par la périphérie ou dans la lumière de la bronchiole qui s'y rend. L'exsudat se désagrège peu à peu et est éliminé
en même temps qu'il se forme dans la bronchiole et tout autour de
l'îlot caséeux, une suppuration abondante qui détruit le tissu pulmonaire périphérique. Dans une caverne en voie d'extension, on
trouve en général dans le tissu périphérique non encore détruit, de
la pneumonie caséeuse. Au delà, le tissu pulmonaire est fortement
enflammé et vascularisé, et constitue une zone infiltrée de cellules
embryonnaires ou un tissu fibreux. Le squelette conjonctif de l'organe résiste davantage au processus ulcéreux, c'est ainsi que les

cloisons conjonctives des lobules lui offrent une barrière quelquefois suffisante et qu'il n'est pas rare de trouver des cavernes rem-
plaçant exactement un lobule pulmonaire et s'arrêtant exactement
au tissu conjonctif péri-lobulaire.

La caverne, quel que soit son volume, est toujours en communication avec une ramification bronchique. En général cette bronche
est dilatée, elle est toujours fortement enflammée et s'arrête brusquement à la limite de la perte de substance.

Les cavernes s'agrandissent par l'ulcération progressive du tissu
hépatisé qui les entoure et les circonscrit. Quand plusieurs cavernes sont près les unes des autres, elles peuvent par les progrès de
l'ulcération communiquer les unes avec les autres, et former ainsi
des cavités anfractueuses très considérables. Quand la caverne est
complètement formée on trouve en général ses parois couvertes de
pus épais, du moins quand elle est récente ; une caverne est alors
imitée par une zone imbibée de pus, infiltrée de cellules migratrices. Cette zone est doublée extérieurement par du tissu fibreux
dense, et par une pneumonie interstitielle qui établit le passage
entre la paroi de la caverne et le tissu pulmonaire normal.

## II

Une coupe montre la paroi de la caverne ainsi constituée : A la
surface même de la caverne une couche de globules de pus libres,
ou réunis en couche plus ou moins épaisse. Au dessous une couche de tissu embryonnaire, contenant des gros vaisseaux à une
seule tunique, c'est-à-dire de formation récente : ils sont perméables au sang, quelquefois cependant on y rencontre des caillots
formés de fibrine et de cellules lymphatiques : Cette zone embryonnaire est elle-même circonscrite par une zone fibreuse plus ou
moins serrée. Cette zone est formée par de la pneumonie interstitielle ; on y rencontre un épaississement du tissu conjonctif formant un tissu fibreux dont les fibres sont, en général, paral-
lèles à la surface de la caverne. Cette partie est pigmentée : on
y trouve des alvéoles fortement diminués de volume par l'épaississement de leurs parois et présentant des cellules épithéliales
pigmentées et volumineuses. Quand la caverne est ancienne, ses
parois sont tapissées par un pus grisâtre de mauvaise nature ; le
tissu, qui porte ce pus, présente l'aspect des bourgeons charnus de
mauvaise nature d'une plaie atone ; quelquefois la surface de la
caverne est sèche, de couleur grise ou ardoisée.

Les cavernes ne sont jamais complètement remplies de pus ; elles renferment toujours une certaine quantité d'air.

Les grandes cavernes sont souvent traversées par des travées cylindriques épaisses, saillantes, qui passent comme un pont d'un côté à l'autre. Elles ont le volume moyen d'une plume de corbeau et sont grises ou ardoisées et ressemblent à première vue à des bronches ou à de gros vaisseaux. Quand on examine une coupe de ces travées on les trouve constituées comme la paroi des cavernes : une zone centrale pigmentée fibreuse, très résistante, présentant rarement des vaisseaux ou des bronches de petit calibre. Tout autour une zone embryonnaire assez épaisse, analogue à la couche superficielle de la paroi de la caverne et parcourue par de nombreux vaisseaux volumineux et à une seule tunique.

La présence de ces vaisseaux volumineux de formation récente dans la couche embryonnaire de la paroi, explique l'existence d'anévrysmes, si fréquents dans les cavernes et permet de comprendre comment se produisent ces hémorrhagies foudroyantes de la dernière période de la phtisie pulmonaire.

Quand la caverne est très ancienne et que toute trace d'inflammation est éteinte, on lui trouve une paroi lisse et sèche, comme recouverte d'une couche épithéliale ; ce n'est qu'une apparence, il n'y a jamais d'épithélium à la surface des cavernes, mais une couche de cellules lymphatiques rondes ou cubiques par pressions réciproques. Cette surface lisse peut de nouveau être atteinte d'inflammation, suppurer, s'ulcérer et augmenter ainsi le volume de la caverne.

Les cavernes qui suppurent peuvent se conduire comme des abcès ordinaires ; des communications peuvent s'établir avec la plèvre, avec un foyer caséeux ganglionnaire, avec un abcès ossifluent, enfin une fistule cutanée peut s'ouvrir à l'intérieur. Les parois des cavernes renferment, quand elles sont récentes, une quantité considérable de bacilles, nichés dans la zone pulpeuse embryonnaire la plus superficielle de la paroi. Plus tard, quand la paroi est devenue lisse et a cessé de suppurer, les bacilles deviennent très rares et peuvent même avoir complètement disparu.

## TUBERCULE FIBREUX

Le tubercule arrivé à la période d'état, s'il ne devient pas caséeux, se transforme en tissu fibreux. C'est une propriété inhérente au tubercule qui renferme tous les matériaux nécessaires à cette transformation : nous avons étudié longuement cette tendance du tubercule dans un précédent chapitre. Voyons comment se produit ce travail. Les tubercules présentent alors, dans la zone que nous avons désignée sous le nom de zone embryonnaire, des fibres de tissu conjonctif de nouvelle formation, qui se placent entre les cellules, lesquelles deviennent allongées, uniformes et s'aplatissent. Cette organisation fibreuse envahit peu à peu presque tout le tubercule. En même temps la pneumonie interstitielle périphérique s'accentue davantage et l'on retrouve dans cette zone des parois alvéolaires fortement épaissies.

En général, il reste des cellules géantes au centre du tubercule, quelquefois aussi dans le tissu fibreux de nouvelle formation ; mais ces produits sont enkystés, emprisonnés, et perdent ainsi la plus grande partie de leur nocivité. La transformation est donc sinon une guérison complète, du moins une condition favorable à l'arrêt momentané de la maladie.

Les tubercules fibreux ne sont pas une forme particulière de la lésion anatomo-pathologique tuberculeuse ; ils résultent simplement de la transformation fibreuse des nodules tuberculeux ordinaires. Ils se développent soit dans un groupe d'alvéoles, soit autour des bronches, soit autour des vaisseaux.

Sur une coupe d'un tubercule en évolution fibreuse on voit, si le nodule se développe au milieu des alvéoles, les cloisons des alvéoles fortement épaissies par un tissu conjonctif, de nouvelle formation, enfermant dans ses mailles des cellules rondes. Ce même tissu conjonctif est très épais autour des bronchioles et des vaisseaux. La lumière des alvéoles est notablement réduite, les cellules épithéliales sont tassées les unes contre les autres ; on retrouve beaucoup de cellules épithéliales, et quelquefois aussi de rares cellules géantes.

Dans les tubercules péri-bronchiques et péri-vasculaires on observe le même tissu conjonctif de nouvelle formation enfermant dans ses mailles des cellules rondes ou ovoïdes, à noyaux globuleux. On y rencontre aussi des cellules géantes.

Ces caractères sont des caractères de début. Plus tard, on ne peut plus reconnaître leur siège primitif. Ce nodule tout entier est formé par un tissu fibreux fibrillaire, à faisceaux épais, hyalins, séparés par des cellules rondes.

A la périphérie ces faisceaux se continuent avec les parois épaissies des alvéoles voisins. Les tubercules fibreux présentent toujours des vaisseaux perméables au sang ; ce sont probablement des vaisseaux de nouvelle formation ; ils sont perméables au sang dans toute leur étendue. Assez souvent les parois de ces vaisseaux sont épaissies, comme sclérosées.

Quand une cellule géante se trouve au milieu d'un tissu fibreux elle est nettement enserrée dans une loge fibreuse qui la contient exactement. Cette loge est formée par un réseau serré de fibrilles conjonctives dont quelques-unes sont la continuation des prolongements de la cellule.

Ces tubercules, en vieillissant, se pigmentent souvent en noir. Une coupe les montre alors ou complètement noirs ou piquetés de noir. Ce pigment est probablement le résultat d'une modification du pigment sanguin.

Au point de vue des bacilles, les tubercules fibreux nous montrent les dispositions suivantes. On trouve : ou bien des cellules rondes situées au milieu des fibres haylines conjonctives avec quelques cellules géantes ; ou un tissu scléreux ancien contenant très peu de cellules atrophiées. On rencontre plus de bacilles dans la première forme de tubercule fibreux ; dans la deuxième forme, ils sont très rares et se retrouvent surtout à la périphérie du nodule fibreux. D'une façon générale ces tubercules fibreux contiennent très peu de bacilles, et quelquefois on n'en peut déceler aucun.

# FORMES ANATOMIQUES DE LA TUBERCULOSE PULMONAIRE

Nous venons d'étudier les lésions tuberculeuses au point de vue de leur structure histologique. Nous allons étudier maintenant de quelles façons ces diverses lésions se développent et se groupent dans le poumon, comment elles forment des types anatomiques correspondant aux diverses formes cliniques ; ce qui revient à dire, étant donné un individu mort de tuberculose pulmonaire comment se présentent ses poumons à l'autopsie.

Nous avons vu que la lésion tuberculeuse se présente sous deux aspects bien différents : le tubercule granulation et l'infiltration tuberculeuse ou tubercule pneumonique. Nous savons aussi que ces deux formes présentent une évolution plus ou moins rapide, sont plus ou moins confluentes ; que leur évolution est variable : qu'elles aboutissent tantôt à la fonte du poumon, tantôt à la transformation de cet organe, par exemple ; qu'enfin ces deux lésions, différentes par leur aspect extérieur, sont identiques par leur nature même et la cause qui les produit. C'est ce qui nous explique le nombre considérable des variétés anatomiques de la tuberculose, ces deux lésions existant rarement l'une sans l'autre, se confondent, se compliquent l'une l'autre. Les cas où l'on ne trouve que des granulations, ou que de la pneumonie tuberculeuse, sont l'exception et cela se comprend maintenant. Cependant, il est quelquefois possible d'observer des cas où l'on retrouve presque exclusivement une de ces deux formes, et c'est surtout dans les formes rapides aiguës et qui amènent promptement la mort. Dans ce cas les lésions n'ont pas eu le temps de prendre les diverses formes anatomiques par suite de poussées successives. Aussi comme formes précises, ou granuleuse ou pneumonique, nous ne trouvons que la granulie aiguë du poumon, et certains cas de pneumonie caséeuse assez rares désignés sous le nom de phtisie aiguë pneumonique.

Nous étudierons d'abord ces deux formes types ; puis nous passerons en revue les formes beaucoup plus nombreuses, dans lesquelles on rencontre les deux états de la lésion tuberculeuse, granulation et blocs caséeux ; mais où l'une de ces lésions prédomine ou n'est qu'une complication survenant dans le cours d'une tuberculose primitivement granulique ou pneumonique. Les formes sont nombreuses et correspondent aux divers types cliniques de la tuberculose, ce sont les plus fréquentes en clinique.

A

### PHTISIE GRANULEUSE AIGUE.

Cette forme est constituée essentiellement par des granulations tuberculeuses, c'est celle qui correspond à ce que Empis a nommé la granulie aiguë. Les granulations sont disséminées dans toute l'étendue des deux poumons et en même temps dans la plupart des organes : foie, séreuses, reins. On a aussi nommé cette forme la tuberculose miliaire aigue du poumon. A l'autopsie d'un sujet mort de phtisie granulée aiguë on trouve les poumons littéralement criblés de granulations tuberculeuses jeunes, c'est-à-dire grises. A la coupe, les poumons se montrent toujours fortement congestionnés, rouges, ne s'affaissant pas une fois qu'on les enlève de la poitrine. Le parenchyme a perdu sa souplesse et le moelleux caractéristique du poumon sain ; il crépite moins et l'on sent de petits grains durs, disséminés. Généralement un fragment plongé dans l'eau, au lieu de nager à la surface, ce phénomène est surtout marqué dans les parties déclives du poumon toujours plus fortement congestionnées. Sur le fond gris, rosé ou rouge de la coupe on voit à l'œil nu des granulations nombreuses grises, demi-transparentes ou déjà légèrement opaques à leur centre. La périphérie de ces granulations présente toujours un degré marqué d'inflammation qui se traduit à l'œil nu par une coloration rouge et une hépatisation du parenchyme péri-tuberculeux. Le microscope fait reconnaître dans ces zones pérituberculeuses une inflammation catarrhale et même fibrineuse assez intense.

Les granulations se trouvent également disséminées de la base au sommet. On en voit aussi sur la plèvre et principalement sur les plèvres interlobaires. La plèvre est toujours le siège d'une inflammation subaigue ; on y trouve de fausses membranes fibrineuses assez ténues, qui, quelquefois, forment des adhérences assez marquées.

Si l'on examine des coupes successives du poumon depuis le sommet jusqu'à la base, on remarque que les granulations sont plus abondantes et plus avancées en âge au sommet qu'à la base. Il semble donc qu'il y ait eu des poussées successives. Très souvent le sommet présente déjà des excavations légères, des cavernules ;

mais en général les granulations y sont plus abondantes, plus grosses et plus âgées que dans le reste de l'organe. On retrouve même
dans cette forme généralisée d'emblée, une prédilection de la con-
gloméﾃation bacillaire pour les sommets. Ceci avait été déjà remarqué et noté par Laènnec.

Comment s'est produite la mort dans ces cas où le poumon est
farci de granulations, mais de granulations jeunes et non encore
dégénérées ? Évidemment des granulations en nombre si considérable ont restreint notablement le champ de l'hématose et par
l'obstruction des alvéoles et des bronchioles, et surtout par les
lésions vasculaires. Elles produisent l'asphyxie d'autant plus aisément que les inflammations péri-tuberculeuses contribuent à diminuer encore la surface respiratoire. Donc, il y à asphyxie, mais il y
a aussi une autre cause de mort sur laquelle il faut insister ; c'est
l'empoisonnement de l'organisme par les produits de sécrétion des
bacilles, par les ptomaïnes d'autant plus abondantes et plus dangereuses que les bacilles sont plus nombreux et plus virulents.

Quelle est la pathogénie de cette granulie aigue du poumon ?
Elle est toujours consécutive à une lésion tuberculeuse localisée.
Nous savons en effet que la granulation tuberculeuse est en général d'origine métastatique ou hématogène, ce qui veut dire que les
bacilles partis d'un foyer tuberculeux siégeant dans un organe quelconque, transportés par le sang ou la lymphe, sont amenés dans les
capillaires du poumon ou d'un autre organe où ils développent la
granulation tuberculeuse.

En général, dans le cas de granulie aigué, les germes partent d'un
foyer tuberculeux quelconque des ganglions, des os, des articulations
et, répandus dans le torrent circulatoire, viennent infecter le
poumon, quelquefois l'organisme tout entier. C'est ainsi que l'on
s'explique les cas de granulie aigue, à la suite de l'intervention
chirurgicale pour une lésion osseuse ou articulaire de nature tuberculeuse. Le traumatisme opératoire a ouvert des bouches absorbantes, veines ou lymphatiques, qui se sont chargées de bacilles et
les ont répandus dans tous les organes.

Avant la découverte du bacille on était arrivé à cette conception
de l'auto-infection de l'organisme par un premier noyau caséeux
ramolli. Maintenant il n'est plus possible de douter de cette pathogénie, car à la place de tubercule, nous mettons le bacille et nous
comprenons comment ces éruptions tuberculeuses peuvent se produire partout où le bacille sera apporté dans l'organisme, quel
que soit leur point de départ ou leurs portes d'entrée.

La granulie aigué des poumons est donc toujours consécutive à une première atteinte tuberculeuse ; elle est hématogène ou métastatique et nous savons ce que l'on doit entendre par ces mots. Elle est due à la pénétration dans les vaisseaux sanguins ou lymphatiques de nombreux bacilles qui vont infecter tout l'organisme ou plus spécialement un organe déterminé : le plus prédisposé et le plus souvent atteint est certainement le poumon.

## B

PHTISIE AIGUE PNEUMONIQUE. — PNEUMONIE CASÉEUSE OU SCROFULEUSE
DE VIRCHOW.

En général, tous les organes sont sains, sauf un seul poumon et généralement le sommet d'un seul poumon qui est transformé en une masse volumineuse et caséeuse, jaune, grisâtre, présentant une coupe lisse et semblable à du fromage de Roquefort. Dans les lobes inférieurs, la lésion est moins avancée et l'on trouve des noyaux caséeux disséminés dont le contenu ressemble à du fromage mou. Le poumon est augmenté de volume et de poids, mais il conserve sa forme.

Dans les points complètement caséifiés, il forme une seule masse caséeuse ; dans les parties moins atteintes, le parenchyme qui se trouve autour des noyaux caséeux est toujours plus ou moins congestionné, souvent emphysémateux.

Si on peut examiner ces pneumonies caséeuses à leur début, on voit qu'elles peuvent procéder de deux façons différentes : tantôt elles débutent comme des pneumonies catarrhales, par des noyaux disséminés formés par un nombre plus ou moins considérable de lobules : c'est le cas le plus fréquent. On a rencontré quelques cas rares où la caséification avait envahi d'un seul coup un lobe tout entier, rappelant plutôt par son allure la pneumonie lobaire. Le poumon dans ces cas augmente fortement de poids.

La plèvre dans les deux cas participe à l'inflammation et se présente toujours recouverte de fausses membranes fibrineuses plus ou moins épaisses.

Chez les enfants, la pneumonie caséeuse revêt une autre allure : elle peut être constituée de la façon suivante. A la coupe le poumon se trouve farci d'une immense quantité de petits îlots blanchâtres, uniformément semés au milieu d'un tissu congestionné. Ces petits noyaux sont également espacés, assez mous, ne font pas saillie à la surface de la coupe ; ils ne sont guère plus gros que des granulations, mais ils en diffèrent par leur grosseur, leur mollesse, et leur état caséeux et surtout parce qu'ils forment des amas réguliers. Ils siègent aux extrémités des bronches et au niveau des bifurcations de ces bronches.

La pathogénie de cette lésion a été élucidée par la médecine expérimentale. Elle est due à l'inhalation du bacille, ou à la pénétration dans les voies aériennes d'une grande quantité de bacilles. Expérimentalement on reproduit cette pneumonie, en faisant inhaler à des animaux des liquides ou des poussières chargés de bacilles. Mais l'air respiré par l'homme (en dehors des expériences) ne contient pas suffisamment de bacilles pour produire ces pneumonies massives caséeuses. Il faut donc chercher une autre cause : cette cause est la pénétration dans les bronches d'une quantité notable de bacilles. Ces bacilles peuvent provenir d'un foyer tuberculeux ramolli, soit ganglionnaire, soit osseux qui s'est ouvert dans les bronches, ou bien, et c'est le cas le plus fréquent, être dû à l'irruption dans les bronches du contenu d'une caverne pulmonaire, résultat d'une première lésion tuberculeuse de l'organe. Et, en effet, la pneumonie caséeuse primitive est excessivement rare. On retrouve presque toujours dans le poumon des traces d'une vieille lésion tuberculeuse qui évoluait chroniquement jusqu'au moment où la pneumonie s'est déclarée avec son cortège habituel de symptômes tumultueux et sa terminaison fatale et rapide.

Donc les deux formes que nous venons d'étudier sont secondaires, elles sont consécutives à une première lésion tuberculeuse, mais leur pathogénie est différente. Dans le premier cas le poumon est envahi par la voie sanguine ou lymphatique, dans le second cas les bacilles pénètrent directement dans les bronches et on assiste du moins au début à une syndrôme clinique et anatomique qui rappelle la pneumonie.

C

### PHTISIE GALOPANTE

Ce n'est pas, comme les formes précédentes, une forme nettement déterminée. Elle n'a rien de particulier et ce n'est en somme au point de vue anatomique qu'une phtisie chronique vulgaire qui a évolué plus rapidement. Cependant elle ne peut être comparée complètement à la phtisie chronique, elle est une sorte de forme intermédiaire entre les formes aiguës que nous avons décrites et la forme chronique. Sa durée moyenne est de quelques mois. La plupart de ses caractères sont dus aux évolutions successives des produits tuberculeux qui n'ont pas le temps de se produire dans les phtisies aiguës. La phtisie subaiguë présente à son début les mêmes lésions que les formes vraiment aiguës, mais ces lésions ont le temps d'évoluer, de se transformer, d'arriver à la production de cavernes par exemple, qui donnent à cette forme des caractères particuliers.

Elle est presque toujours au début une phtisie à forme broncho-pneumonique; mais les amas caséeux arrivent jusqu'au ramollissement et à la formation des cavernes. A la coupe on trouve des lésions variables suivant le point examiné et la partie du poumon considérée; les lésions sont toujours plus accusées et plus avancées au sommet que dans le reste de l'organe, Sur une coupe du sommet on aperçoit des excavations multiples peu étendues; elles communiquent avec les bronches et sont tapissées d'une fausse membrane grise, puriforme, molle et friable. Tout autour le parenchyme est fortement hépatisé et rongé. Quelquefois ces cavernules sont creusées dans une masse caséeuse. On trouve en même temps des masses caséeuses jaunes encore résistantes, mais qui auraient bientôt donné naissance à des cavernes. En somme cette forme de tuberculose relève plutôt de la forme pneumonique et à l'autopsie on trouve des tubercules pneumoniques à tous les degrés de leur évolution.

Les autres lobes sont toujours moins lésés et sont, en général, porteurs de granulations tuberculeuses; ils sont entourés par une plèvre épaissie et recouverte de fausses membranes. Le lobe moyen présente quelques cavernules mais surtout des noyaux caséeux, moins nombreux et moins confluents cependant que dans les lobes supérieurs. Le lobe inférieur présente en général quelques rares nodules caséeux.

Les deux poumons sont atteints mais l'un l'est toujours plus que l'autre. Les deux plèvres sont toujours malades : on y trouve une quantité de liquide plus ou moins abondante, quelquefois du pus. La séreuse est toujours épaissie et présente quelquefois des granulations tuberculeuses. Cette forme de phtisie procède par poussées successives qui ne laissent guère de rémission entre elles. Elle diffère de la phtisie chronique par la rapidité avec laquelle se forment les noyaux caséeux et les cavernes; mais elle arrive au même résultat et ses lésions anatomo-pathologiques sont à très peu près analogues à celles de la phtisie chronique.

# D

## Phtisie chronique

Les lésions anatomiques de cette forme de phtisie sont aussi complexes que ses aspects cliniques. On y trouve toutes les lésions tuberculeuses dans le groupement le plus variable et le plus multiple, à toutes les périodes de leur évolution, depuis la granulation grise, jusqu'à la caverne et la pneumonie fibreuse. Les poussées successives se retrouvent bien plus marquées dans cette forme que dans les formes précédentes : un foyer tuberculeux déjà formé et ramolli devient une cause d'infection pour les parties voisines encore saines. C'est ainsi que dans cette forme on voit en général un sommet pris en premier lieu, puis peu à peu la lésion s'étendre à tout le lobe supérieur, puis au lobe moyen et inférieur et enfin envahir le côté opposé. En général ces phtisies chroniques se terminent par une poussée aiguë, soit granuleuse, soit pneumonique, qui vient compliquer encore les lésions trouvées à l'autopsie.

A côté des lésions tuberculeuses si variables on trouve une quantité d'autres lésions péri-tuberculeuses, lésions réactionnelles ou de défense ou lésions irritatives de voisinage ; noyaux fibreux, noyaux de congestion, noyaux de pneumonie, noyaux emphysémateux, etc. On voit donc combien doit être variable l'aspect sous lequel se présente un poumon de phtisique arrivé à la dernière période.

On ne peut en retracer qu'un tableau schématique qui est le suivant. Les lésions occupent tout l'appareil respiratoire : poumons, plèvres, bronches. Le lobe supérieur du poumon est complètement creusé de cavernes de volume différent, communiquant entre elles et avec les bronches dilatées et ulcérées. Ces cavernes sont limitées par un tissu scléreux, dur, tissu de cicatrice. La paroi interne est recouverte d'un pus épais grisâtre. Le lobe moyen présente des lésions moins avancées ; ce sont des noyaux caséeux en partie ramollis ou encore en blocs compacts, au milieu d'un tissu pulmonaire congestionné et incapable de respirer normalement. Les cavernes y sont moins étendues et non entourées d'une zone cicatricielle. Dans le lobe inférieur les lésions tuberculeuses sont encore moins marquées ; mais là, la congestion est toujours considérable et le parenchyme atélectasié est impropre à l'hématose. Un des poumons est toujours moins envahi que l'autre. En général, à l'autopsie on trouve, à côté des lésions anciennes, des granulations toutes jeunes ou des noyaux pneumoniques tout récents, ils sont dus au développement pendant le cours d'une phtisie chronique d'une poussée aiguë granuleuse ou pneumonique qui a amené le dénouement.

La plèvre est toujours atteinte : une pleurésie adhésive a soudé les lobes pulmonaires entre eux et le poumon à la paroi costale : le sommet est toujours coiffé par une plèvre épaissie dure et recouverte de fausses membranes. Le poumon est en général difficile à extraire de la cavité thoracique, on le déchire souvent pendant cette manœuvre : il se présente alors dense, irrégulier, rouge, de consistance inégale, ulcére, creusé de cavités scléreuses et comme formé de cicatrices irrégulières. Le lobe supérieur, toujours fortement adhérent, forme un amas où il est impossible de reconnaître la structure du tissu pulmonaire.

E

## PHTISIE FIBREUSE.

Nous savons ce qu'il faut entendre par transformation fibreuse du tubercule, nous avons vu que toute lésion tuberculeuse contient en elle-même ce qu'il faut pour se transformer en nodule fibreux.

Dans la phtisie fibreuse la marche est excessivement lente et torpide; cette forme revêt l'allure clinique de la bronchite chronique. Tout est envahi par le processus fibreux. La plèvre, fortement épaissie, présente une adhérence intime entre ses deux feuillets. Le tissu pulmonaire est transformé en une masse noire, dure, scléreuse, très pigmentee, presentant des parties fortement emphysémateuses, d'autres complètement imperméables à l'air. On y trouve aussi des points crétacés au milieu d'un tissu cicatriciel très dur, criant sous le scalpel. Pour extraire le bloc fibreux formé par le poumon, on est obligé de déchirer la plèvre pariétale, et d'enlever en même temps le diaphragme.

On trouve associé dans un poumon ainsi transformé de la sclérose, de la dilatation, des granulations tuberculeuses récentes, assez souvent des foyers caséeux desséchés ou crétifiés, des foyers d'emphysèmes, des dilatations bronchiques. La circulation est presque supprimée dans un tel poumon. Aussi, le cœur droit, fatigué par l'excès d'effort qu'il est obligé de faire, est toujours dilaté, l'hématose se fait mal et il en résulte une cachexie lente avec dyspnée et symptômes cardiaques accusés.

# LOCALISATION DES LÉSIONS DE LA PHTISIE PULMONAIRE.

Il n'y a rien de rigoureusement exact pour la localisation des tubercules dans le poumon. Et cependant nous avons vu, en étudiant les formes anatomiques de la phtisie, que les granulations envahissaient tout d'abord, et de préférence, le sommet du poumon et les lobes supérieurs de cet organe. Déjà Laennec avait signalé ce siège de prédilection.

## I

« Les tubercules dit-il, sont presque toujours développés en premier lieu au sommet des lobes supérieurs et particulièrement au sommet du poumon droit. C'est pour cette raison que c'est au sommet droit que l'on rencontre fréquemment de vastes cavernes tuberculeuses. Il n'est pas très rare d'en trouver de pareilles au sommet de l'un des deux poumons alors que tout le reste des poumons est complètement sain et ne présente pas trace de tuberculose. Mais dans de tels cas aussi le patient n'a fort souvent présenté aucun signe de phtisie pulmonaire ou s'il en présente, n'en a offert que de très douteux et a succombé à une affection autre que la phtisie. Il est plus commun de rencontrer avec une excavation un certain nombre de tubercules assez avancés dans leur envahissement des sommets du poumon. Dans ces cas les poumons continuent à laisser percevoir le murmure vésiculaire sur le reste de leur étendue et paraissent indemnes d'ailleurs, bien que farcis d'une quantité innombrable de très petits tubercules demi-transparents dont quelques-uns à peine portent le point jaune central. Il est évident que ces tubercules miliaires sont le résultat d'une seconde poussée tuberculeuse et que cette poussée est de date plus récente que celle qui a donné lieu à l'excavation. Les résultats de la dissection, comparés à ceux de l'observation sur le vivant, m'ont convaincu que cette seconde poussée commence à se faire au moment où les premiers tubercules formés commencent à se ramollir. On rencontre fréquemment dans un même poumon des preuves évidentes pour attester deux ou trois éruptions tuberculeuses. Et l'on peut alors presque toujours remarquer que l'éruption primitive qui occupe le sommet du poumon est proche déjà de la période d'excavation. On peut en outre se rendre compte de ce fait que la seconde éclosion tuberculeuse située à la périphérie de la première et de préférence au-dessous de celle-ci est composée de tubercules déjà jaunes, du moins pour le plus grand nombre d'entre eux, et l'on peut voir aussi que ces tubercules de seconde formation sont généralement de plus petite dimension que les premiers. Quant à la troisième éruption elle est formée de tubercules miliaires crus présentant quelques points jaunes à leur centre et occupe une zone encore plus inférieure que la deuxième. Finalement on peut trouver à la base du poumon et au voisinage de son bord inférieur une dernière éruption de tubercules miliaires entièrement transparents. Quelques-uns de ceux-ci peuvent aussi se rencontrer dans les intervalles laissés çà et là par les éruptions précédentes. Les exceptions à ce mode de développement sont rares. Les cavernes du début de la phtisie se rencontrent très rarement au centre et à la base des poumons. En général le poumon gauche est moins affecté que le droit. »

Plus tard Louis, Bayle, Andral, Portal, Walshe, William Evart, et surtout plus récemment Fowler, ont insisté sur le siège préféré des lésions tuberculeuses dans les différents lobes pulmonaires. Suivant le Dr Fowler « l'affection, dans son développement » à l'intérieur du parenchyme pulmonaire, et dans la majorité » des cas, suit une trajectoire spéciale, trajectoire dont elle ne dévie » que par l'introduction de quelque élément perturbateur. »

## II

Il est certain que dans la plupart des cas de phtisie, les granulations envahissent tout d'abord les lobes supérieurs des poumons. Ce n'est pas précisément l'extrémité supérieure ou sommet de ces lobes qui est envahi. La première lésion siège d'habitude à trois centimètres plus bas que ce sommet et plus près de la face et du bord posterieur et externe. Aussi peut-on fréquemment constater dans la fosse sus-épineuse de la submatité et quelques craquements, alors qu'on ne perçoit aucun symptôme suspect dans la région claviculaire.

Parties de ce point primitif les lésions s'etendent d'abord en bas et en dehors. Plus tard, elles se propagent vers la face antérieure du poumon. Dans la plupart des cas on peut constater des signes de cavernes dans les fosses sus et sous-épineuses alors qu'il n'existe encore que des râles et du souffle dans la région claviculaire.

Plus rarement les premières granulations siègent sur la face antéro-externe du lobe supérieur, sur un point correspondant aux premiers et seconds espaces intercostaux, immédiatement au-dessous du tiers externe de la clavicule.

Le lobe moyen du poumon droit est rarement le siège d'une lésion tuberculeuse primitive.

Il en est de même de l'infiltration tuberculeuse des lobes inférieurs. Dans la plupart des cas où ces lobes sont envahis par des granulations, on peut déjà constater des lésions très profondes dans l'un des deux sommets et surtout dans le lobe supérieur du même côté. On a vu néanmoins des lésions primitives dans ces lobes inférieurs. Personnellement, j'ai observé cette anomalie plusieurs fois dans la tuberculose expérimentale chez des lapins inoculés.

Dans un grand nombre de cas, les granulations s'étendent de haut en bas avec une assez grande régularité, et le deuxième poumon n'est envahi que lorsque presque tout le côté malade est infiltré de granulations. Dans d'autres cas, le mal s'étend d'un sommet à l'autre dès le début, sans attendre tout l'envahissement du poumon atteint primitivement.

Si les tubercules, qui siègent au sommet, gagnent facilement la base, il n'en est pas de même dans l'ordre inverse. Lorsque les lobes inférieurs sont envahis primitivement, les lobes supérieurs peuvent très bien être ménagés et rester sains. Du reste, ces cas sont exceptionnellement rares.

Contrairement à l'opinion de Laënnec, nous croyons avec Andral que le poumon gauche est beaucoup plus fréquemment le siège de la tuberculose que le poumon droit.

## III

Ces points pathologiques et cliniques établis, des auteurs ont voulu interpréter les faits reconnus et en expliquer la cause. Je citerai toutes les théories émises, tout en déclarant immédiatement que je ne crois à l'exactitude d'aucune d'elles.

1° On a soutenu que les lobes supérieurs du poumon sont des lobes de renfort, des lobes surajoutés, n'entrant en exercice que pour suppléer en quelque sorte les autres parties du poumon. Cette opinion me paraît inadmissible. Jamais à l'auscultation d'un poumon sain on ne trouve une diminution appréciable des bruits normaux dans cette région, et dans les autopsies de sujets sains cette partie de l'organe respiratoire ne représente aucune différence, ni de coloration, ni d'aération, ni de perméabilité.

La coupe présente le même aspect et le sommet crépite comme le reste du poumon ; il est aussi moelleux au toucher que le reste de l'organe. On comprend difficilement que ces lobes soient des lobes accessoires : ils ne sont point situés dans un diverticulum de la cavité thoracique : ils se developpent avec le reste de l'organe pendant l'inspiration et se resserrent en même temps pendant l'inspiration : car ils suivent passivement les mouvements d'ampliation et de la cage thoracique qui se développe également et uniformément dans toutes ses parties.

2° La circulation sanguine y est moins active que dans le reste de l'organe ; ces parties sont moins énergiques. Mais cette condition, qui d'abord n'est point démontrée, serait plutôt'une condition favorable que défavorable. En effet, si l'apport du sang est moindre, il y a plus de chance pour que les bacilles entraînés par le sang dans la tuberculose métastatique. soient moins nombreux au sommet que dans le reste de l'organe. De plus les congestions, les engouements sanguins sont bien moins faciles et moins fréquents dans cette partie du poumon et nous savons que la stase sanguine, la congestion, offre un terrain propice à l'évolution tuberculeuse.

3° Le déplissement des alvéoles est moins considérable, moins marqué que dans les lobes inférieurs. Comment expliquer ce manque de déplissement ? La cavité thoracique se développe évidemment moins dans sa partie supérieure, mais aussi elle contient moins de poumon que les bases et un développement beaucoup moins étendu est nécessaire. Quand il y a une lésion quelconque de la plèvre au sommet, cette lésion se traduit aussi nettement que la pleurésie de la base par des frottements et les autres signes, ce qui prouve que cette région possède les mêmes mouvements que le reste du poumon. Chez la femme, c'est surtout la partie supérieure de la poitrine qui respire normalement, par suite de la présence d'un corset ; et cependant chez la femme la tuberculose débute toujours par le sommet, exactement comme chez l'homme.

4° L'aération du lobe supérieur est moins active que dans les autres lobes, dit Peter, et pour expliquer ce fait il montre par un schéma représentant la distribution des canaux bronchiques que le courant aérien, pour arriver dans le lobe supérieur, doit décrire un cercle presque complet et remonter dans des canaux placés en sens inverse des bronches. Le courant d'air rencontre donc une résis-

tance naturelle; avant de se porter directement vers la surface respiratoire comme pour le lobe inférieur, il est obligé de décrire une
courbe et de remonter parallèlement à lui-même, en sens inverse
du courant primitif.

Cette raison serait valable au premier abord ; elle serait admissible si l'air pénétrait de force, était insufflé dans le poumon. Mais
est-ce là le mécanisme réel de la pénétration de l'air ? L'air
afflue dans le poumon par suite du vide produit par l'écartement
de la cage thoracique et il va passivement remplir les parties vides
qui se présentent à lui, c'est-à-dire les alvéoles déplissées par le
relèvement et l'écartement des côtes. Si les côtes supérieures ne
sont pas immobilisées par une cause pathologique quelconque, elles
s'écarteront aussi et déplisseront les alvéoles qui leur correspondent, et l'air pénétrera dans ces alvéoles aussi bien que dans les
alvéoles inférieurs.

5° Tout récemment un médecin américain, H. Rossevelt, a donné
une nouvelle explication ou plutôt il a émis une nouvelle hypothèse. D'après cet auteur les bacilles de la tuberculose pénètrent
dans l'organisme par les veines et par les lymphatiques. Très souvent ils font irruption par les lymphatiques du pharynx nasal, de la
bouche, des grosses bronches et du tube intestinal. Ils pénètrent
ensuite dans la veine cave, à travers le canal thoracique, et de là
dans le ventricule droit du cœur, d'où ils sont entraînés par le
sang dans l'artère pulmonaire et vont alors, à travers les branches
de ce vaisseau, se fixer dans les lobes supérieurs des poumons sous
forme d'embolies minuscules qui s'arrêtent aux endroits où une
artériole se résout brusquement en un réseau capillaire alimentant
le lobule pulmonaire.

D'abord nous doutons de cette production d'embolies, qui, si elles
existaient même, n'iraient pas se fixer aux sommets des poumons.
L'anatomie pathologique nous a appris depuis longtemps que la
localisation habituelle des embolies était au contraire à la base
des poumons.

## IV

*Cause probable.* — Toutes ces raisons sont insuffisantes. Il en est
une cependant qui n'a pas été invoquée et qui me semble plus probable. La tuberculose pulmonaire est très souvent consécutive à des
lésions ganglionnaires, or on sait quelle est la fréquence chez les
enfants dits strumeux ou scrofuleux, de l'engorgement ganglionnaire
du cou et du creux sus-claviculaire. La tuberculose se propage très

facilement par les voies lymphatiques et il est probable que ces foyers tuberculeux voisins des sommets sont la cause unique du développement de la maladie dans cette partie de l'organe.

A côté de cette cause qui me paraît admissible : généralisation au lobe supérieur par la voie lymphatique de lésions ganglionnaires voisines de ce point, il faut admettre pour la tuberculose une prédilection pour le sommet, prédilection se montrant toujours quelle que soit l'origine de la tuberculose, primitive ou secondaire, métastatique ou due à l'inhalation de bacilles. Cette maladie se porte sur cette partie de l'organe de préférence, comme la syphilis tertiaire affectionne particulièrement le tibia et la clavicule ; comme les fièvres éruptives, maladies essentiellement générales, se localisent d'abord en des points déterminés de l'organisme, la gorge par exemple, pour la scarlatine. Il ne faut donc pas trop rechercher quelle est la cause véritable de l'envahissement du bacillaire ; il est un fait d'observation qu'il faut retenir parce qu'il est nettement établi, c'est que la tuberculose a une prédisposition marquée pour le sommet, c'est donc dans cette partie du sommet qu'il faudra faire porter les recherches quand on y soupçonnera la présence de lésions bacillaires.

# ADÉNOPATHIE TRACHÉO-BRONCHIQUE TUBERCULEUSE

Noël Guéneau de Mussy et son élève Baréty ont fait jouer un rôle très important aux engorgements ganglionnaires trachéo-bron-chiques. Pour ces auteurs, ces ganglions du hile du poumon ont toute une pathologie spéciale et variable suivant les diverses lésions du poumon. L'inflammation d'un organe quelconque peut provoquer par l'intermédiaire des lymphatiques l'engorgement des ganglions qui correspondent à cet organe. Or, toute lésion inflammatoire du poumon peut provoquer l'engorgement des ganglions trachéo-bron-chiques : c'est un fait indéniable. Mais Baréty, dans sa thèse, semble être allé trop loin en assignant des symptômes physiques cliniques spéciaux aux engorgements qui correspondent aux divers états inflammatoires. En effet, s'il est naturel d'admettre un engor-gement ganglionnaire dans ces cas, du moins cet engorgement ne va pas jusqu'à se révéler pendant la vie par des signes physiques ou fonctionnels assez marqués pour en permettre le diagnostic certain.

C'est surtout chez les enfants que cette lésion se rencontre et l'on peut affirmer que sauf de très rares exceptions, dans certains cas de broncho-pneumonie infectieuse, on peut reconnaître nettement en clinique l'adénopathie tuberculeuse; c'est la seule forme d'adénopathie péri-bronchique qui ait des signes et des symptômes suffisants pour permettre le diagnostic.

Cette étude n'a pris plan dans la science médicale que depuis la thèse inaugurale de Leblond, en 1824. Depuis on a beaucoup étudié ce sujet. Rilliet et Barthez, Voillez et Guéneau de Mussy et enfin Baréty en ont donné des descriptions diverses restées classiques.

L'adénopathie tuberculeuse péri-bronchique peut être primitive ou secondaire. Le cas évidemment le plus fréquent est celui où cette adénopathie est consécutive à une tuberculose pulmonaire.

I

*Topographie des ganglions.* — Cette étude a été faite avec une grande précision par Baréty dans sa thèse : nous allons le suivre pour l'anatomie normale de ces ganglions. Baréty divise ces ganglions en trois catégories :

1° Les ganglions péri-trachéo-bronchiques ;
2°      »      inter-trachéo-bronchiques ;
3°      »      inter-bronchiques.

Les premiers ganglions sont en rapport avec la veine cave supérieure, l'artère pulmonaire, le pneumogastrique et le récurrent, les bronches droite et gauche.

Les deuxièmes ganglions sont en rapport avec les pneumo-gastriques et le plexus nerveux pulmonaire, l'œsophage et l'aorte.

Le troisième groupe de ganglions est placé à l'angle de division des bronches et suit la ramification bronchique assez loin dans le parenchyme pulmonaire.

Les symptômes de l'engorgement de ces ganglions sont dus à la souffrance de ces différents organes qui sont comprimés et gênés dans leurs fonctions.

## II

*Anatomie pathologique.* — D'après Baréty, nous diviserons ces lésions en trois periodes.

Première période de début de la lésion comprenant deux formes : forme infiltrée et forme disséminée (granulations tuberculeuses, tubercules similaires).

Deuxième période d'état comprenant la transformation caséeuse du dépôt tuberculeux ; cette période présente deux formes, correspondant à celles de la période initiale : caséification en masse, et caséification par noyaux disséminés.

La troisième période se manifeste ou par le ramollissement des masses caséeuses et la formation d'abcès, ou par la transformation des masses tuberculeuses.

La tuberculisation des ganglions peut être secondaire aux lésions tuberculeuses du poumon ou primitives, c'est-à-dire que les lésions tuberculeuses se montrent d'abord dans les ganglions, gagnant de là par les lymphatiques le tissu pulmonaire. Le cas le plus ordinaire semble être la propagation du tubercule du poumon aux ganglions. C'est du moins le mode qui paraît le plus fréquent chez les enfants où cette lésion se manifeste avec le plus de netteté.

Les ganglions tuberculisés finissent par ne former qu'une seule masse souvent très considérable, pouvant atteindre le volume d'une grosse orange. La transformation caséeuse se montre bientôt et si la lésion est confluente, la caséification peut envahir toute la masse ganglionnaire. Cette masse caséeuse peut se ramollir et on assiste alors à la formation d'un vaste abcès, sorte de kyste séropurulent

nettement limité par la coque fibreuse du ganglion qui résiste
longtemps et subit même un certain degré d'hypertrophie qui la
rend plus résistante encore. Cet abcès tuberculeux dont le contenu
présente les caractères ordinaires du pus tuberculeux, pus mal lié,
constitué par une sérosité louche, tenant en suspension des débris
caséeux, cet abcès tuberculeux, dis-je, peut s'ouvrir dans les différents organes qui sont situés tout autour : la trachée, la bronche,
l'œsophage, la plèvre.

Si l'ouverture ne se produit pas, la partie liquide sera peu à peu
résorbée, et les débris caséeux se transforment petit à petit en une
masse solide dure qui s'infiltrera de sels calcaires, on assistera à la
crétification de la masse primitivement caséeuse. C'est un mode de
guérison de cette adénopathie assez fréquent. On peut aussi, dans
les cas où l'ouverture se produit dans une bronche, trouver à l'autopsie une caverne à la place du ganglion : et ces cavernes semblent être pulmonaires; il est, en effet, difficile de la différencier.
Cependant, Rilliez et Barth donnent comme signes distinctifs de
ces fausses cavernes les caractères suivants : La caverne ganglionnaire a une paroi lisse et revêtue de fausses membranes rouges :
elle est peu volumineuse; l'orifice de communication avec les
bronches est généralement placé sur les côtes de ces conduits et
forme une plaie allongée à bords minces et frangés.

La caverne pulmonaire est ordinairement plus volumineuse, plus
anfractueuse; elle est recouverte sur une paroi interne d'une couche
couenneuse. grisâtre, purulente; elle siège moins souvent au niveau
des grosses bronches. Le conduit bronchique s'ouvre par son extrémité ulcérée dans la caverne.

Ces différents signes permettent le plus souvent la différenciation.
Nous étudierons dans la symptomatologie les signes sthétoscopiques
et fonctionnels de ces adénopathies tuberculeuses dont l'histoire
est très importante et très intéressante comme complication de la
phtisie pulmonaire, surtout chez les enfants.

# LÉSIONS QUI ACCOMPAGNENT LES TUBERCULES PULMONAIRES. — COMPLICATIONS.

Le tubercule est toujours entouré dans le poumon d'une zone plus ou moins étendue de congestion. Nous avons vu que la zone inflammatoire péri-tuberculeuse peut même être constituée par de la vraie pneumonie catarrhale ou fibrineuse. Les bronches aussi présentent des altérations diverses et la bronchite joue dans la phtisie un rôle important que nous étudierons plus loin. Enfin, la séreuse qui enveloppe le poumon est toujours plus ou moins atteinte et l'on peut dire que la pleurésie est la compagne habituelle de la phtisie pulmonaire.

Il ne faut pas confondre la pleurésie qui accompagne le tubercule pulmonaire avec les pleurésies tuberculeuses par propagation ou par rupture d'une caverne dans la plèvre, ni avec les pleurésies tuberculeuses primitives qui ne sont, en somme, que de la tuberculose pleurale. Le pneumothorax est aussi frequent dans la tuberculose pulmonaire. Nous allons étudier successivement toutes ces lésions non spécifiques : bronchite, pneumonie catarrhale, fibrineuse, fibreuse, pleurésie sèche avec épanchement ou purulente, pneumothorax, pyopneumothorax, hémothorax, emphysème pulmonaire.

I

*Congestion pulmonaire.* — La congestion pulmonaire péri-tuberculeuse est une règle sans exception. Toujours le tubercule est entouré d'une zone étendue de congestion. Les vaisseaux sanguins, en effet, et les capillaires oblitérés au niveau du tubercule ont pour résultat forcé un état congestif de toute la région péri-tuberculeuse. On peut admettre aussi que le noyau tuberculeux joue le rôle de corps étranger et entraîne par action réflexe des dilatations vasomotrices, dont le résultat est la congestion pulmonaire. L'hypérémie pulmonaire est un facteur important dans la phtisie pulmonaire, mais ces lésions congestives disparaissent en grande partie après la mort. On n'en retrouve que des traces bien peu appréciables à l'autopsie, mais pendant la vie ces congestions se manifestent par des signes sthétoscopiques et des symptômes cliniques très appréciables. Cette congestion pulmonaire n'est pas du tout tuberculeuse par elle-même ; elle n'est pas le résultat de la présence des microorganismes dans les parties congestionnées. Cependant elle offre un champ tout préparé à l'extension des lésions tuberculeuses et cette zone de congestion entre certainement pour une large part dans l'extension de la néoplasie inflammatoire bacillaire ou tuberculeuse.

II

*Pneumonies.* — Nous avons longuement insisté dans un précédent chapitre sur les pneumonies pérituberculeuses et nous avons vu que l'accord n'était point fait encore sur la nature même de ces pneumonies. Nous tendons à admettre avec certains auteurs qu'elles ne sont point d'emblée tuberculeuses. Elles commencent par être la conséquence de l'introduction dans les poumons des microbes particuliers et spéciaux à chacune des formes de la pneumonie, pneumocoque de Talamon Frankel pour la pneumonie lobaire ou fibrineuse, streptococcus pyogène pour la pneumonie pseudolobaire, lobulaire ou broncho-pneumonie. La lésion non tuberculeuse suit d'abord sa marche propre et au sein de l'exsudat se développe alors la lésion vraiment tuberculeuse par substitution d'une deuxième lésion. Le tubercule a une première lésion non spécifique, l'exsudat pneumonique. On tend, en effet, à admettre aujourd'hui, contrairement à l'opinion courante, que la pneumonie ou la broncho pneumonie sont toujours produites par un seul et même microbe déjà nommé. Que la broncho-pneumonie soit la suite d'une rougeole, d'une scarlatine ou de la diphtérie, c'est toujours les treptococcus érysipélatus qui en est la cause unique. Dans la tuberculose il peut se développer des noyaux de broncho-pneumonie ou de pneumonie lobaire, lesquels, s'ils sont voisins d'un noyau tuberculeux, pourront être envahis à leur tour par les processus tuberculeux et qui, s'ils sont éloignés, peuvent évoluer pour leur propre compte et indépendamment des tubercules. C'est ce que nous voyons souvent en clinique. Il n'est pas rare d'assister chez des tuberculeux au développement d'une pneumonie ou d'une broncho-pneumonie qui guérit parfaitement non sans avoir naturellement aggravé l'état du phtisique, surtout par la fièvre qui a augmenté la congestion pérituberculeuse et ouvert un champ plus vaste et plus propice à la propagation du tubercule.

Il nous reste à étudier la pneumonie fibreuse, très-fréquente dans le cas où la phtisie est lente ou mieux chronique d'emblée. Elle est constituée de la façon suivante : ce sont des épaississements du tissu conjonctif qui entourent un nodule ou une réunion de nodules tuberculeux. C'est par un travail d'inflammation lente et chronique que le tissu conjonctif qui forme la charpente du parenchyme pulmonaire s'hypertrophie, devient plus épais, plus dense et transforme une partie du poumon en un bloc dur, fibreux, criant sous le bistouri. Cet épaississement du tissu conjonctif se produit autour des alvéoles dont la lumière est considérablement diminuée et autour des bronches et des vaisseaux. Cette pneumonie fibreuse est un mode de guérison du tubercule. Cette transformation fibreuse gagne de proche en proche le centre du nodule tuberculeux qui s'enkyste en quelque sorte et devient dès lors inoffensif pour un temps plus ou moins long. Quelquefois même, la transformation fibreuse est définitive et le tubercule est guéri. Si le centre formait déjà un noyau caséeux, il s'établit une transformation moléculaire de ce noyau qui se résorbe en partie, et dont le reste se charge en général de sels calcaires donnant naissance au *tubercule crétacé*. Ce mode de terminaison du tubercule, transformation fibreuse et crétacée, ne se rencontre jamais dans les tuberculoses aiguës, granuliques ou pneumoniques ; c'est un mode de guérison spécial aux tuberculoses torpides, à marche lente et chronique d'emblée, à la condition, toutefois, qu'il ne se produise aucune poussée aiguë pendant la durée de cette forme de phtisie.

Quand le processus de sclérose se forme autour de nodules nombreux et assez rapprochés les uns des autres, on assiste alors à la transformation fibreuse de tout le sommet du poumon et on a ce qu'on appelle la *broncho pneumonie chronique tuberculeuse*. A la coupe le poumon se montre dur, scléreux, ardoisé et souvent la pigmentation est très considérable.

C'est, en général, au sommet que se rencontre cette sclérose totale du poumon et quand cette transformation fibreuse s'est produite autour de cavernes on a un ratatinement complet du sommet du poumon, lequel se manifeste à l'aspect extérieur par l'affaissement et une dépression très visible des régions sus et sous-claviculaires. On a vu quelquefois un poumon tout entier ainsi ratatiné et formant un moignon dur, entouré d'un épaississement considérable de la plèvre.

Cruvelhier a nommé cette pneumonie fibreuse *phlegmasie indurée* ou *induration mélanique ardoisée*, pour montrer à la fois dans un même mot la dureté spéciale et la pigmentation considérable du poumon ainsi transformé.

Toujours, dans ces cas, la plèvre est atteinte de pleurésie plastique et des adhérences se forment très-fortes entre ses deux feuillets, si bien qu'il est, le plus souvent, impossible d'enlever le poumon de la cavité thoracique. Le poumon, débarrassé de cette plèvre épaissie et indurée, présente à sa surface des cicatrices gauffrées, déprimées, quelquefois étoilées, qui crient sous le scalpel, quand on les incise sous le tissu scléreux ou tendineux. Quand la plèvre n'est pas adhérente, elle est toujours épaissie et forme une coque fibreuse qui peut atteindre jusqu'à 3 millimètres d'épaisseur et présente un aspect blanc nacré cartilagineux, le revêtement endothélial a disparu. La plèvre interlobulaire présente souvent les mêmes lésions et les lobes sont, dans ce cas, intimement liés l'un à l'autre.

A la coupe d'un poumon ainsi induré recouvert de pleurésie plastique on trouve : une plèvre formée de tissu conjonctif de nouvelle formation, contenant de nombreuses fibres élastiques, et infiltrée de leucocythes ; on y voit des vaisseaux de nouvelle formation à parois très épaisses et souvent dilatées en forme de varices. Le poumon présente aussi des cloisons alvéolaires fortement épaissies avec nombreuses fibres élastiques et une infiltration de cellules lymphatiques chargées de pigment noir. Les vaisseaux et les bronches sont aussi entourés d'un anneau épais de tissu conjonctif, les bronches sont toujours dilatées. Quelquefois, le tissu conjonctif nouveau est tellement développé que toute cavité a disparu et que le poumon forme un seul bloc scléreux et fortement pigmenté.

Chez le vieillard, on retrouve très souvent ces lésions de pneumonie scléreuse ; cette sclérose peut être, en effet, la conséquence, non-seulement de la transformation de lésions tuberculeuses et de cavernes, mais aussi elle peut être constituée par des reliquats de pneumonie fibrineuse incomplètement guérie, de foyers gangréneux, de nodosités syphilitiques, etc. Cependant il n'est pas impossible d'admettre que dans la majorité des cas et peut-être dans tous, on est en présence de vieilles tuberculoses guéries.

D'une façon générale et bien que quelquefois on ait rencontré, dans des poumons scléreux, des granulations tuberculeuses récentes, la transformation fibreuse doit être regardée comme une heureuse terminaison ; c'est la guérison du tubercule. Cruveilhier s'exprime ainsi à propos de la pneumonie fibreuse : « La phlegmasie chro-
» nique indurée, lorsqu'elle est circonscrite aux tubercules, aux
» agrégats tuberculeux, qu'elle surprend dans des états divers,

» qu'elle isole des parties voisines, constitue pour les tubercules
» une barrière infranchissable, car elle transforme le poumon en
» un tissu dense fibreux, granitiforme, incapable de tuberculisation
» aussi bien que de tout autre phlegmasie, surtout de la phlegmasie
» suppurée. »

Bien que favorable, cette transformation a aussi des inconvénients sérieux. Elle supprime d'abord une étendue plus ou moins
considérable de la surface respiratoire, gênant l'hématose et produisant ainsi dans le poumon sain une superactivité qui est une
cause prédisposante aux accidents phlegmasiques de toute nature
et rend ces derniers plus graves et plus inquiétants.

Un poumon ainsi envahi par des tissus fibreux a une tendance
considérable à la réaction. On voit d'abord la partie costale s'affais-
ser, les espaces intercostaux se creuser, les fosses sus et sous-claviculaires se déprimer fortement, mais cet affaissement de la paroi a
une limite, et le poumon, continuant à se rétracter, on voit alors se
former dans son intérieur par tiraillement des parties saines et des
canaux bronchiques restés libres, des espaces emphisémateux et
des dilatations chroniques. Si une ou plusieurs cavernes subsistent
à l'intérieur de ce poumon, on le voit s'élargir notablement et
former de vastes anfractuosités.

## III

*Bronchite.* — La bronchite, inflammation catarrhale ou congestive des bronches, joue un rôle très important dans la tuberculose
pulmonaire. Pour Koch, ce serait la condition primordiale du développement de la phtisie pulmonaire. La bronchite amenant la
desquamation épithéliale priverait ainsi les canaux aériens de leur
revêtement protecteur et les bacilles s'implanteraient avec d'autant
plus de facilité.

Toujours la bronchite est très prononcée, et nous avons vu que
certains auteur admettent que les premières granulations tuberculeuses se développent sur les bronches. Quoiqu'il en soit, il est
évident que la congestion bronchique offre aux bacilles inspirés
un champ très propice à leur développement.

Toute la bronche en général est affectée et toutes les tuniques
sont atteintes ; il est à noter que l'épithélium vibratile est l'élément
qui résiste le plus longtemps. La tunique musculaire est très rapidement détruite par l'infiltration cellulaire considérable qui s'y
développe. La tunique fibreuse et même les cartilages sont modifiés. Ils se gonflent, perdent leur résistance et le conduit bron-

chique présente alors une grande prédisposition à la dilatation. La dilatation bronchique est presque constante dans la phthisie pulmonaire. Mais les bronches peuvent aussi, par suite de l'infiltration cellulaire du gonflement des tuniques, de la prolifération épithéliale, se combler, s'oblitérer ou au moins se rétrécir notablement. Ce sont ces différentes transformations des canaux bronchiques qui expliquent la multitude de bruits sthétoscopiques que présente une poitrine de phtisique.

Les lésions des bronches (dilatation et rétrécissement) sont surtout marquées dans la phtisie chronique. La règle dans ce cas est la dilatation bronchique, et souvent la dilatation bronchique reconnue chez un sujet indemne pour le moment de tuberculisation, doit être considérée comme un reliquat de phtisie avec sclérose pulmonaire et dilatation bronchique.

IV

*Pleurésie*. — Nous avons dit déjà que la pleurésie est la compagne habituelle de la tuberculose pulmonaire.

La pleurésie est en général *sèche et proliférante*. La plèvre se couvre de fausses membranes qui se stratifient et forment une coque fibreuse au poumon ; quelques auteurs voient dans cet épaississement de la plèvre une condition favorable, ce serait une barrière naturelle qui s'opposerait à la perforation de la plèvre et à la formation du pneumothorax.

La pleurésie sèche et proliférante est souvent étendue au-delà des parties atteintes de tuberculisation. On voit très-souvent des adhérences disséminées dans toute l'étendue de la cavité pleurale même au niveau du hile. Les sillons interlobaires sont les premiers envahis par la pleurésie adhésive. Les bords postérieurs sont toujours fortement adhérents dans la gouttière costo-vertébrale. On a alors ce que l'on appelle la *symphyse pleurale*.

La pleurésie adhésive explique la formation de certains épanchechements pleuraux enkystés. Ce sont des pleurésies séreuses ou séro-fibrineuses développées dans les parties non adhérentes de la plèvre et dont le liquide se trouve enfermé dans une cavité circonscrite par de fausses membranes. On a appelé ces pleurésies, *pleurésies kystiques*. Elles siègent quelquefois dans les sillons interlobaires. Leur diagnostic est toujours délicat.

La pleurésie séreuse généralisée est rare dans la tuberculose pulmonaire avancée. Mais elle est fréquente au début et très souvent elle constitue les premiers symptômes d'une tuberculisation pulmonaire.

La pleurésie purulente, considérée comme fréquente dans la tuberculose pulmonaire, est cependant loin de se présenter dans tous les cas. On ne peut nier cependant que la tuberculose pulmo-. naire n'exerce une influence certaine sur le développement de cet accident. Cette complication se présente dans un tiers des cas. Elle est due en général, à l'ouverture dans la plèvre d'un foyer caséeux voisin, ganglionnaire ou pulmonaire. Elle se complique presque toujours dans ce dernier cas de pneumothorax.

La pleurésie avec épanchement hématique est rare ; elle se rencontre dans le cas de granulie aigue de la séreuse, dans le cas de tuberculose miliaire généralisée.

V

*Pneumothorax.* — Le pneumothorax est assez fréquemment une complication de la phtisie pulmonaire. La perforation est le résultat de la fonte d'un noyau caséeux situé sous la plèvre ou très près de cette séreuse, ou bien de l'ulcération d'une caverne dont les parois de plus en plus amincies ont fini par se rompre. Si la plèvre présente de fausses membranes on peut avoir un pneumothorax limité, sinon il est généralisé. Cette complication, regardée par les anciens auteurs comme toujours mortelle, semble cependant dans certains cas, avoir une influence favorable sur la phtisie. Le pneumothorax peut être dû aussi à la rupture d'un alvéole ou d'un groupe d'alvéoles emphisémateux. Quand il est la conséquence de l'ouverture d'un foyer caséeux dans la plèvre il est presque toujours accompagné de pleurésie purulente ; on a plutôt alors un pyopneumothorax généralisé ou localisé.

VI

*Emphysème pulmonaire.* — L'emphysème complique presque toujours la phtisie pulmonaire. Il est exceptionnellement généralisé, on le rencontre généralement dans les parties des poumons, libres d'adhérence pleurale. C'est ainsi que son siège le plus fréquent est dans les lobes inférieurs et le long du bord antérieur et tranchant du poumon, le poumon étant surtout adhérent dans la partie supérieure et le long du bord postérieur. Cet emphysème se trouve surtout marqué près des noyaux scléreux, dans le voisinage des cavernes. Il est en général lobulaire, quelquefois interlobulaire. On retrouve dans ces points un groupe d'alvéoles déchirés et communiquant ensemble ; l'air répandu dans les cloisons interalvéolaires peut se répandre sous la plèvre surtout au niveau du pédicule où la plèvre est assez lâchement adhérente.

Cet emphysème semble un emphysème complémentaire ou de compensation, suppléant en quelque sorte les parties du poumon scléreux et ne respirant plus. Les efforts de toux, les quintes si fréquentes chez les phtisiques expliquent aussi aisément la production de ces emphysèmes partiels par rupture : d'autant plus que les bronches sont toujours engouées, remplies de bouchons muqueux qui les obstruent plus ou moins complètement et gênent considérablement la circulation aérienne. Nous avons vu ainsi que dans le cas de sclérose étendue du poumon tuberculisé, les parties demeurées saines sont travaillées par la rétraction et cèdent, une fois que la paroi costale ne peut plus revenir sur elle-même et a atteint son maximum d'affaissement.

On a cité quelques cas rares d'emphysème aigu généralisé du poumon. Mais ces cas doivent être dus à une simple coïncidence. On les retrouve toujours dans le cas de phtisie rapide.

# LÉSIONS TUBERCULEUSES DES DIFFÉRENTS ORGANES PENDANT LA PHTISIE PULMONAIRE.

La tuberculose pulmonaire, maladie d'abord locale, à lésions bien limitées, ne tarde pas à retentir sur tout l'organisme, et par la gêne de la respiration, l'insuffisance de l'hématose et par la résorption des produits de sécrétion bacillaire ou putride qui se font au niveau des noyaux tuberculeux dégénérés chez le tuberculeux, tous les organes subissent rapidement le contre-coup de la lésion pulmonaire. La nutrition est fortement compromise et l'on voit bientôt apparaître des lésions multiples dans les divers organes, des perturbations dans les diverses fonctions. Nous allons examiner ces complications, spécifiques ou non, de la phtisie pulmonaire dans les divers appareils.

Je crois utile d'exposer une théorie plus récente d'un médecin américain qui soutient que les bacilles entraînés dans le sang font de petites embolies qui s'arrêtent dans le sommet pulmonaire, où la circulation est moins active.

## I

*Appareil digestif.* — C'est en général l'appareil le plus atteint pendant la tuberculose pulmonaire. Il n'est pas rare de rencontrer des phtisiques dont les premiers symptômes cliniques inquiétants sont des symptômes dyspeptiques. Très souvent, ce sont les seuls accidents dont se plaignent les malades au début de leur tuberculose, et si l'on n'examine pas avec soin l'état des poumons, on peut longtemps croire à un état dyspeptique simple, alors que les lésions de l'appareil digestif ne sont qu'une complication de la tuberculose pulmonaire. Ces dyspepsies sont excessivement rebelles au traitement, si on ne s'attaque pas directement à la lésion mère, dont elles ne sont qu'un épiphénomène, c'est-à-dire à la phtisie pulmonaire. Cette dyspepsie peut être due dans le début à des perturbations nerveuses portant surtout sur le pneumo-gastrique. Plus tard, elle est le produit d'un catarrhe ou d'une inflammation gastrique due à l'ingestion de produits septiques provenant des crachats ou des mucosités bronchiques.

Enfin, à la dernière période de la phtisie, on peut rencontrer dans le tube digestif des oblitérations bacillaires de la muqueuse stomacale et intestinale par généralisation tuberculeuse ou par contamination de ces muqueuses par les crachats bacillaires avalés en partie.

## II

*Estomac.* = A l'autopsie des phtisiques, on trouve du côté de l'estomac des lésions multiples. La muqueuse stomacale est souvent le siège d'inflammation catarrhale aiguë ou chronique. L'estomac est dilaté, la muqueuse est rouge, tuméfiée, infiltrée de globules blancs, souvent amincie, ramollie, détruite en partie, présentant des ulcères semblables à l'ulcus rotundum. Ces lésions sont des lésions purement dyscrasiques et cachectiques, non spécifiques. En effet, on trouve fréquemment du côté de l'estomac le siège de l'inflammation chronique de la muqueuse. Il est plus rare d'y trouver une inflammation aiguë très marquée : « Le catarrhe aigu de l'estomac est rare, dit Lebert. »

Marfan a étudié dans sa thèse les lésions de l'estomac dans la tuberculose : il a décrit avec soin les lésions que l'on trouve dans l'estomac des phtisiques morts à la dernière période. Il a donné à cette gastrite des phtisiques le nom de « *gastrite terminale.* »

Elle coïnciderait, pour cet auteur, avec la formation de cavernes pulmonaires, voici comment il la décrit : « La muqueuse présente une injection rouge vif ; elle est épaissie et mamelonnée ; elle peut porter des érosions punctiformes ou des végétations polymorphes. L'estomac est toujours dilaté. L'appareil glandulaire est toujours fortement altéré, de là l'insuffisance des produits de sécrétion et la dypsepsie très marquée des phtisiques, d'autant plus grave qu'elle augmente encore la dénutrition de l'organisme, contribuant à diminuer encore la force de résistance de l'individu. Les glandes à pepsine d'abord comprimées par l'infiltration interstitielle finissent par perdre leur épithélium qui se transforme et devient impropre à la fonction. Les cellules épithéliales deviennent cubiques et même vésiculeuses, leur protoplasma devient homogène et les tubes glandulaires se dilatent et deviennent globuleux, quelquefois même kystiques.

Ces lésions de gastrite terminale ne sont pas spécifiques, et Marfan donne l'explication de la pathogénie de cette lésion : ou bien c'est une gastrite infectieuse pareille à celle que l'on observe dans les maladies générales, ou bien c'est une gastrite par *ingesta* irritants, et par la déglutition des crachats venus des cavernes. Dans le dernier cas les bacilles détruits par le suc gastrique ne développeraient pas de lésion spécifique, les crachats agiraient surtout par leurs éléments chimiques.

### III

*Intestin.* — L'intestin présente des lésions fréquentes de catarrhe chronique avec infiltration, boursoufflement de la muqueuse. Les phtisies pulmonaires présentent souvent comme crise terminale une colite dysentériforme qui s'accompagne rapidement d'ulcération de la muqueuse du gros intestin. Dans ce cas le péritoine est souvent porteur de granulations tuberculeuses.

On sait maintenant quelle est la fréquence des fistules de l'anus chez le tuberculeux. Elles sont presque toujours bacillaires, mais c'est une lésion rarement consécutive à la phtisie pulmonaire. La fistule est plutôt une lésion qui ouvre la scène : le poumon n'étant pris que consécutivement.

### IV

*Foie.* — Le foie est toujours altéré dans la tuberculose pulmonaire, soit à cause de la gêne circulatoire produite par des lésions cardiaques droites, soit par l'état fébrile constant chez le phtisique, soit enfin par dystrophie générale de l'organisme. On trouve dans cet organe la dégénérescence graisseuse, la dégénérescence amyloïde ou scléreuse, les lésions du foie cardiaque.

La dégénérescence graisseuse est la lésion la plus fréquente: Louis l'a notée dans un tiers des cas ; elle paraît même plus fréquente encore. L'organe dans ce cas est notablement augmenté de volume et déborde les fausses côtes. Il présente une consistance pâteuse et une coloration jaunâtre à la coupe. Les îlots hépatiques sont augmentés de volume et jaunes dans toute leur étendue. Si l'on applique une feuille de papier sur une coupe de ce foie on y détermine la formation d'une tache huileuse. L'examen microscopique montre les cellules hépatiques remplies de gouttelettes graisseuses, on ne trouve plus que de rares cellules demeurées normales et contenant du pigment biliaire. La capsule de Glisson recouvre tout l'organe hypertrophié, et forme une enveloppe épaissie, molle et lisse, laissant voir la coloration jaune du foie sous-jacent.

Le foie cardiaque se trouve quelquefois, surtout dans les cas où les lésions du cœur droit sont considérables. A la coupe on trouve un foie rappelant la noix muscade formé de lobules dont la périphérie est grise et le centre d'une couleur rouge foncé : la périphérie est en dégénérescence graisseuse, tandis que la partie centrale est fortement infiltrée de pigment rouge. Les vaisseaux sont dilatés et gorgés de sang.

La dégénérescence amyloïde est surtout fréquente dans la forme chronique : le foie est très hypertrophié, de consistance pâteuse et friable, de coloration pâle. Les îlots de dégénérescence amyloïde sont plongés au milieu de noyaux de dégénérescence graisseuse. De la teinture d'iode délayée et versée sur une coupe de ce foie y produit des îlots de coloration brune qui deviennent violets ou bleus par l'addition d'acide sulfurique étendu. Cette réaction est caractéristique de la dégénérescence amyloïde.

## V

*Rate.* — La *rate* présente des lésions variables : tantôt augmentée de volume dans les formes aiguës, tantôt atrophiée dans les formes chroniques. Elle présente quelquefois des noyaux de dégénérescence amyloïde.

## VI

*Appareil circulatoire.* — Le cœur est toujours plus ou moins atteint dans la phtisie pulmonaire. La gêne circulatoire du poumon amène des modifications du cœur droit et de ses valvules. L'état dyscrasique général de l'organisme produit aussi des lésions variées du muscle cardiaque tout entier.

Le cœur d'un phtisique est toujours atrophié et cette atrophie porte sur le cœur tout entier. Le muscle cardiaque est pâle, mou, ses fibres musculaires présentent une atrophie marquée reconnaissable au microscope. Le poids moyen du cœur du phtisique est toujours inférieur au poids normal. La diminution de volume du cœur coïncide en général avec la diminution de la capacité des cavités ; cependant le cœur droit est toujours plus ou moins dilaté.

La dilatation du cœur droit est la règle, elle est due d'après Jaccoud : 1° à l'augmentation de pression dans les cavités du cœur par suite de la gêne de la circulation pulmonaire ; 2° à la diminution de résistance naturelle du tissu cardiaque qui participe à la dénutrition générale de tout l'organisme. Le cœur paraît atrophié à gauche et hypertrophié à droite ; mais à droite ce n'est qu'une apparence ; les cavités sont larges, mais les parois sont très minces, aussi le cœur est-il très flasque, en gibecière, en besace. Les parois sont pâles, amincies, les cordages tendineux, allongés, déchirés en partie. Enfin, la valvule tricuspide est souvent insuffisante. C'est surtout dans les cas de phtisie pulmonaire que l'on rencontre l'insuffisance tricuspidienne.

La dégénérescence graisseuse du cœur est très fréquente. Cette surcharge graisseuse consiste en une accumulation de graisse à la surface du cœur et entre les faisceaux musculaires. Elle peut recouvrir complètement l'organe, et en pénétrant entre les faisceaux musculaires elle les étouffe, les atrophie, les détruit en partie.

Le cœur est tout préparé alors à subir la dilatation passive.

La péricardite est assez fréquente dans la tuberculose pulmonaire. Bamberger dit qu'après le rhumatisme, c'est la tuberculose qui est la cause la plus fréquente de péricardite.

Cette péricardite peut reconnaître pour cause une propagation de l'inflammation de la plèvre au péricarde, à l'irruption dans cette séreuse d'un foyer tuberculeux ramolli. Elle est en général une complication de l'état dyscrasique produit par la phtisie pulmonaire.

Cette péricardite est généralement séreuse, rarement sèche, plus rarement encore purulente. Elle est fréquente dans la tuberculose aiguë, et Cornil soutient, avec pièces anatomiques à l'appui de son dire, que toute péricardite complique la phtisie pulmonaire et tuberculeuse spécifique.

Le sang est toujours fortement modifié pendant le cours d'une phtisie pulmonaire, le nombre de globules diminue notablement et progressivement, leur poids peut descendre jusqu'à 80 pour 1.000 par millimètre cube. Dès le début de la maladie les globules tombent à 2.560.000 au lieu de 4.500.000 chez l'homme et 3.500.000 chez la femme. Le nombre des globules continue à diminuer et vers la fin, il n'y a plus que 2.360.000 hématies chez l'homme et 930.000 chez la femme.

L'hémoglobine diminue comme les globules et Quinquard a vu la proportion d'hémoglobine tomber de 127 pour 1.000 à 48 pour 1.000. Les autres modifications chimiques du sang sont presque complètement inconnues.

Le bacille tuberculeux existe-t-il dans le sang? Sa présence dans ce milieu n'est pas douteux : Weigert l'a trouvé dans les thromboses veineuses et Baumgarten a prouvé par ses expériences que le sang d'animaux inoculé avec des bacilles, est virulent. Weichselbaum a trouvé des bacilles dans le sang de plusieurs cadavres. Chez le vivant, il a été impossible jusqu'à présent de déceler des bacilles dans le sang circulant,

## VII

*Appareil urinaire.* — La néphrite parenchymateuse complique toutes les cachexies (Bernheim-Dikinson). Dans la tuberculose on la rencontre quelquefois comme conséquence, mais le plus souvent elle est la cause déterminante de la phtisie pulmonaire. On a trouvé du côté du rein la dégénérescence graisseuse, dans quelques cas de phtisie aiguë. On a vu plus fréquemment la dégénérescence amyloïde en moyenne 65 fois %. D'après Traube, cette dégénérescence se trouve dans les cas où le poumon renferme de vastes cavernes; il faut pour cet auteur que la phtisie soit ulcéreuse et suppurative. Dans le rein, il faut employer la réaction caractéristique de la dégénérescence amyloïde pour voir apparaître la lésion : on voit alors se former une multitude de petits points bleus ou violets, correspondants aux glomérules de Malpighi dégénérés. La conséquence de ces lésions du rein est la diminution de l'albumine du sang, l'insuffisance de la dépuration de ce liquide nourricier aboutissant à l'anémie et à l'hydrémie.

La cystite tuberculeuse est plus souvent primitive que consécutive à une phtisie pulmonaire, et elle complique ce dernier état, surtout dans le cas de granulie.

## VIII

*Système nerveux.* — Du côté du système nerveux on trouve des lésions du cerveau et de ses enveloppes, les méninges, de la moelle et de ses enveloppes, des nerfs. Ces lésions sont surtout marquées chez les enfants. Dans les méninges cérébrales on rencontre des lésions de la dure-mère depuis l'hyperémie simple jusqu'à la présence de granulations spécifiques, constituant la méningite tuberculeuse.

L'hyperémie est à peu près constante dans les cas de phtisie chronique; elle n'est que le premier stade de l'inflammation de cette enveloppe. On trouve quelquefois la dure-mère recouverte de néo-membranes développées à sa face interne. Cette pachyméningite se rencontre dans les cas de phtisie chronique du poumon et les malades ont présenté, dans ce cas, à la fin de leur vie, des symptômes caractéristiques, tels que délire, hallucinations, perte plus ou moins complète de connaissance; mais ni paralysie, ni contraction des muscles de la vie de relation.

La phlébite des sinus se trouve quelquefois à l'autopsie, mais elle est exceptionnelle. Il en est de même de l'arachnoïdite et de l'inflammation de la pie-mère qui sont excessivement rares. Louis, cependant, a relevé dans le huitième des cas l'hypérémie et la congestion de la pie-mère.

La lésion la plus fréquente et la plus grave, que l'on retrouve principalement dans le jeune âge, est la méningite tuberculeuse. Quelques auteurs admettent qu'il peut y avoir une *méningite des tuberculeux* sans lésions tuberculeuses, mais cette opinion n'est pas absolument démontrée.

On retrouve presque toujours des granulations tuberculeuses développées surtout en leur lieu d'élection, c'est-à-dire au niveau du polygone artériel de Villis.

Les méninges présentent les mêmes lésions anatomiques que dans la méningite tuberculeuse ordinaire. Quelques cas de méningite suppurée ont été signalés par les auteurs.

L'hydrocéphalie aiguë est une cause assez fréquente de mort chez les phtisiques, c'est une complication finale de la tuberculose comme de toutes les maladies dyscrasiques en général. On rencontre quelquefois l'hydrocéphalie simple sans inflammation des membranes, elle n'est dans ce cas qu'une localisation d'une anasarque généralisée. Cependant l'hydrocéphalie peut être purement passive ou mécanique, produite par l'oblitération de certaines veines du cerveau, par coagulation sanguine, ou simplement due à l'état dyscrasique du sang. Cette lésion se trouve surtout chez les enfants, elle n'a jamais été signalée au dessus de 30 ans.

On peut rencontrer encore du côté du cerveau l'anémie, l'hypérémie, l'œdème du cerveau et quelquefois l'hémorrhagie cérébrale. Cette dernière lésion semble être une simple coïncidence, bien que l'on ait cherché à l'expliquer par la présence d'anévrysmes miliaires de coagulation dans les veines du cerveau par l'état dyscrasique du sang.

On a signalé quelques cas de ramollissement cérébral produits par des embolies parties soit du cœur et provenant de végétation de la valvule mitrale ou par des fragments coaguleux partis des thromboses veineuses, fréquentes dans la phtisie et entraînés par le torrent circulatoire.

Du côté de la moelle on a relevé peu de lésions. Lendit, qui a examiné la moelle et ses enveloppes dans un certain nombre d'autopsies de tuberculeux, a relevé quelquefois « des adhérences assez étendues des deux feuillets de l'arachnoïde rachidienne, l'épaississement de la pie-mère et du feuillet viscéral de l'arachnoïde, en un mot la méningite spinale chronique.

Les nerfs présentent des lésions variables qui ont été peu étudiées. Les nerfs crâniens peuvent être comprimés ou envahis par des néoplasies tuberculeuses, surtout dans le cas de méningite tuberculeuse. Cruveilhier dit avoir rencontré fréquemment des lésions des nerfs phréniques : dans un cas cité par cet auteur les nerfs étaient détruits par un foyer tuberculeux suppuré. Le grand sympathique, au dire d'Ehrmann, est toujours malade dans les parties qui correspondent aux organes tuberculisés. Ils sont tantôt durs, sclérosés, tantôt ramollis, et les fibres nerveuses dégénérées baignent dans un déliquium séro-sanguinolent. Beau a signalé le premier l'inflammation très fréquente des nerfs intercostaux. « Il y a, dit cet auteur, une forme de pleurite dans laquelle les nerfs intercostaux s'enflamment : c'est celle qui est consécutive aux tubercules pulmonaires et qui siège, comme les tubercules, dans le sommet de la cavité thoracique. »

# Chapitre VI

# BACTÉRIOLOGIE

*Historique de la question.* — On peut dire d'une façon générale que la nature microbienne de la tuberculose était admise par presque tous les auteurs avant la découverte du micro-organisme pathogène.

I

Villemin, en 1866, avait établi par ses expériences la nature infectieuse de cette maladie ; mais cette idée tellement nouvelle et, on peut dire avec Cornil, révolutionnaire, eut peu de retentissement en France. Et pendant que chez nous les auteurs s'attachaient encore à établir d'une façon définitive l'unité de la tuberculose, les Allemands se mettaient à exploiter pour leur compte la découverte de Villemin.

On arriva à démontrer que la texture anatomique ne suffit pas pour déterminer la nature tuberculeuse d'une lésion. H. Martin provoqua sur l'endothélium des vaisseaux sanguins une éruption granuleuse à la suite d'une injection intravasculaire d'huile de croton en solution étendue. Ces granulations présentaient une structure identique à la granulation tuberculeuse et étaient cependant incapables de reproduire chez un autre animal des lésions identiques.

On avait aussi produit des tuberculoses expérimentales en inoculant non seulement des granulations tuberculeuses, mais aussi du pus caséeux, des crachats de phtisiques, du sang de tuberculeux. Chauveau avait même démontré que le virus tuberculeux, ce « nescio-quid » pouvait pénétrer dans l'organisme à travers la muqueuse intestinale saine et, une fois là, évoluer et provoquer des lésions tuberculeuses. Chauveau et avec lui Toussaint, Schüller, etc., notent la présence de cette substance virulente dans les différentes humeurs des phtisiques sans y rencontrer de granulations ou autres lésions tuberculeuses histologiques. Chauveau était arrivé à dire : « Ce sont donc des granulations imperceptibles, même sous le microscope, inertes en apparence ; mais douées, en réalité, d'une virulence singulière qui vont provoquer dans les tissus la poussée tuberculeuse. »

A ce moment paraissaient et se répandaient les admirables découvertes de Pasteur. On avait déjà trouvé le *contagium vivum* de quelques maladies contagieuses infectieuses comme le charbon. On se mit à l'œuvre pour découvrir le microbe, cause essentielle de la tuberculose ; il ne restait donc qu'à trouver, à isoler, à montrer ce bacille de la tuberculose. Plusieurs savants poursuivirent cette étude.

Le premier en date fut Klebs, en Allemagne. Il réussit à isoler, en 1877, par la culture sur des milieux nutritifs convenables, un microbe spécial qu'il crut être celui de la tuberculose. C'étaient des monadines entièrement tenues et mobiles qu'il désigna sous le nom de *monas tuberculosum*.

En France, Toussaint arrivait de son côté à un autre résultat. Dans des bouillons de culture préparés d'après les préceptes de Pasteur, il plaça des fragments de matière tuberculeuse ; et très rapidement 24, 48 heures après, il vit ces bouillons se troubler et donner naissance à des colonies dans lesquelles il retrouva plusieurs micro-organismes, mais dont un lui sembla constant : c'était un *microcoque immobile*. Il recueillit ces colonies et les ayant inoculées à des animaux, il réussit à reproduire des lésions tuberculeuses. Il publia le compte-rendu de ses recherches dans les Archives de l'Académie des Sciences, en août 1881.

Eklund, à la Société médicale suédoise, en 1880, Aufrecht dans le *Centralblatt für die med. Wiss.* en 1882, Baumgarten et d'autres savants annoncent aussi la découverte de micro-organismes différents.

On ne tenait pas encore la solution du problème. Seules les expériences de Toussaint semblaient concluantes : il avait réussi à reproduire, non dans tous les cas il est vrai, mais au moins quelquefois, des lésions tuberculeuses, en inoculant son micro-organisme. Comment expliquer ces résultats en apparence positifs avec un micro-organisme qui n'a rien de commun avec celui de la tuberculose. Il faut admettre que les cultures impures qu'il obtenait contenaient quelques bacilles de la tuberculose, lesquels, introduits avec le microcoque immobile. évoluaient pour leur propre compte et reproduisaient la maladie. Toussaint ne possédait pas alors le moyen de déceler la présence de ce bacille, on s'explique parfaitement qu'il n'ait pu le découvrir.

## II

C'est à Robert Koch que revient l'honneur d'avoir découvert le premier le bacille de la tuberculose. Il ne s'arrêta pas là : il réussit à l'isoler, à le cultiver à l'état de pureté et ses cultures pures ont toujours reproduit la tuberculose sous toutes ses formes. Les résultats ont été confirmés depuis par tous les expérimentateurs; la communication de Robert Koch fut faite le 10 avril 1882, à la Société de physiologie, de Berlin.

Voyons comment Koch est arrivé à ses résultats :

Sa première découverte fut celle d'un procédé de coloration particulière et en quelque sorte pathognomonique du microbe de la tuberculose.

Dans des crachats de phtisiques et sur des coupes d'organes tuberculeux il réussit à mettre en évidence un microbe spécial en forme de bâtonnet très ténu. Son procédé était le suivant. Il plaçait la coupe pendant 24 heures dans une solution forte de bleu de méthylène (couleur d'aniline), mélangée à une solution de potasse caustique à 10 %. Le bleu de méthylène se fixait sur les bacilles, puis il transportait la coupe dans une solution de vésuvine qui colorait le fond de la préparation en brun. Il éclaircissait à l'essence de girofle et montait dans le baume de Canada.

Ce procédé assez long, d'un emploi difficile et souvent incertain, fut bientôt supplanté par un nouveau mode de préparation plus rapide et plus fidèle, que Koch accepta, du reste, immédiatement. C'est le procédé d'Ehrlich, sur lequel nous reviendrons longuement plus tard. Il repose sur le principe suivant : résistance très forte que présente le bacille de Koch coloré par les couleurs alcalines de fuchsine, à l'action des acides forts, nitrique, sulfurique ou acétique.

On était en possession d'un moyen pratique de déceler la présence du bacille particulier de la tuberculose; Koch et les auteurs qui s'occupèrent de cette question retrouvèrent ce microbe dans toutes les lésions reconnues comme tuberculeuses. Ils arrivèrent ainsi à faire rentrer dans le cadre de la tuberculose nombre de lésions dont la nature n'était pas soupçonnée : le lupus, par exemple.

## III

Restait à prouver encore, et c'était le point capital, que ce micro-organisme constant et toujours semblable à lui-même était capable de provoquer la tuberculose et de reproduire les lésions de cette maladie. C'est encore Robert Koch qui trouva la solution de ce problème. Il lui fallut pour cela isoler ce micro-organisme, l'obtenir à l'état de pureté. Il réussit à faire des cultures pures de bacilles tuberculeux sur du sérum gélatinisé. Le produit de ces cultures inoculé à des animaux reproduisait toujours des lésions tuberculeuses dans lesquelles la présence des bacilles était constante, et qui, inoculées de nouveau, reproduisaient encore la tuberculose de toutes pièces.

La démonstration était faite. Cependant la découverte de Koch rencontra quelques sceptiques et ne fut pas sans soulever de nombreuses critiques. Elle fut attaquée surtout par Klebs en Allemagne et par Spina à Vienne. Koch n'eut pas de peine à réduire à néant toutes leurs objections. Sa réponse, dans la *Deutsche med. Wochenschrifft*, (N° 10, 1883), fut péremptoire.

Nul ne conteste plus maintenant les découvertes du savant professeur de Berlin. Son bacille pour tous est la cause unique et nécessaire de toute tuberculose. Cependant, après l'étude approfondie de ce micro-organisme, nous passerons en revue quelques opinions qui tendraient à faire admettre des variétés de formes, des états différents de ce même micro-organisme ; enfin nous examinerons la question très importante des associations bactériennes de la tuberculose. Le bacille reste toujours cause unique et essentielle de la lésion tuberculeuse, mais il est presque toujours accompagné de microbes différents qui donnent à la lésion des allures particulières et diverses.

# BACILLE DE LA TUBERCULOSE

C'est un bâtonnet de 3 à 6 μ de longueur en moyenne, pouvant atteindre 7 et même 8 μ. et de 3 à 5 dixièmes de μ de diamètre. Son diamètre est invariable dans toute sa longueur, il n'est ni étranglé à sa partie moyenne, ni renflé à ses extrémités; celles-ci, au contraire, paraissent très souvent acuminées légèrement. Une fois coloré par les procédés que nous étudierons bientôt, il se présente sous l'aspect d'un bâtonnet homogène, uniformément coloré. Quelquefois à un grossissement très fort 800 à 1.000 D., il semble constitué par un chapelet de petits grains fortement colorés. Ces bacilles sont en général recourbés, souvent en S, quelquefois en crochet à l'une des extrémités, toujours isolés les uns des autres. Il est presque impossible de les voir sans coloration préalable; cependant, au moyen d'une solution faible de potasse répandue sur la préparation, on les fait apparaître sous la forme de bâtonnets hyalins, incolores, toujours immobiles; leur diamètre dans ce cas est supérieur à celui qu'ils possèdent quand ils ont été desséchés et colorés. Ce microorganisme est aérobie; c'est-à-dire qu'il vit et ne peut vivre qu'en présence de l'oxygène, contrairement aux microbes anaérobies qui ne peuvent se développer qu'à l'abri de ce gaz. Cette nature aérobie des bacilles de Koch explique sa prédilection pour le tissu pulmonaire.

I

*Culture du Bacille de la Tuberculose.* — La culture de ce bacille est très délicate. Il se développe avec lenteur et surtout il est très difficile à isoler à l'état de pureté. On peut le cultiver sur différents milieux nutritifs, mais de préférence sur des milieux de nature animale. Il se développe difficilement sur les milieux végétaux tels que la pomme de terre par exemple.

Avant de parler des différents milieux qui ont été employés par les différents auteurs, voyons comment on peut arriver à se procurer des bacilles à l'état de pureté. Le meilleur moyen et le plus expéditif consiste à provoquer chez un animal, de préférence chez le cobaye, une tuberculose péritonéale en lui injectant dans la cavité abdominale un crachat bacillaire très facile à se procurer, dilué dans de l'eau distillée. On charge une seringue de Pravaz de ce mélange, puis après avoir rasé les poils de l'animal et soigneusement aseptisé l'instrument et la zone opératoire, on pince la paroi abdominale entre deux doigts en ayant soin de saisir toute l'épaisseur, puis on enfonce l'aiguille dans le pli ainsi formé. On pénètre de cette façon dans la cavité péritonéale sans crainte de blesser les organes sous-jacents. Au bout de 8 à 15 jours, 20 jours au maximum, le cobaye succombe, et à l'ouverture du ventre on trouve le péritoine couvert de granulations miliaires jeunes transparentes et dures, très nettes. Il est entendu que l'asepsie la plus parfaite est nécessaire. On détache une granulation que l'on porte dans un récipient très propre, godet en porcelaine ou verre de montre, puis on l'écrase avec une baguette de verre, ou une lame de platine. Cette manœuvre est assez difficile, car la granulation grise est très dure. On ajoute quelques gouttes d'eau distillée et stérile et on obtient ainsi un liquide qui tient en suspension des parcelles de granulation tuberculeuse et des bacilles à l'état de pureté. Avec une pointe de platine on porte ensuite à la surface du milieu nutritif une semence suffisamment virulente et ne contenant que le microorganisme que l'on veut cultiver. Ce procédé est le seul employé maintenant dans les laboratoires.

## II

*Procédé de Kitasato pour obtenir des cultures pures des bacillles tuberculeux.* — Dans sa récente communication sur les microbes de l'influenza, Kitasato avait annoncé qu'il publierait prochainement le procédé imaginé par Koch et qu'il avait employé pour isoler les bacilles tuberculeux contenus dans les crachats des autres organismes qui s'y trouvent également en grand nombre, et qui proviennent soit de la bouche, soit des foyers de suppuration ou de sphacèle accompagnant les lésions tuberculeuses pulmonaires. Ces divers microbes, ensemencés avec les bacilles de Koch, se multiplient beaucoup plus vite qu'eux, envahissent la culture et les empêchent de se développer. Or, pour se débarrasser de ces microbes surajoutés, voici le procédé que Kitasato vient d'indiquer dans le *Zeitschrift fur Hygiene.* Le malade expectore le matin dans un crachoir bien stérilisé et seulement des crachats provenant bien du poumon. Ces crachats sont alors lavés avec un grand soin en les faisant passer successivement dans 10 capsules remplies d'eau stérilisée. Si on prélève alors une parcelle du centre du crachat et qu'on l'examine, on constate que, la plupart du temps, les bacilles y sont à l'état de pureté ; aussi l'ensemencement sur agar glycériné ou sur sérum donne souvent naissance à des cultures pures se présentant sous forme de taches blanc opaque, arrondies, légèrement saillantes à la surface de la culture. Des parcelles de tissu malade recueillies dans les cavernes et traitées comme il vient d'être dit pour les crachats ont donné les mêmes résultats.

Kitasato a fait aussi cette remarque intéressante que le plus grand nombre des bacilles tuberculeux que l'on rencontre dans les crachats sont morts ; néanmoins, ils se coloreraient aussi bien que ceux qui sont encore vivants.

<h3 style="text-align:center">III</h3>

*Milieux nutritifs.* — Sur quel milieu nutritif allons-nous transporter ce liquide chargé de bacilles ? Il y a deux grandes sortes de milieux : des milieux de nature animale et des milieux végétaux. Je laisserai de côté les milieux végétaux tels que la pomme de terre, la carotte, sur lesquels le bacille de Koch se développe mal et très difficilement, pour ne m'occuper que des milieux animaux et principalement de celui de Nocard et Roux, seul employé maintenant.

Klebs, qui tenta le premier cette culture, se servit de l'albumine de l'œuf contenue dans des tubes aseptiques et à l'abri des poussières de l'air. Il se servit de fragments de matière caséeuse comme semence. Nous avons vu que ses résultats n'ont pas été bons et cela tenait sans doute à la graine dont il se servait. Les bacilles, en effet, sont très nombreux dans les lésions récentes, ils disparaissent presque complètement ou au moins perdent beaucoup de leur virulence dans les produits tuberculeux anciens. Dans la matière caséeuse on retrouve toujours plusieurs espèces de microbes qui se développent plus rapidement que le bacille de Koch.

Toussaint, qui cherchait aussi de son côté à cultiver et à isoler ce microbe encore inconnu, se servit comme milieu nutritif de bouillons faits avec de la viande de chat, de porc ou de lapin. Il recueillit ensuite du sang de vache tuberculeuse dans un récipient parfaitement aseptique, puis transporta le sérum formé après coagulation dans les tubes contenant les bouillons ci-dessus. Il se servit dans d'autres expériences de parcelles de poumon et de ganglions recueillis sur une vache morte tuberculeuse. Les bouillons se troublaient très rapidement et il ne parvint pas à obtenir une culture pure. Il lui manquait du reste le moyen qui a permis à Koch de faire sa belle découverte : le procédé de coloration spécial du bacille de la tuberculose.

Kock, qui réussit le premier cette culture, s'est servi comme milieu nutritif du sérum de sang de bœuf gélatinisé. On employa ensuite la gélatine peptonifiée, des bouillons de viande rendus solides au moyen de l'agar-agar ou de la gélatine, les œufs cuits durs et partagés par le milieu. Enfin Nocard et Roux ont donné la formule d'un milieu nutritif sur lequel le bacille se développe avec une facilité et une rapidité remarquables. Nous allons passer en revue ces différents milieux et indiquer la façon de les préparer.

Ces milieux sont solides ou liquides. On emploie de préférence les milieux solides à la température de 38°. Voici les milieux en usage dans les laboratoires :

> Le sérum gélatinisé ;
> La gélatine peptonifiée ;
> La gélose ou agar-agar peptonifiée ;
> Les œufs durs coupés par le milieu ;

Enfin, le milieu par excellence, seul employé aujourd'hui, dit milieu de Rocard et Roux :

> Agar-agar peptonifié, salé et glycériné.

## IV

*Sérum gélatinisé.* — On met à nu la veine jugulaire d'un animal, puis après avoir aseptisé la région et cautérisé superficiellement au fer rouge la paroi du vaisseau, on ponctionne la veine avec un trocart aseptique et l'on recueille le sang qui s'écoule dans des récipients stérilisés. On laisse la coagulation se faire à une basse température. Le caillot rétracté laisse autour de lui un liquide citrin clair, le sérum, que l'on transporte dans des tubes préparés à l'avance et stérilisés dans l'étuve à air chaud. Ces tubes, convenablement fermés par un tampon de ouate aseptique, sont placés inclinés dans une étuve et on les porte à une température de 66°. A cette température, le sérum se coagule tout en restant transparent, on peut alors relever les tubes qui présentent une large surface libre sur laquelle on pourra ensemencer les bacilles.

Ce procédé, employé par Koch, est très délicat, en ce sens qu'il est impossible de stériliser une dernière fois le milieu nutritif après cette série de manœuvres très compliquées. En effet, au-dessus de 70°, le sérum forme une masse analogue à du blanc d'œuf cuit et perd tous ses avantages. Aussi emploie-t-on maintenant des procédés plus pratiques.

## V

*Gélatine peptonifiée.* — C'est un mélange de bouillon, de viande et de gélatine en proportions déterminées. Le bouillon de viande se prépare de la façon suivante : On prend 500 gr. de viande de veau, dépouillée de graisse et de tissu conjonctif autant que possible, puis hachée. On y ajoute un litre d'eau distillée. Ce mélange est laissé vingt-quatre heures dans un ballon fermé tenu dans un bain de glace ou à défaut dans un endroit froid. Le tout est passé à travers un linge et on obtient ainsi un liquide rosé clair. On ajoute de l'eau distillée pour parfaire le litre, puis on l'additionne de 10 gr. de peptone sèche, de 5 gr. de sel marin et de 100 gr. de gélatine pure et incolore. On chauffe jusqu'à 60° pour dissoudre la gélatine. Le liquide est alcalinisé au moyen d'une solution de potasse ou de soude. Ce mélange est maintenu pendant une demi-heure encore au bain-marie, puis porté une heure dans l'étuve à vapeur. On filtre sur du papier Joseph dans l'entonnoir à double paroi et on place le mélange dans les tubes préparés à l'avance (15 gr. pour chaque tube en moyenne). Les tubes bouchés avec un tampon de ouate aseptique sont placés dans l'autoclave ou à défaut dans un bain de vapeur d'eau bouillante pendant une heure. Les tubes contiennent donc un milieu nutritif ainsi constitué :

Gélatine............ 10 %
Peptone sèche...... 1 %
Sel marin......... 1/2 %

Ce milieu se liquéfie à la température de 25°. Il ne peut donc être employé comme milieu solide pour la culture du bacille de Koch, car à cette température ce bacille ne se développe pas. On peut cependant obtenir des cultures très bonnes dans ce milieu maintenu à la température de 37°.

## VI

*Procédé de Nocard et Roux.* — Le procédé par excellence est celui de Nocard et Roux : Agar-agar peptonifié, salé et glycériné. Avec l'agar-agar ou gélose on obtient un milieu solide qui ne se liquéfie plus avant 60°, un peu moins transparent que les milieux gélatinisés ; mais cela a peu d'importance puisque la culture du bacille de Koch reste toujours superficielle sans pousser de prolongements dans la profondeur. On prépare d'abord un litre de bouillon de viande comme pour la gélatine peptonifiée. On ajoute à ce bouillon 10 % de peptone sèche, 0,05 % de sel marin et 5 % de glycérine neutre et chimiquement pure. On prépare ensuite l'agar-agar. La dose moyenne est de 20 gr. d'agar-agar sec pour un litre de bouillon. Cet agar-agar est placé pendant 48 heures dans de l'eau froide. Il se gonfle, se ramollit. On place alors ce mélange sur un feu modéré pour que l'ébullition mette au moins une heure à se produire. La liquéfaction est alors complète. On filtre sur un tampon de ouate hydrophile et le liquide clair ainsi obtenu est mélangé avant le refroidissement avec le bouillon glycériné préparé d'avance. On porte aussi avant le refroidissement ce mélange dans les tubes préparés et on les met dans l'autoclave.

Les tubes retirés après stérilisation sont alors placés dans une position inclinée convenable et on laisse la solidification se faire. On obtient ainsi un milieu clair et transparent légèrement coloré qui restera solide à la température de 38°, température la plus convenable au développement de la culture du bacille de Koch. Le milieu de Nocard et Roux se compose en résumé d'un bouillon de viande renfermant :

| | |
|---|---|
| Peptone sèche......... | 1 % |
| Sel.................. | ½ % |
| Glycérine............ | 5 % |
| Agar-agar sec......... | 20 gr. pour un litre. |

## VII

*Ensemencement.* — Les bouillons, une fois préparés, doivent être ensemencés. On prend pour cela une tige de platine fixée à l'extrémité d'une baguette de verre. Le tout est stérilisé à l'étuve et le platine flambé préalablement. On charge la pointe de liquide tenant en suspension des bacilles et on étale ce liquide à la surface du bouillon. On peut faire des stries ou des piqûres isolées. Il est inutile de pénétrer profondément dans l'épaisseur du milieu, les colonies ne se développent en effet qu'à la surface du bouillon et jamais .dans la profondeur. On peut aussi porter sur la surface nutritive un fragment de matière tuberculeuse ou d'un organe tuberculeux. Nous avons étudié au début de cet article le meilleur procédé pour se procurer des bacilles purs.

On peut, ai-je dit, ensemencer un bouillon avec un fragment de granulation ou d'organe tuberculeux. Dans ce cas on voit se développer tout autour de ce fragment une zone opalescente en auréole qui s'étend très lentement. On recueille avec tous les soins voulus au moyen de la tige de platine des parcelles de cette auréole qui est formée par une colonie de bacilles de Koch et on les transporte sur la surface de nouveaux tubes préparés. On assiste alors à un développement beaucoup plus rapide et plus régulier des colonies du bacille de la tuberculose. Ce n'est donc qu'après une deuxième transplantation que l'on peut obtenir une belle culture.

## VIII

*Marche de la culture.* — Les cultures, les premiers jours, ne présentent aucun changement s'il ne s'y trouve aucun microbe étranger. Les bouillons doivent rester clairs, et les cultures de Toussaint qui se troublaient dès le lendemain de l'ensemencement étaient certainement impures.

Avec le sérum gélatinisé ou la gélatine peptonifiée, le développement ne commence que vers le dixième jour et même le quinzième jour. On voit apparaître à ce moment de petites taches blanchâtres ou grisâtres formant des pellicules minces ou des grains séparés. Ces premiers îlots transportés sur d'autres tubes et étalés sur une large surface donnent alors de belles cultures très riches. On voit après ce nouvel ensemencement se développer des îlots nombreux séparés les uns des autres, grisâtres ou blancs-jaunâtres qui ne tardent pas à se réunir et à former, au bout de trois ou quatre semaines, des membranes plus denses, plus épaisses, formées de colonies pures de bacilles de Koch. Ces membranes sont toujours superficielles et adhèrent très peu au milieu nutritif sous-jacent. Elles ne liquéfient pas la gélatine. Elles ne pénètrent pas dans le liquide qui s'accumule à la partie inférieure du tube. Dans les bouillons ordinaires non glycérinés les cultures forment des plaques sèches, écailleuses, nacrées, qui se brisent très facilement et n'adhèrent pas. Quand on emploie la gélose glycérinée de Nocard et Roux, le développement est plus rapide et plus intense. Dès le quatrième jour, la colonie apparaît et au bout de douze jours on a obtenu des plaques beaucoup plus épaisses, mamelonnées, d'apparence grasses, plus foncées en couleur d'un gris-jaune plus accentué. Elles n'ont plus leur aspect nacré et sont moins fragiles.

La culture atteint son maximum de développement au bout de quatre semaines et ne change plus. La température à laquelle les cultures se développent le mieux est 37°5 à 38°, au-dessous le développement est moins rapide et à 40° la marche de la culture s'arrête. De même une température de 42° empêche la pullulation sur les milieux nutritifs. La culture, une fois arrivée à son complet développement, peut être conservée pendant plusieurs mois sans perdre de virulence. On peut se servir de cultures déjà développées pour ensemencer de nouveaux bouillons, mais au bout de la quatrième génération la virulence diminue considérablement : il suffit alors de refaire passer ces bacilles atténués par des cultures successives, dans le corps d'un animal pour leur rendre toute leur virulence primitive.

Le bacille de Koch présente ceci de particulier que la puissance de son activité est comprise entre quelques degrés centigrades, 35° à 42°.

L'homme est donc un milieu très favorable à son développement. Par contre, nous verrons bientôt combien sa virulence est persistante et combien il résiste aux agents extérieurs.

A un faible grossissement, 50 D, on voit que les colonies de bacilles qui composent les membranes superficielles de la culture se montrent sous la forme de lignes fines ondulées contournées en zig-zag ou en S formant quelquefois de véritables paraphes. Pour examiner une de ces colonies il suffit de recouvrir d'une lamelle la surface du milieu nutritif où elle s'est développée et de colorer par les procédés ordinaires. On voit alors que ces lignes ondulées, ces sortes de serpents plus larges à leur partie moyenne sont constitués par une infinité de bacilles de Koch, plus larges et plus longs que dans les crachats, et se présentant tous avec leur grand axe parallèle à celui de la colonie. Ils sont placés les uns devant les autres sans cependant se confondre par leurs extrémités. Ils ne sont pas non plus accolés mais séparés par une substance agglutinante indéterminée. Sur les cultures anciennes et à un fort grossissement, on trouve de nombreux bacilles présentant soit à leurs extrémités, soit en leur partie moyenne des grains plus volumineux et plus fortement colorés qui, pour Koch, seraient des spores.

## IX

*Culture expérimentale sur les animaux.* — Le bacille de Koch se cultive et se développe très bien sur des milieux nutritifs artificiels de nature animale. Avec des précautions énormes Pawlowski est arrivé à cultiver ce bacille sur la pomme de terre, mais il dut employer comme semence, pour réussir, le produit de cultures développées sur des bouillons ordinaires. Quoiqu'il en soit, ce moyen n'est pas pratique et n'est pas employé. L'expérience de Pawlowski a cependant fait connaître une propriété nouvelle du bacille de Koch, celle de pouvoir vivre sur des milieux végétaux, propriété que jusqu'alors on n'admettait pas.

Un autre procédé de culture du bacille est la culture sur les animaux.

L'inoculation de produits tuberculeux à un animal quelconque, n'est en réalité qu'une culture expérimentale. Baumgarten, dans cet ordre d'idées, a trouvé un procédé très curieux et très ingénieux qui permet d'assister sur l'animal au développement d'une colonie tuberculeuse, comme dans un tube de verre. Ce procédé consiste à introduire des bacilles à l'état de pureté dans la chambre anté- rieure de l'œil d'un lapin. Si l'on a le soin de s'entourer de toutes les précautions nécessaires pour opérer d'une façon parfaitement aseptique on ne voit aucune trace d'inflammation de la plaie cornéenne produite par l'introduction dans la chambre antérieure de l'œil, par l'instrument porteur de la semence virulente. Cette plaie se reforme très vite et à travers la cornée restée transparente et normale on assiste comme sous un verre de montre à la pullu- lation des bacilles, au développement d'une culture dont on peut suivre toutes les phases.

## X

*Vitalité et virulence du bacille*. — Le bacille de Koch ne vit ou mieux ne se développe, nous le savons, qu'à une température très voisine de 37°. Au contraire, sa virulence se conserve presque indé- finiment et il est très résistant aux agents physiques ou chimiques.

Nous savons déjà que des cultures arrivées au summum de leur développement peuvent être conservées de longs mois sans que les colonies perdent de leur virulence.

En dehors de l'organisme et des milieux nutritifs artificiels, le bacille de Koch est aussi très résistant. La virulence persiste pen- dant quarante jours dans un crachat en putréfaction, et d'après les expérimentateurs Cornil, Malassez, Schuller, on a pu reproduire la tuberculose en inoculant à des animaux des crachats conservés pendant six mois.

Ce bacille résiste à la dessiccation et une fois desséché et mélangé aux poussières de l'air il peut conserver indéfiniment sa virulence. Il est évident que cette propriété explique pourquoi la contagion de la tuberculose est si facile et par l'inhalation et par l'introduc- tion dans l'organisme de poussières bacillaires. On voit quelle est la nécessité de supprimer autant que possible les produits d'expec- toration des phtisiques. Les crachats répandus sur le sol dans les appartements laissent libres une quantité de bacilles qui sont tout prêts à reproduire la tuberculose. L'inhalation des bacilles est évidémment la cause de contagion la plus fréquente. Il n'est même pas nécessaire, pour que le microbe inhalé se greffe sur le poumon, que le revêtement épithélial ait perdu son intégrité, comme le soutient Koch, à la suite d'une bronchite par exemple.

Galtier a établi que la matière tuberculeuse chauffée pendant vingt minutes à 60° et pendant dix minutes à 70° pouvait encore infecter des cobayes. Par des expériences analogues, en desséchant complètement des crachats par un long séjour à l'étuve à 30°, il a établi la résistance des bacilles à la dessiccation. La macération dans l'eau et la putréfaction laissent persister longtemps la virulence. La congélation à 8° permet encore au liquide, après dégel, de reproduire des tubercules par inoculation.

Le meilleur moyen de détruire les bacilles de Koch dans les sécrétions pathologiques, crachats, pus, urine, selles diarrhéiques et sur les linges souillés par ces sécrétions, est le feu ou l'ébullition. Les linges et les crachoirs devront donc toujours être soumis à l'ébullition pendant un quart d'heure au moins. C'est le seul moyen qui permette de détruire sûrement les bacilles de la tuberculose. On voit aussi quel est le danger de boire du lait non bouilli de vache tuberculeuse ou de manger des viandes tuberculeuses, insuffisamment stérilisées par la cuisson, et à plus forte raison des viandes crues.

On a essayé l'action des divers antiseptiques connus sur le bacille de Koch. Schuller et Fischer ont rendu inactifs des bacilles de la tuberculose après un séjour de quelques heures dans l'alcool absolu, l'ammoniaque, l'acide salicylique. Le sublimé corrosif en liqueur de Van Swieten et même plus concentré est incapable de détruire le bacille. L'acide phénique à 5 % ne rend un crachat stérile qu'après vingt-quatre heures de contact.

Villemin, dans sa thèse de doctorat, a étudié l'action des divers antiseptiques connus sur le bacille de Koch. Il a étudié en même temps l'action d'une quantité de corps chimiques sur les cultures de ce bacille. Nous allons prendre ses résultats pour quelques corps employés en thérapeutique.

Les vapeurs d'acide sulfureux ont une action marquée sur le développement des cultures. Quand on instille dans un tube plus d'une goutte d'acide sulfureux en solution aqueuse saturée, il y a arrêt complet de développement.

L'acide hydrofluosilicique a donné des résultats remarquables, jamais cet auteur n'a vu la culture se développer avec des doses de $\frac{1}{1000}$ et même de $\frac{1}{5000}$.

L'acide borique semble nuire au développement du bacille, mais à des doses élevées. L'iodure mercurique à saturation dans les milieux nutritifs, c'est-à-dire en solution maxima de 1 pour 150 d'eau, n'a nullement entravé la marche de la pullulation.

Le chloroforme, l'éther, ralentissent le développement mais permettent cependant d'obtenir de bonnes cultures.

L'iodoforme mélangé en poudre fine à l'agar-agar ou simplement répandu à la surface a toujours produit un léger retard dans le développement, mais la culture n'en était pas moins évidente. Les tubes ont toujours permis de sentir une forte odeur d'iodoforme.

La créosote en vapeur n'entrave en aucune façon la marche des cultures, ainsi que l'acide salycilique, même en solution de $\frac{1}{200}$ Le salol n'entrave légèrement qu'à $\frac{1}{1000}$.

L'essence d'eucalyptus n'a aucune action sur la culture même en vapeurs saturées, le développement est parfait, etc. Et P. Villemin conclut ainsi : « Le bacille de la tuberculose présente une résistance » vitale considérable; on peut retarder son développement, faire » que sa prolifération s'accomplisse avec une grande lenteur ; on » ne peut que difficilement l'arrêter complètement.

» Nous ferons encore remarquer combien on pourrait se » méprendre en tentant la cure des tubercules par un certain nom- » bre de substances chimiques réputées très antiseptiques. Elles le » sont effectivement, mais sur d'autres espèces bactériennes ; tels : » le biiodure de mercure, l'acide benzoïque, l'acide salicylique, le » borax. Leur efficacité est nulle contre la bacille de la tuberculose.»

Parmi les substances vraiment actives, et entravant absolument la culture, Villemin cite : l'acide hydrofluosilicique, l'ammoniaque, le fluosilicate de fer ou de potasse, le polysulfure de potassium, le silicate de soude. Un seul de ces corps a été employé en thérapeutique, c'est l'acide fluorhydrique, et il n'a point en clinique donné les résultats que l'expérimentation pouvait faire espérer. En résumé le bacille de Koch est d'une résistance remarquable à tous les agents. Les quelques corps qui peuvent le détruire ou nuire à son développement sont ou des poisons violents pour l'organisme ou demandent des doses trop élevées pour être employés sans danger en thérapeutique.

# RECHERCHE DU BACILLE

*Recherche des bacilles dans les organes tuberculeux et les sécrétions pathologiques. = Procédés de coloration.* = Le bacille de la tuberculose ne se voit pas sans coloration préalable, c'est à peine si on peut le rendre évident au moyen de la potasse caustique suivant le procédé de Baumgarten. En tout cas la coloration par les procédés classiques est en même temps un caractère distinctif de première importance du bacille de Koch. Sa forme, en effet, ne lui est pas absolument spéciale, d'autres bacilles pourraient être confondus avec lui : celui de la lèpre par exemple. Mais à sa forme déjà assez caractéristique (le bacille de la lèpre pouvant être considéré comme une rareté) vient se joindre un caractère histochimique primordial qui lève tous les doutes ; c'est la coloration lente, mais persistante, par les couleurs alcalines d'aniline et sa non décoloration par les acides azotique ou sulfurique. Lorsqu'on obtient ce caractère on est bien en présence des bacilles de Koch.

## I

*Procédé de Koch.* = Le liquide colorant dont Koch s'est servi en premier lieu est composé de 200 c. cubes d'eau distillée additionnée de 1 c. cube d'une solution alcaline concentrée de violet de méthyle et de 2 c. cubes de solution à 10 pour % de potasse caustique. Il ne s'en servait qu'après s'être assuré au bout de quelques jours de la persistance parfaite de la limpidité. Il y laissait vingt-quatre heures les coupes à examiner à froid et douze heures en chauffant à 40° centigrades.

La coupe retirée et lavée pour enlever l'excès de matière colorante était placée sur la lame porte objet, recouverte d'une lamelle sous laquelle on faisait glisser une goutte de solution aqueuse concentrée de vésuvine préalablement filtrée. La préparation paraissait complètement brune à l'œil nu, mais au microscope les bacilles étaient fortement colorés en violet sur un fond brun.

J'ai rappelé ce procédé parce qu'il est le premier en date et a été imaginé par Robert Koch. Il n'a plus qu'une importance historique, Koch lui-même l'ayant abandonné dès qu'Ehrlich eut fait connaître le procédé qui porte son nom et qui est devenu classique.

## II

*Procédé d'Ehrlich.* —Voici comment Ehrlich décrit sa méthode dans le *Zeitsch. für Klin. med., tome V* : on place entre deux lamelles de verre très minces et très planes une petite quantité de matière tuberculeuse et on les fait glisser l'une sur l'autre de façon à l'écraser et à l'étendre uniformément sur toute la surface. On les sépare ensuite quand la préparation est devenue opalescente en les faisant glisser l'une sur l'autre. Ces lamelles sont laissées à l'air jusqu'à la dessiccation, puis passées rapidement dans la flamme pour fixer l'albumine. Le liquide colorant est obtenu de la façon suivante : on sature d'aniline une certaine quantité d'eau en secouant celle-ci dans un flacon avec de l'huile d'aniline en excès, puis on filtre. On a ainsi un liquide clair auquel on ajoute goutte à goutte une solution alcoolique saturée de fuschine ou de violet de méthyle jusqu'à ce qu'il devienne opalescent. On filtre ce liquide, et c'est à la surface de ce liquide qu'on déposera les lamelles qui doivent surnager. On les laisse vingt-quatre heures à froid ou cinq à six heures seulement, si on a soin de porter la lamelle à 40° centigrades.

Après ce laps de temps on retire les lamelles, et pour enlever l'excès de matière colorante sans diminuer la coloration des bacilles, on lave pendant quelques instants les lamelles sous un filet d'eau distillée puis on les plonge dans un mélange de 1 volume d'acide nitrique pour 2 volumes d'eau jusqu'à décoloration complète de la préparation. Le temps nécessaire à cette manœuvre est variable et l'on peut la recommencer plusieurs fois s'il y a lieu.

Les lamelles sont déshydratées par l'alcool absolu, éclaircies à l'essence de girofle et montées soit dans le baume de Canada soit dans un mélange à parties égales de gomme et de glycérine.

On voit que dans ce procédé l'alcalinité du bain colorant est donnée par l'aniline au lieu de la potasse. L'aniline altère moins les éléments anatomiques et les bacilles sont plus fortement colorés avec ce procédé, plus rapide et plus sûr.

Tel est le principe que nous retrouverons dans tous les procédés que nous exposerons plus tard : coloration avec des couleurs d'aniline alcaline, décoloration par des acides forts. On peut ensuite recolorer les parties décolorées de la préparation avec une nouvelle teinte : bleue verte ou brune qui fait ressortir davantage les bacilles rouges si on a employé la fuschine, ou violet si on s'est servi du violet de méthyle.

Nous étudierons quelques autres procédés à propos de la recherche des bacilles dans les crachats.

## III

*Bacilles dans les crachats.* — Le bacille de Koch, cause unique et nécessaire de toute lésion tuberculeuse, doit se trouver dans tous les produits tuberculeux. Il se trouvera aussi dans tous les produits de secrétion provenant d'un organe atteint de tuberculose : dans les crachats, quand les voies aériennes seront atteintes de lésions bacillaires, dans le lait quand ce sera la mamelle, dans l'urine quand les organes urinaires seront malades, dans le pus qui s'écoule d'un trajet fistuleux partant d'un foyer osseux ou ganglionnaire.

Cette loi doit être admise, mais ainsi exposée elle est trop rigoureuse. Il arrive que des crachats de phtisiques avérés ne contiennent pas de bacilles, du moins au moment où on les examine et dans le point examiné. Il faut, en effet, que le tubercule se désagrège, se fonde, s'élimine pour qu'on rencontre des bacilles dans les sécrétions.

La présence de bacilles de Koch dans les crachats est un signe de certitude absolue d'une phtisie pulmonaire quelle qu'en soit la forme, ou d'une tuberculose des voies aériennes. En un mot, la présence des bacilles entraîne la certitude sur la nature d'une lésion jusque-là douteuse. C'est donc un procédé précieux de diagnostic dont tous les praticiens doivent pouvoir se servir. Cependant la réciproque n'est pas vraie et l'on ne peut pas dire, par exemple : Pas de bacilles sous le champ du microscope, donc pas de tuberculose. Ainsi donc ce signe précieux n'est pas absolument constant et, chose plus importante encore, c'est un signe en général tardif, qui ne survient surtout pour le poumon qu'au moment où les tubercules se désagrègent, s'ulcèrent, alors qu'il est trop tard pour intervenir, alors que la lésion le plus souvent est trop avancée pour pouvoir rétrocéder ou guérir.

Dans les formes aiguës de la tuberculose pulmonaire la recherche des bacilles est d'un grand secours. Ils existent dès le début en grande abondance et dans tous les cas. Il n'en est pas de même de la phtisie chronique. Il est de règle en effet que les bacilles n'apparaissent dans les crachats qu'au moment du ramollissement des tubercules, au moment de la formation des excavations pulmonaires. Or, à ce moment, il est trop tard pour intervenir, la période de curabilité de la phtisie est terminée, cette maladie n'est vraiment curable qu'à sa période initiale. Il ne faut donc pas compter exclusivement sur les bacilles pour faire un diagnostic. Se fier à ce signe pour établir son pronostic, attendre la découverte d'un bacille pour commencer un traitement, serait se laisser bercer par une fausse sécurité, et n'intervenir qu'au moment où l'organisme nous apprend qu'il n'y a plus rien à faire.

Cependant, tout ce que je viens de dire n'enlève rien à l'importance de la recherche du bacille, qui est toujours d'un grand secours. On a vu souvent dès le début de la tuberculose des bacilles dans les produits d'expectoration. On en trouve presque toujours dans le sang des hémoptysies ou mieux dans les crachats sanguinolents rendus à la suite de ces hémorrhagies pulmonaires. Il faut donc rechercher toujours les bacilles dans les cas douteux, sans négliger toutefois les renseignements que peut donner l'auscultation du poumon.

## IV

*Préparation d'un crachat.* — On place entre deux lamelles un fragment de crachat, on l'écrase puis on sépare les deux lamelles en les faisant glisser. Une fois sèches on passe ces lamelles à la flamme pour fixer l'albumine et on n'a plus qu'à colorer. Nous connaissons déjà le procédé classique d'Ehrlich, je n'y reviendrai pas; mais je veux donner ici quelques procédés rapides et très usuels à la portée de tous.

## V

*Procédé de Ziehl.* — Le liquide tinctorial est le suivant :

| | |
|---|---|
| Fuchsine cristallisée.................... | 1 gr. |
| Alcool absolu......................... | 10 gr. |
| Acide phénique....................... | 5 gr. |

Eau distillée q. s. pour 100 gr. de solution.

On chauffe à 40° cette solution placée dans un godet et on place à la surface les lamelles pendant cinq à dix minutes au plus. On retire les lamelles, on les lave à l'eau distillée pour enlever l'excès de matière colorante, puis on les plonge pendant quelques secondes dans cette deuxième solution.

| | | | | | |
|---|---|---|---|---|---|
| Acide sulfurique..... | 10 gr. | ou | Acide azotique..... | 10 gr. |
| Eau distillée ........ | 30 gr. | | Eau distillée ...... | 30 gr. |

On laisse les lamelles jusqu'à décoloration complète, on les lave à l'eau distillée, les déshydrate à l'alcool absolu, puis on les monte au baume de Canada, après éclaircissement à l'essence de girofle.

Au microscope on voit alors tous les éléments anatomiques clairs et décolorés, les bacilles seuls se détachent en rouge et sont très faciles à reconnaître.

Ce procédé, on le voit, est à coloration unique. On peut aussi colorer les bacilles par le même procédé en substituant à la fuchsine le violet de méthyle ou le bleu de méthylène.

A côté de ces procédés à simple coloration, il en existe d'autres un peu plus compliqués, mais plus élégants, ce sont les procédés à double coloration.

Ils consistent tout simplement en ceci. Une fois la décoloration obtenue avec l'acide azotique au $\frac{1}{3}$ dans le procédé d'Ehrlich, on replace la préparation dans un nouveau bain colorant contenant une couleur différente de la première employée : le bleu de méthylène ou le vert de malachite ou la vésuvine. Les bacilles colorés ne fixent pas de nouvelle couleur et restent rouges, le fond de la préparation fixe cette nouvelle matière colorante; on a alors des bacilles rouges, par exemple, se détachant sur un fond bleu, vert ou brun.

Parmi ces procédés à double coloration, je décrirai le procédé de Fraënkel tout entier. Dans ce procédé on simplifie les manœuvres en combinant les deux dernières phases de l'opération, décoloration et recoloration.

### VI

*Procédé rapide de coloration, décoloration et recoloration ou procédé de Fraënkel.* — On fait bouillir dans un tube de verre quatre à cinq centimètres cubes de cette solution :

| | |
|---|---|
| Eau distillée............. | 100 gr. |
| Huile d'aniline.......... | 3 gr. |
| Alcool pur.............. | 5 gr. |

On verse cette solution dans un godet et on ajoute cinq gouttes de solution très concentrée de fuchsine ou mieux de rubine; cinq à six minutes suffisent pour colorer à chaud. On retire la lamelle, on la lave et on la plonge pendant une minute dans cette deuxième solution froide et contenue dans un godet.

| | |
|---|---|
| Eau d'aniline............... | 30 gr. |
| Acide nitrique pur........... | 20 gr. |
| Alcool pur.................. | 50 gr. |
| Bleu de méthylène à saturation. | |

La lamelle est lavée, déshydratée à l'alcool absolu, éclaircie à l'essence, et montée au baume de Canada. Les bacilles sont colorés en rouge sur un fond bleu.

Par ces divers procédés on arrive facilement à décéler la présence des bacilles dans un crachat. Ils sont plus ou moins nombreux. Au début de la phtisie chronique, ils sont exceptionnels. Ils sont surtout nombreux quand il existe dans le poumon de grandes excavations en voie de formation. Dans le cas de granulie aiguë, il sont absolument rares. En résumé, ils n'apparaissent dans un crachat qu'au moment de la désintégration du tubercule pneumonique ou granulique.

## VII

*Bacilles dans les urines.* — Quand les voies urinaires sont atteintes de tuberculose, rein, urèthre, vessie, prostate, on retrouve en général des bacilles dans l'urine. La découverte de ces bacilles est souvent d'un grand secours pour déterminer la nature d'une lésion de cet appareil. On emploie les mêmes procédés de coloration que pour les crachats et le même manuel opératoire. Il est inutile de dire que les bacilles se présentent comme dans les crachats ou libres, ou inclus dans les cellules de pus ou quelquefois dans les cellules épithéliales.

## VIII

*Autres localisations de la tuberculose.* — On retrouve des bacilles et on peut les rechercher dans une foule d'autres lésions tuberculeuses : selles diarrhéiques, écoulement utérin ou vaginal, pus d'une fistule, à la surface des ulcérations tuberculeuses de la langue, des amygdales, du larynx, de la peau. Il est à remarquer que les bacilles sont beaucoup plus rares dans les tuberculoses chirurgicales. Il est très difficile d'en trouver dans les fongosités articulaires de tumeur blanche par exemple. Je n'insiste pas davantage sur cette question qui sort de mon sujet.

# DIFFÉRENTS ÉTATS DU BACILLE DE KOCH

*Spores.* — Si on laisse, comme le fit Cornil, des crachats dans un tube fermé pendant trois semaines, ces crachats se putréfient et perdent leur consistance muqueuse. Si on examine alors ces crachats après coloration suivant les procédés connus, on trouve à un grossissement de 800 D que les bacilles qui s'y rencontrent sont formés d'un chapelet de petits grains colorés, bien distincts. Il est probable que cette apparence est due à la coloration du protoplasma du bacille qui s'est fragmenté ou à des spores.

Babès est arrivé à démontrer l'existence des spores du bacille de Koch. Il a fortement coloré des cultures pures de bacilles par un séjour prolongé dans la solution d'Ehrlich, puis il les a décolorées fortement et recolorées par du bleu de méthylène. Il a ainsi obtenu des bacilles colorés en bleu dans lesquels un ou deux grains restaient colorés en rouge, les grains en général terminaux situés aux extrémités, sont arrondis et d'un volume un peu plus considérable que le bâtonnet. Babès croit que ce sont des spores. Il faut admettre cette opinion, car ces grains présentent la réaction caractéristique des spores indiquée par Bienstock, Neisser, Hueppe. Ils ne se décolorent pas par l'action prolongée du sulfure de sodium.

Mais il semble que la forme bacillaire n'est pas la seule que puisse revêtir le bacille de Koch. Ce bacille ne serait qu'un état particulier d'un même micro-organisme, et ceci résulte des expériences et des recherches de MM. Vignal et Malassez. Nous avons vu qu'on admettait la forme « spore ». Malassez et Vignal, en étudiant des tuberculoses manifestes, furent frappés de n'y rencontrer aucun bacille. Ils arrivèrent alors à déceler dans ces produits d'apparence tuberculeuse des zoogloées de microcoques qu'ils colorèrent assez difficilement par le procédé suivant. Ils employaient le bleu de méthylène. Ils plaçaient pendant un jour les coupes dans un bain ainsi préparé :

Eau distillée............................. 9 c. cubes.
Solution concentrée de bleu dans l'alcool à 90°  1 c. cube.

Ils décoloraient ensuite par cette solution :

Solution aqueuse de carbonate de soude à 2 %... 2 vol.
Alcool absolu............................. 1 vol.

Ces tuberculoses à zooglœés inoculées reproduisirent des tuberculoses zooglœiques toujours sans bacilles. Il faudrait donc admettre que ces zooglœés de microcoques ne sont qu'un état particulier
d'un même microbe pouvant se présenter tantôt sous la forme
bacillaire, tantôt, mais plus rarement, sous la forme de zooglœés
de microcoques.

Ces recherches ont encore besoin d'être approfondies pour être
définitivement admises et classées dans la science.

# TUBERCULOSES SPONTANÉES DES ANIMAUX
## ET LEURS BACILLES.

Aucun animal à sang chaud, dit Koch, ne s'est jusqu'à présent montré complètement réfractaire à l'infection tuberculeuse. Nous verrons dans le cours de cet article quelles restrictions doivent être apportées à cette opinion au point de vue du bacille pathogène et de son évolution dans les différentes espèces animales. Chez tous les animaux le bacille de Koch peut se développer mais à des degrés divers, nous retrouvons là l'influence du terrain. D'autre part, dans les tuberculoses spontanées des animaux, notamment celle des oiseaux, il y a lieu, nous le verrons, de faire une différence capitale entre le bacille de ces lésions et celui des lésions de l'homme et des mammifères en général.

## I

La tuberculose spontanée des animaux la plus intéressante au point de vue des considérations étiologiques de la tuberculose humaine qui en découlent est évidemment celle des bovidés.

La phtisie des vaches ou pommelière est très commune. Sa marche est généralement lente et insidieuse, la santé, pendant de longs mois, peut paraître parfaite chez une vache atteinte de pommelière. Les lésions sont identiques à celles de l'homme et le bacille est le même. La transformation calcaire des tubercules est cependant plus fréquente. Les lésions de la mamelle sont aussi une localisation fréquente de la pommelière et cela sans que la mamelle ou le lait ne présentent pendant six mois et même davantage de lésions ou de modifications appréciables.

De là, l'importance capitale de n'user que de lait bouilli, c'est-à-dire stérilisé. L'ébullition suffit, en effet, à détruire absolument les bacilles que peut contenir le lait. L'usage de la viande crue doit être autant que possible prohibé, surtout quand on n'en connaît pas la provenance.

Koch a étudié les lésions de la pommelière et leur bacille pathogène et arrive à ces conclusions, admises aujourd'hui par tous les auteurs, que la tuberculose des vaches et son bacille pathogène sont absolument identiques et à la tuberculose humaine et au bacille qui la détermine. Koch fait aussi remarquer que ces bacilles sont en général assez rares dans les lésions de la tuberculose bovine : mais la culture de ces germes se présente sous.les mêmes aspects et inoculés à des animaux reproduisent exactement les mêmes lésions que les cultures de tuberculose humaine. Donc il y a identité absolue entre les deux maladies (Chauveau, Congrès de 1891).

Pour Koch le lait n'est virulent, ou mieux bacillaire, que si la mamelle est malade. Mais Bang a fait à ce sujet des expériences qui l'ont amené à conclure que le lait peut contenir des bacilles, même quand la mamelle est saine. Les inoculations de H. Martin avec le lait pris au hasard dans Paris auprès des laitiers qui s'installent sous les portes cochères lui ont donné un grand nombre de résultats positifs :

*Le cheval, le porc et le mouton* présentent souvent des lésions tuberculeuses analogues aux lésions de la tuberculose humaine. Le bacille pathogène est le même et possède les mêmes propriétés ; sa virulence n'est point diminuée ni augmentée. Les cultures et les inoculations ont donné les mêmes résultats que pour la tuberculose bovine (Nocard, Congrès de 1891).

## II

*La chèvre* paraît plus réfractaire à la tuberculose. Du moins jusqu'à ce jour on n'a pas cité d'observations permettant d'admettre qu'on a trouvé des lésions tuberculeuses chez cet animal. A quoi tient cette immunité apparente et qu'il faut admettre jusqu'à nouvel ordre faute de preuves du contraire. On ne peut alléguer que la chèvre est moins exposée à la contagion, car dans les campagnes la chèvre, que l'on a appelé la vache du pauvre, vit le plus souvent au milieu de la famille et l'on sait combien la phtisie fait de victimes dans les familles pauvres des campagnes et des montagnes.

Nous avons essayé une fois d'inoculer sous la peau à une chèvre le produit d'une culture de bacille de Koch. Trois mois après, à l'autopsie, nous n'avons retrouvé aucune lésion au niveau du point d'inoculation ni dans les ganglions les plus voisins. Dans le poumon aucune granulation, mais une petite caverne de la grosseur d'une amande et en voie de cicatrisation. On ne peut rien induire évidemment d'une seule expérience, mais on est autorisé à dire cependant que la chèvre résiste à l'infection tuberculeuse ou du moins peut lutter avec succès contre les bacilles et guérir des lésions qu'ils ont provoquées dans son organisme.

Il n'en est pas de même du *chien*. Nous avons rapporté au dernier Congrès de la tuberculose deux observations bien concluantes, dont une accompagnée de pièces anatomiques, où la tuberculose ne peut être contestée.

Le singe transporté dans nos climats devient très facilement tuberculeux par contagion ; c'est ce qui semble prouvé par les dernières expériences de Krishaber et de Dieulafoy. On n'a pas connaissance de tuberculose spontanée chez les animaux à l'état de liberté, Krishaber et Dieulafoy ont démontré que la quantité énorme de singes mourant de phthisie était due au manque absolu d'hygiène et de précautions en vue de garantir ces animaux des causes de contagions nombreuses auxquels ils sont exposés dans les laboratoires ou ailleurs.

III

*Tuberculose des gallinacés.* — Longtemps méconnue et confondue avec la diphtérie, la tuberculose aviaire est maintenant bien établie. Un seul point reste encore à l'étude, c'est de savoir si le bacille de ces tuberculoses est le même que celui de la tuberculose humaine ou s'il n'est qu'une variété d'une même espèce. Les derniers travaux semblent prouver que cette dernière opinion est la bonne.

C'est à Koch et ensuite à Ribbert que l'on doit la connaissance de la tuberculose aviaire et la démonstration de la nature bacillaire de cette maladie. Rivolta, Maffucci et Koch nièrent l'identité du bacille aviaire et du bacille de la tuberculose humaine.

Les lésions anatomo-pathologiques des deux tuberculoses sont absolument identiques au point de vue de leur structure histologique. La question de l'identité des deux bacilles a été l'objet dans le dernier Congrès de la tuberculose (1891), de nombreuses et importantes communications que nous allons résumer.

# DIFFÉRENTES VARIÉTÉS DE BACILLES

MM. Straus et Gamaléia soutiennent l'opinion de la non identité des deux bacilles. Le bacille aviaire serait une espèce voisine, mais différente du bacille de la tuberculose humaine. Leur opinion est basée sur les considérations suivantes :

## I

1º *Différence des cultures.* — L'aspect des cultures permet à première vue de différencier les cultures du bacille de Koch de celles du bacille aviaire. Les cultures de la tuberculose humaine sont sèches, écailleuses ou verruqueuses, ternes et dures ; celles du bacille de la tuberculose aviaire sont au contraire humides, grosses et molles. Ce dernier bacille se cultive bien plus facilement sur les milieux artificiels et se développe beaucoup plus rapidement : quatre jours suffisent en général pour que les colonies apparaissent après ensemencement, tandis que les bacilles humains ne commencent à proliférer que vers le septième jour, quelquefois même le dixième ou le quinzième jour qui suit l'ensemencement.

2º *Différence dans les effets pathogènes.* — Il y a des animaux très réfractaires à un bacille et très réceptibles pour l'autre. Les poules résistent à la tuberculose humaine, et meurent fatalement quand elles ont été inoculées avec des bacilles aviaires. Le chien, pour citer un exemple, jouit d'une immunité absolue à l'égard du bacille aviaire ; le bacille humain le tue. Sur le lapin et le cobaye, les effets sont différents : inoculés avec des bacilles humains ils meurent porteurs de lésions anatomiques appréciables à l'œil nu, inoculés avec des bacilles aviaires ils résistent quelquefois ou le plus souvent meurent sans qu'on puisse trouver trace de lésions macroscopiques.

Voilà déjà deux différences bien tranchées. Quels sont leurs liens communs. Peut-on par des artifices de culture ou par l'expérimentation les transformer l'une et l'autre ?

3º *Impossibilité de transformer le bacille de Koch et réciproquement.* — Straus et Gamaléia ont établi tout d'abord que l'influence des milieux nutritifs artificiels, l'addition de glycérine à la gélose ne transformaient en rien la marche ni la virulence des cultures ni les effets pathogènes des deux microbes.

Ces auteurs se sont attachés ensuite à rechercher si par l'expérimentation on pourrait arriver à transformer un bacille en l'autre, ou au moins obtenir des variétés intermédiaires.

Des produits tuberculeux aviaires inoculés sous la peau dans le péritoine et dans les veines de cobayes ou de lapins ont tué une partie de ces animaux chez lesquels on a retrouvé des bacilles nombreux dans les organes. Des fragments de ces organes inoculés à un deuxième groupe d'animaux les ont encore tués, quatre-vingt-dix-neuf fois avec des granulations visibles, d'autres fois sans lésions macroscopiques.

Dès la troisième génération les animaux résistaient à l'inoculation ou quand ils mouraient ils ne présentaient plus ni lésions, ni bacilles dans les organes.

La série était arrêtée. Le bacille aviaire ne peut donc s'acclimater d'une façon durable sur l'organisme des lapins et des cobayes. Il conserve tous ses caractères, car après deux passages sur ces animaux il reproduit les mêmes lésions avec la même intensité sur la poule. Il n'a pas été modifié et surtout n'a pas été transformé en bacille humain.

L'inoculation du bacille aviaire fréquemment répétée à des doses mortelles sur le chien par exemple, peut-elle rendre cet animal réfractaire à l'inoculation de la tuberculose humaine ?

Straus et Gamaléia, à la suite d'expériences, arrivent à établir que ces injections préalables n'amènent aucune transformation dans la marche d'une tuberculose provoquée chez cet animal par le bacille humain.

Le bacille aviaire ne vaccine pas les animaux contre la tuberculose humaine et n'augmente pas la réceptivité des animaux.

Et Straus et Gamaléia concluent: « En somme, les différences » qui séparent les deux bacilles se sont révélées à nous non-seule- » ment considérables et profondes, mais encore permanentes et » immuables ; ni par les modifications apportées au mode de cul- » ture, ni par les tentatives d'inoculations en séries nous n'avons » pu obtenir la transformation du bacille aviaire en bacille humain » et réciproquement. Tant que cette transformation n'aura pas été » réalisée et établie par des faits indiscutables, on sera obligé de » regarder les deux bacilles comme étant d'espèces différentes. »

## II

MM. Cadiot, Gilbert et Roger ont fait de leur côté de nombreuses expériences sur les animaux et les ont relatées de la façon suivante.

Ils ont inoculé de la matière tuberculeuse aviaire à des lapins et des cobayes. Les lapins sont tous morts, et quand l'inoculation avait été intrapéritonéale, une éruption miliaire analogue à celle produite par la tuberculose humaine a toujours été relevée. Le cobaye, cette pierre de touche pour le bacille de Koch, leur a donné des résultats moins concluants. Sur vingt-quatre cobayes inoculés, treize n'ont présenté aucune lésion, sept seulement présentèrent quelques granulations péritonéales discrètes. Dans un cas, un cobaye inoculé avec des tubercules de faisan présenta une granulie généralisée. Ces produits inoculés en série ont donné les mêmes résultats sur le cobaye, et après une série d'inoculations positives, les lésions obtenues n'ont plus été virulentes pour les oiseaux. (Expérience en apparence positive semblant démontrer la transformation du bacille aviaire en bacille humain).

Une deuxième série d'expériences a consisté à inoculer de la tuberculose humaine à des poules. Les résultats ont été quatre-vingt-dix-neuf fois positifs. Chez cinq poules seulement sur quarante on a trouvé quelques granulations discrètes. Ces lésions peuvent se réinoculer aux cobayes et ne peuvent infecter de nouvelles poules.

Voici la conclusion de MM. Cadiot, Gilbert et Roger : « En résumé,
» il existe des différences profondes entre les deux bacilles. Les
» bacilles aviaires sont plus résistants et végètent plus facilement
» sur les milieux artificiels. Leur action pathogène diffère de celle
» des bacilles humains, mais à côté de ces caractères distinctifs,
» les caractères généraux restent les mêmes : même morphologie,
» mêmes réactions colorantes, même action sur le lapin, et nous
» avons vu que le cobaye peut parfois succomber à la tuberculose
» aviaire. Réciproquement la poule n'est pas complètement réfrac-
» taire à la tuberculose humaine. Enfin, nous avons fait voir que
» les deux bacilles peuvent se modifier et se transformer ».

Cette dernière conclusion est le résultat de ces deux expériences citées par les auteurs de cette communication : 1° Une tuberculose prise sur un faisan après trois inoculations positives sur les mammifères n'a pu rendre tuberculeuses des poules. 2° Un séjour de dix mois du virus tuberculeux aviaire sur le cobaye a rendu ce virus inoffensif pour la poule. Nous verrons si d'après ces seules expériences on peut admettre la transformation d'un bacille en l'autre.

Ces auteurs terminent ainsi : « Donc l'unicité de la tuberculose » aviaire et humaine est la conception qui cadre le mieux avec l'ensemble des faits observés. »

## III

MM. Courmont et Dor, de Lyon, ont présenté le résultat de leurs expériences et ils tendent à modifier un peu l'opinion de MM. Straus et Gamaléia, s'attachant à montrer que les différences relevées par ces auteurs ne sont pas aussi nettes qu'ils semblent l'admettre. Ils citent un cas signalé par MM. Nocard et Galippe, où la contagion de l'homme à la poule a été parfaitement observée. Exemple ce jeune garçon de ferme phtisique dont les crachats gloutonnement avalés par les poules de la basse-cour, produisirent plusieurs cas de tuberculose avérée chez ces animaux.

Les inoculations du bacille aviaire aux animaux et inversement du bacille humain aux poules ne sont pas toujours suivies de succès; mais cependant il y a des cas où le résultat a été positif.

Ces auteurs ont pratiqué deux séries d'expériences : d'une part l'inoculation de poules par des produits de tuberculose humaine. D'autre part, inoculation à des mammifères de bacilles aviaires et sont arrivés aux conclusions suivantes :

« 1º La poule n'est pas réfractaire à la tuberculose humaine.

» 2º La voie digestive est très inférieure comme porte d'entrée à la voie sous-cutanée.

» 3º Le bacille humain peut dans des cas rares se propager en séries sur la poule par les inoculations sous-cutanées. ·

» 4º Nous croyons aussi que les bacilles, de provenance aviaire mais soustraits depuis longtemps à l'influence aviaire, produisent des généralisations quand ils sont injectés chez le cobaye et le lapin, pourvu que la survie soit suffisante. Les bacilles aviaires ayant cette propriété la perdent par un seul passage sur la poule. Les mammifères sont plus résistants à l'inoculation des lésions tuberculeuses aviaires qu'à l'inoculation des cultures pures obtenues avec les bacilles de ces mêmes lésions.

» Nous avons tout lieu de croire que le bacille humain et le bacille aviaire ne constituent pas deux espèces différentes mais deux races d'une même espèce. »

M. Vignal conclut de ses expériences, qu'il n'y a pas identité absolue entre la tuberculose de l'homme et celle des oiseaux. Le bacille de Nocard et Roux ou aviaire n'est pas une forme atténuée du bacille de la tuberculose humaine, car le faisan résiste à des doses extrêmement grandes de culture très virulentes (un cas). « Le bacille de Nocard et Roux est différent du bacille de Koch, » bien que les lésions provoquées par les deux bacilles soient iden- » tiques. Cela n'est pas spécial et l'on sait que Malassez et moi » avons prouvé, en 1885, que les lésions anatomiques de la tuber- » culose peuvent être produites par des microcoques différents ».

## IV

Quelle conclusion devons-nous tirer à notre tour de ces diffé- rentes communications? Plusieurs points doivent être admis comme démontrés :

1° Que la poule est réceptible pour le bacille de Koch qui engen- dre chez elle des lésions analogues à celles qu'il engendre chez les mammifères.

2° Que les mammifères ne sont pas absolument réfractaires à la tuberculose aviaire.

3° Que ces deux bacilles sont voisins mais d'espèces différentes et qu'ils ne peuvent être transformés l'un en l'autre. (Opinion de MM. Straus et Gamaléia).

Comme la poule et le faisan peuvent parfaitement être infectés par le bacille de Koch, comme on en a rapporté plusieurs exemples incontestables, je crois qu'il y aurait lieu, pour être sûr des résul- tats expérimentaux, d'être certain que la lésion aviaire dont on se sert pour inoculer les animaux n'est pas seulement une tubercu- lose humaine développée accidentellement chez la poule.

Si on se trouve dans de pareilles conditions, il est évident que cette tuberculose reproduira des lésions généralisées très facile- ment sur les mammifères et que les nouvelles lésions ne pourront plus qu'exceptionnellement contaminer des poules. Ce serait même une preuve de plus de l'impossibilité de la transformation d'un bacille en l'autre et de l'impossibilité de l'acclimatation du bacille humain chez les oiseaux et réciproquement. On voit donc après cela que les expériences de Cadiot, Gilbert et Roger, d'abord trop peu nombreuses pour être concluantes, sont peut-être entachées d'erreur et par conséquent ne peuvent faire pencher la balance.

Nous devons donc nous rallier à l'opinion très autorisée et basée sur les expériences les plus complètes de MM. Straus et Gamaléia. Ces deux bacilles sont deux espèces différentes d'un même genre.

De nouvelles expériences viendront encore certainement ajouter des faits nouveaux ; je crois qu'il y aurait lieu, dans les expérimentations futures, de se mettre en garde contre cette cause d'erreur : qu'on peut avoir affaire à une tuberculose humaine accidentellement développée chez la poule et non à la véritable tuberculose *aviaire spontanée.*

# CONCURRENCE VITALE DU BACILLE DE KOCH (BABÈS)

Pour préparer l'étude des associations bactériennes de la tuberculose, je crois qu'il est utile de connaître les résultats fournis par l'expérimentation au point de vue de l'effet qu'exercent sur le bacille de la tuberculose les diverses bactéries connues et réciproquement. Nous verrons en étudiant les associations bactériennes que les résultats des recherches cliniques concordent parfaitement avec ceux de l'expérimentation.

## I

Pour étudier la concurrence vitale entre le bacille de Koch et les diverses bactéries qui lui sont associées, Babès et Puscariu ont fait de nombreuses recherches qu'ils ont relatées au Congrès de 1888.

Dans cet ordre d'idées, deux séries d'expériences sont nécessaires : d'une part, il faut étudier comment se comporte le bacille de Koch sur des bouillons primitivement occupés par d'autres bactéries; d'autre part, si un milieu qui a servi au développement du bacille de Koch peut servir au développement d'autres espèces microbiennes.

*Premier groupe d'expériences.* — Sur un milieu nutritif composé d'agar-agar glycériné, occupé par des cultures de microbes du choléra des poules, de la putréfaction, par le staphylococcus pyogenes albus, le bacille de Koch se développe bien. Il en est de même pour les bouillons d'agar glycérinés ayant servi à la culture du streptococcus du pus ou du microbe lancéolé de la pneumonie. Si on stérilise ces bouillons par la chaleur avant de procéder au nouvel ensemencement, le développement du bacille de Koch se fait encore mieux.

Donc, le bacille de Koch n'est pas incommodé par la présence des bacilles suivants, ni par leurs produits de sécrétion :

Microbes  De la diphtérie;
          Du choléra des poules;
          De la putréfaction;
          Staphylococcus pyogènes albus;
          Streptococcus du pus;
          Lancéolé.

Le bacille de Koch se développe moins bien sur l'agar, modifié par la culture préalable des microbes suivants, puis stérilisé :

Microbes   De Friedländer ;
    Pyogène fétide ;
    Staphylococcus aureus.

Ensemencé sur un bouillon qui porte une culture vivante des bactéries suivantes :

    Staphylococcus pyogène aureus ;
    Microbe de la pomme de terre,

le bacille de Koch est complètement arrêté dans son développement.

*Deuxième groupe d'expériences.* — Le milieu qui a servi à cultiver le bacille de Koch peut-il servir à la culture d'autres bactéries ?

Le staphylococcus aureus, le bacille pyogène fétide, le bacille virgule de Koch, celui de Frœnkel, celui du charbon, du pus bleu, le microbe tétragène, celui de Friedlander se développent bien, même en présence d'une culture vivante du bacille de Koch.

Les bactéries du choléra des poules, le streptococcus du pus, le microbe lancéolé de la pneumonie, s'accroissent à peine sur la gélose qui a été occupée par une culture du bacille de Koch, puis stérilisée. Si on laisse les bacilles de Koch sur le milieu nutritif où l'on ensemence ces bactéries, elles ne se développent plus du tout.

Ces expériences, nous allons le voir, concordent parfaitement avec les faits d'association bactériennes de la tuberculose, spécialement étudiées par Babès.

Nous verrons, en effet, que les microbes le plus souvent associés au bacille de Koch sont :

    Le streptococcus du pus ;
    Le microbe lancéolé de la pneumonie.

Viennent ensuite moins fréquemment :

    Le microbe du pus bleu ;
    Le streptococcus albus ;
    Le micrococcus tétragénus de Gaffky (Cornil et Babès).

# ASSOCIATIONS BACTÉRIENNES DE LA TUBERCULOSE

Le professeur Babès, de Bucharest, s'est spécialement attaché à cette étude, et voici le résumé de ses publications.

## I

*Méningites*. — Dans neuf cas de méningite, dite tuberculeuse bacillaire, il a toujours trouvé des bacilles, mais dans cinq cas, ils étaient associés à diverses bactéries pathogènes, qui, pour lui, expliquent la nature purulente de certains cas de méningites. Presque toujours, il y avait avec la méningite, des lésions tuberculeuses des ganglions du médiastin, et des ganglions rétropharyngiens et souvent une phtisie pulmonaire concomitante. Dans deux cas, Babès a trouvé le microbe lancéolé et capsulé de la pneumonie dans le poumon et dans les méninges; dans un cas, il a relevé la présence du streptococcus du pus dans les ganglions et dans les méninges. Dans deux cas il trouva, dans les méninges seulement, des microbes spéciaux, une fois le staphylococcus aureus, et un bacille très fin, ressemblant à des bacilles de Koch en masses colossales. Ce bacille, très ténu, cultivé et inoculé par trépanation dans les méninges d'un lapin, provoque chez ces animaux une méningite aigue suppurée et la mort en un ou deux jours.

Un autre microbe trouvé souvent dans les méninges ressemble beaucoup à celui de Friedländer, mais il en diffère par sa culture jaune et ses effets pathogènes. Babès a encore trouvé d'autres bactéries qu'il a cultivées et qui n'ont pas présenté de caractères pathogènes.

D'après cet auteur, on peut dire que dans le cas où il y a une tuberculose des ganglions médiastinaux ou rétro-pharyngiens, la méningite est due à ces lésions; il y a eu propagation par les vaisseaux lymphatiques. Dans la plupart des cas, cette propagation des lésions tuberculeuses est accompagnée de la progression d'autres bactéries qu'on trouve en même temps dans les méninges et dans une caverne pulmonaire ou un ganglion tuberculeux en voie de suppuration. Ces bactéries, pour certains auteurs, produisent par irritation une transformation de la coque dure et fibreuse qui

entoure la lésion tuberculeuse ganglionnaire et de telle sorte
qu'elles préparent une voie propice à l'extension des bacilles pri=
mitivement enkystés et facilitent leur propagation et leur migration par les voies sanguines ou lymphatiques, ouvertes par cette
irritation. Ces bactéries accompagnent les bacilles dans leur migration et unissent leur action pathogène à celle du bacille ; ainsi
s'expliquent les diverses allures d'une même lésion, la méningite
tuberculeuse par exemple.

On comprend que le bacille de Koch ne joue pas le seul rôle dans
la production des méningites. Une seule fois Babès a trouvé ce
bacille seul. Peut-être même ne joue-t-il pas le rôle capital dans
cette lésion : la plupart des bactéries qui ont été trouvées par Babès
dans des cas de méningites, peuvent à elles seules déterminer des
méningites mortelles et Babès dit : « Ceci n'indique=t-il pas que
» l'association bactérienne est, sinon nécessaire, au moins la règle
» et probablement une cause puissante du développement et de la
» terminaison fatale de la méningite tuberculeuse. »

## II

*Otites.* — Dans deux cas d'otite tuberculeuse, Babès a trouvé à
côté du bacille de Koch une fois le microbe du pus bleu et une
autre fois un bacille presqu'ovoïde de 0 μ, 4 de diamètre qu'il a pu
cultiver et qui, injecté à des souris et des lapins, a tué ces animaux
en vingt-quatre heures.

Dans ces deux cas, il existait à côté de la lésion chronique tuberculeuse une lésion secondaire qui, dans le deuxième cas, a provoqué
la mort par le développement d'un vaste abcès intracrânien et d'un
phlegmon du cou.

## III

*Lésions osseuses.* — Trois fois, Babès n'a trouvé que le bacille de
Koch, mais c'était des cas de tuberculose osseuse sans suppuration, à marche lente et compliquée de tuberculose des ganglions
voisins et des organes.

Dans quatre cas, il réussit à isoler d'autres microbes ; trois fois le
streptococcus pyogènes, qui joue un rôle essentiel dans certaines
arthrites non tuberculeuses et qui était dans ce cas associé au bacille
de Koch. Une fois, il lui fut impossible de déceler la présence du
bacille de Koch, mais il trouva dans le pus et dans la paroi de
l'abcès par congestion un streptococcus semblable à celui du pus.

Dans trois cas d'abcès froid tuberculeux le bacille de Koch fut difficile à trouver, tandis que deux fois le pus donna de belles cultures de staphylococcus aureus et une fois le staphylococcus aureus réuni au streptococcus du pus.

IV

*Appareils de la respiration et de la digestion.* — Dans quatre cas d'amygdalite, de laryngite, de trachéite ou de bronchite ichoreuse, il trouva toujours, avec le bacille de la tuberculose, le streptococcus du pus. Quelquefois il rencontra le staphylococcus aureus. Dans un cas de péricardite produite par l'ouverture, dans le péricarde, d'un ganglion médiastinal tuberculeux, on ne trouva que des streptocoques du pus. Pour la péritonite Babès trouva dans deux cas, à côté du bacille de Koch, le streptocoque du pus et le microbe lancéolé, capsulé qui tue les lapins.

Dans les cas de tuberculose pulmonaire, il trouva les complications suivantes :

*Premier cas.* — Tuberculose avec cavernes et pneumonie caséeuse lobulée, tuberculose des ganglions bronchiques. Il rencontra dans les cavernes des masses de bacilles de la tuberculose et en même temps des microbes capsulés. Un cobaye inoculé avec ces produits meurt deux jours après avec une péritonite purulente. La culture de ce pus donne un microbe analogue à celui de Friedlander, mais sa culture est d'un jaune assez prononcé.

*Deuxième cas.* — Tuberculose caverneuse du poumon, granuleuse des ganglions médiastinaux et bronchiques. Un cobaye meurt après inoculation de ces lésions en présentant un peu de péritonite purulente, de pleurite et de médiastinite phlegmoneuse. Le microbe isolé est un bacille court, courbe, d'un diamètre de 0 $\mu$, 6.

*Troisième cas.* — Dans un troisième cas, il découvre et isole, par la culture, des cocci en tétraèdres, pathogènes et analogues au tétragénus. Deux fois des tuberculoses pulmonaires et ganglionnaires caséeuses ne présentèrent que des bacilles de Koch.

Dans d'autres cas nombreux qu'il serait trop long de rapporter tout au long, Babès rencontra le streptocoque du pus, des bacilles saprogènes, le staphylococcus albus et aureus et d'autres encore. Remarque importante : les cas de tuberculose miliaire et de pneumonie caséeuse non suppurée ont presque toujours été trouvées exemptes de microbes étrangers.

Les cas de tuberculoses hémorrhagiques ont permis à Babès d'isoler à côté du bacille de Koch et du streptocoque un petit microbe de 0 µ, 5 de diamètre qui, cultivé sur agar-agar et injecté à des lapins, provoque chez eux des inflammations hémorrhagiques multiples.

Dans un cas de tuberculose du poumon, suivi de gangrène d'une caverne et d'ulcères hémorrhagiques, cet auteur a isolé un microbe court, un peu courbe, souvent piriforme, aminci aux extrémités, pâle au centre, d'un diamètre de 0 µ, 4.

On voit par ces quelques exemples, tirés du travail très important de Babès, que je ne puis citer tout au long, que les associations bactériennes de la tuberculose sont presque la règle et qu'à chaque allure de la maladie semble correspondre une association bactérienne spéciale qui est cause de cette modification dans la marche de la maladie.

## V

*Lésions consécutives aux fièvres éruptives.* — Sur un cas de mort après scarlatine, dix fois Babès a retrouvé des ganglions tuberculeux du médiastin ou de la bouche. Dans la plupart des cas de rougeole accompagnés de pneumonie rubéolique, il trouva des ganglions tuberculeux. Babès en tire les conclusions suivantes : « Dans pres-
» que tous les cas mortels de scarlatine et de rougeole, il y avait
» une tuberculose des ganglions voisins du poumon. Ces ganglions
» étaient souvent le point de départ d'une infection secondaire, due
» le plus souvent au streptocoque du pus. Celui-ci se répandait
» dans les ganglions, dans les reins affectés de néphrite scarlati-
» neuse, dans la rate et dans les autres organes. Dans d'autres
» observations, il se développait, après la rougeole, une pneumonie
» spécifique centrale d'abord blanche, débutant autour d'un ganglion
» ramolli, renfermant à la fois des bacilles de Koch et un strepto-
» coque. Parfois enfin, un ganglion gangréneux dans lequel on
» trouve des masses de bactéries, streptococci et bacilles saprogènes
» devenus le point de départ d'un phlegmon, d'une inflammation
» des séreuses et de septicémie. »

## VI

En résumé, les bactéries qui compliquent la tuberculose sont surtout des bactéries du pus : le plus souvent le streptocoque du pus, présentant suivant les cas une virulence variable. On y trouve aussi fréquemment les staphylocoques albus et aureus : ce dernier surtout dans les cas d'abcès caséo-purulents métastatiques. Dans les cas de gangrène du poumon et d'hémorrhagies on retrouve des bacilles saprogènes plus ou moins virulents ou des bactéries spéciales qui se généralisent dans tout l'organisme en produisant des hémorrhagies et en détruisant rapidement les produits tuberculeux. Il y a de

plus dans ces cas une coïncidence évidente de ces bactéries non spécifiques et des bacilles de Kock qui se développent de concert, sans se gêner mutuellement.

Dans les pneumonies tuberculeuses et la pleurésie, dans la péritonite, la péricardite et la méningite de même nature on trouve presque toujours des microbes associés au bacille de Koch. Ce sont en général des microbes qui, à eux seuls, peuvent déterminer ces lésions, par exemple celui de Friedländer ou mieux le microbe encapsulé lancéolé dans les cas de pneumonie.

La tuberculose locale des os et des articulations est presque toujours compliquée, principalement par le streptocoque du pus qui peut se généraliser dans tout l'organisme.

« La tuberculose mène donc rarement, sans complication, à la
» mort. Ordinairement les lésions tuberculeuses ouvrent la porte
» à l'entrée d'autres bactéries. Dans certains cas on pourrait même
» supposer que les bacilles saprogènes, entrés dans un foyer tuber-
» culeux, favorisent la culture du bacille, et que, par le séjour dans
» ce foyer, ils empruntent des propriétés septiques nouvelles. Dans
» d'autres cas le rôle du microbe associé est de former avec le bacille
» des produits spéciaux. Le second microbe se trouve alors plus ou
» moins lié aux produits tuberculeux. Chez les enfants, la lésion
» tuberculeuse est souvent primitive et la lésion bactérienne secon-
» daire concourt surtout à l'aggravation du processus tuberculeux
» et de l'état général du malade. Tandis que le bacille se trouve uni-
» quement dans les foyers tuberculeux les microbes étrangers se
» répandent dans tout l'organisme. Ces microbes sont souvent la
» cause des phénomènes septiques et pyohémiques, des hémorrha-
» gies multiples et surtout des dégénérescences parenchymateuses
» des organes. » (Babès).

On voit que si l'on connaît bien maintenant le rôle des associations bactériennes, on ne sait pas encore suffisamment quel microbe répond à telle lésion particulière, à telle allure d'une tuberculose développée dans un organe quelconque.

Des études ultérieures arriveront sans doute à établir avec certitude le rôle des microbes associés au bacille de Koch. Quoiqu'il en soit, on comprend toute l'importance de telles considérations au point de vue de la cure de la tuberculose : si l'on arrive à mettre un tuberculeux à l'abri de l'invasion de ces microbes étrangers ou à détruire ces microbes une fois entrés dans l'organisme, on pourra rendre de grands services à ces malades en leur évitant les complications graves que provoquent ces microbes et retarder ainsi le dénouement fatal.

# LE BACILLE DE KOCH EST-IL L'UNIQUE AGENT CAPABLE DE PRODUIRE LA TUBERCULOSE ?

Le bacille de Koch a été considéré par nous, jusqu'à présent, comme l'élément pathogène de toute tuberculose. C'est l'opinion admise par le plus grand nombre et c'est la nôtre. Nous avons vu que le bacille de Koch est souvent associé à d'autres bactéries qui modifient ainsi son action pathogène, donnent aux lésions qu'il a fait naître une allure et une marche différentes. Nous avons exposé déjà les recherches de Malassez et de Vignal sur une tuberculose zooglœïque, absolument analogue comme lésions anatomiques à la tuberculose bacillaire, mais en différant par le micro-organisme pathogène.

## I

Dans ces dernières années on a fait de nombreuses recherches pour savoir si le bacille de Koch est la cause unique de toute tuberculose et si d'autres bactéries ne peuvent pas reproduire des lésions tuberculeuses et même des tuberculoses cliniques absolument semblables à celles produites par le bacille de Koch. Je vais résumer les différentes recherches qui ont été faites à ce sujet.

Toussaint avait, en 1881, reconnu et isolé un micro-organisme qui a reproduit chez les animaux des lésions tuberculeuses typiques, et qui a donné des inoculations positives en série. Le micro-organisme trouvé par cet auteur, nous l'avons décrit dans l'historique de la découverte du bacille de Koch.

Reprenons les expériences de Toussaint. Dans son ouvrage « *Le parasitisme de la tuberculose* », présenté par Toussaint, en 1881, à l'Académie des Sciences, ce savant rend compte de ses expériences. Il avait pu cultiver dans du bouillon un microbe découvert dans le sang d'une vache tuberculeuse. Ces premières cultures inoculées à des animaux donnèrent des résultats négatifs et un seul positif.

Il avait aussi, avec des fragments de poumon de vache tuberculeuse, ensemencé treize ballons. Les treize ballons furent fertiles et donnèrent naissance à des cultures pures d'un micro-organisme toujours le même et semblable à celui qu'il avait trouvé dans le sang.

Une troisième expérience fut la suivante : Une truie qui avait été nourrie pendant quatre semaines avec des morceaux de poumons et de ganglions d'une vache tuberculeuse, donna à l'autopsie des lésions manifestement tuberculeuses. Il ensemença des bouillons avec des fragments de ganglions caséeux et du sang pris sur cet animal. Dès le lendemain, il obtenait des cultures d'un coccus qui, inoculées à des chats, provoquèrent chez ces animaux le développement de ganglions caséeux du mésentère. Ces ganglions inoculés à des lapins les rendirent tous tuberculeux. Des lapins inoculés avec la première et la deuxième culture ne furent pas infectés, mais avec une troisième culture les lapins moururent tuberculeux.

Tels sont les résultats de Toussaint. Son micro-organisme n'était pas du tout celui que décrivit Koch plus tard, et des organes tuberculeux provenant des animaux inoculés par Toussaint, furent trouvés porteurs de bacilles. Pendant ce temps Koch découvrit son bacille, et Toussaint, mis au courant des procédés nouveaux de coloration, ne put découvrir le bacille de Koch, dans ses lésions provoquées, pas plus que M. Renaut, de Lyon, à qui Toussaint soumit ses cultures. Ces deux auteurs auraient certainement reconnu le bacille de Koch s'il s'y était trouvé ; ils ne le découvrirent pas et cependant les inoculations étaient positives.

Et Toussaint admet alors, pour expliquer ces résultats discordants, que son micro-organisme n'est qu'une forme du bacille de Koch. Il dit lui-même : « Quant au bacille de Koch, comme le pro-
» fesseur Renaut ne l'a pas retrouvé dans mes cultures qui ont
» cependant donné la maladie à des animaux, je suis porté à croire
» à un polymorphisme (13 mars 1884). Le bacille de Koch ne résiste
» pas à une température de 40° et on rencontre le mien dans des
» produits chauffés à 55°. Il me semble qu'il y a là deux formes,
» l'une qu'on obtient avec des cultures prises dans le sang, l'autre,
» celle de Koch, que l'on trouve dans les crachats et les produits
» tuberculeux. »

## II

En 1883, Malassez et Vignal décrivirent leur tuberculose zooglœïque. N'ayant pas rencontré le bacille de Koch dans un nodule tuberculeux qu'un enfant de quatre ans portait à l'avant-bras, lequel enfant était mort de méningite tuberculeuse, ces auteurs inoculèrent ce nodule tuberculeux à des cobayes dans le péritoine.

Ces animaux moururent de tuberculose généralisée même aux poumons.

Plusieurs séries de cobayes donnèrent le même résultat. Le bacille de Koch était toujours introuvable, et, au centre du nodule tuberculeux, ils découvrirent des amas de micrococque en zooglœés qu'ils parvinrent à colorer, comme nous l'avons vu, par le bleu de méthylène.

Des cultures prises de ce micro-organisme et des inoculations positives avec le produit de ces cultures en série confirmèrent ces recherches. Au cinquième passage de cette tuberculose zooglœique on trouva des bacilles de Koch. Malassez et Vignal admirent tout d'abord qu'ils étaient en présence d'une forme du bacille de Koch. En 1884, ils revinrent sur leur opinion et affirmèrent qu'ils étaient en présence d'un micro-organisme spécial capable de provoquer la tuberculose. Ils admettaient plusieurs espèces de microbes de la tuberculose. La production tuberculeuse serait due alors à une infection secondaire.

En 1885, Nocard signale un nouveau fait de tuberculose zooglœique chez les poules avec lésions du poumon. On sait, en effet, que chez ces animaux les tubercules sont localisés au péritoine et aux organes abdominaux.

Eberth, en 1885, donne la description d'un microbe différent de celui de Koch et capable de reproduire des lésions tuberculeuses sur des cobayes présentant des granulations tuberculeuses miliaires des organes abdominaux et des poumons, il ne put pas déceler la présence du bacille de Koch, mais il trouva un micrococque, difficilement colorable par la couleur d'aniline, ce qui le distingue des micro-organismes du pus. Dans son ouvrage « *Der bacillus der Pseudo-Tuberculose des Kôninckens* », il décrit ce micro-organisme et les lésions qu'il provoque.

Les nodules tuberculeux trouvés chez un lapin ne présentaient pas de cellules géantes et étaient tous, même jeunes, nécrosés à leur centre. L'absence des cellules géantes, nous le savons, n'exclue pas l'idée de tubercule. Le microbe pathogène, dans ce cas, était un bacille situé dans les parties centrales des tubercules jeunes et à la périphérie des plus âgés. « Ce bacille, deux fois plus long que large » et d'une largeur double de celui de Koch, présentait deux extré- » mités arrondies et des noyaux protoplasmiques. Il formait quel- » quefois des chaînettes et même des amas simulant des zooglœés. »

## III

M. Chantemesse qui, de son côté, a découvert des tuberculoses zooglœiques, dit : « Il existe une maladie infectieuse, susceptible de » se reproduire par inoculations en séries offrant l'image de la gra- » nulation tuberculeuse, et qui n'est pas la tuberculose. Malassez » et Vignal l'appellent tuberculose zooglœïque et Eberth pseudo- » tuberculose. »

Voici les expériences de M. Chantemesse : Des morceaux de ouate à travers lesquels on avait fait passer de l'air provenant d'une salle d'hôpital, inoculés à des cobayes, tuaient ces animaux en un mois et demi.

A l'examen des lésions présentées par ces animaux, il trouva à la place du bacille de Koch, toujours absent, des masses zooglœiques occupant le centre des jeunes tubercules. Il arrive à définir ces tubercules absolument semblables aux tubercules ordinaires : « Des » infiltrations lymphoïdes accompagnées de dégénérescence vitreuse » des tissus. »

En 1888, MM. Charrin et Roger communiquent à la Société de Biologie une note sur une pseudo-tuberculose bacillaire. Des cobayes morts de tuberculose spontanée présentèrent des granulations typiques du foie et de la rate. Ces tubercules ne renfermaient pas de bacilles de Koch, mais un autre bacille plus ténu qui fut facilement isolé et cultivé. Il poussait rapidement sur les milieux artificiels, sauf sur la gélose glycérinée. Inoculées, ces cultures provoquaient en quinze jours la mort des animaux et on trouvait à l'autopsie des lésions tuberculeuses absolument typiques.

MM. Charrin et Roger pensèrent avoir découvert une tuberculose analogue à celle de MM. Malassez, Vignal, Eberth et Chantemesse, mais due à un bacille différent. M. Dor, de Lyon, publie à son tour une note sur un micro-organisme nouveau de la tuberculose. Dans des lésions tuberculeuses trouvées à l'autopsie d'un lapin mort spontanément, il ne put déceler la présence du bacille de Koch : il trouva un bacille aggloméré en chaînettes et qu'il nomma strepto-bacille. Il ne pousse pas sur l'agar glycériné. Les premiers essais d'inoculation avec ces cultures furent négatifs. Il arriva enfin à des résultats positifs et les lésions produites furent absolument analogues à celles produites par le bacille de Koch.

MM. Grancher et Leroux, en 1889, après avoir observé et étudié de nouveau la tuberculose zooglœique, arrivent à définir ainsi le tubercule : « Le tubercule qui perd ainsi tout caractère spécifique, n'en

» est pas moins resté une lésion spéciale, facile à reconnaître et
»` indiquant sans doute quelque propriété commune chez les micro-
» bes qui éveillent dans les tissus un pareil mode de réaction. »

## IV

Enfin M. Courmont, de Lyon, a découvert et décrit un nouveau
microbe des lésions tuberculeuses de la vache et capables de reproduire chez ces animaux des tubercules types. Il l'a cultivé et a obtenu
des résultats positifs avec l'inoculation de ces cultures. Voici le
résumé des expériences de M. Courmont et leurs résultats.

Les pièces provenant d'une vache tuberculeuse furent examinées
par M.' Courmont, qui ne put y découvrir du bacille de Koch. Il
plaça alors des fragments de ces organes dans des bouillons de veau
salés, glycérinés et peptonisés, et, en même temps, il inocula des
lapins et des cobayes avec ces mêmes organes. Dès le lendemain la
moitié des tubes se troublèrent et donnèrent des cultures pures d'un
petit bacille. Tous les autres restèrent perpétuellement clairs, ce qui
prouve que le bacille de Koch ne s'y trouvait pas. En huit jours,
tous les cobayes moururent. Les uns ne présentèrent qu'un gonflement de la rate ; la plupart présentaient avec la rate énorme une
infiltration considérable du membre injecté.

Il prit le sang de ces animaux et l'ensemença. En vingt-quatre
heures tous les tubes présentèrent des cultures pures d'un petit
bacille analogue au premier découvert.

Deux cobayes inoculés avec ces cultures moururent avec des abcès
caséeux énormes, la rate énorme, mais pas de tubercules. Un nouvel
ensemencement du sang de ces animaux reproduisit les mêmes
cultures, et les inoculations redonnèrent les mêmes resultats.

Deux lapins inoculés avec les premières cultures moururent avec
un foie farci de petits tubercules de 2 à 3 millimètres, faisant saillie
sur le bord convexe. Ces tubercules ne contenaient pas de bacilles
de Koch, mais donnèrent des cultures pures du premier bacille.
Il en fut de même du sang de ces deux lapins.

Cet auteur était donc en présence d'un microbe différent de celui
de Koch, provenant d'une tuberculose spontanée de la vache et de
lésions expérimentales. Il possédait des cultures pures de ce bacille :
il fallait voir si ces cultures pouvaient reproduire la tuberculose
typique. Les résultats furent positifs sur les lapins, les tubercules
trouvés à l'autopsie, semblables aux tubercules ordinaires, ne contenaient pas le bacille de Koch, mais le bacille découvert pas

M. Courmont; de plus, les cultures qui tuaient le cobaye sans lésions tuberculeuses quand elles étaient récentes, provoquèrent chez ces animaux des tubercules manifestes quand elles avaient vieilli vingt jours. Cet auteur fit aussi des expériences avec les produits solubles des cultures de son bacille et trouva que ces produits, loin d'être vaccinants, augmentent la réceptivité des animaux.

Quel est ce bacille? « Sur le champ du microscope une culture » pure montre une multitude de petits bacilles très rapprochés les » uns des autres. Ils sont courts et larges, deux fois plus longs que » larges environ, ressemblant à de petits rectangles dont on aurait » arrondi les angles. La largeur est à peu près celle du bacillus » coli communis. Chaque extrémité est occupé par un noyau, tan- » dis que la portion médiane est constituée par une zone claire.

» Chaque bacille est indépendant. La disposition en chaînettes ou » même par deux n'existe jamais; caractère, qui le différencie du » strepto-bacille de Dor. La mobilité est entravée dans les cultu- » res fraîches : ils présentent un double mouvement de rotation » longitudinale et d'oscillation latérale (Courmont) ». Ce bacille se cultive sur la gélatine peptonifiée, l'agar glycériné, dans le vide comme dans l'air.

Voici les différents micro-organismes signalés dans les lésions tuberculeuses ne différant en rien de celles produites par le bacille de Koch.

1° Coccus de Toussaint ;
2° Zooglœés de Malassez, Vignal, Nocard, Eberth;
3° Bacille de Charrin et Roger ;
4° Strepto-bacille de Dor ;
5° Bacille de Courmont.

Quelles conclusions pouvons-nous tirer de cette étude ? Pouvons nous admettre l'énoncé de Courmont : « Le tubercule doit désor- » mais être considéré comme une mycose des tissus qui réagissent » contre une irritation dont la cause peut être multiple. Le bacille » de Koch est un des microbes tuberculeux, probablement le plus » fréquent, surtout chez l'homme; mais il n'est pas le microbe » tuberculeux. »

Je crois que dans l'état actuel de la science, on ne peut avoir encore une opinion décisive. Les cas signalés plus haut sont incon- testables, Il faudrait savoir maintenant ce que produiraient ces bacilles sur l'homme et si ces différents bacilles ne sont pas des formes différentes d'un même micro-organisme pathogène spécial à la tuberculose, mais pouvant revêtir des aspects variés. Enfin, le bacille de Koch a été retrouvé, on peut le dire, dans tous les cas de tuberculose humaine, sauf dans deux ou trois cas, absolument exceptionnels. S'il n'est pas le seul bacille pathogène de la tuberculose (ce que nous ne pouvons admettre), il est au moins la cause presque constante et unique de la tuberculose chez l'homme.

# TOXINES

Les microbes, dans l'organisme ou dans les milieux artificiels de culture, sécrètent des produits variables que l'on a appelés produits solubles, albumines toxiques, toxalbumines, toxines. Ces substances sont les substances actives de l'infection microbienne. Introduites dans l'organisme artificiellement et privées de microbes, c'est-à-dire stérilisées, elles reproduisent les symptômes généraux de la maladie, tuent même les animaux, mais ne reproduisent pas la maladie de toutes pièces. C'est ainsi que les produits solubles extraits des cultures stérilisées du microbe de la diphtérie, tuent les animaux, produisent même des paralysies, mais ne donnent jamais naissance à de fausses membranes. Un microbe est pathogène surtout par les sécrétions, les toxines qu'il verse dans l'organisme.

Ainsi, pour continuer le même exemple, le microbe de la diphtérie qui reste toujours cantonné dans la fausse membrane, sans jamais pénétrer dans le sang, produit une toxine qui est absorbée, circule dans les humeurs, et empoisonne le malade, provoquant chez lui les symptômes généraux graves de la maladie. Cette substance extraite des cultures, par les procédés que nous étudierons, peut reproduire les symptômes généraux de la maladie, tue les animaux auxquels on l'injecte sans qu'elle renferme un seul micro-organisme.

## I

Il y a des microbes qui secrètent aussi des substances solubles qui sont nuisibles à leur propre développement. Les microbes des maladies qui ne récidivent pas sont dans ce cas. Ils secrètent des produits qui restent dans l'organisme ou y provoquent des modifications encore inconnues, qui font que cet organisme n'est plus réceptible pour ces microbes. Tels les microbes de la rougeole, de la scarlatine, etc..... D'autres microbes, par ces substances vaccinantes, rendent l'organisme réfractaire, mais seulement pour un temps plus ou moins long. Par exemple, le microbe du charbon, le bacillus Authracis, produit dans l'organisme ou dans les bouillons de culture des substances vaccinantes qui rendent au bout d'un certain temps le milieu impropre à son développement. Si une culture de bacillus Anthracis est stérilisée, et que sur ce milieu ainsi préparé on essaye d'ensemencer de nouveau ce même germe, on ne le verra pas se développer. Les microbes ont donc laissé, dans le milieu nutritif, une substance en présence de laquelle ils ne peuvent vivre. Il en est de même dans l'organisme. Le sang n'est qu'un milieu de culture où le bacillus Anthracis se développe très facilement. Ce bacille s'y développe et y secrète les mêmes produits solubles qui se répandent dans le sang. Supposons que nous ayons en expérience une brebis, près de mettre bas, les produits solubles qui circulent avec le sang, imprégneront les organes gestateurs et pénètreront dans la circulation du fœtus. Celui-ci, nourri des produits solubles vaccinants, naîtra en état d'immunité. Le bacillus Anthracis ne pourra plus se développer dans l'organisme de cet animal grâce à la présence de cette substance vaccinante.

Nous voyons donc que certains microbes secrètent une substance qui est leur propre poison. Ces substances, transportées artificiellement dans l'organisme, par exemple en injectant dans le sang d'un animal une culture stérilisée de ces microbes, ou bien produites directement dans le sang par la présence de ces microbes ; ces substances, dis-je, rendent dans le premier cas, l'animal réfractaire à la maladie, et dans le deuxième cas le préservent d'une nouvelle atteinte de la maladie. Mais ces microbes à substances anti-toxiques ou vaccinantes, sont trop virulents et tuent en général l'animal où ils se développent, avant de l'avoir rendu réfractaire par leurs anti-toxines. Si l'on atténue la virulence de ces germes par un procédé quelconque, de façon à les rendre moins dangereux et presque inoffensifs, tout en leur permettant de sécréter leur substance vaccinante, on pourra déterminer chez un individu une affection relativement bénigne qui lui procurera la même immunité pour ce genre de microbe, quelle qu'en soit la virulence. Le résultat sera le même, si on injecte à un animal les produits solubles secrétés par un tel microbe. On conférera l'immunité avec les antitoxines sans provoquer les accidents graves dus aux toxines, puisque nous aurons atténué la virulence du microbe, c'est-à-dire le danger de ses toxines.

## II

Comme nous ne savons pas encore séparer les produits toxiques des produits vaccinants secrétés par un microbe, le procédé de l'atténuation du virus permet de tourner la difficulté. On injectera les deux genres de substances, mais les toxines seront si peu actives que leurs effets passeront inaperçus, qu'elles seront sans danger.

Ainsi, pour la diphtérie on est arrivé à quelques bons résultats, en employant les produits solubles tirés de cultures anciennes du microbe de Löffler. Dans ces cultures anciennes, les produits solubles ont subi une atténuation considérable. Le bacille a perdu presque toute sa virulence, et les substances extraites de ses cultures produisent chez les animaux un état réfractaire à la maladie. Cette question est encore à l'étude; il est probable qu'on arrivera à isoler cette substance vaccinante et à guérir ainsi à coup sûr cette maladie terrible.

La découverte des produits solubles des microbes est due à Roux et à Yersin, qui découvrirent en 1887, dans des cultures pures et stérilisées du bacille de la dipthérie, des substances toxiques, lesquelles substances, isolées et inoculées à des animaux, reproduisirent tous les symptômes de la maladie, sauf la lésion anatomique et initiale, la fausse membrane. Ils admirent que cette substance ou ces substances ne sont pas des ptomaïnes, mais plutôt des diastases. Cette voie a été suivie par de nombreux savants, Christmas, Houkin, Kitasato, Chamberland, Chantemesse, Briéger, Frœnkel, etc, etc. Cette étude est féconde en bons résultats, et il est probable que, d'ici peu, ces procédés d'inoculation de substance soluble vaccinale entreront dans la thérapeutique courante. Là est l'avenir de la thérapeutique des maladies microbiennes.

### PRÉPARATION DE CES SUBSTANCES.

Pour préparer ces toxines, par exemple celle du bacille de Löffler, on se procure des cultures pures de ce bacille et en assez grande quantité.

### I

*Premier procédé.* — On chauffe la culture à 105°, on détruit ainsi tous les germes, il ne reste dans le tube que les substances nutritives et les produits solubles, laissés par les microbes. Ces produits sont précipités par l'alcool, puis dialysés, desséchés dans le vide, repris par l'eau distillée. On obtient ainsi un liquide qui tient en suspension, avec d'autres matières albuminoïdes, les substances actives du microbe en expérience. Cette liqueur est absolument privée de germe et peut être injectée aux animaux : on l'injecte en général dans la cavité péritonéale.

Ce procédé est défectueux en ce sens qu'il faut atteindre la température de 105° pour stériliser la culture. Or, à cette température, les produits sécrétés par les germes peuvent subir des modifications profondes. En effet, quelle est la nature de ces substances? Roux et Yersin pensent que ce sont des diastases, Houkin a reconnu la nature albumineuse des produits solubles du charbon. Briéger et Frœnkel, avec le bacille de la diphtérie, ont montré que cette substance ne peut être obtenue avec les méthodes employées dans la recherche des ptomaïnes, car elle se précipite par l'alcool et ne résiste pas à une température supérieure à 60°. Ils placèrent cette substance dans le groupe des enzymes. Briéger et Frœnkel sont arrivés à isoler complètement cette substance toxique et à pouvoir déterminer ainsi quelle est sa nature. Voici comment ils procèdent.

## II

*Procédé de Briéger et Frœnkel pour le bacille de la diphtérie.* — Le bouillon de culture est stérilisé, dans ce procédé, au moyen du filtre en porcelaine de Chamberland et Pasteur. Tous les micro-organismes sont retenus sur le filtre, les liquides seuls passent entraînant avec eux les produits solubles. On évite ainsi l'inconvénient des températures élevées nécessaires pour stériliser le bouillon, mais nuisibles en ce sens que les produits solubles sont détruits ou transformés par la chaleur. Dans ce liquide filtré sur porcelaine, ils précipitent cette substance dans le bouillon de culture par le sulfate d'ammoniaque ou l'alcool légèrement acidulé à la température de 30°, et éliminent la substance soluble au moyen de la dialyse. On laisse reposer le liquide, puis on le filtre. On dissout de nouveau le precipité dans l'eau, on le précipite une deuxième fois, puis on le soumet à la dialyse. Le liquide du dialyseur qui contient la substance cherchée est porté à l'étuve, et, après dessiccation complète dans le vide à 40°, il reste une substance amorphe tout à fait blanche, très légère, qui possède toutes les propriétés des albumines solubles. Elle se précipite par l'acide carbonique à saturation, par l'acide acétique, le phénol, le sulfate de cuivre, le nitrate d'argent, le chlorate de mercure; les réactifs spécifiques de l'albumine, la réaction de Biuret, de Millon, la réaction xanthoprotéïque montrent qu'il s'agit d'un dérivé de l'albumine. Ils l'appelèrent *toxalbumine*. Sa composition chimique est la suivante :

$$
\text{Toxalbumine} = \left\{
\begin{array}{ll}
\text{Carbone} & -\ 45,55 \\
\text{Hydrogène} & -\ 7,13 \\
\text{Azote} & -\ 16,34 \\
\text{Soufre} & -\ 1,39 \\
\text{Oxygène} & -\ 29,80
\end{array}
\right.
$$

Dans les cultures anciennes et atténuées par le temps, dont nous avons déjà parlé, cette substance très toxique, même après avoir été chauffée à 70°, disparaît presque totalement et cède la place à une nouvelle substance de même nature, mais inoffensive, qui ne se précipite que par l'alcool fort et possède une coloration brune.

Briéger et Frœnkel ont isolé les produits solubles, les toxalbumines, d'autres microbes, et sont arrivés à les diviser en deux groupes.

1° Les albumines insolubles provenant du staphylococcus pyogènes, du bacille d'Eberth, du bacille virgule de Koch. Ces albumines sont insolubles, ressemblent aux globulines, sauf qu'elles sont peu solubles dans le chlorure de sodium ; elles se précipitent par les sels neutres à 30°.

2° Les toxalbumoses solubles dans l'eau, telles que celle du tétanos, du charbon, de la diphtérie. — C'est de cette catégorie de toxalbumoses que nous avons parlé en étudiant la nature de ces substances.

Le bacille de Koch a été et est encore l'objet de nombreuses recherches, au point de vue de ses produits solubles, et surtout de ceux qui pourraient avoir une action vaccinante, ou qui pourraient rendre réfractaires à l'infection bacillaire.

Peut-on espérer arriver à un résultat? Nous avons vu que la tuberculose ne peut être rangée dans le groupe des maladies qui ne récidivent pas après une première atteinte. Marfan seul a soutenu cette opinion et a placé la tuberculose à côté de la variole, de la rougeole, alléguant qu'une première atteinte légère produit l'état réfractaire à une nouvelle infection. Il soutenait que le lupus tuberculeux rend réfractaire à la tuberculose pulmonaire ou généralisée. Cette opinion n'est point admissible. Tous les expérimentateurs ont vu qu'une première inoculation du virus tuberculeux, ou une injection de produits solubles tirés de ses cultures, loin de rendre un animal réfractaire, augmente sa réceptivité pour la maladie. Cependant, il est possible de concevoir que le bacille de Koch, modifié d'une façon encore inconnue, pourra, dans de nouvelles conditions, former lui-même une substance vaccinante, laquelle, introduite dans l'organisme, pourra rendre cet organisme réfractaire à l'infection, c'est-à-dire incapable de nourrir le bacille de la tuberculose.

Quelques bons résultats ont déjà été obtenus par des expérimentateurs consciencieux, d'une part au moyen de cultures atténuées des bacilles de Koch, d'autre part par les produits solubles tirés de la culture du bacille aviaire. Les études sont encore trop nouvelles pour que l'on puisse en tirer des données précises. Nous devons les signaler, mais il nous est impossible encore de dire quels seront les résultats et les avantages que nous pouvons en attendre.

Les produits solubles de la tuberculose, qui ont été expérimentés, ont été tirés et des cultures du bacille humain modifié ou non et des cultures du bacille aviaire, bacille voisin mais non identique à celui de l'homme, et aussi de produits tuberculeux, nés dans l'organisme lui-même. Tous ces produits sont en ce moment le sujet d'études approfondies.

Parmi ces produits solubles du bacille de la tuberculose, il en est un qui a fait beaucoup de bruit dans les deux dernières années. C'est la tuberculine de Koch. Je crois le moment venu d'en parler, maintenant que l'on sait ce que sont les toxalbumines microbiennes, quelle est leur action, comment on peut se les procurer. — Disons de suite que la tuberculine de Koch n'a pas été lancée par ce savant comme un vaccin de la tuberculose. — Voilà sur quel principe il se fondait. Il avait remarqué que les bacilles tuberculeux inoculés exercent sur la peau d'un cobaye sain une action toute différente de celle qu'ils produisent sur la peau d'un cobaye déjà tuberculeux. Dans le premier cas, la plaie se referme, semble guérir et entre le dixième et le quatorzième jour apparaît un nodule induré, qui s'ouvre, s'ulcère et persiste jusqu'à la mort de l'animal.

Dans le deuxième cas, chez un cobaye infecté quatre à six semaines auparavant, la plaie d'inoculation se ferme, il ne se forme pas de nodule; dès le deuxième jour, apparaît une induration, puis la peau prend une coloration foncée, et de caractère nécrosique, il se forme une eschare qui s'élimine ; l'ulcération guérit d'une façon rapide et durable sans infection des ganglions lymphatiques voisins. Les cultures pures des bacilles de la tuberculose *privées de vie* et injectées sous la peau des cobayes sains ne produisent que des abcès sous-cutanés. Mais il existe à côté de cette substance pyogène une substance curative qui, injectée à dose non mortelle, nécrose la région où a porté l'inoculation bacillaire, et qui, donnée à doses minimes fréquemment répétées, améliore l'état général des animaux. D'où la théorie de Koch : Les bacilles de la tuberculose, en s'accroissant, produisent des substances qui influent sur les éléments vivants voisins. Une de ces substances à un degré de concentration déterminée tue le protoplasma vivant, provoque une nécrose de coagulation (Weigert) et dans ce tissu nécrosique, les bacilles trouvent des conditions défavorables à leur nutrition et y meurent.

Koch a isolé la substance qui devait lui donner de beaux résultats. Il a pu la séparer des substances albuminoïdes qui l'accompagnent au moyen d'une solution de glycérine à 40 o/°. Son remède est donc un extrait glycériné tiré des cultures pures du bacille de la tuberculose ?

III

*Préparation de la tuberculine.* — Il faut avoir des cultures pures de bacilles tuberculeux bien développés et nombreux. Les cultures habituelles en bouillon glycériné ne donnent pas, d'après Koch, des cultures assez belles et assez développées. Il emploie ce nouveau bouillon : Bouillon de veau faiblement alcalin avec 1 % de peptones, 4 à 5 %, de glycérine ; il remplit des fioles d'Erlenmayer avec 30 à 50 c. c. de ce bouillon stérilisé, et il ensemence de telle façon qu'un fragment de substance tuberculeuse surnage à la surface du liquide. C'est donc un milieu liquide.

Avec l'agar glycériné, quand la culture est mûre, c'est-à-dire en six semaines, on en râcle la surface et on réunit ces produits sur une plaque métallique. On arrose avec une solution de glycérine à 40 %, on fait bouillir jusqu'à réduction du dixième du volume primitif, on filtre sur la porcelaine et on peut employer le produit de filtration.

Avec le bouillon de veau de Koch, on prend les cultures mûres, c'est-à-dire qui ont atteint six semaines, on le réduit au bain-marie jusqu'au dixième du volume primitif, on filtre à travers la porcelaine. Ce liquide de filtration est précipité par l'alcool absolu, on dessèche ce précipité et on obtient la substance active en lavant ce précipité avec une solution de glycérine à 40 %. Cette substance ainsi obtenue n'est pas pure, elle contient des matières colorantes et des sels, mais ces substances sont sans danger pour l'organisme. La solution glycérinée protège cette substance contre les fermentations secondaires et conserve son activité pendant très-longtemps.

Tel est le remède que Koch a appelé tuberculine. Il en a confié l'analyse élémentaire à M. Briéger, qui a trouvé les résultats suivants :

Tuberculine =
| | | | |
|---|---|---|---|
| Carbone | — | 47,02 à 48,17 | % |
| Hydrogène | — | 7,06 à 7,55 | % |
| Azote | — | 14,45 à 14,75 | % |
| Soufre | — | 1,14 à 1,17 | % |
| Cendres | — | 16 à 20 % | (ce qui prouve |

que cette substance n'est pas pure).

Les conclusions à tirer de cette analyse sont pour M. Koch que la tuberculine est très voisine des albuminoïdes, dont elle se distingue cependant. Elle se sépare des toxalbumines par sa résistance à la chaleur, et de la peptone par sa précipitation en présence de l'acétate de fer. Il faut admettre plutôt que la tuberculose pure serait une toxalbumine en ce sens que, comme elle, elle est constituée par une quantité de substances albuminoïdes mélangées à une très petite quantité de substance active, spécifique, et dont la nature nous est absolument inconnue.

A mesure que sa pureté augmente, la tuberculine devient de plus en plus toxique et son pouvoir curatif diminue. On est donc autorisé à penser, contrairement à M. Koch, que quelle que soit la pureté de son produit on ne pourra jamais obtenir cette fameuse propriété cicatrisante nullement nocive, que Ehrlich annonçait au Congrès de Londres de 1891. Il faut en rabattre et nous sommes bien loin encore du but à atteindre.

## IV

*Poison tuberculeux.* — A côté des substances solubles sécrétées dans les milieux nutritifs, le bacille de Koch renfermerait encore *en lui-même* un poison encore indéterminé, mais qui, à lui seul, peut provoquer l'éruption des tubercules. Cette substance survit à la mort du microbe. Ceci résulte des recherches de MM. Straus et Gamaléia. Pour le démontrer, ils ont dilué dans l'eau distillée une grande quantité de bacilles tuberculeux portés à une température de 115° à l'autoclave pendant dix minutes. Ils injectèrent ensuite dans le sang ou dans le péritoine de cobayes, de lapins et de chiens, une émulsion un peu épaisse de ces « cadavres de bacilles » : ils ont vu ces animaux mourir avec une éruption pulmonaire de tubercules contenant des bacilles nettement colorables par la méthode ordinaire.

L'injection sous-cutanée n'a produit qu'un abcès local. MM. Straus et Gamaléia concluent qu'une certaine substance contenue dans le corps des bacilles morts, possède la propriété de déterminer des tubercules. Si la quantité de bacilles morts injectés est assez faible, on ne voit pas apparaître de tubercules, mais les animaux présentent une prédisposition marquée à devenir tuberculeux, une susceptibilité très grande, vis-à-vis des bacilles de Koch, qu'on pourra leur injecter ultérieurement. Cette communication de MM. Straus et Gamaléia a paru dans les *Archives de médecine expérimentale*, novembre 1891.

# Chapitre VII

## PROPHYLAXIE

---

### De la prophylaxie de la tuberculose.

Nous ne sommes pas encore en possession d'un remède pouvant guérir à coup sûr les lésions tuberculeuses dans un organisme infecté, ou d'un médicament capable de donner à cet organisme une puissance telle qu'il pourra lutter et se débarrasser des germes infectieux qui se développent chez lui et qui l'empoisonnent.

Le traitement prophylactique de la tuberculose, c'est-à-dire l'étude des moyens capables de garantir l'individu contre l'invasion du bacille pathogène, conserve donc toute son importance et nous pouvons dire que là réside pour le moment le moyen le plus sûr de faire diminuer ce terrible fléau. Les mesures prophylactiques, du reste, depuis que l'on connaît les causes essentielles de la maladie, sont devenues rationnelles et par là d'autant plus efficaces. Nous formons le vœu que l'on s'occupe plus encore qu'on ne le fait de la promulgation des moyens à la disposition de tous dans ce but, et que chacun mis en possession des données nouvelles de la science apporte son contingent dans cette œuvre utilitaire.

Et quelles sont ces mesures prophylactiques ?

Nous savons que dans la génèse de la tuberculose il existe deux facteurs : d'une part le germe infectieux, cause première et nécessaire, d'autre part, le terrain, c'est-à-dire les conditions spéciales de l'organisme le rendant apte à un développement du germe, ou mieux incapable de sortir vainqueur de la lutte qu'il engage contre l'invasion du bacille pathogène.

Nous connaissons les portes d'entrée du bacille, où il se trouve dans tout ce qui nous entoure, comment et par qui il est répandu tout autour de nous. Nous avons appris à connaître quelles sont les conditions qui rendent un organisme apte au développement du germe (maladies précédentes, grossesse, alcoolisme, excès de fatigue ou de plaisir, etc., etc.), une fois que ce germe pénètre dans cet organisme. Examinons donc maintenant :

1° Comment nous pouvons éviter l'introduction du germe pathogène dans notre organisme.

2° Quels sont les moyens qui rendent un organisme capable de lutter avec succès contre l'invasion du germe, capable de se débarrasser du germe, de l'étouffer, en un mot, quand le germe a déjà produit des lésions, et quelles sont les conditions qui mettent un individu réfractaire en état de réceptivité.

Cette deuxième partie de notre étude prophylactique n'est pas la moins importante. En effet, il est presque impossible de détruire tous les bacilles qui sont répandus autour de nous, du moins en l'état actuel de notre société, les mesures de préservation sont trop mal connues, ou trop mal appliquées, pour que l'on puisse avoir en elles une confiance suffisante. D'un autre côté, combien voyons-nous d'individus, médecins, infirmiers, ou parents de tuberculeux échapper à l'affection ! C'est qu'en effet, ces individus sont dans de telles conditions que le microbe est impuissant contre eux, qu'il ne peut pas prendre pied dans leur organisme. Ce sont ces conditions que nous devons nous efforcer de réaliser chez tous les individus. Et du reste, n'est-ce pas là l'avenir du traitement réel et efficace de la tuberculose ?

Qu'est la vaccination anti-tuberculeuse, qui, on peut le dire, déjà ébauchée, sera bientôt définitivement établie et mise à la portée de tous ? Qu'est-elle sinon la réalisation de la non-réceptivité donnée artificiellement à tous les individus ? Comme on rend indemne de la variole par l'inoculation du vaccin, on rendra réfractaire à la tuberculose par une vaccination préalable. Ce sera le triomphe du traitement prophylactique.

En attendant cette découverte, on peut, sinon donner à coup sûr l'immunité, du moins diminuer le nombre effrayant des tuberculisés par des mesures sages et raisonnées, et surtout exécutées, de désinfection, d'abord contre le germe, d'hygiène ensuite pour rendre l'individu sinon réfractaire, du moins apte à ne pas contracter la maladie.

I

### CONTRE LA CONTAMINATION PAR LE GERME INFECTIEUX.

Pour éviter la contagion, c'est-à-dire l'introduction du bacille pathogène dans l'organisme, il faut détruire ce bacille toutes les fois qu'il est mis en liberté, que, sorti d'un organisme malade, il est tout prêt à en contaminer d'autres.

Pour atteindre ce but on doit stériliser avec soin ou détruire tout ce qui peut être contaminé par les bacilles, humeurs normales ou pathologiques, linges ou instruments ayant servi à des tuberculeux, etc.

Nous savons que le bacille de Koch ne vit pas librement dans la nature. Il n'est pas comme certains microbes capables de végéter en dehors d'un organisme animal vivant. Il est, je crois, inutile de redire que le bacille de Koch ne peut pas naître spontanément au dedans ou au dehors de l'organisme, qu'il n'est pas le produit de la transformation d'un autre microbe. Donc, tout bacille provient d'un organisme atteint de tuberculose, et ces bacilles existent dans toutes les lésions spécifiques et partant dans tous les produits de sécrétions qui proviennent de ces lésions. Il est très probable que ce micro-organisme existe aussi dans les produits de sécrétions normaux de l'individu tuberculisé, même quand les organes qui les sécrètent sont sains. Ainsi le lait, la sueur, l'urine, le sperme et avant tout les produits d'excrétion des muqueuses, surtout quand on y rencontre des leucocytes.

Par conséquent, il faudra détruire par le feu toutes les sécrétions ou excrétions des phtisiques et stériliser avec un soin minutieux tout ce qui sert ou a servi à un de ces malades. On devra surtout s'attacher à la désinfection des crachats. Car c'est là certainement la sécrétion pathologique qui contient et met en liberté le plus de bacilles, c'est la sécrétion la plus abondante et celle dont on se préoccupe le moins. Et pourtant les bacilles ainsi mis en liberté se dessèchent et dans cet état conservent presque éternellement leur virulence. Répandus sur le parquet ils seront relevés plus tard avec les poussières et pourront être inhalés quelquefois en très grand nombre. Jetés sur le sol ils se dessèchent et, mêlés à la poussière, ils seront soulevés dans l'atmosphère et seront une cause nouvelle de contamination.

Recueillis dans un mouchoir, ils pourront plus tard être projetés au moment où on le déploiera de nouveau, et les parcelles ainsi répandues s'accrocheront partout le long des tentures, sur les meubles, sur toutes les aspérités et répandront ainsi dans tout l'appartement des particules virulentes.

Cornet, en Allemagne, a fait des expériences intéressantes à ce sujet. Il a recherché quelle était la virulence des poussières recueillies dans les appartements et à différente hauteur. Il procédait de

la façon suivante : il promenait le long des murs, ou sur les boise-
ries d'une salle occupée jadis par des phtisiques, des tampons d'ouate
stérilisée et mouillée de façon à entraîner les poussières. Puis il
inoculait ces tampons à des cobayes. Or, il remarqua que jusqu'à
deux mètres au-dessus du sol tous les tampons donnèrent des résultats positifs.

Au dessus, les résultats furent plus rares et à une certaine hauteur tous les résultats furent négatifs. Comment expliquer ces résultats. Il est probable que ces bacilles avaient été portés directement
dans ces endroits par les phtisiques eux-mêmes, soit par les crachats,
soit en secouant les linges contaminés dont les parcelles bacillaires
projetées jusqu'à cette hauteur y avaient séjourné en gardant leur
virulence.

Cornet a retrouvé aussi des poussières bacillaires dans toutes les
poussières recueillies sur le sol, les meubles, les tapis d'une chambre occupée par les phtisiques, et ces bacilles étaient virulents.

On voit donc quelle est l'importance qu'il faut attacher à la destruction des sécrétions des phtisiques et surtout des crachats, et dans
tous les cas de phtisie on doit recevoir les crachats dans des vases
spéciaux contenant un liquide antiseptique qui aurait sinon le pouvoir de détruire le bacille, du moins en empêcherait le dessiccation.
Ces vases seront brûlés directement, contenu et contenant, le plus
souvent possible. Des fabricants ont mis en vente des récipients
très peu coûteux, et de forme ingénieuse qui, avec l'avantage d'être
à la portée de tous, joignent celui d'être combustibles et par conséquent offrent toutes les garanties possibles de destruction absolue
de tous les germes. On connaît, du reste, les dangers de ces crachoirs que l'on vide sans les stériliser, j'ai cité des cas d'inoculation tuberculeuse par des débris provenant de tels ustensiles, en
tout cas ce sont des foyers d'infection.

Rien n'est plus contraire à toutes les règles hygiéniques que
l'invention de ces crachoirs contenant de la sciure de bois, et que
l'on voit encore malheureusement répandus dans toutes les salles
d'hôpital, pour ne citer qu'un fait. Ces crachoirs, quelle que soit
leur grandeur, sont toujours entourés d'une auréole de crachats,
qui se dessèchent à loisir et disséminent dans les salles des quantités innombrables de bacilles. De plus la sciure de bois permet une
dessiccation rapide et partant est très mal choisie.

Une mesure vraiment radicale serait celle qui interdirait à toute
personne de cracher par terre aussi bien dans les appartements
que dans les rues. C'est presque une utopie. Du reste, pour ce qui

est des rues, l'importance de cette mesure serait presque nulle car
on sait que la lumière du jour, et surtout les rayons solaires détruisent avec une rapidité surprenante la virulence du bacille de
Koch. Aussi, je crois erronée l'opinion de Koch qui avance que la
contagion par la poussière des rues est plus fréquente en été qu'en
hiver à cause des conditions de température plus propice au développement de son bacille en été qu'en hiver. Je pense au contraire
qu'en été les bacilles sont rapidement détruits par la lumière
solaire, tandis qu'en hiver cette cause de stérilisation manquant,
les bacilles restent plus virulents, car on sait que le froid est
presque sans action sur eux. Quoiqu'il en soit, et notamment à
Vienne en Autriche, on a pris certaines mesures pour éviter le soulèvement des poussières dans les rues. Nous croyons peu à leur
efficacité.

Mais dans les appartements, il est de toute nécessité de détruire
avec le soin le plus méticuleux tout crachat de phtisique. Car si
l'on se représente qu'un phtisique crache jusqu'à 400 gr. de muco-
sité par jour, on peut comprendre quelle quantité effrayante de
bacilles peuvent ainsi être mis en liberté, et quels dangers il y
aurait à négliger de détruire de pareilles quantités de germes.

Les crachats ne sont pas les seules sécrétions bacillaires qu'il
faut détruire. On doit stériliser tout ce qui est souillé par un phtisique; car, chez un tel individu, toutes les secrétions peuvent être
bacillaires, même provenant d'un organe sain : tels la sueur, l'urine,
le sperme et surtout la salive. Pour stériliser des linges ainsi souillés
le feu serait le meilleur moyen, mais comme on ne peut tout brûler,
il faut stériliser ces objets dans des étuves à désinfection telles
qu'il en existe déjà un certain nombre, ou à défaut d'étuves, il
faut les faire bouillir pendant un temps suffisamment long. Et
encore souvent l'ébullition est impuissante à détruire tous les
bacilles. En effet, dans les crachats, ils sont entourés de mucine
qui les englobent et leur forme un revêtement, un organe de protection qui les met à l'abri des agents extérieurs. C'est ce qui explique comment des crachats portés à 100° sont restés virulents entre
les mains de certains expérimentateurs, quand Koch avait affirmé,
avec juste raison du reste, qu'une température de 70 degrés stérili-
sait une culture. Dans ce cas les bacilles sont libres et ne possèdent pas cette enveloppe protectrice de mucine qui leur permet de
résister à la température de l'ébullition de l'eau.

Aussi il serait à souhaiter que l'on mît à la disposition de tout le
monde et gratuitement des étuves à désinfection où chacun pourrait faire stériliser les objets contaminés par des phtisiques.

Tous les ustensiles dont se sert un phtisique peuvent être porteurs de bacilles ; et il y a un vrai danger à se servir, sans stérilisation préalable, des cuillers, fourchettes, verres ou autres objets qui ont servi à un de ces malades. La façon dont ces objets sont lavés est absolument insuffisante et incapable de les stériliser : et c'est surtout dans les restaurants que ce danger est réel et imminent. Il faudrait éditer des mesures très sévères à ce sujet et je crois qu'on pourrait en retirer de grands services. Nous applaudissons à l'heureuse idée de ce coiffeur parisien qui répand des prospectus sur lesquels il annonce que tous les instruments dont il se sert baignent constamment dans un liquide antiseptique et sont flambés avant l'opération.

Je pense que le mode de propagation de la phtisie par les ustensiles dont je viens de parler est plus fréquent qu'on ne le pense, et qu'on prend trop peu de précautions dans cet ordre d'idées. Ce n'est pas seulement dans les restaurants, mais aussi dans les écoles, les casernes, les prisons, et même dans les familles qu'on néglige absolument ces précautions. Là ce ne sont pas seulement des ordonnances de police qui sont nécessaires, il faudrait que chacun fût instruit du danger, pour que chacun contribue pour sa part à cette œuvre de défense.

Mais il n'y a pas que l'homme tuberculeux qui puisse être une cause de contagion ; il y a aussi les animaux, qu'ils soient devenus spontanément tuberculeux ou qu'ils aient gagné leur phtisie auprès de l'homme. Dans ce cas c'est d'une toute autre façon qu'ils sont dangereux. Le chien et le chat vivant dans les appartements, sont souvent tuberculeux et on peut les accuser de répandre des bacilles autour de nous, soit pendant leurs efforts de toux, soit par leur salive ou par leurs autres excrétions. On a aussi accusé avec juste raison les mouches de transporter, partout où elles se posent, sur nos aliments notamment, des bacilles qu'elles ont pris sur des substances bacillaires, crachats ou autres. Là il n'y a qu'une mesure prophylactique efficace, c'est la destruction de tous les animaux entachés de tuberculose.

Une question plus importante est celle de la tuberculose des animaux qui servent à l'alimentation. La tuberculose pommelière des bovidés est très fréquente, et, chose plus grave, elle passe souvent inaperçue, les animaux conservant un air de santé parfaite.

Les moutons, les porcs, les volailles sont aussi susceptibles de devenir tuberculeux et c'est alors l'ingestion de telles viandes qui sera dangereuse. MM. Chauveau, Nocard et beaucoup d'autres se sont spécialement attachés à l'étude de ces questions. Ils ont démontré d'abord l'identité, sinon absolue, du moins relative de la tuberculose humaine et de la tuberculose des mammifères : et partant de là, ils ont présenté au Congrès de 1888, des conclusions auxquelles nous nous associons entièrement.

Toute la viande provenant d'un bœuf atteint de tuberculose est dangereuse et capable de transmettre la maladie par la voie digestive. La chair musculaire est moins dangereuse, en ce sens que les muscles ne renferment qu'exceptionnellement des bacilles, et seulement quand le sang en charrie ; mais ces parties peuvent être souillées par les humeurs, qui coulent des organes malades, et surtout par les doigts des bouchers à qui il ne faut pas encore demander des précautions d'antisepsie.

Les parties les plus dangereuses sont les ganglions dégénérés, les poumons, le foie, la rate et en un mot tous les organes splanchniques. Mais la chair musculaire présente aussi des dangers et par conséquent doit tomber sous le conp des mêmes prescriptions sanitaires que les organes trouvés malades à l'ouverture du corps.

La mesure la seule efficace est donc la crémation de toute viande provenant d'un animal tuberculeux. Cette mesure a été adoucie beaucoup trop à notre avis : on ne détruit plus que les parties reconnues manifestement tuberculeuses. Or, c'est absolument insuffisant. Une cuisson suffisante peut bien à la rigueur détruire tous les germes. Mais est-on sûr qu'une viande ainsi vendue sera suffisamment chauffée par le consommateur pour être stérilisée ? L'ébullition elle-même, pour être suffisante, doit être prolongée longtemps, et l'on devrait ne livrer aux consommateurs que bouillies les viandes provenant d'animaux malades, si on ne veut pas les détruire complètement.

A côté de cette mesure, qui est bien appliquée dans les grandes villes, une autre est nécessaire, c'est la suppression, ou au moins la surveillance efficace des nombreux et petits abattoirs des campagnes et des bouchers des petites localités qui abattent leurs animaux, et quels animaux, le plus souvent sans le moindre contrôle.

Il n'est pas non plus sans danger de consommer certaines volailles atteintes de tuberculose. Ces lésions sont parfaitement contagieuses. Mais quelle difficulté pratique il y aurait pour supprimer une telle cause de contagion! Tout au plus peut-on, en répandant dans le public les découvertes nouvelles de la science, mettre en garde contre ces causes de propagation de la maladie.

A côté de la viande, il est un aliment dont nous devons nous

occuper spécialement, je veux parler du lait. Dans l'Etiologie, je
l'étudie au point de vue de ses lésions bacillaires, je n'y reviendrai
pas. Ce qui découle de ce que nous avons dit dans ce chapitre,
c'est que le lait peut être bacillaire sans que son aspect ait changé.
Il faut donc toujours faire bouillir le lait avant de le faire servir à
l'alimentation et cela est surtout important pour l'alimentation des
enfants. Il ne faut pas se contenter d'avoir constaté l'état de santé
extérieur d'une vache laitière pour se croire autorisé à employer
son lait non bouilli. Une vache peut avoir une pommelière très
avancée du poumon, sans avoir perdu son air de santé apparente,
et de plus, d'après les expériences de Bang, le lait peut être bacillaire alors que la mamelle est absolument saine. Donc n'employer que du lait bouilli. Dans ce cas, l'ébullition est suffisante,
car le bacille est libre comme dans une culture et n'a pas d'enveloppe de mucine ou d'albumine qui le protège.

Nous venons de voir de quelle façon nous pouvons théorique-
ment détruire tous les bacilles qui sont mis en liberté par un organisme malade. Mais étant donné que nous sommes perpétuellement
sous le coup d'une invasion bacillaire, examinons comment un
individu peut depuis sa naissance échapper aux nombreuses causes
de contagion qui l'entourent.

## II

### PROTECTION DE L'ENFANT.

L'enfant peut naître tuberculeux, après contagion dans la cavité
utérine elle-même par la mère phtisique. Mais cela n'est qu'une
exception rare, et la plupart du temps l'enfant de phtisique naît
absolument sain et tout prêt à se développer sans avoir plus de tendance qu'un autre à faire de la tuberculose, s'il n'est pas infecté
par quelque bacille. Aussi, plutôt que de chercher le remède dans la
mesure absolument impraticable qui consisterait à défendre le
mariage entre tuberculeux ou avec un tuberculeux, je crois qu'il
est plus raisonnable de se conduire de la façon suivante :

L'enfant issu de phtisique ne naît pas bacillisé en général ou du
moins quand il naît porteur de bacilles il en présente aussi les
lésions caractéristiques.

Nous ne pouvons admettre que des bacilles puissent *dormir* pendant un temps plus ou moins long dans ces organismes si faibles,
sans y déterminer des lésions spécifiques.

En traitant l'hérédité de la tuberculose, nous avons cité la
curieuse statistique fournie par M. Huttinel sur l'Assistance publi-

que de Paris qui adopte et place un grand nombre d'enfants aban-
donnés ou orphelins. Parmi ceux-ci le plus gros contingent est
fourni par les familles tuberculeuses, dont le père et la mère ont
succombé, à l'hôpital, de la phtisie. Or, sur un chiffre respectable de
dix mille enfants, nés de parents tuberculeux, un nombre insignifiant, pas plus de dix enfants, sont morts d'affections tuberculeuses.

Donc, un fils de phtisique naît sain, tout au plus est-il peut-être
un peu moins fort, un peu chétif, moins bien armé pour la lutte.
Et alors, si on le soustrait immédiatement à toutes ces causes de
contagion qui l'entourent, si on le place aussitôt à la campagne,
près d'une bonne nourrice et loin de tout bacille, cet enfant deviendra adulte et ne sera pas spontanément tuberculeux par le fait seul
qu'il aura eu pour parents des phtisiques. Il ne sera tuberculeux
que s'il est contaminé, et combien il est facile de s'expliquer
cette contagion pour ces enfants !

Tout ce qui les touche est bacillaire, les linges, les ustensiles, le
lait de la mère, les baisers, l'air lui-même par les poussières qu'on
soulève sans cesse autour de lui.

Ainsi donc un enfant de père ou de mère phtisique doit être
immédiatement mis à la campagne chez une bonne nourrice et loin
de toute cause de contamination. On aura, par ce système, beaucoup moins de tuberculeux qu'en supprimant le mariage entre les
phtisiques.

Même si l'enfant n'est pas né de parents phtisiques, il pourra
cependant être exposé à la contagion. On évitera soigneusement de
le laisser entre les mains de personnes atteintes de cette maladie;
les baisers sont une cause de contagion trop peu connue et trop peu
évitée. On surveillera avec soin l'alimentation, surtout on ne lui
donnera jamais ni eau, ni lait qui n'aient été préalablement bouil-
lis, c'est-à-dire stérilisés par la chaleur. Il faudra surtout éviter de
mettre l'enfant en rapport avec des individus tuberculeux, et de les
tenir dans un appartement qui aura été habité, même longtemps
avant, par des phtisiques. Ces prescriptions doivent être observées
aussi pour tous les individus, quel que soit leur âge, je les énonce
ici une fois pour toutes.

L'alimentation de l'enfant en dehors de l'allaitement a aussi
besoin d'être surveillée avec soin. J'ai déjà parlé du lait; il faut
savoir aussi que tous les aliments peuvent être contaminés par des
poussières bacillaires, et en étudiant l'étiologie de la tuberculose,
j'ai rapporté un fait positif d'inoculations à des animaux, faites avec
de l'eau ayant servi à laver des raisins, achetés à la porte d'une

consultation médicale, où se rendaient de nombreux tuberculeux. Je n'insisterai pas une seconde fois sur les dangers de la viande.

## III

### PROTECTION DE L'ADOLESCENT

Dès que l'individu arrive à un certain âge, il se trouve placé dans de nouvelles conditions favorables à la contamination par le bacille de Koch. Je veux insister surtout sur les réunions d'enfants et notamment les écoles. Je sais bien qu'on a fait énormément de progrès au point de vue de l'hygiène des écoles : les perfectionnements dictés par une bonne hygiène ont transformé déjà le plus grand nombre de ces établissements où sont réunis quelquefois un grand nombre d'enfants. Mais combien reste-t-il encore de salles mal aérées, mal éclairées, trop exigues pour le nombre des élèves! Ce sujet rentrera plutôt dans la deuxième partie de cette étude, quand je m'occuperai des causes prédisposantes de la tuberculose Cependant, dans une salle même construite dans les meilleures conditions, il reste toujours ce fait que des enfants peuvent se trouver en contact avec des camarades tuberculeux ou des professeurs phtisiques.

Nous retrouvons dans de telles conditions le jeune élève exposé à respirer des poussières chargées de bacilles par les crachats de phtisiques qui ont pu y passer. On sait quelle est la fréquence des lésions lupeuses ou autres des enfants, et le contact avec de tels malades présente les plus grands dangers.

On doit s'efforcer de réaliser le plus vite possible, dans les écoles, quelles qu'elles soient, les modifications exigées par les hygiénistes. Et si l'on ne peut isoler complètement les tuberculeux en les proscrivant absolument, il faut du moins faire en sorte qu'ils deviennent le moins dangereux possible pour leurs semblables. Les salles vastes, bien éclairées, très aérées et construites de telle façon qu'il y séjourne le moins de poussières possible, feront certainement diminuer les cas trop fréquents d'enfants tuberculosés dans les écoles.

C'est aussi à cet âge que, fatigués par les premiers travaux intellectuels et trop enfermés, trop privés de grand air, de soleil et d'exercice, les enfants présentent cet état de faiblesse générale que l'on nomme anémie. La coutume très répandue de l'alimentation de tels sujets par des *viandes saignantes*, même de l'ingestion de sang frais d'animaux, présente, nous le savons, de réels dangers. Je ne veux point dire que ces médications sont mauvaises, mais il faut, pour les employer, posséder une sécurité absolue sur la pureté des aliments ainsi employés. Cette sécurité sera donnée par les mesures les plus sévères sur la destruction des viandes reconnues, ou même suspectées, être atteintes de tuberculose.

Certains médicaments sont aussi capables de transmettre la tuberculose et surtout les poudres de sang desséché à l'étuve à une température trop peu élevée pour les stériliser ; si l'on emploie pour de telles préparations du sang d'animaux bacillisés, on se placera dans les meilleures conditions pour rendre tuberculeux, par le tube digestif, les individus qui les absorberont. Je dirai la même chose des poudres de viande et du jus de viande fraîche

Les pensionnats exposent aussi les individus à des causes de contagion multiples, par la cohabitation, et l'emploi, en commun, de linges et d'ustensiles pour lesquels on ne prend aucune précaution de stérilisation.

## IV

### Protection de l'adulte

Toutes ces conditions se retrouvent pour l'adulte et nous en trouvons encore de nouvelles bien plus importantes à considérer. L'adulte est d'abord soumis, comme l'enfant, à toutes les causes de contagion que nous avons exposées déjà par l'alimentation et la cohabitation avec des tuberculeux. Mais ici nous trouvons des conditions nouvelles.

L'adulte est bien plus exposé que l'enfant à la fréquentation de sujets tuberculeux, ou à se trouver dans des lieux qui ont été occupés par de tels individus. Nous diviserons ces causes de contagion en deux groupes principaux :

1° *Causes de contagion de la vie particulière* ;

2° *Causes de contagion de la vie intérieure.*

Dans le premier groupe, c'est-à-dire au sein de la famille, l'individu peut être en contact avec des êtres tuberculeux, parents, enfants, domestiques. Il est donc de toute importance de diminuer autant que possible ces contacts, en évitant de vivre auprès de gens atteints de tuberculose, et cette mesure peut être très efficace au point de vue des domestiques. Elle est evidemment souvent impraticable entre personnes de la même famille, mais alors on suivra tous les préceptes déjà indiqués pour rendre cette fréquentation aussi peu dangereuse que possible.

De toutes les conditions de cohabitation, il en est une qui prime toutes les autres au point de vue de ses dangers, je veux parler du mariage. La vie intime de deux conjoints les place dans les meilleures conditions pour être contagionnés l'un par l'autre. Les exemples de pareilles contaminations sont rapportés en nombre incalculable, et c'est surtout la femme qui est le plus souvent atteinte. M. Chantemesse rapporte le fait d'un homme qui résista à la phtisie pulmonaire pendant 35 ans et qui, pendant ce temps, rendit successivement tuberculeuses ses trois épouses. Il vit aussi ses enfants mourir, les uns après les autres, de tuberculose, probablement contaminés par lui.

Pourquoi les exemples de femmes saines contaminées par leurs maris phtisiques sont-ils plus fréquents ? Cela tient évidemment à la vie plus sédentaire et plus renfermée de la femme, tandis que l'homme, par le fait de ses occupations extérieures, est moins longtemps exposé à la contagion, et se trouve dans de meilleures conditions d'hygiène et de résistance à l'infection. Pour la femme, il faut faire aussi entrer en ligne de compte la grossesse, la lactation, l'accouchement, sur lesquels j'ai déjà insisté.

On pourrait croire, d'après ce que j'ai dit de l'hérédité de la tuberculose, que je ne vois aucun danger au mariage des tuberculeux. Evidemment, il me semble qu'on ne peut empêcher le mariage entre deux phtisiques, si l'on a soin de mettre leurs enfants dans les conditions que j'ai énumérées, c'est-à-dire loin de toute contagion et dans de bonnes conditions hygiéniques. Mais je crois qu'il y aurait lieu d'éviter le plus possible l'union d'un individu sain avec un phtisique. Ce sont ces mariages-là qu'il faut proscrire, car un phtisique, ainsi uni à un individu sain, deviendra non seulement une cause de contagion pour la personne qu'il épouse, mais encore pour toute la famille dans laquelle il est introduit. Il est du devoir du médecin d'user de tous les moyens à sa disposition, pour éviter de pareilles unions. C'est une question souvent délicate et dans laquelle la conscience est liée par les conditions trop absolues du secret médical. Là encore nous retrouvons l'importance qu'il y aurait à instruire tout le monde de ces dangers pour que, les connaissant, ils cherchent eux-mêmes à les éviter.

Dans la vie intérieure les causes de contagion sont encore bien plus nombreuses et nous les connaissons ; ce sont : les prisons (1), la caserne, les hôpitaux, les salles de réunion et de spectacle, les appartements, les meubles, les voyages, les wagons, les chambres d'hôtel, les instruments de toute nature dont on peut se servir après des tuberculeux, et surtout les ateliers.

_____

(1) *Les Maladies des Prisonniers*, par M. Émile Laurent.

Dans les prisons et dans les casernes on a souvent assisté à de véritables épidémies de tuberculose aiguë. Il serait à souhaiter que l'on prît des précautions, vraiment trop négligées, pour parer à de telles éventualités. Il faudrait, puisqu'on ne peut encore supprimer complètement les armées et partant les casernes, éviter avec le plus grand soin de recruter des sujets tuberculeux, ou quand un soldat est atteint de cette maladie, l'éloigner immédiatement de ses camarades, et soumettre à une désinfection sérieuse tout ce que ce malheureux phtisique (vêtements, ustensiles et chambrée) a touché.

Les mesures prophylactiques sont absolument ignorées dans certaines casernes et il suffit d'avoir vu une chambrée pour juger de l'incurie vraiment incompréhensible de certains médecins chargés du service sanitaire de l'armée.

Dans les hôpitaux, les causes de contagions sont encore plus nombreuses. Tous les malades sont mêlés. Dans une salle, les phtisiques ne sont pas isolés et si on ajoute à cela la présence de crachoirs autour desquels on crache, on voit combien les malades sont exposés à la contagion. Si l'on a vu une salle de malades avant la visite du matin au moment du balayage, on a assisté à un spectacle vraiment terrifiant. Les poussières sont soulevées en nuage, les tapis, les rideaux contribuent pour leur part à augmenter la dissémination des germes : et l'on s'explique ainsi comment la plupart des malades qui séjournent longtemps dans une salle, tels que les chroniques, présentent tous à l'autopsie des lésions tuberculeuses du poumon.

Il faut dire cependant que les mesures de prophylaxie tendent à se répandre de plus en plus ; que les salles sont cirées et dégarnies de toute tenture, qu'il est absolument défendu aux malades de cracher par terre. Mais ces mesures sont encore insuffisantes et il reste l'usage en commun, sans stérilisation préalable, des ustensiles, tels que fourchettes, verres, etc., et des linges simplement blanchis et non désinfectés.

Aux enfants malades on a vu diminuer d'une façon vraiment surprenante le nombre des phtisies consécutives aux fièvres éruptives, après la mise en exécution de la simple mesure suivante. Chaque enfant a pour lui seul tous les ustensiles nécessaires : tasse, verre, fourchette et tous ces instruments sont soigneusement stérilisés avant de servir à un nouveau malade.

Il faudrait, je crois, créer sinon des hôpitaux spéciaux pour tous les tuberculeux, au moins ouvrir des salles spéciales pour les isoler. On isole bien des varioleux, pourquoi ne pas isoler des tuberculeux, qui sont peut-être, avec moins de fracas c'est vrai, plus dangereux que tous les malades prétendus contagieux que l'on isole maintenant? Ce vœu, je l'ai émis en août 1890 devant les Membres du Congrès de la Tuberculose. Mes collègues ont trouvé prématurée cette idée, qui a été reprise et chaudement défendue depuis par Maurice Letulle, de Paris, et appliquée fort intelligemment par le professeur Coutenol, de Besançon, qui a créé à l'hôpital Saint-Jacques un pavillon d'isolement où les phtisiques sont soignés spécialement et surtout ne contaminent plus les autres malades.

Nous voudrions aussi qu'on prît les plus grandes précautions pour stériliser les wagons qui sont tous plus ou moins souillés par des crachats de phtisiques et principalement les wagons capitonnés. Aucune précaution n'est prise par les Compagnies de chemins de fer dans cet ordre d'idées, et je crois au réel danger d'une telle incurie. Et cependant, on a signalé des cas de contagion provoqués par le séjour dans un wagon richement capitonné, où plusieurs voyageurs, y ayant passé la nuit entière sont devenus tous phtisiques.

Je n'insisterai pas davantage sur l'importance des mesures de désinfection à prendre pour les prisons, les appartements, les chambres d'hôtel, en un mot, pour tous les locaux où des phtisiques ont pu répandre des bacilles.

Je dois dire un mot aussi des ateliers et des magasins où sont rassemblés de nombreux ouvriers ou employés. Là, aucune précaution n'est prise, mais surtout on y néglige absolument les conditions hygiéniques et cela m'amène à parler de mon étude : Les mesures propres à mettre un individu dans de bonnes conditions de lutte contre le bacille, et les mesures propres à garantir l'individu contre toutes les causes de débilitation qui peuvent le rendre tuberculisable.

## V

### CONTRE LA DISPOSITION

Cette partie de notre étude a trait à la préservation de l'individu contre les causes de débilitation propres à le rendre tuberculisable. Nous diviserons ces causes prédisposantes en deux groupes : d'une part, celles que l'individu rencontre dans sa vie personnelle ou privée, d'autre part, celles auxquelles il est exposé par le fait de ses relations.

Dans les premières nous examinerons : l'alimentation, la profession, l'habitation, le manque d'hygiène, les excès de toutes sortes, les maladies prédisposantes à la tuberculose.

Dans la deuxième, nous passerons en revue : d'abord l'importante question de la vie dans les villes, l'émigration des campagnards dans les grands centres de population, les agglomérations d'individus dans les ateliers, les magasins, les fatigues, l'alimentation des villes et les fréquentations de l'individu le mettant en rapport avec des tuberculeux, ou le poussant à des excès alcooliques ou autres, propres à le rendre moins résistant et partant tuberculisable.

L'alimentation, nous le savons, est de la plus grande importance pour donner à l'individu une force suffisante capable de réparer les pertes incessantes de son organisme. Si l'alimentation est insuffisante ou de mauvaise qualité, l'organisme sera bientôt affaibli et incapable de lutter contre toutes les causes de maladie qui l'entourent. Dans la prophylaxie de la tuberculose, une bonne alimentation est le meilleur moyen de prévenir la maladie. De même, il est à remarquer que les tuberculeux, dont les fonctions digestives conservent leur intégrité, luttent souvent avec succès contre le développement des lésions, et qu'un bon estomac permet de porter le plus souvent un pronostic très favorable. On connaît le nombre considérable des tuberculoses qui débutent par des troubles dyspeptiques, et l'on sait avec quelle rapidité évolue la maladie, dès que les fonctions digestives faiblissent, dès que le phtisique perd l'appétit.

Il faudra donc que chaque individu veille à la conservation la plus parfaite de ses fonctions digestives; qu'il évite toutes les causes susceptibles de rendre ces fonctions languissantes et insuffisantes. Une alimentation abondante et de bonne qualité permettra de lutter, avec un succès certain, contre l'invasion du bacille de la tuberculose.

A côté de l'alimentation, il existe d'autres conditions nécessaires pour la conservation d'une santé parfaite. Je veux parler de l'habitation, de la vie au grand air et au grand soleil.

L'habitation doit être, autant que le permet la situation pécuniaire de l'individu, large et spacieuse, bien aérée et propre. On comprend dans quelles mauvaises conditions se trouvent ces gens qui habitent dans des locaux étroits, mal éclairés, sans air, où toute une famille est quelquefois accumulée dans une même pièce. Il existe encore en trop grand nombre, malheureusement, de ces logements insalubres, étroits et sales que leur bon marché fait choisir par les familles peu fortunées. Il est du devoir de la société de s'occuper de ces mauvaises conditions de vie et de faire son possible pour hâter la disparition complète de ces habitations si mal construites, où toutes les lois de l'hygiène la plus élémentaire sont violées. Et c'est précisément dans de tels logis que se trouvent accumulés les infortunés, qu'un salaire mesquin condamne, par surcroît de malheur, à une alimentation insuffisante, et trop souvent de qualité inférieure.

La question des logements insalubres devrait être prise en plus grande considération qu'on ne le fait maintenant. C'est le rôle des Municipalités de veiller à l'application des règles de l'hygiène dans la construction des nouvelles maisons. C'est aussi son devoir de faire disparaître le plus possible les habitations vieilles et mal installées où sont réalisées les meilleures conditions pour le développement de la phtisie.

La vie sédentaire dans un air confiné et à l'abri des rayons du soleil est une cause puissante d'affaiblissement. Les villes se transforment tous les jours et les larges voies, que l'on ouvre, rendent leur séjour plus salubre, c'est certain. Mais il existe encore beaucoup d'individus qui ignorent le rôle bienfaisant de l'air pur et du soleil et qui vivent enfermés chez eux, sortant le moins possible. Il en est d'autres que leurs conditions de vie privent des bienfaits de la vie au grand air et au soleil et ce sont ceux-là mêmes qui en auraient le plus grand besoin. Pour les individus chétifs et mal armés pour la lutte, la vie au grand air et au soleil est de toute nécessité. Combien voyons-nous de jeunes gens élèves des écoles, jeunes ouvriers privés d'air et d'exercice, devenir tuberculeux ! Il serait à souhaiter que dans les écoles on fasse une plus large part aux exercices corporels et aux promenades. Il serait utile de réformer les conditions de travail des jeunes ouvriers, surtout pour les jeunes filles, qui passent directement de l'école à l'atelier.

L'hygiène corporelle est aussi nécessaire au maintien de la santé que les aliments, et malheureusement, ces règles d'hygiène sont presque absolument ignorées dans les classes pauvres de la société. Il serait à souhaiter que les villes fondent des établissements de bains, des piscines ouvertes à tous, qui permettraient aux pauvres gens de bénéficier, sans bourse délier, des bienfaits de l'hydrothérapie. Pourquoi ne pas créer aussi des lavoirs publics et gratuits munis d'étuves à désinfection, pour permettre à tous, même au moins fortuné, de laver et de stériliser les objets qui lui servent ?

Les excès de toutes sortes, excès de travail intellectuel ou de travail physique, excès alcooliques ou autres, sont des causes puissantes de débilitation auxquelles chacun peut se soustraire, s'il en connaît les dangers.

Enfin, il est utile d'insister sur la nécessité de soigner les maladies qui peuvent ouvrir les portes à la tuberculose. Je n'insisterai pas longuement sur ce sujet que j'ai traité dans l'étiologie. Ce sont surtout les affections de l'arbre respiratoire qu'il faudra surveiller et ne point négliger, comme on a si souvent l'habitude de le faire. Il est établi que toute maladie des voies aériennes produit une desquamation de l'épithélium, supprime une barrière contre l'invasion bacillaire. Metschnikoff a établi, en effet, que parmi les cellules phagocytes de l'organisme, les cellules endothéliales des bronches et des alvéoles sont peut-être les plus actives. Si, en un point, elles sont détruites par un processus pathologique quelconque, le bacille tombant sur cette solution de continuité évoluera en toute liberté et infectera l'organisme avec la plus grande facilité.

D'après ce que nous venons de dire, nous voyons que c'est dans les villes que l'individu, surtout l'individu peu fortuné, rencontre le plus grand nombre de causes prédisposantes à la tuberculose. Il n'est donc pas étonnant de voir le nombre effrayant des tuberculeux parmi les individus qui émigrent de la campagne dans les grandes villes. Il y aurait lieu de mettre un terme à cette émigration en instruisant les habitants des campagnes de ces dangers. Un fait remarquable est la présence des phtisies aigues chez ces individus, et parmi les gardes de Paris, hommes choisis, forts, vigoureux, non enclins aux excès, d'une vie régulière et, en somme, logés dans de bonnes conditions, la phtisie fait des ravages effrayants. Qu'adviendra-t-il donc à plus forte raison de ces individus qui arrivent dans les grandes villes dans des conditions bien moins bonnes que ces gardes dont je viens de parler ! Il est en ce moment une grande tendance à se porter vers les grands centres : il y aurait lieu, comme l'a si bien dit Verneuil, de faire connaître les dangers d'une telle disposition de façon à diminuer dans la mesure du possible une pareille émigration.

Je crois aussi que l'on devrait surveiller avec plus de soin l'installation des magasins et des ateliers des grandes villes. Là aucune règle d'hygiène n'est suivie, et surtout, aucune attention n'est apportée à l'état de santé des employés ; M. Chantemesse rapporte un fait probant. Dans un bureau où étaient assemblés un certain nombre d'employés, entre un beau jour un phtisique, qui, naturellement, répand sur le sol ses crachats. Bientôt la tuberculose se manifeste chez plusieurs employés de ce bureau et quelques-uns moururent. Il faut voir là, non-seulement un cas de contagion, mais une contagion fortement aidée par les mauvaises conditions du local où elle s'est produite. Nous sommes tous les jours exposés à respirer des bacilles et nous ne devenons pas fatalement phtisique. Mais on comprend que ces individus enfermés dans un étroit local, sans air et sans lumière, présentaient les meilleures conditions pour être contaminés. Ce sont des mesures sévères et appliquées qui, seules, peuvent faire disparaître les mauvaises conditions hygiéniques que l'on retrouve dans tous les ateliers, magasins ou bureaux.

Obliger la désinfection de tout appartement où un phtisique vient d'habiter, où il vient de succomber, est une mesure prophylactique très utile qui a été présentée sous forme de vœu au dernier Congrès par MM. Olivier et Artaud, vœu auquel je m'associe entièrement.

# Chapitre VIII

## DES IMMUNITÉS NATURELLES OU ACQUISES

En provoquant la tuberculose expérimentale, on peut s'apercevoir qu'une injection, avec la même culture de bacilles, faites à différents animaux, ne cause pas toujours les mêmes accidents. Certains sujets soumis à l'expérience sont atteints immédiatement d'une phtisie aigue ou galopante, tandis que d'autres restent réfractaires à la première inoculation, ou ils sont atteints à un degré chronique d'une moindre intensité. Cependant aucun animal ne résistera à des inoculations répétées.

On peut observer de même en clinique certains individus très sensibles à la moindre contagion d'un produit tuberculeux, tandis que d'autres vivent pendant des années au milieu et au contact de phtisiques sans éprouver la moindre atteinte. Comment expliquer ces faits ?

I

Nous n'insisterons pas longuement sur la question des maladies, ou états diathésiques prétendus, antagonistes de la tuberculose. Quelques observateurs ont avancé que certains états pathologiques donnent à l'individu qui en a été atteint, une immunité plus ou moins grande pour les lésions bacillaires.

C'est ainsi que l'on a regardé comme tels : le paludisme, l'arthritisme, les cardiopathies, la scarlatine, l'emphysème pulmonaire. Mais il est démontré aujourd'hui, et les observations abondent, que ces diverses maladies ne confèrent aucune immunité réelle ou relative pour la tuberculose. Il faut cependant remarquer que le nombre relatif des tuberculeux est moins grand parmi les individus atteints de ces maladies. Mais on en rencontre un nombre assez considérable pour pouvoir affirmer que, si ces maladies entravent un peu le développement du bacille de Koch, elles ne confèrent jamais une immunité absolue.

En dehors de ces états prétendus antagonistes, il existe des individus qui se montrent absolument réfractaires à une maladie. En quoi consiste cette immunité, ou cet état de non-réceptivité d'un organisme pour une maladie virulente ? On ne peut l'expliquer que de deux façons : ou bien nos éléments vivants, cellules migratrices ou cellules fixes, entrent en lutte avec les microbes, qui ont envahi l'organisme, les englobent et les détruisent ; c'est la théorie nouvelle de la phagocytose de Metschnikoff : ou bien, comme l'a pensé Chauveau, le premier, il existe dans les humeurs de ces individus réfractaires des principes albuminoïdes qui sont toxiques pour ces microbes pathogènes, entravent leur développement ou au moins neutralisent l'effet nocif des produits solubles de ces germes.

## II

Examinons d'abord la première hypothèse ; elle est tout entière l'œuvre de M. Metschnikoff, de l'Institut Pasteur. Voici ce que dit cet auteur : « Le rôle des cellules pourvues de mouvements amiboïdes
» n'est nullement restreint aux phénomènes de la résorption des
» tissus affaiblis ou morts. Elles servent aussi comme moyen de
» lutte de l'organisme contre les microbes parvenus dans les tissus
» de l'animal. Comme les amibes et les infusoires, ces cellules,
» auxquelles j'ai donné le nom de phagocytes, entourent par leur
» protoplasma le microbe envahisseur et le digèrent d'après le mode
» de la digestion intra-cellulaire.

« Pour mieux observer ce phénomène, continue le même auteur,
» j'ai choisi des animaux transparents, tels que les daphnies,
» petits crustacés d'eau douce, qui sont sujets au parasitisme d'un
» champignon inférieur de la famille des levures (*monospora bicus-*
» *pidata*). Les spores du parasite en forme de longues aiguilles
» pénètrent avec les aliments dans le canal alimentaire, d'où, en
» perforant la paroi de l'intestin, elles s'introduisent dans la cavité
» du corps de la daphnie. Mais dès que les spores paraissent au-
» delà de l'intestin, il s'engage une lutte entre elles et les leuco-
» cytes qui, isolément, ou à plusieurs, englobent les spores et les
» transforment en un amas de grains informes, sauvant ainsi l'ani-
» mal du danger auquel il est exposé. Tandis que pour la majorité
» (80 %) des daphnies infectées, ce rôle prophylactique des leuco-
» cytes atteint son but, dans des cas plus rares (20 %), les spores
» échappent à l'action et parviennent à germer en donnant un nom-
» bre considérable de coccidies, qui, dans un temps assez court,

» envahissent la cavité du corps entier et finissent par tuer l'ani-
» mal. Dans ce cas, après la confirmation de la maladie, les leuco-
» cytes continuent à lutter en s'incorporant une partie des cocci-
» dies, mais comme celles-ci se multiplient rapidement et détrui-
» sent les phagocytes, la victoire reste longtemps au parasite ».

Chez les animaux supérieurs et chez l'homme il existe les
mêmes éléments migrateurs et pourvus de mêmes mouvements
amiboïdes, ce sont les cellules lymphatiques, pour ne citer que les
plus connues ; les éléments entrent aussi en lutte contre l'invasion
des microbes. Mais ce combat est dans la plupart des cas plus com-
pliqué que chez les daphnies. Metschnikoff divise les phagocytes
humains en deux espèces de cellules. Les unes plus petites, à
noyaux lobés ou multiples : Ces leucocytes, dans le sens le plus
restreint du mot, sont dispersés dans tous les tissus (cellules
migratrices) et concentrés dans le système sanguin et lymphatique
d'où ils émigrent, en cas de besoin, dans toute partie du corps
envahie par les parasites.

Metschnikoff les nomme *microphages*. Il donne par contre le nom
de *macrophages* aux cellules fixes du tissu conjonctif, aux cellules
épithéliales des alvéoles pulmonaires, aux cellules de l'endartère,
en général à toutes les sortes d'éléments capables d'englober les
corps solides et munis d'un seul grand noyau moins facile à colorer que le noyau des microphages.

Ce n'est que dans des cas exceptionnels que l'organisme subit
l'invasion microbienne sans lui opposer aucune résistance de la
part des phagocytes. Dans ce cas, la maladie prendra une allure
des plus rapides et tuera l'animal infailliblement dans le plus bref
délai. Ainsi les bactéries du choléra des poules se multiplient dans
l'organisme de ces animaux sans que les phagocytes soient en état
d'englober ou de détruire même un seul des germes infectieux.

Chez le cobaye, ces mêmes microbes produisent une affection
locale, suivie dans la plupart des cas de la guérison complète de
l'animal ; on peut facilement constater le rôle thérapeutique des
phagocytes. Dans l'amas des cellules de pus qui s'accumulent
autour du point où a porté l'inoculation, on distingue des microphages remplis de bactéries.

Par un artifice de coloration, M. Metschnikoff est arrivé à montrer
que les microbes englobés sont morts, tandis que le microphage,
au contraire, est vivant et a conservé ses mouvements amiboïdes.
Il a employé pour cela une vieille solution aqueuse de vésuvine, qui
a la propriété de colorer en brun les organismes, microbes ou leu-

cocytes morts, et reste sans action sur ces mêmes éléments quand ils sont vivants. Les recherches ont été faites avec la bactéridie charbonneuse. En ajoutant quelques gouttes de cette solution à des préparations d'exsudation leucocytaire accumulée autour des bactéridies charbonneuses injectées, il constate que la plupart des bâtonnets englobés dans le protoplasma des microphages prenaient la coloration jaune, tandis que les cellules phagocytaires restaient incolores et gardaient leurs mouvements amiboïdes. Après un séjour prolongé dans le protoplasma des phagocytes les microbes changent tellement d'aspect que souvent leurs fragments sont à peine reconnaissables comme tels.

M. Metschnikoff a encore établi que la lymphe dépourvue de ses éléments cellulaires est incapable d'être bactéricide et que chez la grenouille, animal réfractaire au charbon, si l'on introduit des spores charbonneuses, en ayant soin de les mettre à l'abri du contact des leucocytes et des autres phagocytes, en les enveloppant, par exemple, dans un sac de moelle de sureau, on voit ces spores donner rapidement des bactéries ; tandis que, introduites directement sous la peau du même animal, c'est-à-dire en contact direct avec les cellules vivantes phagocytaires, les spores sont englobées et détruites avant d'avoir germé et donné des bactéries.

L'action phagocytaire des leucocytes chez l'homme est la même. Cet auteur a observé ce qui se passe dans l'érysipèle. Il a vu que les microbes de Felheisen introduits dans le tissu cellulaire y provoquent un apport considérable de phagocytes, lesquels, peu à peu, les englobent, les détruisent en les transformant en débris incapables de reproduire la maladie. Les macrophages, de leur côté, incapables de prendre les parasites, englobent les microphages affaiblis, chargés de germes morts, et résorbent ainsi les épanchements cellulaires et les détritus de cellules mortifiées.

« Les faits prouvent, dit Metschnikoff, que le rôle des phagocytes, » au lieu d'être un phénomène exceptionnel, se manifeste au con- » traire comme une règle générale pour tout le règne animal. On » peut ainsi s'expliquer l'essence des phénomènes de l'inflamma- » tion. La présence d'un microbe ou d'un corps étranger quelcon- » que provoque un appel de leucocytes qui envahissent par diapé- » dèse le point où se trouve ce corps étranger en germe. Si ce corps » étranger est petit, comme des grains de carmin par exemple, on » le retrouve englobé par le leucocyte. Les corps plus volumineux » sont entourés par un amas de phagocytes qui peuvent arriver à » former une membrane conjonctive. Le phénomène le plus général

» de l'inflammation consiste donc en une apparition de phago-
» cytes contre l'agression, n'importe que ces phagocytes provien-
» nent des tissus environnants ou des vaisseaux sanguins d'où ils
» sortent par voie d'émigration à travers la paroi. L'accumulation
» des phagocytes est le phénomène le plus essentiel de l'inflamma-
» tion ; mais à côté de ce phénomène, il faut ajouter le rôle nouveau
» des phagocytes, celui de digérer les micro organismes englobés.

» Cette propriété de la cellule lymphatique se retrouve dans toute
» la série animale depuis les animaux les plus simples jusqu'à
» l'homme. Cette analogie des cellules lymphatiques de la série
» animale, nous explique les faits de digestion intra-leucocytaire
» des éléments enfermés dans le protoplasma de ces cellules.
» Hoffmeister a prouvé l'existence de peptone dans les leucocytes
» du pus, et Ronback, l'existence d'un principe diastatique dans
» les leucocytes des amygdales.

» Le rôle de ces phagocytes, comme éléments de lutte contre les
» agents infectieux, nous explique suffisamment non seulement
» l'accumulation par voie d'émigration inflammatoire de ces cellules
» dans les lieux d'invasion, mais aussi le phénomène général
» d'hypertrophie de ces organes phagocytaires (rate, ganglions,
» tonsilles), dans le cours des infections. »

Cette étude de la phagocytose nous amène à comprendre le phénomène de l'immunité naturelle ou acquise.

Chez certains individus les phagocytes ont la propriété d'englober
certaines espèces de microbes : cette propriété peut être commune
à toute une classe d'animaux pour un microbe donné. Certains
microbes sont peu englobés par les leucocytes de certains individus, d'autres microbes ne le sont pas du tout et restent absolument
indemnes. On retrouve ce phénomène non seulement chez certains
individus, mais dans une espèce tout entière comme pour le premier cas. Les individus indiqués dans la première proposition sont
en état d'immunité pour un certain nombre de maladies parasi-
taires. Les individus visés dans la deuxième proposition se laisse-
ront envahir avec la plus grande facilité par certains germes infectieux. Et ceci d'une façon toute spontanée sans que l'on sache encore
exactement pourquoi. C'est en cela que consiste l'*immunité ou la
réceptivité naturelles*.

Mais ces leucocythes, qui ne peuvent englober certains microbes
chez tels individus, peuvent arriver à s'habituer graduellement
à dévorer ces microbes qu'ils évitaient au commencement. Ils peuvent acquérir lentement la propriété de digérer ces microbes. On

voit là une analogie avec l'accoutumance de certains animaux à une nourriture qui leur était impropre tout d'abord. C'est quand les phagocytes d'un individu sont devenus graduellement capables de détruire ces microbes que l'individu est en état d'*immunité acquise*.

Metschnikoff dit : « L'infection se déclare à la suite d'une sorte de
» *refus* des phagocytes contre une espèce déterminée de microbes,
» ou d'une sorte de *dyspepsie* de ces cellules dans les maladies, telles
» que la tuberculose, où les microbes sont englobés, mais non
» détruits. Dans les cas d'immunité acquise produite artificielle-
» ment à l'aide d'inoculations préventives, il s'agit, comme nous
» l'avons vu pour le charbon, d'habituer les microphages à dévorer
» une espèce de bacilles, qui étaient évités par ces cellules dans leur
» état naturel. Dans d'autres exemples, il se peut bien que les
» phagocytes, étant capables d'englober les microbes pathogènes,
» ne soient pas toujours en état de les digérer, ce qui provoque alors
» la manifestation de la maladie. »

A côté de l'action phagocytaire des cellules vivantes de l'organisme, il existe d'autres causes pouvant rendre certains individus,
ou certains animaux réfractaires à une maladie parasitaire. Il y a
donc à considérer, dans cet ordre d'idées, des causes physiques,
chimiques et biologiques qui, en somme, peuvent bien n'être qu'un
adjuvant de la phagocytose.

On trouve des animaux réfractaires à cause de leur température
trop basse ou trop élevée. Ainsi les animaux à sang froid sont
indemnes de tuberculose. M. Behring cite des rats blancs qui sont
réfractaires contre le charbon à cause de l'alcalinité très prononcée
de leur sérum.

Donc pour M. Metschnikoff, l'immunité naturelle est due à un état
particulier des cellules de l'organisme, qui sont capables de digérer
et de détruire les germes infectieux, et l'immunité acquise est l'effet
d'une accoutumance qui s'opère dans les cellules des tissus, soit
dans tout l'organisme, soit au point de l'inoculation seulement, ce
qui rend ces cellules capables de jouer le rôle des phagocytes.

## II

A côté de cette théorie de M. Metschnikoff établie sur des bases
solides, par une observation rigoureuse des faits, et des expériences
bien suivies, existe une autre théorie à laquelle M. Chauveau a pensé
le premier. L'immunité, suivant lui, serait due à la présence dans
l'organisme de quelque substance bactéricide inconnue. On sait
aujourd'hui qu'il existe dans les humeurs de certains animaux des

produits bactéricides qui les rendent réfractaires à certaines maladies, c'est-à-dire à la pullulation de certains microbes.

Nutall découvre, en 1888, que certaines bactéries sont détruites par du sang frais ou du sérum, et que cette destruction se fait en dehors de toute action phagocytaire, par le fait seul de ce liquide contenu dans les humeurs.

Büchner et Nissen trouvent dans la présence de ces produits toxiques pour certains microbes un puissant facteur dans la lutte engagée par l'organisme contre les microbes qui l'envahissent. Tout le monde connaît aujourd'hui les belles recherches de Bouchard, qui sont la preuve de cette théorie. Cet auteur a montré que du sérum de lapin rendu réfractaire a la maladie pyocyanique, peut servir quelquefois à cultiver ce microbe, mais en l'atténuant, et que le plus souvent ce microbe meurt dans ce milieu de culture. Cette expérience montre que le sérum peut posséder et acquérir une action bactéricide très manifeste et par lui seul conférer l'immunité.

Emmerich et Mathbaum ont fait des expériences avec la fièvre typhoïde du cochon et sont arrivés à montrer que les micro-organismes de cette maladie sont détruits par le sérum d'animaux rendus réfractaires, et que ce sérum injecté à des animaux peut leur conférer l'immunité.

Dans le même ordre d'idées, les travaux de Behring et Kitasato ont montré pour la diphtérie que l'immunité peut être conférée à des animaux d'une autre façon. Ils ont rendu des animaux réfractaires à la maladie non plus en leur injectant des produits solubles capables de détruire le bacille de Loffler, mais en leur inoculant des substances sécrétées par ce microbe, qui neutralisent dans l'organisme l'action du poison diphtéritique, cause essentielle de la gravité de cette maladie. Cette substance anti-toxique est contenue dans le sang des lapins rendus réfractaires à la diphtérie.

Cette action *bactéricide ou anti-toxique* du sérum d'animaux réfractaires à certaines maladies nous conduit à cette autre définition de l'immunité : « L'immunité naturelle ou acquise est due à la pré-
» sence dans les humeurs de substances produites plutôt par
» l'organisme des animaux que par celui des microbes, substances
» qui sont capables ou de détruire le germe infectieux ou de neutra-
» liser l'action toxique de leurs produits solubles. »

Quelles sont les substances dont dépend cette action bactéricide ou anti-toxique des humeurs ?

Ce sont des albuminoïdes encore mal déterminés, et non des pepto-

nes ou des diastases. M. Hankin de Cambridge les divise en deux
catégories : 1° celles qui existent normalement dans le sang et
produisent l'immunité spontanée ou naturelle ; 2° celles qui s'y
forment artificiellement chez les animaux rendus réfractaires expérimentalement. Il appelle les premières sozines, et les secondes
phylaxines. Il différencie aussi les substances qui agissent sur le
microbe de celles qui agissent sur les produits toxiques, et nomme
les premières myco-sozines et myco-phylaxines; et les secondes
toxo-sozines et toxo-phylaxines.

Cette théorie n'exclut pas celle de Metschnikoff : elle n'est en
somme que son complément.

Ces deux théories sont vraies et l'organisme est réfractaire et par
ses cellules vivantes et par des produits albuminoïdes bactéricides
ou anti-toxiques. Il est probable même que ces dernières substances
ne sont que les armes dont se servent les phagocytes pour détruire
et digérer les microbes. Ce ne serait qu'après la mort de ces phagocytes que ces substances seraient mises en liberté dans les humeurs.

### III

Que pouvons-nous tirer de cette étude au point de vue de la
tuberculose, et spécialement au point de vue du traitement de la
tuberculose ? Peut-on espérer que l'on arrivera par cette voie à
trouver le moyen de rendre un organisme réfractaire à cette terrible maladie ?

Koch a fait supposer un instant qu'il possédait la solution de ce
problème quand il a dit au Congrès de Berlin, le 4 août 1890: « Mes
» recherches ne sont pas terminées, mais je puis dire que des
» cobayes qui sont extraordinairement prédisposés à la tubercu-
» lose, grâce à cette substance (tuberculine), résistent à l'inocula-
» tion du virus tuberculeux, et que ceux qui en sont déjà atteints
» peuvent en être guéris sans que cette substance ait une autre
» influence sur l'organisme. »

Malheureusement les faits ne sont pas venus confirmer cette espérance et la base même sur laquelle Koch avait établi toute sa théorie était fausse.

Il est à remarquer et nous devons le dire que la tuberculine de
Koch avait été déjà isolée et fabriquée de la même façon en France
dès 1888, par Martin : cette substance était également un extrait
glycériné de cultures pures des bacilles.

Les essais tentés avec les produits solubles du bacille de Koch
ont toujours paru augmenter la réceptivité des animaux, au lieu

de là diminuer. L'action de ces substances est donc plus nuisible qu'utile. La tuberculose, en effet, n'est pas, comme l'a soutenue Marfan, une maladie dont une première atteinte confère l'immunité.

Le bacille ne semble pas sécréter des produits solubles vaccinants, c'est-à-dire qui mettent l'organisme en état de non-réceptivité. Jamais on n'a vu une première atteinte de tuberculose même atténuée, comme le lupus ou les écrouelles, mettre à l'abri d'une autre manifestation de la maladie.

Cependant il est probable que par des moyens détournés on pourra arriver à rendre un organisme réfractaire à cette maladie. De nombreux savants se sont attachés à cette étude et nous devons citer les résultats obtenus par Grancher et Martin avec les produits solubles de cultures atténuées. Voici la conclusion de ces auteurs : « Nous n'avons pas réussi à conférer l'immunité complète » par une méthode inoffensive. Mais nous avons fait un premier » pas qui n'est pas, croyons-nous, sans importance, en démontrant » l'action vaccinale du virus tuberculeux contre le virus tubercu- » leux lui-même. La vaccination anti-tuberculeuse est imparfaite » mais elle existe. Le virus tuberculeux atténué, employé, renferme » vraisemblablement deux substances, l'une vaccinale, l'autre toxi- » que. Celle-ci serait la cause des néphrites et des pyélonéphrites si » fréquentes chez nos animaux; celle-là produirait par un méca- » nisme que nous ignorons une immunité plus ou moins prolongée, » plus ou moins parfaite, selon les circonstances. »

J'ai voulu moi-même conférer l'immunité à l'homme en pratiquant la transfusion de sang animal à l'aide de la chèvre : on sait que cet animal est difficilement tuberculisable. Comme on le verra plus loin, tous les phtisiques, soumis à ce traitement, se sont améliorés, mais ne sont pas devenus réfractaires à la tuberculose.

Le chien, qui est un animal domestique, est très souvent contaminé par ses maîtres ou les personnes qui l'entourent : cet animal généreux nous paie largement sa dette en nous communiquant à son tour la phtisie. Or, d'après de récentes recherches entreprises par Richet et Héricourt, la race canine serait réfractaire à la tuberculose aviaire. Bien plus, il paraît qu'une première inoculation de bacilles aviaires rendrait le chien réfractaire au bacille humain. Si le fait est exact, on aurait déjà là une première immunité expérimentale très précieuse.

Il est certain que l'on est sur la voie qui conduira à la découverte du moyen de guérir la tuberculose et de donner à un individu l'immunité acquise contre cette maladie.

# Chapitre IX

## THÉRAPEUTIQUE

### Modes d'administration des médicaments.

Avant de parler des différents médicaments employés pour le traitement de la tuberculose pulmonaire, je tiens à décrire les différentes voies d'absorption. Les médicaments, pour agir, doivent être absorbés, c'est-à-dire doivent pénétrer dans nos humeurs, qui les mettront en contact avec nos éléments anatomiques. C'est du moins la règle dans l'immense majorité des cas : il est évident que les médicaments dits externes qui ont une action locale agissent directement au lieu où ils sont placés et n'ont pas besoin d'être absorbés; loin de là cette absorption est en général plus nuisibte qu'utile.

Mais cette question de médication locale doit peu nous occuper dans l'étude thérapeutique que je commence. Aussi n'y insisterai-je pas davantage et je vais étudier de suite le mode de pénétration des médicaments dans nos humeurs, dans le torrent circulatoire; en un mot *l'absorption*.

Les voies d'absorption sont nombreuses :

1º Par les muqueuses
- digestives
  - buccale
  - stomacale
  - intestinale
  - rectale
- nasale
- vaginale
- vésico-uréthrale
- respiratoire.

2º Par les séreuses (cavités closes);
3º Par le tissu cellulaire
4º Par la peau
} plaies accidentelles ou intentionnelles ;
5º Par l'introduction directe dans le torrent circulatoire ;

I

*Conditions d'absorption par les muqueuses.* ⸻ Les conditions qui favorisent l'absorption des médicaments sont :

1° L'épaisseur minime du revêtement épithélial ;

2° L'humidité de la surface qui permet l'imbibition de l'épithélium par les liquides ;

3° La richesse vasculaire de la muqueuse ;

4° La richesse lymphatique ;

5° La présence de liquides dissolvants à leur surface.

*Muqueuse buccale.* ⸻ La muqueuse buccale absorbe peu, car elle porte un revêtement épithélial très épais, composé d'un grand nombre d'assises de cellules pavimenteuses. C'est une muqueuse pavimenteuse stratifiée et ces sortes de muqueuses sont mal disposées pour cette fonction. Cependant elle peut absorber certains liquides grâce à sa température, à son humidité constante et à sa vascularité très grande, enfin, par la salive qui est un dissolvant puissant et qui possède une action digestive spéciale sur certains corps.

Disons tout de suite que cette voie n'a été que très peu employée pour faire absorber des médicaments. Je ne connais que les frictions de sel d'or sur la langue et la face interne des joues, conseillées par Chrétien de Montpellier, dans le traitement de la syphilis. Il faut cependant tenir compte de l'absorption possible de certains médicaments par cette voie, on pourra éviter ainsi des intoxications produites par certains topiques des dents (cocaïne ou gargarismes de sublimé, etc.).

*Muqueuse stomacale.* ⸻ C'est la voie d'introduction des médicaments la plus employée ; du moins, jusqu'à notre siècle elle fut presque la seule mise en usage. Cependant la muqueuse stomacale n'absorbe que très peu. L'estomac sert de réservoir et de voie de passage et non d'introduction pour le médicament, c'est la muqueuse intestinale qui absorbe au maximum.

L'estomac absorbe peu ou même pas du tout, d'après certains auteurs.

Une expérience bien connue nous le prouve. Une ligature est posée sur le pylore d'un cheval, et on administre à cet animal des doses élevées de strychine. Les accidents ne se montrent pas. Si on lève la ligature, les symptômes d'empoisonnement se produisent immédiatement. Un fait non moins concluant est le suivant : Une personne atteinte d'une obstruction passagère du pylore prenait des pilules d'opium. Ces pilules s'accumulèrent dans l'estomac et quand survint la désobstruction de l'intestin, les phénomènes d'empoisonnement se montrèrent très rapidement. L'estomac n'absorbe pas les liquides ; ceux-ci passent directement dans l'intestin grêle.

Quoi qu'il en soit, l'estomac fait subir aux médicaments certaines transformations sur lesquelles il faut compter et qui facilitent ou empêchent leur absorption. Il faut tenir compte : 1° De la nature des liquides sécrétés par l'estomac ; liquides acides normalement, qui neutralisent les substances alcalines, décomposent les sels à acides faibles, et font subir des fermentations aux principes organiques.

2° De la tolérance de l'estomac, qui ne peut impunément recevoir des substances irritantes, enfin de la répugnance des individus, répugnance qui provoque des vomissements et par conséquent rend le médicament inactif et même nocif dans ce cas.

3° De l'état de vacuité ou de plénitude de l'organe. Il y a le plus grand avantage à faire prendre les médicaments avec les aliments, surtout ceux qui agissent sur la nutrition tels que les phosphates, le fer, l'iode, l'huile de foie de morue. L'estomac tolère mieux les médicaments à ce moment, et ceux-ci ont une action moins préjudiciable sur la muqueuse. Il faut faire une exception pour les médicaments qui sont administrés en vue d'une action locale sur la muqueuse digestive, par exemple le nitrate d'argent dans le cas d'ulcus rotundum.

Donc nous admettons que le moment des repas doit être choisi pour l'administration des médicaments.

*Muqueuse intestinale.* — C'est la muqueuse qui absorbe le mieux les médicaments. Elle est du reste spécialement construite pour cette fonction. Il est naturel qu'elle absorbe avec rapidité, et en abondance, tous les produits liquides ou émulsionnés qui se trouvent à sa surface. L'absorption se fait là par deux voies, par les veines et par les lymphatiques. Il faut tenir compte de cette double absorption, car elle a son importance, nous allons le voir bientôt.

*Muqueuse rectale.* — Cette muqueuse absorbe moins que la muqueuse du reste de l'intestin. Cependant elle est souvent employée et constitue quelquefois une ressource précieuse : c'est surtout dans les cas d'obstruction des voies digestives supérieures, d'intolérance de l'estomac, cette muqueuse absorbe assez bien les aliments artificiellement digérés (les peptones, par exemple) et peut, dans certains cas, permettre de soutenir des malades que l'on ne peut alimenter autrement.

La muqueuse rectale possède aussi la propriété d'absorber très bien les gaz. Cette propriété a été mise à profit dans le traitement de la phtisie.

Les médicaments absorbés par l'intestin grêle et le rectum prennent deux voies : la voie lymphatique et la voie veineuse. Ceci est important à considérer. En effet, les médicaments qui pénètrent par la voie lymphatique sont directement mis en contact avec nos tissus, tandis que ceux qui arrivent dans les veines sont transportés dans le foie et là y subissent des modifications importantes.

Le foie est un organe qui possède la double fonction d'être un filtre et un régulateur de la nutrition. Voici comment. C'est un filtre en ce sens qu'il retient et modifie les poisons qui le traversent, il les détruit, les transforme ou les élimine par la bile. C'est donc un organe essentiellement protecteur de l'organisme. Il règle la nutrition, c'est-à-dire qu'il ne laisse passer dans le sang qu'une quantité determinée de telle ou telle substance, quantité nécessaire à la consommation des tissus : exemple, le sucre. Cette action se manifeste aussi pour les médicaments : le foie emmagasine les poisons et ne les laisse passer qu'à des doses non toxiques. Du moins cette action est réelle dans les cas où la substance nuisible est en petite quantité. Il est évident que si l'on administre une dose énorme d'un poison, cette action salutaire du foie sera inefficace.

Ainsi donc le foie a une action bien connue sur l'absorption des médicaments. Il en résulte que les médicaments absorbés par la voie digestive sont modifiés en partie dans leur nature et dans leur quantité et qu'une quantité notable du médicament est ainsi rendue inefficace.

Donc, il faudra, quand on voudra administrer un médicament par la voie sous-cutanée par exemple, donner une dose moindre pour avoir un effet égal. Car dans l'injection sous-cutanée tout le médicament est absorbé et est soustrait à l'action du foie.

La *muqueuse olfactive* n'absorbe pas, ou si peu, qu'on ne doit pas en tenir compte.

La *muqueuse vaginale* absorbe, mais cette voie n'a jamais été utilisée pour l'administration médicamenteuse.

La *muqueuse vésicale* revêtue de son épithélium normal n'absorbe pas du tout. Il faut savoir cependant que dès qu'il existe la plus petite solution de continuité du revêtement épithélial, l'absorption est très rapide et très active. Cette voie n'a jamais été utilisée en thérapeutique.

La *muqueuse respiratoire* absorbe très rapidement les gaz, les vapeurs, les substances médicamenteuses finement pulvérisées. Un poison injecté dans les bronches se retrouve deux secondes après dans la veine jugulaire.

C'est sur cette propriété qu'est basé le traitement de la phtisie et des affections pulmonaires chroniques par les inhalations, les fumigations, les vapeurs médicamenteuses, les pulvérisations, et enfin les injections directes dans l'arbre respiratoire au moyen de la seringue de Pravaz.

Cette voie est excellente en théorie, mais pour la phtisie la pratique n'a pas donné les résultats que l'on pouvait espérer. Une substance pour agir sur les bacilles très résistants de Koch doit être en quantité notable. Or par l'inhalation on ne peut introduire qu'une quantité minime de médicament à l'état de vapeur et on ne peut pas espérer par ce procédé arriver à charger le sang d'une quantité assez notable de médicament pour lui donner une action quelconque sur les bacilles de Koch. Un médicament ainsi administré ne peut avoir qu'une action locale, très bonne il est vrai, mais cette méthode des inhalations ne peut pas être employée dans le but de faire pénétrer dans l'organisme une quantité suffisante de médicament pour réaliser une sorte d'antisepsie interne.

On a essayé d'augmenter l'absorption en augmentant la pression extérieure. Germain Sée a cru par ce moyen augmenter l'absorption des vapeurs de créosote. Mais il est évident que ce subterfuge est inutile. L'équilibre de tension est immédiatement établi entre les gaz de l'atmosphère extérieure et ceux du sang. Par conséquent l'absorption ne sera pas plus active, puisque les vapeurs n'entreront pas plus facilement que précédemment. On ne peut espérer qu'une chose : c'est augmenter légèrement la proportion de vapeurs médicamenteuses dissoutes dans le sérum et l'on sait combien est faible cette augmentation, encore faut-il que le médicament soit soluble.

En résumé, la voie respiratoire est une voie d'absorption insuffisante. On ne doit employer les inhalations que dans le but d'agir localement sur la muqueuse respiratoire. Il ne faut pas espérer par ce moyen arriver à faire absorber une dose considérable et vraiment active d'un médicament.

## II

*Les séreuses* absorbent très activement, mais ce mode d'administration n'est pas employé, car ces membranes sont trop susceptibles et trop irritables pour être utilisées dans ce but.

## III

*La peau.* — La pénétration des médicaments par le tégument est un fait prouvé par l'expérience et la clinique, et on connaît les intoxications produites par des onctions belladonées ou opiacées, enfin, on sait avec quelle rapidité le mercure est absorbé par cette voie. Toutes les parties du corps n'absorbent pas également. Les parties où la peau est la plus mince, où l'épiderme est le moins épais sont celles qui absorbent le mieux. Par exemple la partie interne des membres, et l'aisselle surtout.

Il faut certaines conditions pour que l'absorption par la peau soit possible. Il faut de la chaleur et de l'humidité ; et qu'enfin le médicament soit volatil ou soluble. L'humidité et la chaleur ramollissent l'épiderme et font fonctionner les glandes sudoripares et sébacées qui s'entr'ouvrent et deviennent des bouches absorbantes. La chaleur ou l'humidité dissolvent ou volatilisent le médicament, et le rendent par là plus facilement absorbable.

Cette voie d'absorption est incertaine et par conséquent peu recommandable ; elle n'est employée que dans certains cas bien déterminés : frictions mercurielles, par exemple.

A l'absorption par la peau se rattache la méthode d'administration des médicaments par la méthode endermique. Elle consiste en ceci : On fait tomber l'épiderme d'une portion plus ou moins étendue du tégument, et par cette plaie, qui met à nu le corps muqueux de Malpighi, on fait absorber un médicament, par exemple on place un vésicatoire et après avoir enlevé l'épiderme soulevé par la sérosité, on applique à la surface de la plaie une dose déterminée de poudre d'opium qui sera ainsi absorbée.

Cette méthode n'est plus guère employée et avec raison. Elle est assez barbare et surtout très incertaine. Maintenant que les injections sous-cutanées aseptiques sont si faciles et si inoffensives, cette méthode endermique n'a plus sa raison d'être.

## IV

*Le tissu cellulaire* est la voie d'absorption la meilleure et celle qui est destinée à supplanter toutes les autres. L'administration des médicaments par le tissu cellulaire sous-cutané constitue la méthode des injections hypodermiques.

*Voie hypodermique.* — La voie hypodermique est utilisée depuis uelques années seulement. Magendie et Claude Bernard ont fait les premiers des expériences de laboratoire et en 1855 Vood, d'Édimbourg, expérimenta cette méthode sur l'homme. Pendant de nombreuses années on fit des injections sous-cutanées de solutions médicamenteuses à petite dose et cela avec juste raison, d'abord pour ne pas froisser violemment le tissu conjonctif sous-cutané, ensuite parce qu'on savait avec quelle facilité les substances solubles ou en suspension étaient entraînées par la grande circulation et facilement assimilées. Jusqu'à ces derniers temps, ces injections hypodermiques étaient pratiquées avec des seringues de plus ou moins gros calibre. L'opération provoquait fréquemment des accidents à cause de la rapidité, de la violence et de la malpropreté de la manœuvre. Le tissu conjonctif sous-cutané se révoltait contre ce traumatisme, était enflammé et ne résorbait pas la solution injectée. Cette méthode défectueuse autrefois, par son manuel opératoire et aussi par l'impureté des solutions médicamenteuses, est entrée, dans ces derniers temps, dans une phase nouvelle, et tous les praticiens y ont recours aujourd'hui, grâce à certaines données scientifiques précises. M. Gimbert, de Cannes, et M. Burlureaux, professeur agrégé au Val-de-Grâce, ont particulièrement contribué à ce progrès. Ils ont démontré que le tissu conjonctif hypodermique n'acceptait pas toujours les injections d'un médicament à dose élevée, ce refus était dû surtout au manque d'asepsie, à la violence et à la rapidité de la manœuvre. Les premiers, ces auteurs ont fait construire des appareils destinés à pratiquer des injections très lentes, et s'ils n'ont pas atteint du premier coup toute la perfection, la priorité de cette méthode ne leur en appartient pas moins.

Malgré ce progrès, les injections hypodermiques faites avec les appareils construits jusqu'à ce jour, causent fréquemment des accidents locaux ou généraux qui découragent le praticien et qui fatiguent surtout le malade. Je connais nombre de nos confrères qui ont déjà renoncé à cette méthode, appelée cependant à un si grand avenir thérapeutique, à cause des nombreux accidents que je viens de signaler. Par quelles causes sont-ils produits et ne peut-on les éviter ?

Deux facteurs concourent à provoquer ces complications. (Bien entendu j'omets à dessein l'origine septique de la surface cutanée, des mains de l'opérateur et de l'aiguille, car aujourd'hui tous mes confrères observent scrupuleusement ces mesures de propreté). Ces deux facteurs sont : 1º la pression mécanique de l'air ; 2º l'air, chargé de tous ses micro-organismes, destiné à produire cette pression. Lorsque la pression, qui donne l'impulsion à la solution médi=

camenteuse, est exagérée, elle peut causer des troubles mécaniques du tissu conjonctif sous-cutané. Or, dans la plupart des appareils, on ignore absolument la valeur de cette pression qui est parfois considérable, puisqu'elle correspond souvent à 70 centimètres de mercure au manomètre.

D'autre part l'air, chargé de produire cette pression est loin d'être aseptique. Tous les micro-organismes, et l'on sait combien ils sont nombreux, surtout dans les hôpitaux ou dans les chambres des malades, se précipitent à la surface de la solution médicamenteuse, et sont entraînés, avec cette solution, sous le derme du malade.

J'ai voulu prévenir la cause de ces accidents par l'appareil que j'ai fait construire. Cet appareil est composé de deux réservoirs réunis entre eux par une tubulure en métal ou en verre : à travers cette tubulure, il ne peut passer autre chose que de l'air. Le premier flacon est rempli à moitié par un liquide aseptique, de l'alcool coloré et phéniqué à 50 %. L'air qui y est amené par une poire en caoutchouc traverse ce liquide et se débarrasse de tous ses microbes. Dans ce même flacon est fixé un manomètre qui indique exactement la pression. Lorsque l'alcool coloré atteint la raie blanche du manomètre, la pression, qui reste constante, grâce au réservoir d'air, atteint 35 centimètres de mercure, c'est-à-dire environ 1/2 pression d'atmosphère. L'air ainsi purifié dans le barboteur est chassé dans un deuxième flacon rempli de la solution médicamenteuse. Le deuxième réservoir n'est muni d'aucun robinet. Il est gradué au centimètre et non pas au gramme, car toutes les solutions ne sont jamais du même poids. Il est d'une seule pièce en verre avec une petite tubulure inférieure chargée d'un tube en caoutchouc. J'insiste sur l'importance de ce deuxième flacon, qui, vidé, peut, avec le tube en caoutchouc, être plongé dans un liquide aseptique.

Malgré la lenteur de l'écoulement, la solution qui s'échappe goutte à goutte, est injectée à la dose de 40 grammes dans l'espace d'une heure. Cet appareil si simple m'a servi pour le traitement de nombreux tuberculeux que j'ai soignés avec des solutions médicamenteuses très variables sur la valeur desquelles je reviendrai. Or, on sait que si le phtisique arrivé au deuxième ou au troisième degré, a un estomac rebelle aux médicaments, ses autres organes, quels qu'ils soient, ne sont pas plus disposés à l'assimilation.

Malgré cette fatigue de l'organisme du phtisique, je n'ai jamais eu à regretter aucune complication depuis que je me sers de cet appareil. Non seulement les accidents sont évités, mais encore le tissu hypodermique, qui n'est pas froissé, résorbe rapidement à très fortes doses les solutions médicamenteuses.

Quelle est la région du corps préférable pour recevoir cette injection ? Il est certain qu'on devrait pratiquer ces injections hypodermiques dans les régions les plus riches en vaisseaux, car la résorption serait plus rapide. Mais un écueil redoutable, la production d'embolie, doit être évitée. C'est pourquoi je recommande surtout les régions dorsale ou costale, la face externe des cuisses et la région fessière.

En décrivant la puissance de chaque médicament, je fixerai le nombre de piqûres sous-cutanées et la dose de solution qu'on a le droit d'injecter:

## V

*Les injections intra-veineuses* donnent une absorption encore plus rapide que toutes les autres méthodes, mais elle est très délicate et, en somme, n'étant pas plus avantageuse à tous égards que l'injection hypodermique, étant dangereuse alors que l'injection ne l'est pas, il y a tout lieu de ne pas l'employer. On peut s'en servir, soit pour obtenir un effet général (exceptionnel), soit pour agir localement sur le contenu du vaisseau (coagulation du sang des veines variqueuses). Cette voie a une importance cependant au point de vue de la transfusion du sang. Cette transfusion est une opération fréquente aujourd'hui. Elle est inoffensive quand on la fait avec certaines précautions ; bien plus, on peut transfuser du sang d'un animal dans les veines de l'homme à la condition évidemment de se mettre dans certaines conditions que nous étudierons longuement à propos de cette méthode de traitement de la tuberculose.

## VI

En résumé, de toutes ces voies d'absorption, nous devons en retenir quatre principales :

        La voie stomacale ;
        La voie rectale ;
        La voie respiratoire ;
        La voie sous-cutanée.

Et à ces quatre voies correspondent les quatre modes les plus importants d'administration des médicaments :

        L'ingestion ;
        L'injection rectale ;
        L'inhalation ;
        L'injection hypodermique.

Examinons ces quatre modes plus spécialement chez les tuberculeux.

*Ingestion.* — Chez le phtisique ce mode d'administration des médicaments est mauvais. Et voici pourquoi. L'estomac est toujours plus ou moins atteint chez le tuberculeux, les fonctions digestives sont toujours plus ou moins perverties, et la lésion pulmonaire retentit en général sur les fonctions digestives qui deviennent languissantes. L'appétit se perd, le phtisique ne s'alimente plus suffisamment; il perd chaque jour un peu de sa résistance et cette hypertrophie est la cause notable des progrès croissants de la maladie. Il faut donc par tous les moyens possibles chercher à maintenir les fonctions digestives dans le plus parfait état. C'est par une alimentation copieuse, par le gavage que le tuberculeux luttera avec le plus de succès contre ses parasites. Il faut donc respecter l'estomac.

Ainsi donc, il ne faudra se servir de la voie stomacale que le plus rarement possible, dans le cas où les aliments n'ont aucune action irritante sur la muqueuse, et ne provoquent aucune répugnance, dans les cas où les autres modes d'administration sont impraticables.

*Inhalation.* — L'inhalation est un mode bien insuffisant. Elle peut rendre des services quand on veut obtenir une action médicamenteuse locale. Elle sera un puissant adjuvant des autres médications dans beaucoup de cas et on peut en tirer un grand bénéfice. Mais il ne faut pas espérer obtenir par ce moyen une absorption considérable du médicament.

*Voie rectale.* — La méthode intra-rectale est un pis-aller, elle est peu employée chez les phtisiques. Cependant il faut savoir qu'elle peut être très précieuse et pour aider à l'alimentation et pour faire absorber certains médicaments. Dans la phtisie elle a été employée fréquemment. On sait quel retentissement eurent les injections rectales gazeuses d'acide carbonique et d'hydrogène sulfuré.

*Voie hypodermique.* — Mais le mode d'administration par excellence est l'injection sous-cutanée. C'est cette méthode qui donne les résultats les meilleurs et les plus certains. Par elle seule, on peut arriver à introduire dans l'organisme des doses vraiment considérables de médicament. Il faut remarquer que par cette voie les médicaments sont mieux tolérés par l'organisme et à des doses beaucoup plus élévées. Faites avec toutes les conditions requises d'asepsie elles ne présentent aucun danger et ne se compliquent jamais; enfin, et surtout, elles permettent de respecter l'estomac et de conserver intactes les fonctions digestives chez le phtisique.

# CURABILITÉ NATURELLE DE LA TUBERCULOSE

On vient de voir par l'étude de la prophylaxie, de quelles ressources on dispose pour prévenir la contagion bacillaire. Ces découvertes bactériologiques qui sont de date toute récente, nous ont-elles fourni des armes pour combattre, pour enrayer et pour guérir la tuberculose ? Il n'existe pas pour cette dernière maladie un médicament spécifique comme nous en possédons un pour la syphilis. On ne peut pas contester, cependant, les nombreuses observations des cliniciens, qui ont constaté, sinon la guérison définitive, du moins l'arrêt de la maladie et la guérison relative. Du reste, cette question est neuve, et grâce aux efforts consciencieux et soutenus des savants, qui se sont attachés à cette œuvre, nous ne tarderons pas à assister à la naissance d'une thérapeutique définitive, rationnelle et efficace.

La tuberculose est-elle donc incurable ? Non, elle est curable et dans l'état actuel de nos connaissances, si l'on ne guérit pas la tuberculose à proprement parler, on peut guérir les tuberculeux : si on ne tue pas directement le germe, on peut mettre le malade dans de telles conditions qu'il sera plus fort que sa lésion et sortira vainqueur de la lutte.

## I

La lésion produite par le bacille, cette lésion que nous avons étudiée en détail au chapitre de l'anatomie pathologique, le nodule tuberculeux primordial, est dans son essence une lésion curable. Qu'y voyons-nous ? Des bacilles qui se sont localisés en un point d'un organe quelconque et qui y déterminent une inflammation. Cette inflammation est constituée par l'arrivée considérable de leucocytes qui envahissent le foyer bacillaire par diapédèse. Une fois cette migration produite sur un nodule arrivé à son développement, nous sommes en présence d'un certain nombre de bacilles noyés dans une masse de leucocytes. Ces leucocytes ont subi diverses modifications sur lesquelles je ne reviendrai pas; je retiendrai ce fait seul : irruption d'un nombre considérable de phagocytes.

J'ai prononcé le nom de phagocytes; je dois l'expliquer. Grâce aux découvertes de Metchnikoff, nous savons maintenant ce qu'est l'inflammation et quelle en est la nature et la raison d'être. Tous ces leucocytes ne sont que les armes dont se sert l'organisme pour combattre les germes qui l'envahissent et pour s'en débarrasser (Voyez chapitre des Immunités).

Si ces leucocytes, ou mieux phagocytes, sont assez forts pour ne pas être tués par le bacille, ou paralysés par les toxines, ils détruiront ces bacilles en les englobant et les digérant. Puis, une fois la cause inflammatoire supprimée, ces cellules migratrices rentreront dans les vaisseaux, et toute trace de l'inflammation s'effacera peu à peu. Voilà un premier mode de guérison d'une infection bacillaire. Mais ce n'est point la plus fréquente, surtout pour le bacille de la tuberculose.

Les phagocytes, les leucocytes, cellules endothéliales des poumons ou de l'endartère, etc , sont presque toujours vaincus par le bacille, en ce sens qu'ils ne réussissent pas, après avoir englobé un bacille, à le digérer et à le rendre inactif. Un nombre plus ou moins grand d'entre eux succombent et subissent certaines transformations déjà décrites : évolution en cellules géantes, ou en cellules épithélioïdes. Mais tout autour de ces premières cellules mises hors de combat, il existe une zone inflammatoire embryonnaire, très développée et souvent très étendue, dont les cellules, n'ayant plus à jouer de rôle phagocytaire, peuvent s'organiser en tissu fibreux et former une coque résistante et infranchissable pour les germes qu'elle emprisonne et réduit à l'impuissance. C'est l'évolution fibreuse du tubercule, mode de guérison naturel et dont tous les éléments existent normalement dans la néoformation tuberculeuse.

Cet encapsulement des bacilles est rendu d'autant plus efficace et durable que cette coque fibreuse se chargera de sels calcaires pour se crétifier. Alors c'est la guérison parfaite et pour toujours.

Ces vues sont-elles de simples conjectures ? Elles reposent sur des faits d'observations indiscutables et que je vais retracer en peu de mots. C'est dans la série animale que l'on trouve la confirmation de cette théorie incontestée aujourd'hui.

Les cellules du centre du follicule, cellules géantes et épithélioïdes, sont-elles vraiment des phagocytes ? Si nous examinons ce qui se passe chez un petit rongeur, le spermophile, à qui l'on a inoculé la tuberculose, voici ce qu'on remarque : cet animal résiste très bien à cette infection, et dans les granulations produites on retrouve au centre des cellules géantes, cellules énormes à noyaux multiples disposés en couronnes, ces cellules ont englobé des bacilles dans leur protoplasma et ces bacilles englobés subissent, au bout d'un certain temps, des transformations remarquables. Ils sont en quelque sorte digérés : on les retrouve gonflés, en forme de boudins larges et contournés finissant par former des amas informes qui ne prennent plus les matières colorantes. Ces bacilles sont morts.

Donc, les bacilles de Koch peuvent être englobés et détruits par la cellule géante ; la cellule géante est un phagocyte.

La cellule géante n'est pas seule capable d'englober les bacilles. Si l'on fait une injection intra-veineuse de liquide bacillifère à un animal, et qu'on le sacrifie dès que les bacilles ont disparu de la circulation, on retrouve ces bacilles dans les petits canaux du foie. Là, les cellules endothéliales sont bourrées de bacilles ; ce sont des phagocytes qui ont englobé tous les germes venus à leur contact. Les cellules des endothéliums sont donc aussi phagocytaires. Il en est de même des cellules des alvéoles pulmonaires.

Prenons un autre exemple chez les animaux. Sur un petit animal d'Algérie, le Gerbille, l'évolution phagocytaire est un peu différente et très intéressante. Le bacille, enveloppé par le protoplasma des phagocytes, n'est pas digéré comme précédemment. La cellule sécrète tout autour de lui une coque calcaire, qui l'enferme, et le bacille, ainsi encapsulé, est devenu inoffensif. Cependant ce bacille ainsi englobé n'est pas mort, il a conservé sa forme et ses caractères histo-chimiques. La cellule incapable de le tuer l'enferme dans une coque résistante qu'il ne peut traverser, c'est par ce moyen qu'elle le rend inoffensif pour l'organisme.

Tel est le rôle très important des phagocytes en particulier, et en général, de toutes les cellules vivantes.

On voit donc deux modes de guérison possible de la tuberculose: 1° ou bien le germe est détruit par les phagocytes et anéanti avant d'avoir produit des lésions appréciables; 2° ou bien la lésion est constituée, le nodule existe, et alors les leucocytes, immigrés tout autour de cette lésion, peuvent s'organiser en tissu fibreux, se charger de sels calcaires et opposer une barrière infranchissable à l'infection. Le premier mode est plutôt une prophylaxie naturelle et inhérente à la cellule vivante ; le deuxième mode constitue seul à proprement parler la curabilité des lésions tuberculeuses développées.

## II

De ces considérations découlent des remarques très importantes pour le traitement de la tuberculose et aussi pour la prophylaxie.

Puisque nous ne pouvons soustraire absolument un individu à toutes les causes de contagion qui l'entourent, et que nous ne pouvons supprimer totalement tous les bacilles qui nous environnent, puisque d'autre part, nous ne pouvons pas encore agir directement sur le bacille pour le tuer au sein même de l'organisme, on comprend toute l'importance de ces données de l'expérimentation. Si nos phagocytes sont suffisamment forts, ils détruiront les bacilles à mesure qu'ils nous envahiront. S'ils sont suffisamment résistants, nous assisterons à cette évolution bienfaisante de la lésion tuberculeuse : la transformation fibreuse de la zone inflammatoire péri-nodulaire et à la crétification de tout le nodule.

C'est par le traitement hygiénique que nous pourrons mettre l'individu et ses cellules vivantes dans cet état de supériorité vitale qui leur permettra de lutter contre l'ennemi, et de l'anéantir.

On peut aussi tirer de ces notions d'autres conclusions. La crétification de la lésion tuberculeuse est l'évolution la plus favorable, la guérison en un mot. Il faudra donc s'efforcer de donner à l'organisme et aux cellules les matériaux nécessaires à cette évolution : des sels de chaux et surtout des phosphates.

Mais il ne suffit pas d'administrer ces sels, il faut qu'ils soient assimilés et là se trouve la difficulté du problème. L'organisme du phtisique est pauvre en phosphates, et dans toute lésion tuberculeuse, il y a une grande tendance à la disparition des sels, et notamment des phosphates. Le tuberculeux est toujours phosphaturique à un degré plus ou moins grand. Examinons les lésions tuberculeuses des os ; nous y voyons une fonte rapide des sels de chaux et une décalcification rapide de l'os; c'est le caractéristique de l'évolution tuberculeuse. Il en est de même pour tous les organes: les sels de chaux diminuent rapidement chez le phtisique. Il faudra donc rendre au phtisique ses phosphates, et comme aliment réparateur d'abord et ensuite pour essayer de favoriser cette évolution si désirable des lésions tuberculeuses.

Comment administrer ces phosphates, pour qu'ils soient assimilables et qu'ils restent dans l'organisme? Jusqu'à présent on n'a pas trouvé la solution de ce problème. Les phosphates ne s'assimilent pas, même s'ils arrivent dans la circulation, ils ne sont pas absorbés par les cellules. C'est que les phosphates ne sont pas pris tout formés par la cellule vivante. Il est probable que ces sels sont produits dans le sein même du protoplasma, à la suite de réactions qui se passent dans le sein même de la cellule.

Il y a donc là un problème très-important de thérapeutique et certainement si l'on pouvait arriver à faire absorber et assimiler aux phtisiques une quantité de phosphate suffisante on en retirerait les plus grands avantages. Je reviendrai plus tard sur les préparations de phosphates que l'on a conseillées dans le traitement de la phtisie.

En second lieu, puisque la lésion tuberculeuse peut guérir par transformation fibreuse, on a eu l'idée de favoriser cette évolution. De là est née la méthode sclérogène que M. le professeur Lannelongue a mise en pratique avec un certain succès dans les tuberculoses chirurgicales. Malheureusement les lésions pulmonaires n'ont pas été améliorées par cette méthode, qui, du reste, présente des dangers sérieux pour l'organe respiratoire. Je me réserve de revenir sur ces questions à propos du traitement chirurgical de la phtisie pulmonaire dans un chapitre ultérieur. Je parlerai alors de l'application de l'électricité à ces mêmes lésions dans le but de les scléroser ou de les détruire par l'électrolyse.

### III

Que devons-nous retenir de cette étude ? C'est que la lésion tuberculeuse est curable. Ce n'est plus, comme on le pensait, une « néoplasie misérable incapable d'organisation », il ne faut donc pas désespérer d'un phtisique. La thérapeutique peut rendre les plus grands services, mais elle doit être établie d'une façon vraiment scientifique et non empirique. Et pour ce faire, il faut se rappeler que la phtisie pulmonaire est éminemment complexe, que ses formes sont nombreuses et que tel traitement très favorable dans un cas peut avoir les effets les plus désastreux dans un autre. Mais quelle que soit la forme clinique de la manifestation tuberculeuse, nous devons faire des efforts surhumains pour établir le diagnostic dès le début de la maladie. Dans les formes aiguës comme dans les formes chroniques de la phtisie, il y a presque toujours une période prétuberculeuse, période d'incubation, durant laquelle le traitement peut être très efficace et salutaire. Sans doute, on a vu guérir des tuberculéux atteints de granulations nombreuses et même de cavernes. Mais à cette période avancée notre intervention est moins utile et moins active. De nombreux praticiens doutent encore aujourd'hui de la curabilité de la phtisie, parce que le plus souvent les malades viennent les consulter à une période ultime et décourageante.

Une autre difficulté, et non la moindre, dans la curabilité de la phtisie, c'est que le diagnostic, à cette période, lorsque le malade vient nous trouver dans cette phase d'incubation, est extrêmement difficile. Comment résoudre cette difficulté ? C'est un point que nous avons déjà discuté au chapitre du diagnostic. Ce que nous pouvons affirmer de suite, c'est qu'il faut, avant tout, nous attacher à donner à l'organisme des forces suffisantes pour se défendre contre l'invasion, pour lutter contre les lésions, pour résister à l'empoisonnement par les toxines sécrétées par le bacille.

Je vais passer en revue les différents médicaments préconisés dans le traitement de le phtisie en étudiant le traitement propre à chaque forme de phtisie pulmonaire, et à chacune des périodes de ces différentes formes. J'insisterai surtout sur le traitement hygiénique de la tuberculose qui peut faire des merveilles à lui tout seul, s'il est appliqué avec discernement suivant les indications des différents cas.

Mais avant, je crois utile pour ne pas avoir à y revenir de parler des tentatives de bactériothérapie, tentatives restées infructueuses jusqu'à ce jour.

# TRAITEMENT BACTÉRIOTHÉRAPIQUE

J'étudierai dans ce chapitre : 1° les vaccinations anti-tuberculeuses ; 2° l'action antagoniste des différentes bactéries ; 3° le traitement par les inhalations et les injections intra-pulmonaires antiseptiques ; 4° la médication par le sang naturel ou défibriné.

## A

## VACCINATIONS ANTI-TUBERCULEUSES

Les remarquables découvertes de l'atténuation du virus et de la vaccination préventive des maladies par l'inoculation successive de ces virus ont conduit les expérimentateurs à rechercher le moyen d'employer cette méthode dans le traitement de la tuberculose. Examinons si nous pouvons, avec nos connaissances actuelles, espérer qu'on arrivera à la prophylaxie de la tuberculose ou à la guérison de cette maladie par cette méthode.

## I

Il n'y a pas de meilleure vaccination pour une maladie, qui ne récidive pas, qu'une première atteinte de cette maladie. Or, pour la tuberculose, une première atteinte confère-t-elle l'immunité? Non, la tuberculose doit être rangée dans le groupe des maladies, qui peuvent récidiver ou mieux dont une première atteinte ne confère pas l'immunité. Marfan a été seul à soutenir l'opinion contraire. Bien plus, nous sommes forcés de reconnaître qu'une première lésion tuberculeuse augmente la réceptivité de l'organisme et le rend plus apte encore à faire du tubercule. Une première inoculation non mortelle rend un animal très susceptible à une nouvelle inoculation, et cet animal, qui aurait résisté à une dose donnée de virus, succombera cette fois et avec des lésions beaucoup plus étendues. Les attaques de tuberculose locale, qui passent pour des tuberculoses atténuées, ne confèrent pas plus l'immunité. Le lupus, les arthrites, les adénites, la scrofule donnent au contraire à l'organisme une réceptivite remarquable et non douteuse. Et cette augmentation de la susceptibilité peut se maintenir pendant un temps très long jusqu'à quinze et vingt ans.

De même qu'une maladie non récidivante confère une immunité, qui peut durer toute la vie, de même une tuberculose guérie donne au sujet une réceptivité plus grande qui est manifeste pendant un temps très considérable. Marfan, dans les Archives Générales de Médecine, a publié un travail dans lequel il tend à ranger la tuberculose parmi les maladies, dont une première atteinte rend l'organisme réfractaire; mais il est impossible d'accepter cette idée. Il est évident cependant qu'il existe une sorte de balancement entre les lésions externes et les lésions internes et qu'un lupeux, par exemple, est moins sujet aux localisations internes. Cela doit certainement tenir à une disposition personnelle encore inexplicable. On peut dire aussi que la trace de vieilles lésions torpides tuberculeuses, telles qu'adénites suppurées, écrouelles, annoncent une disposition spéciale de l'individu à avoir des lésions tuberculeuses lentes et torpides. Si la tuberculose chez un pareil sujet a des manifestations internes, il y a beaucoup de probabilités pour que la marche en soit très lente et torpide, et par conséquent plus curable. En un mot, je crois qu'il ne faut voir là qu'une disposition individuelle, une réaction particulière à l'égard du bacille, et non une modification produite dans l'organisme par une première atteinte de tuberculose.

Les expérimentations ont prouvé que cette manière de concevoir la nature de la tuberculose est la vraie. La tuberculose ne s'atténue pas et ne rend pas un organisme réfractaire après une première atteinte. Les expériences de Cornil, Babès, Falk, Gosselin de Caen l'ont prouvé surabondamment.

Il est donc établi, cliniquement et expérimentalement, que la tuberculose ne peut pas être rangée dans la catégorie des maladies non-récidivantes, et dont une première atteinte confère l'immunité.

## II

On a fait des expériences dans un autre ordre d'idées. Etant donné qu'il y a des animaux chez lesquels la tuberculose se développe moins facilement, et exceptionnellement, on s'est demandé si les tubercules développés chez ces animaux dans de mauvaises conditions auraient leur virulence amoindrie et si, transportés dans l'organisme d'un animal très sujet à la tuberculose, ils ne provoqueraient pas alors des lésions atténuées et cette fois vaccinantes.

Les résultats ont été absolument négatifs dans tous les cas, et l'on doit en conclure : que les bacilles en passant par l'organisme d'animaux regardés jusqu'à un certain point comme réfractaires ne perdent rien de leur puissance.

On a essayé aussi d'atténuer le virus tuberculeux par la putréfaction, par l'action de certains antiseptiques; mais dans aucun cas on n'est arrivé à se procurer une tuberculose atténuée et vaccinante.

Daremberg a essayé les inoculations préventives de moelle d'animaux tuberculeux, selon la méthode pastorienne pour la rage. Il avoue lui-même que ses succès ne sont pas encourageants et qu'on ne peut rien attendre de cette méthode.

Nittorio Caragini, de Venise, semble avoir eu plus de succès par sa méthode qu'il a communiquée à l'Académie des Sciences de Paris, en 1886. Voici ce qu'il dit : « J'ai constaté que l'acide phé-
» nique à 2 % détruit la virulence des matières tuberculeuses et
» qu'une solution faible à 1.25 % l'atténue. J'ai voulu voir si en
» imitant la méthode de Pasteur, qui consiste dans des inoculations
» faibles d'abord et enfin graduellement de plus en plus virulentes,
» je ne pouvais pas rendre les animaux inoculés réfractaires à l'ac-
» tion du virus tuberculeux. » Pour cela il fit des inoculations à des cobayes avec des crachats tuberculeux ainsi modifiés par l'acide phénique, il les fit à des doses de plus en plus fortes et enfin il employa des crachats non traités par l'acide phénique et voici quel fut le résultat de ces expériences : « L'inoculation d'une matière
» tuberculeuse d'abord dépouillée de toute virulence, puis douée
» d'une virulence faible et enfin complètement active n'a pas déter-
» miné le développement de la maladie chez un cobaye et trois
» lapins ; il semble les avoir rendus réfractaires à une inoculation
» ultérieure de matière tuberculeuse non traitée par l'acide phé-
» nique. »

Cet auteur considère qu'il ne faut pas encore tirer des conclusions formelles de ces résultats: cependant elles ont leur importance et font espérer qu'on pourra arriver à un résultat certain dans cette voie.

Nous devons parler des recherches qui se poursuivent en ce moment dans cet ordre d'idées : injections préventives de virus atténué. Quelques expérimentateurs semblent avoir obtenu des résultats encourageants en se servant du virus aviaire ; d'autres en employant les produits solubles tirés de cultures de tuberculose humaine faites dans de certaines conditions, atténuées soit par la lumière solaire, soit par une température élevée, soit par des changements brusques de température. Il est impossible en ce moment de parler sciemment de ces nouvelles recherches, car les savants qui s'y sont attachés n'ont encore rien publié de précis sur leur méthode. D'après les quelques publications qui ont été faites à ce sujet, on peut dire que les résultats sont encourageants et qu'on est sur la bonne voie. Il viendra évidemment un jour, et je crois qu'il est proche, où l'on aura entre les mains un moyen sûr et d'un emploi facile pour guérir la tuberculose.

## III

### TUBERCULINE DE KOCH

Je dois parler maintenant de la tuberculine de Koch au point de vue de son action thérapeutique. Je l'ai déjà étudié dans la bactériologie au point de vue de sa composition, de sa nature et de son mode de préparation. Voyons comment elle agit et ce qu'on peut retirer de son emploi dans le traitement de la tuberculose.

Dès que Robert Koch annonça, au mois de septembre 1890, l'application thérapeutique de sa lymphe mystérieuse, je me suis rendu à Berlin pour suivre de près les expériences annoncées avec tant d'éclat. Doutant un peu de cette nouvelle découverte tenue secrète et qu'on ne voulait pas livrer au monde savant, je la prenais cependant au sérieux à cause de la grande personnalité de l'auteur, dont les découvertes antérieures si remarquables etaient pour moi un sûr garant. J'observai donc avec la plus grande impartialité les malades soumis au nouveau traitement. Grâce à l'amabilité des chefs de service, je pus surveiller à toutes les heures de la journée les malades qui avaient été injectés. Dans le service de von Bergmann furent traitées les tuberculoses chirurgicales. Dans le service de Villiam Levy les tuberculoses cutanées furent soumises au même traitement. Enfin, je pus surveiller un grand nombre de phtisies pulmonaires dans les services de MM. Cornet et Frœnkel. Il me fallut moins d'un mois pour juger cette nouvelle méthode. Dans les journaux quotidiens je suppliais mes compatriotes affolés de ne pas se rendre à Berlin où une dangereuse désillusion les attendait : dans la *Clinique Française*, à la *Gazette Hebdomadaire de Médecine et de Chirurgie*, et dans d'autres journaux professionnels, je déclarais qu'on substituait une phtisie aigue à une phtisie chronique. Pourquoi ce jugement sévère en face d'un traitement jugé cependant avec tant de bienveillance et tant d'enthousiasme par d'autres observateurs ?

C'est que je suivais avec le plus grand souci le choix des malades et l'application de cette méthode. Je remarquais que les malades atteints d'une phtisie torpide à marche lente avaient une assez grande tolérance pour la tuberculine ; au contraire les phtisiques atteints d'une forme grave recevaient un véritable coup de fouet : la marche de leur affection s'accélérait et les menait à une fin très rapprochée. Je remarquais enfin que toutes les lésions tuberculeuses, accessibles à la vue, suppuraient : or la septicémie ne constitue pas pour moi un mode de guérison !

Malgré cette observation rigoureuse et sévère, faite sur lieux dès les premiers jours de décembre 1890, je ne me suis jamais départi du respect dû à un homme de la valeur de Koch et j'ai suivi avec curiosité ses tentatives. Je n'ai pas suivi l'exemple de ces enthousiastes, qui, à l'annonce de la découverte, ne tarissaient pas d'éloges, et qui, ultérieurement, n'avaient pas de mots assez sévères, ni assez de dédain pour juger la conduite du savant bactériologiste allemand. L'attitude du vrai clinicien doit être plus indulgente, plus réservée, plus impartiale, d'autant plus que nous sommes tous appelés à nous tromper un jour ou l'autre.

Mais l'erreur de Koch a-t-elle été complète, ses efforts ont-ils été stériles ? Lorsqu'on parcourt un travail français sur ce sujet, on se figure que tout est fini dans ce sens. Les expériences de Koch avec sa tuberculine sont rappelés comme un fait historique. Or, ces expériences ont inspiré d'autres travaux fort curieux qui ont déjà leur valeur. J'ajouterai même que si, en France, on ne se sert plus de la tuberculine qu'au point de vue expérimental, et cela avec juste raison, il n'en est pas de même en Allemagne ou dans d'autres pays, où l'on continue les injections sous-cutanées. Sans doute, on procède avec une plus grande prudence qu'au début. Tandis qu'on faisait autrefois des injections avec 2, 3 ou 4 centigrammes de tuberculine, on commence par injecter aujourd'hui un demi ou un milligramme. On a renoncé aussi à certaines théories qu'on a reconnues fausses. On ne croit plus en Allemagne qu'un malade est guéri lorsque la réaction générale ou locale ne se produit plus après plusieurs injections. On daigne enfin, et cela même à Berlin, associer d'autres médicaments au traitement par la tuberculine.

Quels sont les effets produits par ce traitement ?

La tuberculine injectée sous la peau a un double effet, elle provoque une réaction générale et une réaction locale.

*Réaction générale.* — La réaction locale apparaît la première, mais je vais parler d'abord de la réaction générale plus importante. Elle consiste en un état fébrile avec frisson, vomissement, exanthème, herpès labial, augmentation de volume de la rate, du corps thyroïde, tachycardie, arythmie, accélération respiratoire, constriction du thorax, albuminurie et peptonurie. Ces incidents ne sont pas constants et n'apparaissent pas tous ensemble; mais on les a tous observés dans différents cas. L'injection peut-être suivie d'accidents tels que : angoisse, angine de poitrine, délire, hémorrhagie, hématurie, endocardite, collapsus, coma et mort rapide. Quand le malade a survécu, il peut avoir comme résultats lointains : affaiblissement général, anémie cérébrale, quelques psychoses.

La réaction générale se fait suivant différents types. Elle est plus considérable chez la femme et les enfants. Elle dépend de la prédisposition individuelle de chaque sujet, de la dose injectée, de l'intervalle entre les injections, de l'heure à laquelle on les pratique. La réaction est moins forte quand l'injection est faite le soir.

Les types sont les suivants :

1er type. — Décroissant
2e   =   — Croissant
3e   —   — Retardé
4e   =   — Prolongé

Dans le type décroissant la réaction est de moins en moins vive à mesure que les injections sont renouvelées. Dans le second cas, elle va s'accentuant de plus en plus. Dans le troisième cas, elle ne débute que dix à douze heures après l'injection ; elle paraît dans les cas où on a injecté de faibles doses et elle indique des lésions peu accentuées. Dans le quatrième type, la réaction qui dure normalement de quatre à cinq heures, dure dix ou quinze heures : on l'a vu dans un cas durer sept et dix jours; elle indique des lésions graves et disséminées.

Il faut distinguer dans cette poussée fébrile, la fièvre réactionnelle et la fièvre secondaire, l'infection de l'économie par d'autres microbes : pneumocoques, streptocoques, staphylocoques, dont la pullulation est favorisée par la tuberculine.

*Réaction locale*. — La réaction locale est variable suivant le siège des lésions tuberculeuses. Voilà ce que l'on a observé dans les différents cas :

*Peau*. — Quelques cures rares de lupus ont été signalées, mais le plus souvent on a assisté à une poussée de nodules lupiques nouveaux ou jusque-là latents. Les ganglions nouveaux se sont tuméfiés, et en somme, on a eu une aggravation du mal après une amélioration momentanée, qui elle-même a souvent manqué.

*Muqueuses.* — Sur les lésions des muqueuses buccale, nasale, pharyngée, il s'est montré une suppuration active des lésions et des ulcérations consécutives non-tuberculeuses.

*Larynx.* — On y a relevé de l'œdème, de la rougeur, les bords des excavations s'enflamment et se tuméfient et la perte de substance s'accroît rapidement. L'apparition de nodules nouveaux est fréquente et l'évolution des tubercules préexistants est notablement accélérée. On a noté de la périchondrite, et souvent de la dyspnée et des troubles de la déglutition, par suite de la poussée inflammatoire intense.

*Poumons.* — On a relevé de la congestion, de l'hypérémie, l'apparition de toux pénible, de dyspnée, d'anxiété respiratoire, d'une expectoration muco-purulente, puis muqueuse et séreuse renfermant des fibres élastiques et des bacilles. Des hémoptysies ont été provoquées et en même temps, à l'auscultation, on reconnaît les signes d'une congestion généralisée. Les lésions sont en général aggravées, extension des ulcérations caverneuses et fonte rapide des noyaux caséeux. Quelques améliorations locales ont été cependant signalées.

*Plèvres.* — On a assisté, à la suite d'injection de tuberculine, à l'apparition de pleurésie séreuse ou purulente ou hémorrhagique et à la formation d'un pyopneumo-thorax et à l'éruption de granulations pleurales miliaires.

*Estomac.* — On a signalé une ulcération tuberculeuse développée autour d'un ulcère rond préexistant, et quelquefois une éruption miliaire de la musculeuse et de la sous-muqueuse.

*Intestins.* — Des lésions à peu près semblables y ont été relevées: ulcération, éruption miliaire, provoquant de la diarrhée simple ou sanguinolente.

*Autres organes.* — Après des injections de tuberculine on a relevé des lésions de tous les organes, lésions qu'il serait trop long d'énumérer. On assiste souvent à l'éruption de nombreux tubercules miliaires dans la rate, le foie, le péritoine, le cerveau, les méninges, etc. Les lésions osseuses et articulaires sont aggravées et on assiste à une recrudescence ou à un réveil de lésions anciennes. Les ganglions lymphatiques se gonflent et se caséifient rapidement.

En résumé, la tuberculine de Koch a une influence locale très marquée sur les produits tuberculeux et par suite presque une réaction générale intense. Elle ne peut pas être employée comme moyen curatif, car elle n'a aucune influence heureuse sur le tubercule lui-même. Ce n'est pas un vaccin et elle ne possède pas non plus ce pouvoir nécrosant sur lequel comptait Koch.

Mais, puisqu'elle a une influence si marquée sur le tubercule et sur la tuberculose elle peut rendre des services pour le diagnostic d'une tuberculose jusque-là latente ou ignorée. Il est évident que cette action ne pourrait être employée chez l'homme, mais elle pourrait être singulièrement utile pour décéler les tuberculoses animales, spécialement celles des animaux domestiques. Et, en effet, cette propriété a été employée et avec des résultats très bons. La tuberculine reste une découverte utile qui a des applications très intéressantes : elle est un puissant moyen de diagnostic des lésions tuberculeuses. Elle a déjà fait ses preuves dans cet ordre d'idées et je crois qu'elle est destinée à rendre encore de nombreux services.

La tuberculine n'a aucune propriété curative. Elle aggrave la lésion existante, hâte son évolution, et provoque l'apparition de tubercules nouveaux ; mais elle est un puissant moyen de diagnostic des tuberculoses latentes et là son action est bien établie et se trompe rarement. Elle doit donc quitter l'officine du pharmacien pour entrer au laboratoire où elle peut rendre de signalés services.

Le professeur Arloing, de Lyon, conclut de ses expériences sur cette substance, qu'elle peut provoquer chez les animaux sains des réactions en tout semblables à celles qu'elles provoquent chez les animaux tuberculeux. La réaction générale serait identique dans certains cas. Ceci semble absolument prouvé par les résultats de son expérimentation. Dans ce cas, elle perdrait beaucoup de sa valeur au point de vue du diagnostic des lésions tuberculeuses. Évidemment, elle deviendrait par ce fait un réactif moins certain. Cependant la réaction générale qui ne manque jamais dans le cas de tuberculose, et qui en résumé est exceptionnelle chez les non-tuberculeux, permettra toujours de déceler cette maladie dans l'organisme des animaux. Et si par hasard, quelques animaux sains présentent cette réaction, il n'en reste pas moins vrai que par ce moyen on pourra sûrement découvrir et faire disparaître tous ceux qui sont porteurs de bacilles.

Au point de vue scientifique, il est intéressant de rappeler des expériences faites en Angleterre. William Hunter a fait paraître dans un numéro du *British Medical Journal*, de juillet 1891, un article très intéressant où il expose le résultat des recherches qu'il a poursuivies au Laboratoire du Royal Collège de Surgeon, sur la nature, l'action et la valeur thérapeutique des principes actifs de la tuberculine de Koch.

Dans la première partie de son travail, Hunter émet son opinion sur la nature constitutive de la tuberculine : c'est un corps albuminoïde, de la classe des poisons bactériens, en un mot une toxalbumine.

L'activité de la lymphe de Koch se manifeste de trois façons principales :

1° Par une action inflammatoire autour du nodule tuberculeux ;

2° Par un trouble de l'état général, de l'hyperthermie ;

3° Par une action favorisant le développement du bacille tuberculeux et le retour de la maladie.

Ces effets varient d'ailleurs dans leurs caractères et leur intensité suivant l'étendue, le siège de la lésion tuberculeuse et l'idiosyncrasie individuelle.

Hunter énumère ensuite les effets locaux et généraux, produits par l'injection de la tuberculine, puis il explique quel a été le but de ses expériences.

Il a cherché :

1° A isoler les principes constitutifs de la tuberculine et à en déterminer la nature chimique ;

2° A rechercher le pouvoir qu'ils possèdent de produire la fièvre et une inflammation locale ;

3° A éliminer de la tuberculine les substances nuisibles.

A. *Principes constitutifs de la tuberculine.* — Suivant leur ordre d'importance Hunter trouve :

1° Des albumoses : surtout la protalbumose et la deuto-albumose, de l'hétéro-albumose et parfois un peu de dysalbumose ;

2° Des substances alcaloïdes, deux entre autres qu'il a obtenues sous la forme de sels hydrochloratés de platine ;

3° Des matières extractives, en petite quantité et de nature inconnue ;

4° De la mucine ;

5° Des sels inorganiques ;

6° De la glycérine et de la matière colorante.

On n'y trouve ni albumine du sérum, ni globuline, ni peptone.

*Action des principes constitutifs de la tuberculine.* — Hunter est arrivé à extraire quatre substances de la tuberculine, il les appelle *modifications* et les désigne avec les lettres A, B, C, CB.

1° La modification A comprend le précipité obtenu par l'action de l'alcool absolu. Son action diffère peu de celle de la tuberculine elle-même ; elle produirait peut-être un peu moins de fièvre, Hunter n'en recommande pas l'emploi.

2° La modification B est obtenue en précipitant la tuberculine par le sulfate d'ammoniaque et en dialysant pendant vingt-quatre heures le précipité obtenu. Cette modification produit une réaction locale, suivie d'un changement curatif des lésions tuberculeuses et cela sans fièvre, ni trouble de l'état général.

3° La modification C est la contre-partie de A ; on l'obtient en évaporant le filtrat alcoolique et en traitant le résidu par une solution d'acide carbonique à 1/2 pour cent.

On obtient ainsi une disparition des lésions tuberculeuses sans inflammation locale, mais avec une hyperthermie assez notable, Hunter conclut que ce sont les sels de la tuberculine qui donnent la fièvre.

4° Modification CB : Pour la préparer on mélange la tuberculine avec dix fois son poids d'alcool absolu, puis après avoir filtré et évaporé, afin de chasser l'alcool, on dialyse le résidu pendant deux heures dans un courant d'eau.

L'action curative de CB a lieu sans inflammation ni fièvre et même presque sans réaction locale.

*Résumé des observations faites par Hunter.* — On peut déduire des expériences de Hunter les faits suivants :

1° La tuberculine doit son action à trois principes, ou plus peut-être, qui sont des substances différentes.

2° L'action de ces principes, produisant une inflammation locale, de la fièvre, un trouble constitutionnel généralisé, est complexe.

3° Les principes actifs sont de la nature des albumoses des substances alcaloïdes et des matières extractives. Leur action est parfois antagoniste.

4° L'action curative et inflammatoire est certainement due à des albumoses, la fièvre se produit quand des substances non albuminoïdes sont associées aux premières.

5° Les albumoses ne sont pas altérées après la dialyse; il est encore possible d'en retirer des substances actives ayant une action bienfaisante.

6° Le principe qui produit la fièvre est indépendant de celui qui produit une action curative.

7° Le principe qui amène l'inflammation est également séparable, mais il aide néanmoins à l'action du principe curatif.

8° Cette différence dans l'action des principes curatif et inflammatoire n'est pas une différence de degré ; la réaction locale est plus grande avec une petite dose du premier qu'avec une dose considérable du second.

9° L'action curative du remède est une action locale, elle produit la rétraction des tissus tuberculeux et une nécrose qui prouve une congestion localisée et se traduit par une rougeur superficielle.

10° Le pouvoir de favoriser une rechute du mal (substance prédisposante à une deuxième atteinte) est dû à des substances non albuminoïdes, séparables par la dialyse, il peut cependant être un peu attribué aux albumoses qui sont présentes dans le produit dialysé.

11° La substance curative résiste à l'action d'une haute température. Son activité s'amoindrit un peu au dessus de 70° centigrades à sec. La dialyse peut en modifier les effets curatifs.

12° La tuberculine est un corps de la nature des protéines, c'est une substance albuminoïde dérivant du plasma, même des bacilles et ne provenant pas de l'action de ces bacilles sur les tissus environnants.

En résumé, la tuberculine de Koch ne vaccine pas, elle ne procure pas l'immunité, elle n'a aucune action curative sur la lésion, aucune action tonique sur le bacillle. Elle n'est en somme qu'un moyen de déceler, à coup sûr, chez les animaux, cette maladie si dangereuse pour l'espèce humaine.

La découverte de M. Koch, malgré son insuccès, aura eu le grand avantage de donner un nouvel élan à cette question et de provoquer chez un grand nombre de savants des recherches qui ne tarderont pas à aboutir.

B

## ACTION ANTAGONISTE DE CERTAINES BACTÉRIES

Nous avons longuement parlé des recherches de Babès sur la concurrence vitale des bactéries dans les milieux nutritifs. C'est en partant de ces recherches que des médecins ont été conduits à mettre à profit dans la thérapeutique les données de l'expérimentation. Certaines bactéries ensemencées en même temps sur un même bouillon ne se développent pas également bien et souvent l'une empêche complètement la pullulation de l'autre. Sur un bouillon occupé préalablement par la culture d'un microbe donné, l'on place une autre bactérie, celle-ci pourra se développer ou quelquefois ne présenter aucune apparence de pullulation. C'est qu'alors la deuxième bactérie ensemencée a trouvé dans le bouillon en question certaines substances nuisibles à son développement.

I

C'est en Italie surtout que l'on s'est occupé de cette question. Contamini, le premier, a mis à profit l'action du bactérium-termo. Il fit d'abord des expériences sur des animaux pour s'assurer de la parfaite innocuité de cet agent. Ayant remarqué que ce microbe agit tout spécialement sur le bacille de Koch dont il gêne le développement et qu'il le tue quelquefois dans ses cultures, il essaya d'en faire l'application dans le traitement de la phtisie. Il employa pour cela l'inhalation du bactérium-termo de façon à introduire ce microbe dans le poumon jusque sur les tubercules et en présence des bacilles. Les inhalations étaient faites au moyen d'un inhalateur ordinaire avec de la gélatine liquéfiée, additionnée d'un bouillon de viande contenant une très riche culture de bactérium-termo. Il vit chez ses malades diminuer l'expectoration, l'état général s'améliorer et les bacilles disparaître des crachats, lesquels ne rendaient plus les animaux tuberculeux.

Il fut suivi dans cette voie par Salomon, de Pise, qui, dans des cas où les autres médications avaient échoué, eut avec ces inhalations des résultats remarquables. Cet auteur relate l'observation d'une femme atteinte de pneumonie caséeuse avec fièvre vive et expectoration abondante, contenant de nombreux bacilles, l'auscultation faisait reconnaître la présence d'une vaste caverne sous l'omoplate. Toutes les médications avaient échoué et il se décida à essayer le traitement de Contamini. Les premiers jours on ne remarqua aucun changement, le cinquième jour, la fièvre ne présenta plus qu'un accès et n'atteignit plus que 39°5. L'expectoration diminua et devint moins purulente ; les bacilles avaient diminué notablement dans les crachats et on y trouvait une quantité notable de bactérium-termo.

Bientôt l'état de la malade était des plus satisfaisant, tant au point de vue local qu'au point de vue général. La forme aiguë de la maladie avait été entravée et convertie en forme chronique.

Malheureusement, les essais consécutifs furent moins heureux et Sormain ne put tirer aucun profit de ce traitement, et il conclut que ce mode de traitement n'est pas rationnel et que probablement des inhalations de bouillon simple concentré donneraient les mêmes résultats, en atténuant la toux, la dyspnée, et en facilitant l'expectoration et que l'addition de bactérium-termo est nuisible ou au moins inutile. Ce sont les conclusions de Ballagi, de Stackelwiez et de Filipovitch. Ce dernier arrive à croire que l'inhalation du bactérium-termo est dangereuse pour l'organisme.

Cependant, ultérieurement on retrouve des résultats heureux publiés par Wells, par Testi, par Marzi et obtenus par cette même méthode. En présence de ces résultats contradictoires auxquels sont arrivés les divers expérimentateurs, il est difficile de se faire une opinion. Cependant, on peut dire que le principe sur lequel repose la méthode n'est pas juste : le bactérium-termo microbe de la putréfaction, lorsqu'il est introduit par inhalation dans les voies pulmonaires, ne prend sa nourriture que dans les parties mortifiées et n'attaque pas les parties dans lesquelles prolifère le bacille tuberculeux. Donc, il n'y a pas lutte entre les deux bactéries.

## II

On a prouvé expérimentalement que le bactérium-termo n'a aucune action sur le bacille de Koch. Ces expériences ont été faites par Flora et Maffucci. Le bactérium-termo injecté dans des articulations de lapins où se trouvaient des bacilles de Koch et à doses considérables, n'a jamais fait disparaître le bacille de Koch dans les exsudats articulaires.

On n'a pas employé en clinique d'autres micro-organismes comme le bactérium-termo. Peut-être pourrait-on réussir avec un autre, là où on a échoué avec celui-là. Nous devons rapporter l'observation curieuse de Emmerich, de Munich : il raconte qu'ayant constaté par hasard chez des cobayes auxquels il avait inoculé des microcoques de l'érysipèle, qu'aucune autre forme de bactéries ne se développait plus, il eut l'idée de faire les expériences suivantes : inoculation simultanée à des lapins de microbes du charbon et de streptocoque de l'érysipèle. Quelques lapins moururent d'érysipèle mais aucun ne devint charbonneux. Tous les lapins n'ayant pas reçu du streptocoque de l'érysipèle succombèrent à l'infection charbonneuse avec la même dose de bactéries injectées.

Comment expliquer cette action ? Nous ne le pouvons encore. Est-ce par concurrence vitale, est-ce par suite de la sécrétion de produits solubles par les streptocoques, lesquels entravent le développement de la bactéridie charbonneuse ? Quoiqu'il en soit, cette expérience est intéressante non pas au point de vue de la thérapeutique même de la tuberculose, mais au point de vue du traitement bactériothérapique. On voit ainsi que ce n'est pas une simple vue théorique et que peut-être pourra-t-on un jour en retirer de sérieux bénéfices.

# TRAITEMENT LOCAL ANTI-BACILLAIRE PAR CERTAINS AGENTS ANTISEPTIQUES.

Nous avons étudié l'action des différents antiseptiques connus sur le bacille de Koch. Ces données ont été transportées dans la clinique et on a essayé de détruire les bacilles en mettant en leur présence, au moyen des inhalations, certaines substances que l'expérimentation a montré très actives.

I

Voyons quels sont les agents qui ont le plus grand pouvoir anti-septique à l'égard du bacille de Koch.

On doit les ranger dans l'ordre suivant :

> Hydrogène sulfuré ;
> Iodure mercurique ;
> Iode ;
> Sublimé ;
> L'Hélénine ;
> Acide phénique ;
> Créosote ;
> Acide borique.

L'hydrogène sulfuré est donc le plus puissant toxique pour le bacille de Koch. Ces données ont été établies par les expériences de Niepce, de Pillatte et de Villemin : l'acide borique est le plus inoffensif.

C'est sous la forme de vapeurs ou de gaz que ces médicaments sont introduits dans le poumon par inhalation. On sait que les liquides pulvérisés ne peuvent pas arriver jusque dans les alvéoles et qu'ils ne dépassent pas le larynx. Donc, les pulvérisations ne peuvent être d'aucun secours dans le traitement local de la tuber-culose.

Le procédé de l'inhalation est une mauvaise méthode, en ce sens que la quantité de médicament ainsi introduite est trop minime pour avoir une action quelconque et que par conséquent on ne peut en retirer aucun profit. Il est évident que le mercure, puissant antiseptique pour le bacille de Koch, n'a aucune action sur ce germe à l'état de vapeurs, pas plus que la créosote et l'acide phénique.

Ceci découle des expériences de Fraentzel, de Hiller, etc. Des résultats négatifs ont été obtenus par tous les médecins avec cette méthode. Cela ne nous étonne pas; nous savons, en effet, que la dose de médicament introduite est trop faible par le procédé des inhalations, que l'introduction dans le poumon d'une dose suffisante d'antiseptique est impraticable, car elle serait plus dangereuse qu'utile. Enfin, même avec un parasiticide vraiment actif et non nocif, comment espérer atteindre un bacille profondément caché au sein de la lésion qu'il a fait naître?

On n'obtient pas de meilleurs succès par le séjour prolongé des malades dans des salles sursaturées de vapeurs médicamenteuses : et même en augmentant la pression on ne peut encore espérer amener dans le poumon une dose suffisante de médicament.

Est-ce à dire qu'il faille laisser complètement de côté le traitement par les inhalations? Je ne le crois pas, car il faut songer que dans la tuberculose pulmonaire, il y a non seulement le bacille, mais encore d'autres microbes et surtout des lésions banales, inflammatoires et catarrhales dont la disparition pourra notablement améliorer l'état du phtisique.

## II

*Air surchauffé.* — On a cherché souvent à utiliser l'air surchauffé pour tuer directement les bacilles renfermés dans les poumons. Cette méthode devait faire naître de grandes espérances et, je le reconnais, j'ai été moi-même séduit par l'idée théorique. On sait, en effet, que le meilleur agent de destruction du bacille de Koch est la chaleur. Au dessus de 60°, le bacille a de la peine à vivre, et à partir de 110°, il meurt d'une façon tout-à-fait certaine. Rien de plus juste donc, que de faire pénétrer dans les bronches et les alvéoles de l'air surchauffé qui tuerait à coup sûr tous les bacilles. Telle était du moins l'idée de Halter, idée reprise plus tard par M. Weiggert.

Il y a loin de la théorie à l'application. Si l'on peut détruire avec certitude par le feu les bacilles de Koch, il est impossible, d'autre part, de faire pénétrer dans l'appareil respiratoire de l'air dont la température dépasse 40°, sans causer de brûlures et des eschares.

J'ai, du reste, soumis un certain nombre de malades à ce traitement, et aucun d'eux n'en a retiré le moindre bénéfice.

## III

*Ozone.* — Toujours avec la même intention d'atteindre directement le bacille et de le tuer, on a fait respirer à des phtisiques de l'air chargé d'une minime quantité d'ozone. MM. Labbé et Oudin, qui sont les promulgateurs de cette méthode, ont déclaré en avoir retiré de bons résultats. Lœtfler, qui ne s'est pas contenté des observations cliniques heureuses, fortuites sans doute, a démontré que l'ozone n'était pas un agent microbicide et surtout n'avait point d'action sur le bacille de Koch.

## IV

*Air confiné des étables.* — Faut-il parler de cette cure aussi ancienne que nuisible ? En vérité, si je rappelle cette méthode, c'est plutôt à un titre historique qu'à un titre d'utilité quelconque.

Voici en quoi elle consiste : on place, durant la nuit, le malade à un étage situé au-dessus d'une étable de vaches. Par les orifices pratiqués dans le plafond passent toutes les émanations confinées et malpropres de cette écurie : Cette émanation doit agir directement sur le bacille.

Ne sait-on pas aujourd'hui combien la tuberculose est fréquente chez les bovidés ? D'autre part, quel fruit le phtisique, enfermé dans une étable, chargée de miasmes repoussants et nuisibles, peut-il retirer de cette atmosphère délétère quand il a tant besoin d'air pur et renouvelé ? Je me vante de n'avoir jamais conseillé à aucun de mes phtisiques une cure semblable.

Je crois inutile également de consacrer un chapitre spécial à l'aérothérapie. La cure d'air comprimé, qui n'a pas donné de résultats, est abandonnée aujourd'hui.

## V

*Injection intra-parenchymateuse.* — Puisque les inhalations, quelles qu'elles soient, sont insuffisantes, on a pensé à agir plus activement en portant le médicament directement au sein du tubercule.

Hiller l'a tenté le premier en 1885, avec le sublimé et l'alcool.

Le sublimé à 1/1000 à la dose de 2 c. cubes par jour irrita notablement le poumon, provoqua une toux très pénible et des hémorrhagies. Le traitement dut être suspendu au bout de quelques jours.

L'alcool fut mieux toléré, Hiller le donnait dans le but de provoquer des poussées inflammatoires du tissu conjonctif et d'obtenir

ainsi la sclérose des lésions et leur encapsulement. Il espérait obtenir cette sclérose produite par l'alcool ingéré, il ne négligeait pas
non plus le pouvoir antiseptique de cet agent, les résultats furent
absolument négatifs.

En France, Truc et Lépine employèrent l'alcool à 90°, contenant
de 2 à 4 % de créosote ; ils se servaient de la seringue de Pravaz
et d'une longue aiguille de l'aspirateur Dieulafoy. Ils injectèrent
jusqu'à 20 c. cubes de cette solution. Ils arrivèrent aux conclusions
suivantes : ces injections ne donnent de résultats que dans le cas
où les lésions sont discrètes et peu avancées, et encore l'amélioration est-elle peu marquée.

Gouguenheim a employé le bichlorure de mercure à $\frac{1}{1000}$, $\frac{1}{2000}$
et $\frac{1}{5000}$. Il obtint des résultats favorables. Dieulafoy a été moins
heureux et n'eut aucun succès avec la glycérine phéniquée qui ne
réussit qu'à provoquer des quintes de toux très douloureuses.

En résumé, ces tentatives sont bonnes, mais dans certaines conditions seulement, quand la lésion est bien localisée et qu'on en
connaît exactement la situation. Ces injections sont mauvaises
quand les tubercules sont disséminés et très nombreux. La méthode
est bonne dans le cas de caverne unique ou de noyau bien limité
au sommet du poumon. Par le procédé des injections intra-paren-
chymateuses on cherche l'antisepsie locale. Par la méthode des
injections sous-cutanées on cherche à réaliser le desideratum suivant : modifier l'organisme tout entier, le mettre en état de résistance contre le microbe envahisseur. On recherche en un mot une
sorte d'antisepsie générale contre le bacille de Koch.

# INJECTION DE PRODUITS ORGANIQUES

Dans ces derniers temps, on a recherché à obtenir cette antisepsie générale et en même temps un état réfractaire à la tuberculose de la façon suivante : Etant donné que certains animaux sont presque absolument réfractaires à la tuberculose, le chien et surtout la chèvre, il faut admettre que chez ces animaux existe une humeur quelconque, une substance encore indéterminée qui leur confère cette immunité ; ou bien encore que les leucocytes de ces animaux ont un pouvoir phagocytaire spécial à l'égard du bacille de Koch.

En un mot, dans l'organisme de ces animaux existe ou une toxine pour le bacille de Koch ou un état spécial des leucocytes qui en fait de puissants phagocytes pour ce micro-organisme.

Il est donc venu à l'idée de certains expérimentateurs de faire passer dans l'organisme de l'homme ce produit toxique ou ces phagocytes spéciaux. On a employé pour cela : 1° Les injections sous-cutanées de sérum de chien (Richet et Héricourt) ; 2° la transfusion du sang de chèvre, transfusion directe du sang vivant de la chèvre à l'homme, et enfin l'injection hypodermique de sucs testiculaires.

L'injection sous-cutanée de sérum doit se faire avec du sérum absolument aseptique. Nous avons étudié en bactériologie de quelle façon on peut se procurer du sérum aseptique. Dans cette méthode on cherche à rendre réfractaire l'individu en introduisant dans son organisme un produit soluble indéterminé, produit toxique pour le bacille de Koch. Malheureusement, il n'est point démontré que ce produit existe; en tout cas, il est inconnu et les essais n'ont pas donné des succès qui permettent de croire à son existence.

Nous avons essayé de cultiver des bacilles de Koch sur du sérum de chèvre avec un plein succès. Il est ainsi démontré que le sérum de sang, sérum défibriné, en un mot mort, ne possède plus aucune action anti-bacillaire. Et, si le sang possède vraiment une action sur le bacille de Koch, cette action sera d'autant mieux mise à profit si l'on introduit directement dans la circulation du malade le sang vivant possédant tous ses éléments, toutes ses propriétés. De cette façon (la transfusion directe faite dans de bonnes conditions étant inoffensive) on est sûr de transporter chez le malade en traitement ce *nescio-quid* qui est actif. C'est dans ce but que nous avons tenté le traitement de la phtisie par la transfusion directe du sang de chèvre à l'homme.

I

### TRANSFUSION DU SANG DE CHÈVRE

Un mois environ après les essais de MM. Bertin et Picq, de Nantes, d'injections sous-cutanées de sang de chèvre pur faites aux phtisiques, j'ai fait connaître moi-même le traitement de la tuberculose par la transfusion du sang de chèvre pratiquée directement de l'animal à l'homme.

Grand fut l'émoi dans le public médical. On m'accusait d'abord d'être un plagiaire des expérimentateurs de Nantes, mais comme ces derniers ont déclaré eux-mêmes n'avoir jamais osé pratiquer cette transfusion, à cause de la délicatesse de l'opération, on me reprocha un autre crime : celui de renverser une loi physiologique; en effet, la plupart des physiologistes condamnent la transfusion de sang entre animaux de même classe et d'espèce différente. Aussi, on le voit, il n'est pas facile de faire une tentative audacieuse et raisonnée : il fallut que je me lave de cette nouvelle accusation. Cela me sera peut-être plus facile aujourd'hui, que le temps a calmé les esprits qui, il y a deux ans encore, étaient agités d'une véritable fièvre de découvertes, et qui étaient excités d'une animosité trop nerveuse et vraiment exagérée.

Avant de donner mon opinion sur la méthode elle-même, appliquée au traitement de la tuberculose, laissez-moi rappeler les différents essais que nous avons faits : la plupart de ces essais ont été pratiqués en collaboration avec mes amis, MM. L. Garnier, Henry, Peltier et Hays.

Nous avons transfusé du sang de chèvre au chien, au lapin et à la génisse. A un chien de 20 kilos, nous avons pu transfuser 300 grammes de sang de chèvre, sans que le chien ait eu à en souffrir. Nous avons maintes fois transfusé du sang de chèvre à des lapins à la dose de 5 à 20 grammes. Lorsque l'opération se pratiquait rapidement et sans production de caillot, lorsqu'il n'y avait point de pléthore, aucun lapin n'était jamais incommodé par cette intervention. Nous avons pratiqué également cette transfusion avec du sang défibriné. Quelle que soit la rapidité de cette défibrination, il faut toujours une demi-heure pour procéder à cette manœuvre, et dans cel intervalle les hématies ont le temps de mourir et de se déformer. On a donc beaucoup de chance de lancer dans le torrent circulatoire des éléments morts qui deviennent le point de départ d'une thrombose : aussi la transfusion de sang défibriné cause-t-elle souvent des accidents. Nous n'avons jamais pratiqué la transfusion avec du sérum débarrassé de tous les éléments figurés : Nous n'en voyions point l'indication, puisque l'on peut très bien cultiver les bacilles dans un sérum quelconque, qui n'est pas, comme on l'a prétendu, un milieu défavorable à cette culture.

. Désirant éprouver l'action du sang de chèvre, nous avons pratiqué la transfusion tantôt à des lapins rendus tuberculeux par une injection sous-cutanée de bacilles. Nos expérimentations, faites avec soin, ont été renouvelées plus de vingt fois. Nous avons sacrifié plus de 200 animaux pour contrôler ces expériences.

Lorsque nous avons provoqué une hémorrhagie chez un lapin, nous avons pu lui transfuser, sans inconvénient, 15 à 20 grammes de sang pur de chèvre. Non seulement le lapin n'en souffrit point, mais il se remit immédiatement de sa perte de sang. Fréquemment, nous avons sacrifié ces lapins au bout de deux ou trois jours, et nous n'avons jamais découvert à l'autopsie aucune altération anatomo-pathologique dans un organe. D'où nous pouvons conclure immédiatement : « la présence d'un sang étranger provenant d'un animal de même classe, mais d'espèce différente, n'est pas un danger pour le transfusé; tout le péril réside, suivant nous, dans le manuel opératoire, absolument comme s'il s'agissait d'une transfusion entre animaux de même classe et de même espèce. »

Pour rendre tuberculeux des lapins, il ne faut pas leur injecter des crachats de phtisiques. En effet, ces crachats ne renferment pas seulement des bacilles, mais un grand nombre de microbes, globules de pus, staphylocoques, streptocoques, etc. Ce mélange de microbes pyogènes cause très rapidement la septicémie générale, et alors l'animal succombe du deuxième au quatrième jour, avant même qu'on ait eu le temps d'agir : le sang de chèvre n'a aucun pouvoir sur les lapins inoculés de cette façon. Ce n'est pas ainsi que nous avons expérimenté. Après avoir rendu tuberculeux des lapins avec une culture pure de bacilles, nous avons transfusé du sang de chèvre à des lapins, nous avons fait des injections sous-cutanées à d'autres, et nous avons conservé des témoins : ces derniers succombent généralement du cinquième au trente-cinquième jour avec de la tuberculose du foie, de la rate, du péritoine et des poumons. Les lapins traités par des injections sous-cutanées de sang de chèvre, résistent généralement plus longtemps, mais ils meurent presque toujours de lésions tuberculeuses localisées aux ganglions lymphatiques et à la rate. Quant aux lapins rendus tuberculeux et traités ensuite par la transfusion de sang de chèvre, ils ne succombent pas de tuberculose généralisée. En les sacrifiant ou après leur mort, on trouve, à l'autopsie, le foyer de l'injection tantôt calcifié, tantôt caséeux, mais dans presque tous les cas les ganglions lymphatiques et surtout les viscères restent indemnes.

On sait avec quelle rapidité on peut rendre tuberculeux les animaux en leur faisant des injections intravasculaires avec une culture de bacilles : une inoculation faite ainsi provoque une granulie aiguë à laquelle le lapin succombe le quatrième ou le cinquième jour. Nous avons tenté également ce genre d'expériences. Le sang de chèvre semble arrêter l'évolution de cette tuberculose aigue. Cependant, nos expériences ne sont pas encore assez nombreuses actuellement pour nous permettre de conclure.

Que devient le sang de chèvre chez l'animal transfusé ?

Le premier fait à relever, c'est la disparition rapide des hématies caprines. Cette disparition des globules rouges a déjà été signalée par plusieurs physiologistes, et l'on sait depuis longtemps que les globules de chèvre, de lapin et de veau disparaissent rapidement tandis que les globules rouges du chien persistent très longtemps (Beaunis). Les lapins transfusés avec du sang de chèvre, et dont on a examiné le sang de cinq en cinq minutes, montrent que toute hématie caprine a disparu entre vingt et trente minutes après l'introduction du sang. Sur le chien, les résultats sont identiques : trente minutes après une transfusion abondante, il nous a été impossible de déceler dans la circulation générale un seul globule de chèvre.

En deuxième lieu les globules de l'animal transfusé ne montrent aucune modification, déformation ou destruction. Malgré l'opinion émise par Beaunis, il ne nous est jamais arrivé de rencontrer dans le sang des gouttelettes libres d'hémoglobine, des globules déformés et agglomérés, de petits coagulums.

Ces expériences doivent être faites avec toutes les précautions possibles de rapidité et d'asepsie. De plus, une condition indispensable c'est d'éviter la pléthore. En effet, toutes les fois que la quantité de sang transfusé a été trop forte et qu'on n'a pas pris la précaution de retirer une certaine quantité de sang de l'animal transfusé, des globules de sang de chèvre sont retrouvés dans l'urine du lapin ou du chien. Cette hémoglobulurie, de très courte durée, a été du reste très peu abondante : elle est presque toujours accompagnée d'albuminurie passagère. Ces deux accidents, hématurie et albuminurie, ne se produisent que lorsqu'il y a *pléthore*.

Que deviennent donc les hématies de la chèvre puisque nous ne les retrouvons ni dans la circulation générale ni dans les urines ? Une théorie est admise depuis longtemps, c'est la destruction des globules rouges par le foie. Malgré les savantes recherches de Schultz, de Mandl, les numérations précises de Hirt, l'analogie entre les pigments biliaires et l'hématoïdine, aucune preuve palpable n'a été donnée de cette fonction. Voici à quoi nous sommes arrivés :

Sacrifiant le lapin dès que les hématies étrangères avaient complètement disparu du torrent circulatoire, nous avons examiné le sang des poumons, du cœur, de la rate, des reins, du foie. Nous avons trouvé les hématies de chèvre fixées dans ce dernier organe seulement et parfois en si grande quantité, que le champ du microscope en était exclusivement rempli. Dans la rate nous avons trouvé de nombreux petits globules déformés, mais il nous a été impossible de reconnaître nettement les globules de chèvre dans cet organe.

Une autre série d'expériences a été faite pour savoir quel est le sort des hématies dans l'injection sous-cutanée du sang pur. Nous injectons sous la peau du lapin 8 grammes de sang de chèvre. Vingt-quatre heures après l'injection l'animal est sacrifié, et nous trouvons au niveau de l'injection un foyer sanguin uniquement composé de globules rouges de chèvre plus ou moins déformés et de nombreux globules blancs ; les lymphatiques qui partent de ce foyer sont remplis d'hématies caprines déformées, ainsi que les ganglions lymphatiques auxquels il se rendent ; enfin des globules de chèvre, rares il est vrai, ont été trouvés dans le foie du lapin.

De toute époque, deux grands obstacles s'opposaient à la vulgarisation de la transfusion de sang : 1° l'entrée de l'air dans la veine du transfusé; 2° l'introduction d'un caillot dans le torrent circulatoire. Tous les appareils construits jusqu'à ce jour tendirent à prévenir cet accident. Sans vouloir examiner la valeur de ces appareils nous devons pourtant déclarer qu'ils sont construits, presque tous, sur le même modèle : les uns, sont mus par un piston, les autres, sont mis en mouvement par une poire en caoutchouc. Ils peuvent exercer sur la colonne sanguine une pression assez violente, et par ce fait, ils peuvent chasser sans qu'on s'en aperçoive un petit coagulum dans la veine du patient. Ils ont, du reste, été construits pour pratiquer la transfusion de bras à bras, et non pour transfuser du sang animal à l'homme. Au contraire, le petit appareil, dont nous nous servons, est spécialement destiné à la transfusion artérioveineuse, et il ne peut être employé différemment. Il est composé de deux trocards reliés entre eux par un tube en caoutchouc. Le trocard supérieur est d'un calibre assez gros: le trocard inférieur, destiné à être introduit dans la veine du patient, est, au contraire, très fin.

On sait que la tuberculose est une maladie fréquente chez les animaux domestiques. Nous avons choisi parmi eux, pour pratiquer la transfusion, la chèvre, non seulement parce que celle-ci est réfractaire à la tuberculose spontanée, mais encore par considération du petit volume de l'hématie caprine. En effet, tandis que le globule rouge de l'homme a 7 μ de diamètre, celui de la chèvre atteint à peine 3 μ. Ce petit volume est un avantage précieux qui sera facilement compris par tous les médecins : grâce à ce petit volume de l'hématie, le sang de chèvre transfusé passe facilement à travers les capillaires les plus fins de l'homme sans difficulté.

Une fois la chèvre couchée et ligotée sur une table, on rase la région cervicale et on découvre l'artère carotide primitive. D'autre part, on apprête le malade comme pour une saignée habituelle. On plonge la grosse canule dans la carotide de la chèvre et la canule inférieure munie de son trocard dans l'une des grosses veines du pli du coude. En retirant le trocard on aperçoit le jet de sang veineux et immédiatement on relie les deux canules par le tube en caoutchouc, à travers lequel a déjà jailli le flot de sang artériel pour chasser l'air. Le malade, qui est couché sur un plan horizontal, plus bas que la table où repose la chèvre, reçoit le sang sans aucune violence : tout l'appareil fonctionne par l'action de la pression artérielle, qui est largement suffisante. On peut ainsi transfuser dans l'espace d'une minute 100 à 120 grammes de sang. On a pu faire cette estimation en calculant la pression atmosphérique de l'artère et le diamètre de la canule veineuse. On suit les pulsations à travers le tube. En outre, les canules et le tube en caoutchouc s'échauffent par le passage du sang. En retirant la canule de la veine du transfusé le sang artériel continue à jaillir. A moins qu'il ne se produise un caillot de sang, ce qui est exceptionnel, l'appareil n'a aucune raison pour ne pas fonctionner. En effet, la pression interne des veines n'est pas suffisante pour arrêter ou ralentir l'écoulement de sang. La tension des veines superficielles des membres supérieurs est extrêmement faible : elle n'atteint jamais, d'après Volkman et Marey, 3 centimètres de mercure ; elle est même négative pendant l'inspiration. Au contraire, la pression artérielle de la carotide primitive de la chèvre correspond au manomètre à une colonne mercurielle de 14 centimètres.

Nous sommes d'avis de commencer par faire des séances de transfusion, d'une durée très courte, de quinze à trente secondes. En estimant qu'à chaque seconde, il s'écoule 2 gr. 40 de sang, on peut calculer la quantité de liquide transfusé.

Quels sont les premiers effets de la transfusion? Au bout de vingt à trente secondes, la figure du patient se colore. A cinquante secondes, les lèvres deviennent rouge écarlate. A soixante secondes, toute la figure est violacée et les veines du cou sont un peu tuméfiées. A partir de trente secondes, il faut bien surveiller le transfusé, et retirer la canule veineuse à la moindre quinte de toux, ou dès que le malade accuse un peu d'oppression.

Immédiatement après la transfusion, le malade éprouve de la rachialgie, il a du vertige et quelquefois même des vomissements et du ténesme rectal. On remarque fréquemment un érythème scarlatiniforme qui disparaît au bout de quelques minutes. Une demi-heure après la transfusion, un frisson est presque constant. Le malade est courbaturé durant les premières vingt-quatre heures, il a des sueurs nocturnes et un sommeil agité. La sécrétion urinaire augmente, la première miction est souvent trouble, elle renferme un excès d'urates et de phosphates de chaux, quelquefois de l'albumine et rarement des hématies de chèvre, en petite quantité, dans les cas seulement où la dose de sang transfusé est très-forte. Le soir même de la transfusion, la réaction fébrile n'est guère appréciable, jamais le thermomètre n'a dépassé 38°, même chez les tuberculeux transfusés en pleine fièvre hectique. Le deuxième jour, le malade se trouve plus robuste, la nuit est meilleure et le sommeil devient calme. Le lendemain, la respiration est plus ample et plus facile, la cage thoracique se dilate plus largement, le malade se sent plus robuste, l'appétit revient, la toux diminue, l'expectoration est moins purulente, les sueurs nocturnes disparaissent. Avec le retour de l'appétit, le poids du corps augmente.

Tels sont d'une façon générale, les effets produits par la transfusion du sang de chèvre.

Voyons maintenant les résultats que nous avons obtenus avec cette médication.

Nous avons soigné avec la transfusion de sang de chèvre un grand nombre de malades atteints de la phtisie pulmonaire à toutes les périodes. Parmi eux, cinq phtisiques au premier degré, avec bacilles dans les crachats, ont été transfusés chacun deux fois. L'amélioration a été si prompte que nous avons cru à une simple coïncidence heureuse. Or, depuis deux ans que j'ai eu l'occasion de revoir et d'examiner fréquemment ces phtisiques, qui ont, sans doute, suivi une conduite hygiénique très rigoureuse, mais qui n'ont absorbé aucun médicament, ils n'ont plus eu à souffrir de leur mal, et leurs crachats n'ont plus décelé de bacilles. Parmi les autres malades, les phtisiques atteints de tubercules ramollis ont vu, grâce à la transfusion répétée, la marche de la tuberculose se ralentir. Enfin, les malades atteints de cavernes profondes ont peu profité de cette intervention.

Nous avons, du reste, à maintes reprises, publié des observations détaillées dans la *Clinique Française*, au Congrès de la tuberculose de 1891, dans le *Bulletin de la Thérapeutique* et dans d'autres journaux professionnels. Dans ces communications, on peut relever des cas de transfusion de sang de chèvre pratiquée pour d'autres affections que la tuberculose. Et nous pouvons affirmer d'avoir guéri d'une façon définitive plusieurs malades atteints d'anémie très grave, d'intoxication paludéenne, etc. Aussi croyons-nous que les vrais cliniciens eussent dû être moins sévères en face de cette tentative scientifique si facile à contrôler. En effet, la transfusion du sang de chèvre, telle que nous la pratiquons, offre de si nombreuses indications, que nous ne regrettons pas un instant de nous être occupé de cette question si intéressante. Cette méthode sera indiquée dans tous les cas d'hémorrhagie et surtout dans les cas d'hémorrhagie interne où le chirurgien, souvent indécis, ne pourrait intervenir. Elle trouvera aussi son utilité chez les anémiques, chez les convalescents, chez tous les sujets intoxiqués par un gaz délétère ou la malaria et pendant une épidémie de choléra (1). Donc, si nous n'arrivons pas à guérir la tuberculose, ce qui ne pourrait se prouver qu'au bout de quelques années, nous ne serions pas moins heureux d'avoir vulgarisé, à l'aide d'un instrument simple et facile, la transfusion de sang animal, méthode qui était tombée dans le plus grand oubli.

(1) Lors de la dernière épidémie de choléra, plusieurs médecins Russes et Allemands ont traité leurs malades à l'aide de la transfusion de sang avec des chèvres et des moutons, suivant ma méthode. Les statistiques qu'ils ont publiées sont fort encourageantes.

## II

INJECTIONS DE PRODUITS ORGANIQUES (MÉTHODE DE BROWN-SÉQUARD).

Il y a environ deux ans, M. Brown-Séquard a fait une série de communications à la Société de Biologie, à l'Académie des Sciences et à l'Académie de Médecine sur l'assimilation des produits organiques. Les premiers travaux furent accueillis non seulement avec scepticisme, mais encore avec hilarité. Mais le savant professeur du Collège de France fut tenace. Il revint si souvent à la charge, affirmant des résultats édifiants, qu'il finit par convaincre de nombreux praticiens. Je dirai même que déjà sa méthode a formé école, tant les adeptes sont nombreux. Et pourquoi pas, puisqu'on ignore absolument ce qu'on fait et qu'on procède d'une façon aveugle ?

Avant de juger cette nouvelle médication, voyons ce qu'en dit l'auteur lui-même et quelles sont ses espérances : « Un champ » immense, dit-il, s'ouvre aux praticiens qui voudront employer » les liquides extraits des divers tissus et organes comme moyen » thérapeutique. Il nous suffira de dire qu'en outre des cas si nom- » breux de débilité due à une cause quelconque, où le liquide testi- » culaire doit être employé, un très grand nombre d'autres liqui- » des organiques devraient être essayés. Ainsi, par exemple, » on pourrait se servir, dans les cas de myxœdème, de goitre » exophtalmique, ou après la thyroïdectomie, du liquide thyroïdien ; » dans les cas de maladie bronzée, du liquide des capsules surré- » nales ; dans les cas de diabète maigre, du liquide du pancréas ; » dans les cas de leucocythémie, du liquide des glandes lymphatiques, » de la rate et de la moelle des os; dans les cas d'anémie, du liquide » de ces deux dernières parties ; dans les cas où les muscles sont » flasques, amincis et faibles, sans qu'il y ait d'affection nerveuse, » du liquide musculaire ; dans les cas de faiblesse par anémie locale » ou générale des centres nerveux, du liquide de ces centres, en » même temps que du liquide testiculaire et ovarique, etc. »

Voici bien une panacée universelle, ou je n'en connais pas. Il y en a pour tous les goûts et pour tout le monde. Car si Brown-Séquard ne dit rien des affections cachectiques et de la tuberculose, les élèves du physiologiste comblent cette lacune et publient des cas de guérison de phtisie, grâce aux injections du suc organique. Chose bizarre ! le praticien, si incrédule d'habitude, s'est, pour ainsi dire, jeté sur cette panacée, sans exiger préalablement le contrôle de l'expérimentation. Or, ce contrôle, je l'ai exercé avant de me servir de cette médication sur le malade, et j'affirme que le suc extrait d'organes sains et frais n'a aucune action, du moins sur la marche de la tuberculose. A plusieurs reprises. j'ai fait des injections hypodermiques de produits organiques bien préparés à des lapins et à des cobayes rendus tuberculeux : ces derniers sont morts aussi rapidement que leurs camarades, les animaux témoins. Et, en vérité, je m'attendais d'avance à cet échec. Je ne devais rien espérer d'une méthode qui ne s'appuyait sur aucune explication scientifique. « Quelle est, dit M. Bra, » la composition de ces liquides une fois filtrés ? Ils renferment » de l'albumine, du phosphore, de la spermine ou de la cérébrine, » suivant la nature des organes dont ils dérivent. Voilà tout ce que » l'analyse chimique a jusqu'à présent découvert. Des millions de » spermatozoïdes que contenait la substance, lorsqu'il s'agit du » testicule, il n'en reste pas un. Le filtre ne laisse passer aucun » élément figuré. A quoi ces liquides organiques doivent-ils leur » action ? Nous sommes ici en plein empirisme et nous nous gar- » derons bien d'émettre une théorie quelconque ».

Je partage entièrement l'opinion de M. Bra. Malgré la conviction de MM. Charrin, Constantin Paul et Filleau, qui ont publié des observations de phtisiques, améliorés par ces injections, je déclare que cette méthode est empirique, elle ne s'appuie sur aucune base sérieuse ; son règne sera aussi éphémère que brillant.

# TRAITEMENT PAR LES MÉDICAMENTS

Après l'étude que nous venons de faire des tentatives de traitement bactériothérapique de la tuberculose, nous pouvons dire que l'on est sur la bonne voie, mais que, du moins jusqu'à présent, le praticien ne peut tirer une conclusion définitive de ces données expérimentales. Nous verrons dans le chapitre suivant tous les bénéfices qu'on peut retirer pour la cure des phtisiques du traitement hygiénique. Jusqu'à ce jour, c'est par le traitement à la fois prophylactique et hygiénique que l'on a obtenu les meilleurs succès. Mais en dehors de cette thérapeutique, la médecine a encore à sa disposition un certain nombre de médicaments qui, dans des cas spéciaux, peuvent améliorer et souvent guérir le tuberculeux. Je vais les passer en revue, en indiquant à propos de chacun d'eux sa nature, sa composition, son mode d'administration, son action et ses indications. Il est évident que je ne parlerai que des médicaments qui ont fait leurs preuves et dont on peut retirer quelques avantages.

Ces médicaments forment un groupe complexe; les uns ont été employés à cause de leur pouvoir antiseptique, les autres n'ont qu'une action tonique et excitante générale. Les premiers s'attaquent à la cause, les seconds tendent à donner à l'organisme les forces nécessaires pour se débarrasser lui-même de ses parasites.

## I

### ARSENIC

Depuis Galien, l'arsenic a été employé dans le traitement des phtisiques. On l'administrait surtout pour combattre les toux rebelles avec crachats purulents. Les travaux de Trousseau, de Millet, de Moutard Martin, etc., ont fait de l'arsenic un des principaux médicaments des phtisiques. La faveur dont il jouit n'est point usurpée, il rend vraiment de grands services.

Quelle est l'action de ce médicament ? L'arsenic a une influence considérable sur les fonctions assimilatrices et notamment sur le foie. L'arsenic augmente l'appétit et facilite l'absorption. Il agit

heureusement sur tous les troubles de l'assimilation, il modère les déssassimilations. On comprend l'heureuse influence d'un pareil agent. Le phtisique mange davantage, absorbe mieux, et surtout emploie mieux et perd moins les substances nécessaires à son entretien : on voit, en effet, dès les premiers jours de l'administration de ce médicament, l'appétit renaître, les forces augmenter, et bientôt l'embonpoint reparaître. L'état général est surtout amélioré, l'état local l'est moins. Cependant, il est des cas non douteux où l'on a vu l'arsenic amener des modifications heureuses des lésions pulmonaires. Il est bon à toutes les périodes et peut être donné même aux derniers stades de la maladie. Voici ce que dit Isnard de ce médicament dans son ouvrage *De l'arsenic dans les affections du système nerveux* : « La médication arsénicale donne des résultats vraiment
» surprenants par leur rapidité et leur constance dans la période
» intime de la tuberculose pulmonaire avec fièvre hectique, con-
» somption, tubercules ramollis et suppurés et cavernes. D'abord,
» les redoublements fébriles sont affaiblis, abrégés, suspendus. Cet
» effet est immédiat dès les premiers jours du traitement, la
» fièvre diminue et cesse à son tour, les sueurs nocturnes,
» l'éréthisme général et l'insommie suivent la même progres-
» sion décroissante. La peau devient sèche et naturelle, malgré
» une certaine fréquence du pouls, d'ailleurs particulière à la
» convalescence de certaines maladies graves. Ces résultats attestent
» à un haut degré, dans le traitement de la fièvre hectique, la supé-
» riorité de l'arsenic à la quinine. A mesure que la fièvre cesse,
» l'appétit, les fonctions digestives, la nutrition se réveillent avec
» une surprenante énergie. Les vomissements, la diarrhée et la
» constipation disparaissent, la fraîcheur et la coloration des tissus,
» les forces, l'embonpoint renaissent ; toute la physionomie se
» transforme. Les effets commencent à se produire dès la fin de la
» première semaine et se prononcent chaque jour davantage : bien-
» tôt la reconstitution générale de l'organisme rejaillit sur les
» lésions locales et amène les plus remarquables résultats : la toux,
» l'oppression, et l'expectoration se modèrent, les crachats, en se
» réduisant, perdent de plus en plus le caractère purulent pour
» devenir simplement muqueux. Tout, enfin, révèle le travail de
» réparation qui s'effectue dans les bronches et les cavernes pulmo-
» naires. »

L'arsenic modère les désassimilations et les combustions ou oxydations de nos tissus. Il pare en quelque sorte à la dénutrition. C'est un modérateur des fonctions vitales de désassimilation. La

preuve de cette action a été donnée par les recherches expérimentales de Schmitt, Sée et Lolliot. Quand on administre de l'arsenic on remarque deux faits primordiaux : le ralentissement de la circulation, l'abaissement de la température. Schmitt a noté une diminution de l'élimination de l'acide carbonique par les poumons et nous disons avec Hérard et Cornil : « Un médicament qui a le pou-
» voir d'exciter les fonctions digestives et en même temps d'en-
» rayer le mouvement de dénutrition, toujours si rapide chez le
» tuberculeux, est un médicament qui a sa place marquée dans le
» traitement de la phtisie. »

L'arsenic a une action incontestable sur le poumon. Sans aller jusqu'à affirmer qu'il a une action sur les lésions tuberculeuses elles-mêmes, on peut dire qu'il décongestionne le poumon et rend la respiration plus ample, plus large, et facilite d'autant l'hématose. Son action eupnéïque n'est pas contestable. On sait l'emploi qu'en font les Tyroliens qui ont à faire des ascensions de montagnes élevées. L'asthme est certainement amélioré par ce médicament. Pécholier a soutenu que l'arsenic allait jusque dans l'intimité de nos organes s'attaquer au bacille tuberculeux. Malgré son action antifermentescible, cette opinion n'est pas admissible. Celle de Buchner est plus vraisemblable. Cet auteur pense que l'arsenic a une action dynamique sur les cellules vivantes et qu'il rend ainsi l'économie invulnérable.

Quelle que soit la préparation arsénicale qu'on prescrit, il faut toujours commencer par ordonner des doses infinitésimales. Progressivement cette dose peut être augmentée et l'organisme finit par supporter sans inconvénients des doses considérables d'arsenic.

Quelles sont les préparations usitées en thérapeutique ? On emploie l'acide arsénieux, l'arséniate de soude, l'arsénite de potassium, enfin les eaux arsénicales naturelles.

## II

*Acide arsénieux.* — L'acide arsénieux est le plus employé de tous les arsénicaux. Il entre dans la composition des granules de dioscoride à la dose de 1 milligramme par granule. On en donne de cinq à douze par jour en plusieurs fois.

L'arséniate de potasse est employé en pilules ou mieux en solution sous le nom de liqueur de Fowler. Cette liqueur renferme un centième de son poids d'acide arsénieux.

On la prépare avec :

| | |
|---|---|
| Alcoolat de mélisse....... | 5 gr. |
| Acide arsénieux......... | 1 gr. |
| Carbonate de potasse pur. | 1 gr. |
| Eau distillée............ | 93 gr. |

On l'administre à la dose de quatre, cinq à quinze gouttes et même plus, suivant le cas, et les indications et l'effet que l'on veut obtenir. La dose tonique la meilleure pour le phtisique est celle de huit à quinze gouttes par jour prises en deux fois aux deux principaux repas.

## III

*L'arséniate de soude.* — Ce médicament entre dans la composition de la liqueur de Pearson, il est moins employé que la liqueur de Fowler, il contient un milligramme (0,001) d'arséniate pour onze gouttes de liqueur. On en ordonne depuis quelques gouttes jusqu'à 2 gr. par jour.

*Inhalation arsénicale.* — On administre l'arsenic ou ses composés en inhalations, en fumigations. Lorsqu'on veut employer les fumigations arsénicales on fait dissoudre, ainsi que l'a indiqué Trousseau, 2 à 4 gr. d'arséniate de soude dans 20 gr. d'eau distillée. On imbibe du papier avec cette solution, on le sèche et on le roule en forme de cigarettes. On peut ainsi obtenir des cigarettes dont on connaît la teneur en médicament actif. Les malades aspirent la fumée de ces cigarettes et la font pénétrer dans les bronches. Ce mode d'administration de l'arsenic est peu employé de nos jours : il est moins rigoureux et moins avantageux que la voie stomacale.

## IV

*Eaux arsénicales minérales.* — Les eaux minérales arséniquées sont très employées dans le traitement de la phtisie. Parmi ces eaux nous citerons comme les plus importantes la Bourboule et le Mont-Dore, les Eaux-Bonnes. Les eaux de la première station sont surtout utilisées loin de la source. Entre le Mont-Dore et les Eaux-Bonnes, toutes deux également riches en médicament actif, il faut faire une distinction capitale pour le médecin. Ces deux eaux n'ont pas la même action, et tandis que l'eau des Eaux-Bonnes est excitante, l'eau du Mont-Dore est sédative. Et cette différence d'action est très importante pour le traitement des formes de la phtisie. Un phtisique qui a de la fièvre, et des hémoptysies fréquentes, sera fatalement aggravé par un séjour aux Eaux-Bonnes. Ces eaux congestionnent les poumons, sont excitantes et peuvent provoquer des hémotypsies. Elles doivent être employées dans tous les cas où une action excitante est indiquée.

L'eau du Mont-Dore, au contraire, décongestionne le poumon et fait rétrocéder les pneumonies pérituberculeuses, elle est essentiellement sédative et indiquée dans les formes congestives fébriles, avec hémoptysies.

Les eaux sulfureuses sont encore indiquées dans les cas où on a affaire à un sujet herpétique rhumatisant et goutteux. Ces deux états diathésiques, la goutte et le rhumatisme chez un sujet tuberculeux, sont une indication de plus du traitement par les eaux arsénicales. Mais il est évident que, même en dehors de ces cas, le traitement arsénical garde toute sa valeur.

Ces eaux sont administrées en boissons, en bains et en inhalations.

## V

### SOUFRE.

Le soufre possède des propriétés toniques et stimulantes qui ont été employées dans la thérapeutique de la phtisie. L'administration du soufre provoque une hyperactivité de toutes les fonctions vitales : Exagération de la force et du nombre des battements du cœur, agitation, sommeil troublé, sueurs abondantes, congestions des muqueuses. Claude Bernard nous a prouvé que le soufre est éliminé par la muqueuse respiratoire, il faut donc admettre comme possible et probable une action locale de soufre à côté de son action générale. En effet, des individus bien portants soumis au traitement par les eaux sulfureuses, éprouvent de la toux avec douleur plus ou moins vive, sécheresse et chaleur au niveau du larynx et de la trachée. Ces phénomènes prouvent une action élective du soufre pour les muqueuses respiratoires. A côté de l'excitation générale existe une influence locale importante à considérer.

Le soufre n'est pas employé à l'état pur dans le traitement de la phtisie. On emploie ses composés et parmi eux principalement l'acide sulfureux et l'hydrogène sulfuré.

## VI

*Acide sulfureux*. — L'acide sulfureux est un des meilleurs désinfectants que nous possédons, nous le savons depuis les recherches de Sternberg, Polly, Petenkoffer, Marty, Melhausen, Dujardin-

Beaumetz. Vallin a étudié son action spécialement au point de vue du bacille tuberculeux, et il a trouvé qu'elle est des plus énergiques. Les vapeurs d'acide sulfureux, d'après Vallin, suffisent à rendre stérile et inoffensif du pus contenant des bacilles de Koch.

Une observation anglaise est très intéressante à ce point de vue : c'est celle que publia Kircher, élève de Liebig. Cet auteur rapporte que pendant tout le temps qu'il dirigea une importante usine où se dégageait une énorme quantité d'acide sulfureux, aucun cas de phtisie ne fut constaté parmi le personnel de cet établissement. Cette observation n'est pas unique. Galien ne recommandait-il pas à ses malades de séjourner au voisinage du Vésuve, pour y respirer les vapeurs sulfureuses qui s'y dégagent ?

Les inhalations d'acide sulfureux sont dès le début très pénibles et provoquent une toux très forte ; mais l'accoutumance vient vite et les malades ne sont bientôt plus incommodés par ces vapeurs. Ces inhalations ont une action énergique et très rapide une fois que les accidents de suffocation des premières séances ont disparu. On voit rapidement l'état local s'améliorer d'une façon remarquable et les lésions rétrocéder jusqu'à la cicatrisation complète des cavernes, en même temps que l'état général redevient satisfaisant.

Le Dr Auriol, de Bellegarde-sur-Gard, s'est occupé tout spéciale-ment du traitement de la phtisie par les vapeurs d'acide sulfureux, et voici comment il procède : Le malade est soumis aux inhalations dans une chambre vaste et bien fermée ; il se tient debout dans un coin et fait de larges inspirations. A l'autre extrémité on place dans une coupelle du soufre pulvérisé mêlé à une quantité d'alcool et on l'enflamme. Les vapeurs se répandent, deviennent très abondantes et occasionnent des quintes de toux et une vive oppression. Le malade ne doit quitter la chambre que quand un papier réactif imbibé d'eau commence à rougir. Le Dr Auriol conseille, pour miti-ger les effets pénibles du soufre, d'y mélanger un peu de benjoin et de poudre d'opium. Les inhalations doivent être faites matin et soir, loin du repos, et être suivies d'une promenade au grand air.

Les résultats sont les suivants : L'expectoration diminue, devient aqueuse : les crachats ne sont plus purulents et deviennent muqueux et aérés. La toux diminue, le sommeil et l'appétit reparaissent. Il semblerait que cette méthode doive provoquer des hémoptysies sérieuses. Il n'en est rien et il semble, au contraire, d'après cer-taines observations, que cette médication a une influence heureuse sur ces accidents, et peut quelquefois les supprimer complètement. Un léger état fébrile n'est pas non plus une contre indication à ce traitement.

Ces données ont été fournies à la science par les expériences de Solland, de Bellamy, de Balhaud, de Dujardin-Beaumetz et Ley, à l'hôpital Cochin. Ces derniers auteurs ont perfectionné la méthode primitive. Ley a aussi étudié cette question et est arrivé à ces conclusions : L'acide sulfureux répandu dans l'air agit suivant son degré de concentration. L'homme sain supporte à peine une atmosphère qui en contient $\frac{1}{6000}$; pour d'autres organismes, il est tolérable à $\frac{1}{7000}$; la dose thérapeutique varie de $\frac{1}{1000}$ à $\frac{1}{5000}$.

Donc, dans une chambre ordinaire de capacité moyenne, dont on aura bouché avec soin toutes les issues, il suffit de brûler 6 gr. de soufre par mètre cube les trois premiers jours ; puis, quand les murs sont imprégnés de gaz, on ne doit plus en brûler que 5 gr. pour se tenir ensuite à la dose d'entretien variable, entre 2 gr. 50 et 3 gr. 50 par mètre cube.

Les malades n'entrent dans la chambre que dix à douze heures après la combustion du soufre. Enfin, il faut largement aérer la chambre, après chaque séance d'inhalation, pour brûler ce soufre dans un air aussi pur que possible.

Dujardin-Beaumetz a aussi expérimenté, sans en tirer aucun bon résultat, la méthode de Willi, qui consiste en des injections sous-cutanées d'une solution d'acide sulfureux dans la vaseline. Ces injections sont douloureuses et n'ont pas donné de résultats suffisamment bons.

## VII

*Hydrogène sulfuré.* — Le second composé du soufre, qui a été employé dans le traitement de la phtisie, est l'*hydrogène sulfuré*. On l'a administré en inhalations (Hiller, Renzi, Szerlecki, Cantani, Niepce), en injections sous-cutanées (Dujardin), en injections rectales (Bergeon, Morel, Constantin-Paul).

Les inhalations ont d'abord été pratiquées par Hiller ; ce médecin faisait respirer de l'hydrogène sulfuré en nature et pendant un temps très court, cinq minutes. C'est Niepce, d'Allevard, qui insista surtout sur ce mode de traitement. Cet auteur a d'abord établi le pouvoir bactéricide de l'hydrogène sulfuré. Il prouva ensuite que le principe actif et seul capable d'améliorer un tuberculeux dans les salles d'inhalations d'Allevard était l'hydrogène sulfuré. Pour remplacer les eaux d'Allevard et mettre cette médication à la portée de tous, Niepce emploie une solution d'hydrogène sulfuré ainsi faite : il dissout 27 centimètres cubes d'hydrogène sulfuré dans 50 litres d'eau. Cette solution tombe en mince filet sur un récipient de zinc et le malade, penché au-dessus, inhale les vapeurs qui se dégagent.

Les injections sous-cutanées ont été pratiquées avec une solution d'hydrogène sulfuré dans de la vaseline. Ces injections sont bien supportées, mais n'amènent aucune amélioration, du moins persistante.

Mais un troisième mode d'administration de l'hydrogène sulfuré a eu un retentissement bien plus grand. Je veux parler des injections rectales. En 1857, Claude Bernard démontra que l'hydrogène sulfuré introduit dans le rectum d'un animal est éliminé par le poumon avec une très grande rapidité, avant même d'avoir pénétré dans le système artériel, et qu'ainsi, pourvu qu'on injecte de petites doses, il ne résulte aucun danger. Le Dr Bergeon, de Lyon, mit le premier ces données en pratique et, connaissant les propriétés antiseptiques de l'hydrogène sulfuré, il chercha à l'amener de cette façon en présence des lésions pulmonaires. Il fit des injections gazeuses rectales d'un mélange à parties égales d'hydrogène sulfuré et d'acide carbonique. L'appareil employé se compose d'un flacon gazogène qui donne l'acide carbonique. Le gaz est recueilli dans un ballon vide d'air. Le ballon est mis alors en communication avec l'appareil injecteur. Celui-ci est composé d'une poire en caoutchouc et d'un barboteur, munis l'une et l'autre de deux soupapes, dirigées de telle façon que le gaz puisse se diriger du ballon dans le rectum, mais non en sens inverse. La poire est réunie par des tubes, d'une part avec le ballon, d'autre part avec le barboteur. Le barboteur contient de l'eau minérale sulfureuse naturelle. Le barboteur porte un tube muni d'une canule rectale en os.

Constantin Paul se sert d'une bouteille de métal pouvant supporter une pression de plusieurs atmosphères. Cette bouteille se charge par le bas et l'acide carbonique se vide par le haut au moyen d'une vis micrométrique qui permet de régler le débit.

Il faut prendre certaines précautions. D'abord, débarrasser le malade de tous les vêtements qui peuvent comprimer l'abdomen et ne pas dépasser une certaine dose de gaz : Aller lentement et attendre que l'élimination se fasse avant d'injecter une nouvelle quantité de gaz. L'injection doit être faite trois heures après les repas ou immédiatement avant. La première injection sera de trois litres environ : la dose de six litres sera parfaitement tolérée.

Voici ce que le Dr Bergeon dit avoir constaté chez les malades soumis à ce traitement. Diminution de la toux, de l'expectoration et de la dyspnée, sensation de bien-être ; retour de l'appétit et du sommeil ; arrêt de l'amaigrissement, augmentation des forces et du poids du corps : guérison des ulcérations tuberculeuses de la gorge et du larynx, amélioration des lésions pulmonaires. Mais les bacilles ne disparaissent pas des crachats.

M. le D<sup>r</sup> Japhet a voulu mettre à profit, pour le traitement de la phtisie, les eaux sulfurées calciques d'Enghien. Je suis heureux de citer les conclusions de ce distingué confrère. « Les médecins qui » ont eu des résultats avec cette méthode sont Dujardin-Beaumetz, » Chantemesse, Blachez, Guyard, Delore, et de nombreux médecins » étrangers.

» Des résultats différents ont été obtenus par d'autres expérimen- » tateurs, et les nombreuses communications qui ont été faites à ce » sujet montrent que les succès ont surtout été obtenus dans les » formes lentes et torpides, tandis que les autres formes ne sont » nullement influencées par cette médication.

» Nous pensons que la méthode des lavements gazeux, telle que » nous la pratiquons à Enghien, constitue dans le traitement de la » phtisie pulmonaire une ressource précieuse et qu'il importe » moins d'en contester les effets, que d'en rechercher les indi- » cations.

» Les contre-indications ont été très judicieusement indiquées » par le D<sup>r</sup> Bergeon lui-même, et, en s'y conformant, on évitera les » mécomptes et les revers de toute thérapeutique inopportune. » Elles se trouvent, d'une part, dans les formes mêmes de la tuber- » culose pulmonaire, et de l'autre dans la prédominance de certaines » dispositions individuelles ou de systèmes particuliers.

» Les injections rectales gazeuses sont d'abord contre-indiquées » dans les formes aiguës, désignées aujourd'hui sous le nom de » phtisie granuleuse aigue, phtisie aigue pneumonique, et de » phtisie subaiguë ou galopante.

» Dans trois essais que j'ai tentés chez des jeunes filles, atteintes » de la première et de la dernière de ces formes de la phtisie, il y » a eu intolérance, augmentation de la fièvre, de l'oppression et de » l'insomnie, et, dans pareils cas, la contre-indication me paraît » absolue. Elle se retrouve dans les cas où les deux poumons sont » envahis par les tubercules, quand la dyspnée est très forte et la » période de la maladie très avancée. Le D<sup>r</sup> Bergeon conseille à ce » sujet de ne pas employer les lavements gazeux, lorsque le paren- » chyme pulmonaire est envahi dans plus de la moitié de son » étendue. Dans quelques-uns des cas que j'ai traités à Enghien, » j'ai essayé de combiner l'emploi des inhalations et de l'usage de » l'eau minérale en boissons, avec celui des lavements gazeux, et

» voici ce que j'ai observé : L'eau sulfureuse en boisson, administrée
» concurremment avec des lavements gazeux, exerce sur les pou-
» mons une action congestive trop forte, et qui peut provoquer des
» hémoptysies ; sous cette double action, j'ai vu, en effet, les
» crachats prendre rapidement la teinte hémoptoïque, et j'ai dû y
» renoncer complètement.

» Il n'en est pas de même du séjour dans la salle d'inhalation
» des malades traités en même temps par les lavements gazeux,
» pourvu qu'ils n'y séjournent qu'une demi-heure, et qu'ils ne
» fassent pas usage des appareils pulvérisateurs.

» Sans pouvoir apprécier la part qui revient dans ces cas à
» l'inhalation, j'ai constaté que les malades en éprouvaient un
» bien-être qu'ils accusaient eux-mêmes, dû sans doute à l'action
» sédative de l'hydrogène sulfuré, et qu'elle m'a semblé être en
» harmonie avec l'action des lavements gazeux. »

Il y a là, du reste, un champ ouvert à l'observation et nous considérons l'adaptation aux eaux minérales d'Enghien de la pratique
des lavements gazeux, comme un progrès important de leur emploi
en thérapeutique.

VIII

*Eaux minérales sulfureuses.* — Ce mode d'administration du soufre aux phtisiques est le plus fréquemment employé. Ces eaux sont
thermales, mésothermiques, ou froides. Nous citerons parmi les
sources thermales : Les Eaux-Bonnes, Cauterets, Bagnères-de-Lu-
chon, Amélie-les-Bains, Vernet. Parmi les secondes : Allevard,
Challes, Marlioz, Enghien, Pierrefonds, Schinznach.

On doit diviser ces eaux sulfureuses en sulfurées sodiques
(Cauterets, Bagnères, Challes, Amélie, etc.), et en sulfurées calciques (Enghien, Schinznach).

Les effets produits par les eaux sulfureuses sont une modification
de l'expectoration en quantité et en couleur. L'expectoration diminue : on a dit que les eaux sulfureuses étaient asséchantes. Ce
résultat est le fait de la stimulation générale de l'organisme, dont
j'ai parlé à propos du soufre.

On sait que le soufre a une action élective pour la muqueuse
respiratoire, c'est elle qui est surtout influencée, car elle est le
siège de l'élimination presque exclusive du soufre à l'état d'hydrogène sulfuré. Cette élimination agit favorablement sur la bron-
chorrée qui est supprimée. Le soufre a encore une action, moins
certaine, mais probable, c'est une action antiphlogistique : il dimi-

nuerait ou ferait disparaître les congestions périphymiques et les pneumonies pérituberculeuses.

Nous devrions donc admettre que les eaux sulfureuses sont aussi résolutives. Elles rendent au poumon sa perméabilité normale dans les points non tuberculisés.

Pour les indications de ces eaux, nous allons à peu près retrouver les mêmes données que pour celles de l'acide sulfureux. Elles sont excitantes : donc elles seront toutes indiquées dans les formes lentes et torpides à lésions peu étendues et elles seront nuisibles dans les formes pyrétiques, à marche rapide avec poussées congestives : dans ces cas, elles peuvent même provoquer l'éclosion d'une phtisie galopante. Si un léger état fébrile d'après Leudet, n'est pas une contre indication, il est cependant bon de ne pas conseiller les eaux sulfureuses dans de pareilles circonstances.

Ces eaux seront surtout favorables aux phtisies commençantes, tout au début, au moment où l'organisme, surexcité par ce traitement, pourra facilement avoir raison de ses parasites. Là, nous devons plus compter sur l'action stimulante et reconstituante des eaux que sur l'action bactéricide particulière du médicament, action qui, cependant, ne doit pas être négligée.

On pourra en retirer un bon profit dans la phtisie laryngée et surtout dans la deuxième période de la tuberculose pulmonaire dans les cas où l'organisme ne se ressent pas trop des lésions pulmonaires. Ce traitement est absolument contre-indiqué dans les formes aiguës, les formes fébriles, les formes hémoptysiques avec fièvre, et dans les phtisies chroniques arrivées à la période d'excavation.

Le mode d'administration des eaux sulfureuses est variable ; on les administre en boisson, en bains ou en pulvérisations.

## IX

### IODE

L'Iode a plusieurs actions bien établies qui devaient conduire les praticiens à l'employer pour le traitement de la phtisie. D'abord son utilité dans le traitement de la scrofule, puis son action antiseptique, enfin son action révulsive.

On l'emploie en nature, en inhalation et à l'intérieur par la voie stomacale. L'inhalation des vapeurs iodées est très difficilement utilisable dans la pratique. Ces vapeurs sont très mal supportées par les malades. Elles provoquent une irritation vive et même dangereuse de la muqueuse respiratoire. On conseille de laisser évaporer, dans la chambre du phtisique, de la teinture d'iode placée dans une soucoupe. De cette façon les vapeurs sont en petite quantité et n'ont plus cette action irritante si pénible. Mais il est évident, qu'à cette dose, elles n'ont plus aucune sorte d'action utile sur la lésion pulmonaire. Ce mode de traitement de la phtisie ne nous occupera donc pas plus longuement.

A l'intérieur on comprend mal comment l'iode pourrait agir sur les tubercules. Pris en nature, il irrite l'estomac et entrave ses fonctions : il serait donc plus nuisible qu'utile. Guéneau de Mussy, conseillait la teinture d'iode dans un petit verre d'eau de riz à la dose de cinq gouttes matin et soir.

Il faisait aussi ingérer de l'iodure d'amidon qui, paraît-il, est bien supporté par l'estomac. On administre l'iode sous forme de pilules ainsi composées :

Pour une pilule. { Iode................ 15 milligr.
{ Extrait de noyer...... 20 centigr.

On a aussi employé du lait iodé, des plantes iodées, etc., mais surtout on a donné avec avantage les composés de l'iode, tels que l'iodure de potassium, l'iodoforme, etc.

## X

*Iodures.* — Les iodures ont été assez souvent employés dans le traitement de la phtisie. Les travaux les plus consciencieux faits à ce sujet ont été ceux du professeur Lépine, de Lyon, et de son élève Vesoux. D'après ces auteurs les iodures et surtout l'iodure de sodium rendraient de grands services dans le traitement des phtisies aiguës. Le professeur Lépine recommande dans ce cas des doses de 5 gr. par jour dans cette forme de maladie. Il admet que dans ce cas, l'iodure de potassium agit surtout par la puissance antiseptique de l'iode qu'il renferme : l'on sait, en effet, que la forme aigue est bien plus influençable par les antiseptiques que la forme chronique.

L'iodure de potassium rendrait les mêmes services, mais il vaut mieux employer l'iodure de sodium qui n'a pas les inconvénients ni les dangers des sels de potasse.

## XI

*Iodoforme.* — On peut dire que jusqu'à ce jour l'iodoforme est le plus actif des médicaments anti-tuberculeux employés. Dans les tuberculoses chirurgicales, où on le met directement en présence du germe, les résultats de ce médicament ont été toujours des meilleurs. C'est un antiseptique puissant pour le germe tuberculeux et un modificateur remarquable des lésions produites par ce germe. Les médecins ont donc été tout naturellement portés à l'employer dans la tuberculose pulmonaire.

Moleschott le premier a employé l'iodoforme dans la phtisie pulmonaire. Semmola a établi que l'iodoforme s'élimine en nature par la surface respiratoire et ce savant administre l'iodoforme dans un double but : modifier l'état général du malade et agir directement sur la lésion tuberculeuse. Il fit une communication importante au Congrès d'Amsterdam, où il donna sa méthode et les résultats qu'il en avait tirés. Il administre l'iodoforme à l'intérieur sous la forme de pilules contenant chacune 5 centigr. de médicament actif. Il en donne de une à dix par jour, c'est-à-dire de 5 centigr. à 50 centigr. d'iodoforme en vingt-quatre heures et il dit avoir obtenu les résultats suivants : 1° diminution rapide de l'expectoration et de la toux ; 2° désinfection des produits accumulés dans les bronches et les cavernes ; 3° diminution de la fièvre due surtout à la désinfection des produits de résorption ; 4° modification favorable des lésions pulmonaires ; 5° amélioration de l'état général.

L'exemple de Semmola a été suivi par beaucoup de médecins et spécialement en Italie, où l'on a employé aussi l'iodoforme en inhalations dans le cas où l'estomac des malades ne pouvait le supporter. Ce traitement consiste à faire respirer au phtisique des vapeurs d'iodoforme dans une chambre close. On se sert pour cela d'une solution d'iodoforme dans l'essence de térébenthine. L'iodoforme est assez soluble dans cette essence. Le Dr Rummo se servait d'une solution à la dose croissante de 16 centigr. de médicament actif pour 4 gr. d'essence, jusqu'à celle de 96 centigr. pour 24 gr. de véhicule. Rummo compte sur l'action de l'iodoforme comme antiseptique et comme anesthésique des terminaisons nerveuses du pneumogastrique. Il obtient ainsi : 1° une diminution de la virulence des crachats, et partant le malade a moins à redouter des infections secondaires des autres parties de l'arbre aérien ; 2° une diminution de la toux, de l'expectoration, et de la fièvre. L'essence de térébenthine ayant aussi de son côté une action modificatrice sur les sécrétions bronchorréiques et une puissance antiseptique.

Ceux qui ont expérimenté ce mode de traitement sont arrivés aux mêmes constatations. L'état général se relève grâce à l'antisepsie relative des produits de sécrétion bronchique. Mais l'état local n'a jamais été sensiblement amélioré. Les crachats restent bacillaires, bien que le nombre des bacilles et surtout celui des autres microbes diminue notablement.

Dujardin-Beaumetz a expérimenté dans son service ce mode de traitement. Il s'est servi de l'instrument du Dr Jacobi, de Naples, appareil avec lequel on peut doser exactement la quantité de médicament introduite dans le poumon. Cet appareil permet d'employer d'assez fortes pressions au moyen de l'air comprimé et on pensait ainsi faciliter beaucoup l'entrée du médicament dans le poumon. La solution employée était toujours celle du Dr Rummo ; iodoforme et térébenthine. Les résultats ont été les mêmes que ceux du professeur de Naples.

Ces tentatives ont été reprises en France. L'iodoforme est employé couramment dans le traitement des tuberculoses chirurgicales, et principalement des abcès froids. On le prescrit dans la tuberculose pulmonaire en inhalations et surtout en injections sous-cutanées. On l'a donné aussi à l'intérieur à la dose de 5 à 30 centigr., mais il est mal supporté par les malades et amène des troubles gastriques graves et de l'intoxication.

Les injections sous-cutanées d'iodoforme se font fréquemment. C'est surtout depuis que l'on sait que ce médicament dissous dans la vaseline est parfaitement supporté à la condition que le mélange introduit sous la peau soit parfaitement aseptique.

Les expériences de Gosselin de Caen, ont montré que l'idoforme ainsi injecté aux animaux à une dose déterminée, produisait chez eux une tolérance très grande pour les bacilles tuberculeux et que l'éclosion de la maladie était toujours retardée sinon complètement supprimée. Voici comment il opérait : il injecta à des lapins et à des cobayes chaque jour trois gouttes de solution éthérée d'iodoforme à 10 pour 100. Au bout de quelque temps, ces animaux ainsi injectés étaient inoculés avec du virus tuberculeux. L'évolution de la tuberculose était notablement retardée. Dans une deuxième série d'expériences, il inocula des animaux avec des produits tuberculeux et aussitôt il commença le traitement par l'injection sous-cutanée d'éther iodoformé ; il commença par deux, trois gouttes, puis diminua progressivement la quantité de manière à imprégner l'organisme sans dépasser la dose compatible avec la vie  Au quatre-vingt-quinzième jour, alors que tous les animaux non traités étaient manifestement tuberculeux, les animaux en expérience sacrifiés ne présentaient aucune lésion tuberculeuse.

Ces faits prouvent bien que l'iodoforme a une action anti-bacillaire certaine. Cette action avait été reconnue par les chirurgiens dans le traitement des abcès froids, par Verneuil et Verchère. Gosselin a démontré par des expériences que par ce médicament on peut obtenir une sorte d'antisepsie interne, une stérilisation de l'organisme au moins en vue du bacille de Koch. Cependant ce traitement n'est pas entré dans la pratique : une telle imprégnation de l'organisme n'est pas sans danger et elle ne détruit pas absolument le germe pathogène. Le bacille est rendu inoffensif, mais si l'organisme n'est pas maintenu dans le même état d'imprégnation le bacille, qui n'était que maîtrisé, reprend toute sa virulence et évolue avec la même rapidité. Il faudrait donc tenir l'organisme dans un état de saturation constant par l'iodoforme, ce qui n'est pas sans danger.

## XII

### PHOSPHORE.

Le phosphore entre dans la composition de la plupart de nos organes ; il devra donc être prescrit aux tuberculeux comme tonique et reconstituant. Il a aussi, dit-on, une certaine action excitante, stimulante, qui serait très appréciable dans le traitement de toutes les cachexies. Le phosphore n'a jamais été employé en nature, son emploi serait dangereux ; mais on a utilisé avec succès l'acide phosphorique libre, ou même combiné aux bases terreuses : phosphate de chaux, par exemple.

Le tuberculeux est toujours phosphaturique. Il perd une quantité très considérable de phosphate, et par l'urine surtout au début de la maladie et aussi par les crachats. Il est donc tout indiqué de lui restituer cet aliment absolument nécessaire à la vie. A quoi est due cette phosphaturie ? Provient-elle d'un défaut d'assimilation ou est-elle la conséquence d'une dénutrition trop active ? Il faut admettre que c'est la deuxième opinion qui est la vraie, du moins dans les cas où les fonctions digestives ne sont pas troublées. En effet, la tuberculose est caractérisée par une fonte rapide des sels et notamment des phosphates, il faut donc admettre que les produits solubles sécrétés par les bacilles ont une action spéciale sur les phosphates et en provoquent la disparition rapide. Quoiqu'il en soit, il est de toute nécessité de rendre, autant que faire se peut, à l'organisme les phosphates qu'il perd en trop grande quantité. Une double indication se rencontre: d'une part, assurer l'assimilation des phosphates en régularisant l'absorption en général et d'après Teissier, de Lyon, la teinture éthérée de phosphore remplirait très bien ce but ; d'autre part, rendre à l'économie les phosphates qu'elle perd en abondance.

On a employé dans le traitement de la tuberculose les préparations suivantes :

Le phosphate tribasique de chaux ;

Le phosphate bibasique ;

Le phosphore gélatineux obtenu par précipitation après dissolution dans un acide.

On a employé aussi des composés tels que :

Le lacto-phosphate de chaux ;

Le chlorhydrophosphate de chaux ;

Les hypophosphites.

Ces médicaments n'ont malheureusement aucune action appréciable. Ils sont difficilement absorbés, et une fois absorbés ils ne sont pas assimilés. La cellule vivante, en effet, ne prend pas le phosphate préparé : les phosphates qu'elle renferme sont les produits de réactions intimes. Donc, quelle que soit la quantité de phosphates introduits dans le sang, les cellules n'en seront ni plus ni moins chargées ; et l'on retrouvera dans l'urine tout le phosphate qui aura pu être absorbé. Ce qu'il faudrait, ce serait de trouver le moyen de rendre à la cellule cette action vitale spéciale qui lui permet de fabriquer, d'emmagasiner et de conserver une certaine quantité de phosphates.

Une préparation cependant a semblé permettre l'assimilation d'une quantité notable de phosphate : c'est le lait phosphaté ainsi obtenu. Une vache laitière arrivée au complet développement de son système osseux, reçoit chaque jour, outre sa nourriture ordinaire, du sel marin et 60 à 80 gr. de phosphate de chaux. Le lait fourni par la vache contient jusqu'à 6 gr. de phosphate par jour.

Pour résumer cette étude, je citerai les conclusions du D<sup>r</sup> Jolly qui a étudié tout spécialement les mutations qu'éprouvent les phosphates dans l'économie.

1° Le phosphate de chaux n'est absorbable qu'en quantité minime.

2° La circulation n'en charrie que des quantités insignifiantes.

3° L'économie fabrique le phosphate de chaux dont elle a besoin, en puisant dans l'organisme l'acide phosphorique et l oxyde de calcium qui lui sont fournis séparément par les aliments et l'eau de boisson.

4° Le phosphate de chaux des urines est en majeure partie un produit de formation intra-vésicale. La stabilité des phosphates de chaux des urines n'est donc pas un produit direct de désassimilation.

5° L'addition de phosphate de chaux en quantité très massive à l'alimentation est souvent un obstacle à la nutrition.

## XIII

### FLUOR.

Le fluor est employé dans le traitement de la phtisie sous la forme d'acide fluorhydrique. L'idée d'employer cet acide si caustique dans la phtisie est venue de la constatation de ce fait que les ouvriers des cristalleries de Baccara et de Saint-Louis atteints de phtisie, supportaient très bien les vapeurs de cet acide, et même trouvaient un véritable soulagement à respirer ces émanations

C'est au D$^r$ Bastien que l'on doit les premiers essais du traitement de la phtisie par ce médicament. Il fit d'abord lui-même des tentatives, puis le D$^r$ Charcot, en 1866, fit quelques essais à la Salpétrière. Mais à cette époque, les résultats parurent tellement insuffisants qu'on abandonna cette médication.

Ce ne fut qu'en 1885, que le D$^r$ Seiler reprit l'idée du D$^r$ Bastien. Il communiqua à cette époque à l'Académie de Médecine les bons résultats que l'on pouvait tirer de cette médication. Il reparut en 1886, au Congrès de Nancy et fut plus affirmatif encore. Enfin, Garcin, en 1887, avec cent observations, soutient que cet agent doit être placé au premier rang des médicaments reconnus efficaces dans le traitement de la phtisie pulmonaire.

L'acide fluorhydrique est un caustique très énergique. Une goutte versée sur la peau y produit une phlyctène. Les vapeurs chaudes produisent aux mains et spécialement autour de l'ongle des irritations très douloureuses qui peuvent aller jusqu'à la formation d'abcès. Mais en inhalations cet acide est absolument inoffensif, et les malades, loin d'être incommodés, éprouvent au contraire une véritable satisfaction.

Maintenant que nous savons que ces vapeurs sont absolument inoffensives, voyons si l'acide fluorhydrique a d'autres propriétés. Il est d'abord antiseptique et un antiseptique puissant, sinon le plus puissant de tous.

Le professeur Hayem, dans sa classification des médicaments antiseptiques, le place dans la catégorie des médicaments extrêmement antiseptiques à côté du biiodure de mercure. Thompson, en Angleterre, a aussi affirmé l'action éminemment antiseptique de l'acide fluorhydrique et de son composé, le fluo-silicate de sodium. Dujardin-Beaumetz en fait un antiputride et un antifermentescible de premier ordre à la suite d'expériences nombreuses dont la plus frappante est la suivante : « Dans deux vases contenant, l'un de la viande et l'autre de l'urine putréfiée, il fait tomber le sixième jour un millième de leur poids d'acide fluorhydrique et deux jours après toute odeur avait disparu dans les deux vases. L'urine n'était plus trouble et la viande apparaissait vermeille au fond du liquide éclairci ».

L'acide fluorhydrique a donc pu être employé dans le traitement des plaies. Appliqué sur des plaies sanieuses et fétides, il les a modifiées d'une façon remarquable et avec une grande rapidité. On emploie dans ce cas des solutions faibles à $\frac{1}{2000}$ en applications répétées au moyen de compresses, ou bien de solutions faites à 10 pour 50 gr. d'eau, en attouchements renouvelés plusieurs fois par jour. La thèse de Chevy renferme des cas nombreux de guérison par ce traitement.

Hippolyte Martin a fait des recherches au point de vue du pouvoir anti-bacillaire de cet agent et on peut conclure de ses travaux que si l'acide fluorhydrique possède une puissance antiseptique et anti-bacillaire considérable, et étant donnée la nature parasitaire de la tuberculose, nous ne nous étonnons pas de l'influence favorable qu'il exerce sur cette maladie.

*Modes d'emploi.* — L'acide fluorhydrique s'emploie en inhalations. On peut faire respirer au malade des vapeurs de cet acide à l'état naissant de la façon suivante : On place dans un vase en plomb séparé de la flamme d'une lampe à alcool par un bain-marie, 60 gr. de spath fluor, et une quantité d'acide sulfurique suffisante pour faire une pâte. On agite le mélange avec une spatule en plomb ou en bois et l'on chauffe légèrement. Les vapeurs se dégagent et le malade les aspire. Il faut que la chambre soit bien close et sans cheminée. On peut recommencer l'opération plusieurs fois dans les vingt-quatre heures.

On peut charger l'air d'une chambre de cet acide en faisant vaporiser une solution. Dujardin-Beaumetz recueillait ces vapeurs dans une chambre en bois, où étaient placés les malades. Le titre du mélange d'air et de vapeur fluorhydrique était en moyenne de 1 pour 25,000. Cette quantité était trop faible. On peut encore faire aspirer par le malade de l'air qui a barboté dans une solution d'acide fluorhydrique.

Le mode le plus avantageux est d'amener dans un local spécial de l'air qui a barboté dans un vase de gutta, rempli de cette solution :

Eau........................... 300 gr.
Acide fluorhydrique............. 150 gr.

L'air est chassé dans le flacon avec un soufflet ou une pompe. L'air se purifie dans des flacons laveurs de l'acide sulfurique ou de l'hydrogène sulfuré qu'il pourrait contenir. Les malades restent une heure dans la cabine et tous les quarts-d'heure on renouvelle la quantité d'air chargé d'acide fluorhydrique.

La quantité d'air chargé de vapeur et envoyé dans la cabine, pour avoir une action véritable, doit être de 25 à 30 litres par mètre cube d'air. Malgré cette dose en apparence énorme, la respiration n'est nullement gênée.

Quels sont les effets de cette médication ? Tous les auteurs signalent comme premiers résultats, le retour de l'appétit. Cet appétit revient très vite et persiste. On voit déjà que, par ce seul fait, ces inhalations peuvent rendre de réels services aux phtisiques. Les vomissements s'arrêtent, s'il y en avait, ainsi que la diarrhée. Les sueurs nocturnes sont supprimées, la fièvre se modère, puis disparaît. Enfin, l'augmentation du poids du corps se montre vite et rapide. La respiration devient plus facile et plus ample, et la dyspnée peut diminuer beaucoup. La toux diminue et l'expectoration change de caractère. Elle est moins abondante, devient albumineuse et aérée et les bacilles, d'abord moins nombreux, peuvent arriver à disparaître complètement.

L'inhalation d'acide fluorhydrique provoque parfois, dans la première séance, une toux quinteuse et pénible. Mais cet accès ne se reproduit jamais dans les séances suivantes.

On pourrait craindre le retour des hémoptysies ou même l'apparition de cette complication grave avec l'emploi d'un médicament aussi irritant. Il n'en est rien et aucune observation ne relate une pareille éventualité. Quelques cas de guérison d'hémoptysies répétées ont été signalées.

L'action de l'acide fluorhydrique est aussi locale. Nous avons vu que les bacilles diminuent rapidement et disparaissent bientôt : les cavernes sont très avantageusement modifiées; le gargouillement disparaît d'abord, puis le souffle caverneux se transforme lui-même et bientôt on ne perçoit plus que du souffle bronchique. On assiste à la cicatrisation des cavernes pulmonaires.

En somme, les inhalations d'acide fluorhydrique possèdent une action thérapeutique incontestable, quand la phtisie est peu avancée ou quand les lésions, quoique ramollies et ulcérées, sont peu étendues. Elles peuvent être, sans inconvénient, combinées aux autres médications internes et on peut en tirer de réels avantages.

## XIV

### ACIDE PHÉNIQUE.

Ce médicament a été beaucoup employé dans la phtisie et, je crois, avec juste raison. En Angleterre, Burney, Ley, Williams, Hamilton l'emploient en inhalations. Ces médecins comptent surtout sur l'action antiseptique de cet agent et ne l'emploient pas seul; il ne répond qu'à une seule des nombreuses indications présentées par un phtisique. Héron place ses malades dans une chambre close par des écrans imbibés d'une solution saturée d'acide phénique. On a administré l'acide phénique à l'intérieur et par la voie sous-cutanée. C'est cette dernière voie qui est la plus avantageuse et a rendu le plus de services.

Le Dr Léy qui emploie des solutions aqueuses en injections sous-cutanées s'exprime ainsi : « J'ai un grand nombre de malades en observation depuis dix ans et je pourrais en citer auxquels j'ai fait, il y a cinq ou six ans, plusieurs séries d'injections phéniquées qui portent aujourd'hui des cavernes desséchées et qui, malgré une perte de substance sérieuse, ont maintenant toutes les apparences de la santé, ont repris leurs occupations et vivent de la vie de tout le monde. Dans ces derniers temps, l'examen des crachats a été fait avant et pendant le traitement à diverses époques et toujours les résultats ont été des plus satisfaisants. Les bacilles diminuent rapidement; cette amélioration s'est maintenue plusieurs mois après la cessation du traitement. Le traitement par l'acide phénique est un traitement de longue haleine et on ne peut avoir la prétention de modifier un état si grave avec quelques grammes d'un antiseptique introduit dans l'organisme. Conservant l'intégrité des fonctions digestives en respectant l'estomac, on peut espérer créer au profit du malade un terrain réfractaire au développement du tubercule, et stérile pour la vie et la prolifération des bacilles. »

L'acide phénique est très bien toléré par le tissu cellulaire sous-cutané à la condition, toutefois, que les règles d'asepsie aient été soigneusement observées. Le Dr Fillean et Léon Petit ont fait une étude approfondie de ce procédé et ont fixé les règles de cette méthode. Ils conseillaient d'employer une seringue construite sur le modèle de celle de Pravaz, mais pouvant contenir 5 gr. de liquide. Il ne faut pas planter l'aiguille obliquement de façon à faire apparaître une bosse sous-cutanée : ce procédé est mauvais et peut provoquer des mortifications partielles du tissu cellulaire et la production de petites eschares. L'aiguille doit être enfoncée perpendiculairement et d'un seul coup dans les masses musculaires de certaines régions, la fesse, les cuisses, la partie postérieure du thorax. Tout le secret de l'inocuité de cette méthode consiste dans l'observation rigoureuse de précautions antiseptiques. La seringue sera démontée chaque fois, l'aiguille soigneusement flambée et la peau lavée et savonnée. La solution sera faite avec de l'eau bouillie, et l'acide phénique sera aussi pur que possible. L'acide phénique sera choisi en cristaux blancs, ce que dans le commerce on appelle acide phénique à l'état neigeux ou phénol absolu. La solution sera chauffée à 37°. On peut employer les solutions suivantes (1 à 7) :

1° { Eau bouillie......... 99 gr.
{ Acide phénique...... 1 gr.

ou 2° { Acide phénique..... 2 gr.
{ Eau bouillie... ..... 98 gr.

On peut injecter une dose moyenne de 5 gr. de cette solution tous les jours. Je crois que sans inconvénient on peut aller beaucoup plus loin et que c'est à cette seule condition que l'on obtiendra des résultats certains.

Depuis que la vaseline a été découverte, il vaut mieux l'employer comme véhicule. Malheureusement l'acide phénique y est peu soluble : il s'y dissout à peine à la dose de 1 gr. pour 100. L'huile d'arachides peut être employée; et on peut y dissoudre jusqu'à 10 % de phénol absolu. Ces solutions concentrées sont très bien supportées et beaucoup moins douloureuses que la solution aqueuse à 1 %. On a employé aussi l'huile d'olive. Dans tous les cas, il faut toujours employer une huile parfaitement stérilisée. Voici quelques formules pour ces injections sous-cutanées :

3° { Phénol absolu......... . 10 gr.
{ Huile d'arachides stérilisée 90 gr.

4° { Phénol absolu.......... 20 gr.
{ Huile d'olives stérilisée... 80 gr.

5° { Phénol absolu.......... 10 gr.
{ Huile stérilisée.......... 50 gr.
{ Vaseline liquide.......... 40 gr.

$$6^o \begin{cases} \text{Phénol absolu.......... 20 gr.} \\ \text{Huile stérilisée......... 50 gr.} \\ \text{Vaseline liquide........ 30 gr.} \end{cases}$$

On a pu arriver à faire des solutions plus concentrées encore en employant l'eucalyptol; on a pu ainsi préparer des solutions à 25 % d'acide phénique. L'eucalyptol se dissout en toute proportion dans la vaseline et le phénol se dissout dans son poids d'eucalyptol. Mais Albin Meunier, qui a découvert cet artifice, est resté à la solution à 5 %, qui seule n'est pas douloureuse. Voici cette solution à laquelle on ajoute fréquemment un peu d'iodoforme ;

$$7^o \begin{cases} \text{Phénol...... .......... 5 gr.} \\ \text{Eucalyptol............. 5 gr.} \\ \text{Vaseline....... ........ 90 gr.} \end{cases}$$

Les résultats obtenus par cette méthode ont été bons, surtout dans les périodes peu avancées de la maladie. Je pense que ce traitement a été trop oublié et que l'on peut en tirer des avantages très sérieux.

Depuis un an, je fais des injections lentes, à l'aide des appareils inventés, d'huile phéniquée légère à 2 ou 5 %. J'injecte tous les jours de 25 à 30 gr. de cette huile. Je n'ai jamais eu d'accident local, ni général, et l'état de la plupart de mes malades s'est améliore.

## XV

### CRÉOSOTE.

La créosote, découverte en 1830 par Reichenbach, fut immédiatement expérimentée par cet auteur dans la tuberculose. Les résultats encouragèrent les tentatives, mais bientôt il se fit un arrêt complet, et en France, l'oubli où était tombé la créosote est dû au rapport défavorable de Solon-Martin à l'Académie de Médecine, dans lequel rapport ce médecin déclarait n'avoir obtenu aucun résultat avec cette médication.

Bouchard et Gimbert, en 1877, appellent de nouveau l'attention sur ce médicament. Ils prouvèrent que la méthode de Solon (inhalations d'eau créosotée), était mauvaise en ce sens qu'elle ne permettait d'administrer que des doses insignifiantes de médicaments et qu'enfin la créosote employée alors n'était pas pure.

Ces auteurs ont expérimenté avec la créosote pure de hêtre qui passe à la distillation entre 208 et 210 degrés.

C'est cette créosote seule qui doit être employée chez les phtisiques. Il faut proscrire absolument les créosotes impures du com·
merce, provenant de la distillation du goudron de houille ou contenant des impuretés. La créosote du commerce est surtout composée de phénols, elle est très irritante, très caustique et ne possède
aucune des propriétés de la vraie créosote tirée du hêtre et qui dis-
tille entre 208 et 210°. Cette créosote pure est beaucoup moins
caustique que la créosote impure. Elle est soluble dans l'eau et en
toute proportion dans les huiles et la vaseline liquide médicinale.

La créosote a une action locale et une action générale. Locale,
elle est anti-bacillaire et anti-fermentescible, elle modifie très avantageusement les sécrétions bronchiques. C'est un tonique et un
topique de la muqueuse respiratoire. Son action anti-bacillaire est
relativement faible, mais elle est réelle et l'on doit en tenir compte.
Mais la créosote a surtout une action générale. C'est un stimulant
très énergique de toutes les fonctions vitales; et son action sur
l'organisme en général est des plus favorables dans certaines formes torpides de phtisie. Dès les premières doses de médicament
introduites sous la peau, on voit la fièvre se rallumer, pour un
temps assez court, il est vrai. La toux et l'expectoration sont augmentées d'abord, le cœur bat avec plus d'énergie, le pouls se relève,
le faciès s'anime et l'appétit reparaît. On assiste en un mot à une
surexcitation générale de l'organisme, c'est un véritable coup de
fouet. Aussi cette médication est-elle absolument contre-indiquée
dans les formes éréthiques de la phtisie, dans les formes fébriles
et hémoptysiques, dans ces formes à allure rapide qui devien-
draient facilement des phtisies galopantes.

C'est parce qu'on a méconnu cette action excitante très énergique de la créosote qu'on a eu souvent des aggravations au lieu des
améliorations que l'on était en droit d'espérer. Par contre, quel
merveilleux effet aura un pareil médicament dans les formes lentes et torpides, surtout quand les lésions seront assez peu avancées et que l'organisme pourra faire les frais de la réparation de
ses lésions.

La créosote a été administrée par la voie stomacale et en injection sous-cutanée. Je ne dirai presque rien de la méthode des inhalations qui est absolument illusoire.

A l'intérieur la créosote a été prescrite par Bouchard, mélangée
au vin, à l'huile de foie de morue, à la glycérine, en capsules, en
pilules, etc.

Voici quelques formules :

1°
$\left\{\begin{array}{l}\text{Créosote}..............\\\text{Teinture de gentiane}.....\\\text{Alcool}................\\\text{Vin de Malaga}..........\end{array}\right.$
     13.50
     30
     250
     q. s. pour un litre

(Bouchard) ⇒ deux à trois cuillerées par jour.

On peut remplacer le vin de Malaga par un autre vin d'Espagne.

2°
$\left\{\begin{array}{l}\text{Huile de foie de morue}...\\\text{Créosote}.......\end{array}\right.$
     150 gr.
     1 à 2 gr.

Prendre une cuiller à soupe le matin.

3°
$\left\{\begin{array}{l}\text{Vaseline liquide}........\\\text{Créosote}.............\end{array}\right.$
     150 gr.
     1 gr.

On a fabriqué des capsules contenant 0.05 de créosote et 0.02 de baume de Tolu. On en prescrit quatre à six par jour (Huchard) ≡ pour une pilule.

4°
$\left\{\begin{array}{l}\text{Iodoforme}.............\\\text{Créosote}..............\\\text{Benjoin}..............\\\text{Baume de Tolu}.........\end{array}\right\}$ āā   0.05

Prendre deux à quatre par jour.

L'administration de la créosote à l'intérieur est une mauvaise methode. Cette substance est irritante et si on veut en faire absorber par cette voie une quantité suffisante, on risque d'amener des troubles stomacaux graves, quelquefois même de véritables gastrites aigues.

Une nouvelle méthode, celle des *injections sous-cutanées,* a en ce moment un grand succès; je crois, en effet, que c'est le meilleur moyen d'administrer cet excellent médicament de la phtisie.

Tercinet a proposé, par analogie avec le traitement de la syphilis, de faire des injections sous-cutanées de peptones créosotées. Il a proposé cette formule qui serait complètement absorbable et nullement caustique :

$\left\{\begin{array}{l}\text{Peptone sèche}..........\\\text{Créosote de hêtre}........\\\text{Glycérine neutre}........\\\text{Alcool}................\\\text{Eau}................\end{array}\right.$
     10 gr.
     3 gr.
     70 gr.
     10 gr.
     20 gr.

Chaque seringue de Pravaz contient 3 centigrammes de médicament actif. Mais par ce procédé les doses sont encore insuffisantes.

Lorsque la créosote est chimiquement pure, lorsque le véhicule est bien stérilisé, on peut injecter des quantités relativement considérables de ce médicament, à condition toutefois que l'injection soit faite avec lenteur. On a cité des malades qui ont reçu en une seule injection, jusqu'à 10 gr. de créosote. Il ne faudrait pas se risquer d'administrer des doses si élevées surtout du premier coup. Il existe pour la créosote, comme pour la plupart des autres médicaments, un degré de tolérance qu'il ne faut pas dépasser. Il faut toujours commencer chez un malade par faire des injections d'huile créosotée à petites doses puis augmenter graduellement à mesure que le phtisique s'y habitue. Voici quelques formules auxquelles la plupart des praticiens ont recours :

| | | |
|---|---|---|
| 1° | Huile d'olive stérilisée....... | 300 gr. |
| | Créosote de hêtre distillée à 205° | 15 gr. |
| 2° | Huile de faîne.............. | 300 gr. |
| | Créosote de hêtre à 205°..... | 15 gr. |
| | Iodoforme................ | 1 gr. |
| 3° | Huile d'olive stérilisée....... | 300 gr. |
| | Créosote.... } .............. | 15 gr. |
| | Eucalyptol.. } | |
| 4° | Huile de faîne.............. | 300 gr. |
| | Créosote................. | 15 gr. |
| | Aristol................... | 1 gr. |

Comme on voit, on peut faire des injections hypodermiques avec de la créosote pure étendue d'huile, ou bien encore en associant la créosote à d'autres médicaments. Quelle que soit la formule employée, il est prudent de commencer par injecter 20 gr. seulement. On peut augmenter progressivement cette dose suivant la tolérance du malade et aller jusqu'à 50 ou 60 gr. Je ne conseille pas de dépasser cette dose qu'on peut renouveler tous les jours ou tous les deux jours. En agissant ainsi, le malade reste fort bien sous l'influence du médicament et il en est suffisamment imprégné. J'ai dit tout à l'heure que la méthode d'inhalations est presque illusoire. Je tiens à justifier cette affirmation pour des recherches expérimentales auxquelles je me suis livré.

Tous les cliniciens qui ont employé la créosote dans le traitement de la phtisie ont obtenu et signalé des améliorations très sensibles ; mais aucun d'eux n'a jamais considéré ce médicament comme un agent anti-bacillaire. Dans une communication faite à l'Académie de Médecine, M. Germain Sée a déclaré avoir obtenu, dans la tuberculose pulmonaire, d'excellents résultats et même des guérisons affirmées, en traitant ses malades par des atmosphères artificielles de créosote et d'eucalyptol sous pression. Cette communication m'a conduit à renouveler une série d'expériences et de recherches.

M. Germain Sée dit : « Pour être sûr de l'action générale du » médicament et de l'imprégnation de l'organisme par ce remède, » d'ailleurs excellent, il faut opérer sous pression, c'est précisément » ce que j'ai fait. »

Cette phrase est l'exposé complet de la méthode. Le traitement de la tuberculose pulmonaire par les inhalations médicamenteuses n'est pas nouveau, il avait été abandonné, car on avait reconnu que les médicaments administrés de cette façon pénétraient très difficilement et en quantité minime dans le poumon. Grâce à l'augmentation de la pression de l'air chargé de vapeurs médicamenteuses, M. le Dr Germain Sée croit avoir trouvé le moyen de faire arriver dans les alvéoles pulmonaires une grande quantité du médicament; il pense même par ce procédé faire absorber par le sang une proportion assez notable de créosote et d'eucalyptol pour arriver à l'imprégnation de l'organisme, à une antisepsie générale.

Je vais donc étudier la valeur thérapeutique de la créosote et de l'eucalyptol; le pouvoir microbicide de ces deux médicaments; enfin, et ce sera le point capital de ce travail, faire la critique de la nouvelle méthode.

Quel est le rôle de l'augmentation de la pression ? Facilite-t-elle l'arrivée des vapeurs de créosote dans les alvéoles pulmonaires, permet-elle surtout à ces vapeurs de pénétrer dans la circulation générale ?

Je ne m'étendrai pas longuement sur la créosote au point de vue thérapeutique. Ce médicament complexe est maintenant connu ainsi que les différents principes qui le composent : gaiacol, crésylol. créosol, phloriol, etc. Son action thérapeutique est certaine et précieuse ; il est à la fois un topique et un tonique de la surface respiratoire, les sécrétions des muqueuses trachéales et bronchiques, ainsi que celles des glandes de l'arbre aérien, sont favorablement modifiées, il a en même temps une action désinfectante et anti-sécrétoire évidente. Les observations citées par M. le Dr Germain Sée montrent, en effet, quelle a été son action dans les bronchites à sécrétion abondante et fétide, et comment, tarissant ces sécrétions, il a diminué ou fait disparaître la toux et l'expectoration. Mais de là à faire de ce médicament un spécifique de la tuberculose, il y a un grand pas : et à ce propos des expériences ont été faites par deux auteurs : Guttmann et Yersin. Guttmann a dit : « S'il y avait » possibilité d'introduire dans l'économie une quantité de créosote

» telle que le sang put contenir pendant une longue durée 4 millie-
» mes de créosote, on pourrait espérer que le développement du
» bacille y deviendrait impossible. Mais on ne peut introduire
» dans le corps une telle quantité de créosote. »

Yersin, de l'Institut Pasteur, a reconnu qu'à la dose de 3 millièmes,
elle tue le germe tuberculeux après deux heures de contact. Je ne
veux point mettre en doute l'exactitude de ces recherches, mais
j'ai tenté quelques expériences sur la valeur antiseptique de la
créosote et je suis arrivé à un résultat différent.

Étudiant d'abord l'action microbicide des vapeurs de créosote et
d'eucalyptol, j'ai exposé des bouillons nouvellement ensemencés
à l'action de ces vapeurs : la marche des cultures n'a nullement été
influencée dans ce cas.

J'ai expérimenté ensuite avec des solutions de créosote. Il m'a
fallu des doses énormes de 3 °/₀ pour ralentir le développement des
bacilles. Les cultures faites dans ces conditions m'ont servi à rendre tuberculeux des lapins. Avec le mélange de créosote et d'eucalyptol, même résultat, et ces dernières expériences m'ont amené à
conclure que l'eucalyptol n'ajoute rien au pouvoir antiseptique de
la créosote.

Pour que ces médicaments aient une action sur les bacilles, dans
le corps, il faut qu'ils se trouvent dans le sang. On sait, en effet,
que les bacilles tuberculeux sont primitivement logés dans le
sang, et que les granulations tuberculeuses, pour le poumon du
moins, se développent surtout sur les fines ramifications de l'artère
bronchique. La créosote, même en très grande quantité, introduite dans les bronches et les alvéoles pulmonaires, n'aura aucune
action sur les produits tuberculeux au contact desquels elle ne
se trouvera pas. Il faut donc qu'elle soit dans la circulation générale et à une dose très forte. Voyons maintenant si cette dernière
condition est remplie par la méthode du Dr Germain Sée.

Quelle est l'action de l'augmentation de pression ? Laissant
d'abord de côté le rôle que peut jouer la pression, examinons comment la créosote peut pénétrer dans le sang par la voie pulmonaire.

La muqueuse pulmonaire, d'abord cylindrique et munie de cils
vibratiles dans les voies supérieures et les bronches, perd peu à
peu ces cils, et dans les bronches dont le calibre ne dépasse pas un
demi-millimètre, l'épithélium est devenu pavimenteux. Plus loin,
dans l'alvéole pulmonaire, la couche épithéliale s'est encore
réduite, ce n'est plus qu'une couche unique de cellules plates ; les
vaisseaux sanguins, où se passera l'hématose, ne sont séparés de

l'air contenu dans le lobule que par l'étalement au-dessus des
capillaires d'un mince feuillet protoplasmique, provenant des
cellules épithéliales. Or, le rôle de cette lame protoplasmique est
nul dans les phénomènes de l'hématose : elle n'a aucune fonction
propice, elle fait l'office d'une simple membrane de dialyseur. Les
phénomènes de la respiration se passent entre l'air des vésicules
pulmonaires et le sang des capillaires à travers une membrane
sans action spéciale. Nous pouvons donc la négliger et nous sommes ramenés à cette condition. Les vapeurs de créosote sont en
présence du sang.

Comment y pénétreront-elles ? De deux façons : par dissolution
ou par combinaison avec les éléments du sang. On sait que la
créosote est insoluble dans le sérum et aucun phénomène de dialyse ne peut se produire entre un liquide et un gaz insoluble dans
ce liquide. Ce ne sera donc pas de cette façon que la créosote pénétrera dans la circulation.

Sera-ce par combinaison ? Il n'existe dans cette humeur aucune
substance saline ou albuminoïde pour laquelle la créosote ait une
affinité chimique. Se fixera-t-elle sur le globule rouge ? Là elle ne
pourra se fixer que sur l'hémoglobine, car le stroma du globule est
un élément cellulaire mort qui ne joue qu'un rôle de soutien pour
l'hémoglobine. Si elle se fixait sur l'hémoglobine, ce qui est peu probable, à cause de l'affinité très grande que possède cette substance
pour l'oxygène et la difficulté que la créosote rencontrerait à déplacer ce gaz ; si elle se fixait sur l'hémoglobine, dis-je, le globule
rouge perdrait ainsi sa fonction, c'est-à-dire la fonction primordiale
du sang. Reste le globule blanc ; peut-être pourrait-on admettre
ce mode de fixation de la créosote, mais il est bien problématique,
et au niveau de la surface respiratoire, il n'existe pas de lymphatiques , le nombre de globules blancs est bien minime.

Nous voyons donc qu'à la pression ordinaire la pénétration de la
créosote dans le sang est impossible. Si la pression augmente,
qu'adviendra-t-il ? Depuis les savantes recherches de Paul Bert, on
sait que la densité du gaz augmente immédiatement dans le sang à
mesure que la pression s'élève. Mais nous savons aussi que dans
une atmosphère sous pression l'équilibre est très vite rétabli entre la
tension des gaz de cette atmosphère et la tension du gaz du sang.
Les conditions reviennent donc les mêmes au point de vue de
l'absorption. Il résulte que le rôle de la pression se borne à amener
dans les alvéoles pulmonaires une quantité plus grande de créosote,
laquelle ne peut pénétrér dans le sang. En effet, la créosote ne

trouvant aucun corps avec lequel elle puisse se combiner, elle ne peut pénétrer qu'à la condition seulement que les gaz du sang restent à une tension inférieure à celle qu'ils possèdent dans l'atmosphère : les vapeurs médicamenteuses rétabliraient ainsi dans le liquide l'équilibre de tension du gaz. Cet équilibre est immédiatement rétabli par une absorption plus grande, soit par dissolution pour l'azote, l'acide carbonique et une partie de l'oxygène, soit par combinaison avec l'hémoglobine pour l'oxygène, avec les carbonates alcalins pour l'acide carbonique ? Cette créosote pourrait encore pénétrer dans le sang en déplaçant l'oxygène de sa combinaison avec l'hémoglobine, mais je reviens à dire que si ce phénomène se produisait, l'absorption de la créosote serait plus nuisible qu'utile en détruisant la fonction principale du sang.

Quelle que soit la pression sous laquelle on opère, le médicament ne pénètre pas plus loin que l'alvéole pulmonaire. La créosote non-absorbée, non-entraînée dans la circulation, n'imprégnera pas l'organisme, par conséquent, restera sans action sur le germe tuberculeux. De plus, dans une atmosphère sous pression et forcément confinée, la respiration se fait mal, le sang se charge de gaz carbonique et de substances délétères, mauvaises conditions de respiration pour des poumons malades et insuffisants.

J'arrive donc à cette conclusion : la méthode du Dr Germain Sée est loin de répondre au but qu'il veut atteindre. Elle amène en présence des glandes de l'arbre aérien un médicament excellent dont l'action anti-sécrétoire et désinfectante est certaine. Mais faut-il espérer, par ce procédé, arriver à l'antisepsie générale dont parle M. le Dr Germain Sée ? Non seulement la créosote ne pénètre pas dans le sang malgré l'augmentation de pression, mais encore son pouvoir microbicide est trop faible pour que son action s'exerce sur les bacilles. Laissons donc à la créosote sa place et son rôle dans la thérapeutique, ne la lançons pas dans une entreprise où elle perdrait tout son crédit.

## XVI

### GAIACOL.

Voulant utiliser l'un des éléments les plus actifs entrant dans la composition de la créosote, M. Picot, de Bordeaux, a utilisé le gaiacol et a publié depuis trois ans un grand nombre d'observations de phtisiques traités par ce médicament.

M. Picot, ainsi que MM. Bucquoy et Dujardin-Beaumetz, de Paris, donnent le gaiacol par la voie stomacale à la dose de 0,05 ou 0,20 centigrammes, ou bien encore à la même dose par la voie hypodermique. MM. Weill et Diamantberger ont fait directement des injections intra-pulmonaires au niveau des tubercules. M. Beugnies-Corbeau employant la méthode hypodermique intensive a fait aux phtisiques des injections de 1 à deux grammes de gaiacol par jour. Voici une formule souvent employée. Suivant les convictions on peut faire des injections avec une seringue de Pravaz ou avec mon appareil stérilisateur à marche lente :

> Huile de faîne stérilisée................ 200 gr.
> Gaiacol.............................. 8 gr.

On peut également administrer le gaiacol, soit en potion, soit en pilules :

> a) Sirop de quinquina......... .. ........ 300 gr.
>    Gaiacol.............................. 1 gr. 90

Prendre une cuillerée à potage au moment des repas, soit deux fois par jour.

> b) Gaiacol......................... 0,09 centigr.
>    Extrait de gentiane............... 0,10 centigr.

En une pilule, n° 40. — Prendre une pilule à midi et le soir.

> c) Gaiacol... .................... { āā 0,05 centigr.
>    Iodoforme .................... .
>    Extrait mou de quinquina......... 0,10 centigr.

En une pilule, n° 40. — Prendre une pilule à midi et le soir, à la fin des repas.

La plupart des cliniciens, qui ont préconisé le gaiacol, ont publié, au dernier Congrès de la Tuberculose et dans les diverses Sociétés savantes, de nombreuses observations de phtisiques, chez lesquels les bacilles ont disparu des crachats et les phénomènes généraux se sont amendés. M. Picot affirme même modifier par ce traitement les phénomènes locaux.

J'ai moi-même fait une série d'expériences avec le gaiacol et sur les animaux et chez les phtisiques. Le gaiacol n'a modifié en rien la marche des lésions tuberculeuses chez mes lapins et mes cobayes. Quant aux phtisiques pulmonaires, qui ont subi les injections hypodermiques d'huile de gaiacol, ils n'en ont tiré que peu de bénéfice lorsqu'ils absorbaient une petite quantité du médicament. Lorsque j'administrais 0,50 centigr. ou 1 gr. de gaiacol par jour, j'ai été souvent forcé de renoncer à cette médication à cause des phénomènes d'intoxication (sueurs froides, refroidissement, urines noires ou vomissement) qui survenaient. Enfin, les piqûres faites avec l'huile de gaiacol sont assez douloureuses. Pour tous ces motifs, je préfère la créosote pure distillant à 207° au gaiacol, qui ne rend pas des services supérieurs au médicament-mère.

## XVII

### CANTHARIDATE DE POTASSE.

M. Liebreich, de Berlin, reprenant une idée ancienne, a fait des injections sous-cutanées de cantharidate de potasse à des phtisiques à la dose minime de 0,0001 de milligr. par jour. Connaissant la puissance du médicament, il prétend ainsi exercer une action violente sur l'organisme et gêner le développement du bacille qui succomberait ou serait éliminé. Suivant l'auteur, quand on l'administre aux animaux, « on observe sur le parenchyme pulmonaire un état distinct de l'état inflammatoire et caractérisé par une exsudation de sérum dérivant d'une modification spéciale des capillaires. Or, la présence de la sérosité provenant du sang sert à nourrir les éléments cellulaires, à ramener à l'état normal des cellules mal nourries; et puis on connaît maintenant très bien les propriétés bactéricides du sérum sanguin. »

Parlant de cette théorie ingénieuse, M. Liebreich a affirmé obtenir chez les tuberculeux les meilleurs résultats avec le cantharidate de potasse. Il a eu très peu d'imitateurs en Allemagne et en France. MM. Frœnkel et Cornil, qui ont expérimenté cette méthode, y ont renoncé immédiatement à cause des accidents que ce médicament a provoqués du côté des reins et de la vessie. Employé au point de vue expérimental, le cantharidate n'a pas donné de plus grandes satisfactions. M. de Christmas, qui a fait des injections quotidiennes à des lapins rendus tuberculeux, affirme que le cantharidate n'exerce aucune action sur l'évolution de la maladie. Enfin, M. Charazac, de Toulouse, ajoute que ces injections sont extrêmement douloureuses et que les malades ne se soumettent pas facilement à cette médication.

## XVIII

### SELS D'OR.

Les préparations d'or ont été il y a longtemps préconisées contre la phtisie. On employait de préférence les cyanures et d'abord le cyanure d'or qui se présente sous la forme d'une poudre jaune, insoluble dans l'eau, l'alcool et l'éther.

Les cristaux qu'il forme se reconnaissent au microscope. Cette préparation fut proposée, il y a quarante ans, par Chrétien et d'autres dans le traitement de la scrofule, de la phtisie et de l'aménorrhée. Elle tomba en désuétude et fut récemment relevée de l'oubli et introduite dans la thérapeutique. On emploie de 4 à 16 milligrammes plusieurs fois par jour. Œsterlen a recommandé la formule suivante :

> Cyanure d'or........ 18 centig.
> Chocolat........... 45 grammes.

F. S. A. vingt-quatre pastilles et prendre tous les jours deux à quatre de ces pastilles.

Le tricyanure a également été employé par le même auteur contre la phtisie pulmonaire. Ce produit se présente sous la forme de gros cristaux incolores, en tablettes, solubles dans l'eau et dans l'alcool.

## XIX

### NAPHTOL CAMPHRÉ.

Le naphtol camphré est un antiseptique très en vogue aujourd'hui dans les services de chirurgie. Avant de refermer des plaies fraîches, beaucoup de chirurgiens en badigeonnent largement la surface cruentée. Lorsqu'il y a une suppuration d'origine osseuse, on en fait, à travers le trajet fistuleux, des injections profondes pour atteindre l'origine du mal.

Le naphtol camphré qui se présente sous forme de liquide sirupeux, jaune-ocre, est un mélange d'une partie de naphtol et de deux parties de camphre. Il est d'un maniement facile, et il donne en vérité en chirurgie les meilleurs résultats. C'est pourquoi M. Fernet a voulu utiliser son action antiseptique et il a fait, chez un certain nombre de phtisiques, des injections intra-pulmonaires pour modifier sur place l'état des lésions. Ces injections, faites avec huit à dix gouttes de naphtol camphré, sont répétées deux fois par semaine.

On sait combien il est difficile d'atteindre ainsi la lésion tuberculeuse, et combien aussi il est dangereux de faire ces injections dans le parenchyme pulmonaire si riche en gros vaisseaux. M. Fernet n'a jamais eu de malheur à déplorer. Il rapporte cependant des cas où, immédiatement après l'injection intra-pulmonaire, des hémoptysies assez abondantes ont été observées. Quoiqu'il en soit, et malgré un certain nombre d'observations heureuses, cette méthode n'a guère fait d'adeptes.

## XX

### ARISTOL

L'aristol est un sel mixte, composé d'une partie de thymol et de quatre parties d'iode. Ce médicament, entré tout récemment dans la thérapeutique, fut prôné, en Allemagne, par MM. Heyn et Rovring, et, en France, par M. Nadaud. Ce dernier, dans une communication qu'il fit a l'Académie de Médecine, s'exprime ainsi : « Sur vingt-trois malades soignés jusqu'à ce jour par les injections d'aristol, sans autre médication, j'ai obtenu les résultats suivants :

» Dans sept cas j'ai obtenu une amélioration telle qu'on pourrait croire à une guérison complète. Cette amélioration se maintient depuis trois et quatre mois. La durée du traitement a varié entre vingt-cinq et trente jours.

» Dans cinq cas, après une amélioration rapide, j'ai vu, dans le mois qui suivait la cessation du traitement, reparaître quelques accidents qui ont nécessité une seconde série d'injections. Généralement la rechute a été peu grave et tous les malades de cette catégorie ont repris, depuis deux mois au moins, leurs occupations habituelles. Jusqu'à ce jour je n'ai jamais été obligé de recourir à une troisième série d'injections sur le même malade.

» J'ai trouvé trois malades absolument réfractaires à l'action du médicament : ces malades, qui présentaient tous de vastes cavernes, n'ont été aucunement influencés par l'aristol, pas plus dans l'état général que dans les manifestations pulmonaires. J'ai dû, après une série de vingt-cinq injections et en présence du résultat négatif, modifier mon traitement dans le sens que j'indiquerai plus loin.

» Deux de mes malades sont morts pendant le cours du traitement : l'un de diphtérite, l'autre de péritonite tuberculeuse.

» Enfin six sont encore en traitement et présentent pour la plupart une amélioration sensible ».

M. Nadaud injecte chaque jour un à deux centimètres cubes de la formule suivante :

Huile d'amandes douces stérilisée.   100 centim. cubes
Aristol......................   1 gramme

Avec cette faible dose les bacilles diminuent dans l'expectoration, les sueurs nocturnes disparaissent, l'appétit renaît, les forces reviennent et le poids du corps augmente. Les symptômes locaux eux-mêmes se modifieraient toujours, suivant l'auteur, qui cependant, n'a jamais observé la disparition définitive des bacilles.

J'ai moi-même examiné la valeur anti-tuberculeuse de l'aristol. Ce dernier a une faible action sur le bacille. Il modifie, ni plus ni moins que la plupart des autres antiseptiques, la nutrition des malades. Ajoutons cependant qu'il est facilement toléré par les phtisiques à une dose plus élevée que ne l'a recommandé M. Nadaud. Comme cet auteur, je l'ai maintes fois associé au gaiacol ou à la créosote.

> Huile d'amandes douces stérilisée.     100 centimètres cubes.
> Créosote de hêtre purifiée . . . . . . . .     5 grammes.
> Aristol. . . . . . . . . . . . . . . . . . . . . . . .     1 gr.

On peut injecter par jour de 1 à 5 centimètres cubes de ce mélange.

## XXI

### MERCURE.

Dans cette lutte acharnée avec le bacille de Koch, les cliniciens devaient songer, avant tous les autres, à l'antiseptique le plus puissant, le mercure et ses composés. Dès qu'on a connu la nature virulente de la phtisie, immédiatement après la grande découverte de Koch, on a cherché à introduire dans l'organisme une grande quantité d'hydrargyre pour tuer le bacille. On a fait aux phtisiques des frictions répétées d'onguent napolitain, on leur a prescrit en pilules 0,50 centigr. à un 1 gramme par jour de calomel, on leur a fait même des injections sous-cutanées de thymol acétate de mercure. MM. Miquel et Ruef ont voulu atteindre directement les granulations, en conseillant à leurs phtisiques des vaporisations avec une solution de biiodure de mercure iodurée.

Tous ces essais ont été infructueux. Si le mercure est un puissant microbicide, il a le défaut d'être mal toléré par le phtisique. On ne peut le lui administrer à assez haute dose pour stériliser l'organisme du malade. Administré même à faible dose, le mercure produit un affaiblissement général, trouble les fonctions digestives du patient qui maigrit. Aussi, la plupart des praticiens ont-ils renoncé à ce précieux agent.

## XXII

### EUCALYPTOL.

L'Eucalyptol a été employé en inhalations et en injections sous-cutanées. C'est un médicament que l'on peut considérer comme

tout-à-fait secondaire dans le traitement de la phtisie, j'y insisterai peu. Voici ce qu'en dit Dujardin-Beaumetz : « Jamais je n'ai
» constaté la disparition des bacilles dans les crachats sous l'in-
» fluence de ces injections. L'eucalyptol modifie l'expectoration et
» en diminue la quantité ; c'est une médication balsamique qui
» présente cet avantage, qu'elle peut agir sans troubler les fonc=
» tions de l'estomac, mais ce n'est pas une médication spécifique
» de la tuberculose. »

Ce médicament est sans action sur le bacille, sans action sur la
fièvre provoquée par l'infection tuberculeuse ; sans action sur
la fièvre hectique ; donc ce médicament n'a aucune action sur les
formes fébriles qui ont paru même quelquefois aggravées par cette
médication. Chez les phtisiques apyrétiques, il y a eu amélioration
marquée, qui a porté sur le catarrhe bronchique ; la toux s'apaise,
les quintes de la nuit sont diminuées, et même disparaissent et le
sommeil est plus calme (Bouveret et Pechardie).

Je crois que dans ces deux opinions se trouve l'exposé complet
de la valeur de ce médicament. C'est un adjuvant parfois nécessaire, mais dont l'action est bien minime, sur lequel du moins
nous ne devons pas fonder d'espérances exagérées.

On l'a administré par la méthode sous-cutanée à la dose de 25
centigr. par jour (Biot et Meunier). Ce médicament ainsi administré est assez mal supporté ; l'injection est douloureuse, et une
dose plus forte que 25 centigr. peut être dangereuse.

L'eucalyptol entre dans un certain nombre de préparations pres-
crites aux phtisiques ; il est souvent associé à la créosote, et à
l'iodoforme, etc. C'est un médicament tout secondaire.

Je dois signaler les essais du Dr Perret, de Lyon, qui a employé
l'eucalyptol en injections rectales mélangées avec l'acide carbonique. Les résultats n'ont pas été plus encourageants.

## XXIII

### TANIN.

*Le tanin.* — Ce médicament a été peu employé dans le traitement
de la phtisie. Il n'a pas d'action anti-bacillaire et aurait seulement
une action très manifeste sur les sueurs profuses des tuberculeux.
Nous le retrouverons à l'étude de ce symptôme. Cependant Raymond et Arthaud l'ont expérimenté chez les phtisiques et leurs tentatives cliniques ont été couronnées de succès, paraît-il. Voici ce
que disent ces auteurs : « Nous avons observé sur plus de cin-

» quante malades que le tanin administré soit sous forme de
» cachets ou de vin iodo-tanique à la dose de 2 à 4 gr. par jour, était
» bien toléré et déterminait une amélioration tellement sensible
» des symptômes qu'en une dizaine de jours la moitié au moins
» des malades ont présenté une augmentation de poids qui s'est
» poursuivie pendant toute la durée du traitement. Même dans des
» cas de tuberculose aigue, on voyait soit chez l'enfant, soit chez
» l'adulte, les symptômes s'amender en huit ou quinze jours, la
» maladie rétrocéder et cela chez des malades au sujet desquels un
» pronostic fatal avait été porté. ».

Ce que l'on peut retenir de ce médicament, c'est qu'il a les propriétés de rendre imputrescibles les tissus des animaux qui s'en
sont nourris. Ce médicament, qui donne l'immunité pour les bactéries de la suppuration, peut-il avoir le même effet pour le bacille de
Koch ? Raymond et Arthaud ont établi la réalité de la première
partie de cette proposition ; et ont prouvé que le tanin n'avait
aucune influence sur le développement des tuberculoses expérimentales. C'est donc un médicament absolument secondaire.

## XXIV

### Glycérine.

La glycérine est un aliment plutôt qu'un médicament. Elle a été
donnée spécialement dans la phtisie pulmonaire comme succédané
de l'huile de foie de morue. De nombreux médecins l'ont employée
dans le traitement de la phtisie comme un adjuvant puissant de
l'alimentation : nous citerons Jaccoud, Ferrand, Semmola.

La glycérine est un des éléments constitutifs des graisses. Les
graisses sont des composés de la glycérine, la glycérine joue le
rôle de base qui, en s'unissant avec les divers acides gras, stéarique,
palmitique, oléique, donne les graisses.

Cette substance rentre dans la classe des alcools : c'est un alcool
triatomique. Par conséquent, elle agit de deux façons : et comme
aliment et comme excitant général des fonctions vitales en tant
qu'alcool : et c'est précisément à cause de cette deuxième fonction
qu'elle rend des services dans le traitement de la phtisie. Un
homme sain qui prend de la glycérine, a bientôt une sensation de
chaleur générale, les tempes battent, la face est rouge et des bouffées
de chaleur montent à la tête. Si on prend une quantité considérable
de glycérine on peut avoir des vertiges et une sensation d'ébriété
assez analogue à celle produite par l'alcool.

On peut donc dire de la glycérine qu'elle agit favorablement sur le phtisique et en stimulant les fonctions vitales, en favorisant la digestion, car elle dissout facilement la pepsine, en exerçant une influence directe sur la nutrition, et comme médicament d'épargne en diminuant les combustions organiques et en diminuant la quantité d'urée excrétée dans les vingt-quatre heures. Sous son influence, le phtisique reprend de l'énergie, il digère mieux, voit son état général se rétablir et son poids augmenter.

C'est donc un aliment d'épargne et un puissant stimulant : c'est un médicament éminemment tonique et reconstituant, il ne faut pas du tout voir là un médicament agissant directement sur le bacille de Koch. Il est bien admis au contraire par tous, que la glycérine ajoutée aux bouillons de culture, loin de ralentir la marche des cultures, rend leur développement plus actif et plus rapide.

La glycérine officinale doit être absolument neutre aux réactifs et exempte de toute impureté provenant de son mode de fabrication. Elle est le plus souvent acide et renferme souvent des traces de plomb. Elle peut être employée avec avantage comme excipient des médicaments prescrits aux tuberculeux ; elle peut être donnée aussi en dehors de toute médication, comme aliment d'épargne. Il faut administrer une dose assez forte par jour, 40 à 60 grammes et même plus. On peut s'en servir pour édulcorer les boissons des tuberculeux pendant la saison chaude. Elle est en général prise avec plaisir par les malades et pendant l'été elle remplace avantageusement l'huile de foie de morue, si désagréable à boire et si indigeste. La glycérine doit donc être prescrite aux phtisiques et à toutes les périodes, elle n'a pas de contre-indication appréciable.

*L'alcool* a été employé dans le traitement des phtisiques. On doit l'employer, mais il ne faut pas pousser à l'excès cette médication. L'alcool est un médicament d'épargne puissant qui retarde l'usure de nos tissus et abaisse la température du corps. Jaccoud admet que l'ingestion journalière de 30 à 40 gr. d'alcool favorise la transformation fibreuse des lésions tuberculeuses. Si on ne donne pas l'alcool en nature ou à l'état de rhum ou autre liqueur, mode d'administration souvent mal toléré, surtout chez les femmes et les jeunes sujets, on emploiera avec avantage les vins généreux et surtout les vins doux d'Espagne : Xérès, Porto, Lucco, Malaga, etc.

## XXV

### Huile de foie de morue.

Ce médicament a été employé et l'est encore dans le traitement de la phtisie. Il y a à côté de l'huile de foie de morue d'autres huiles de poisson : huile de squale, etc., qui ont à peu près les mêmes propriétés.

Par l'administration prolongée et à haute dose de cette substance on a obtenu quelques résultats dans le traitement de la scrofule, rarement dans celui de la phtisie. Et comment agit ce médicament que l'on peut, je crois, qualifier d'empirique par excellence? Est-ce un aliment seulement? Alors mieux vaut le remplacer par le beurre ou d'autres corps gras moins repoussants comme odeur et comme goût. Agit-il par l'iode qu'il est prétendu contenir? Il en contient des doses minimes et en tout cas l'iode a bien peu d'action sur les lésions tuberculeuses. C'est surtout comme aliment gras que les médecins l'emploient aujourd'hui. Je crois que l'on surfait beaucoup la valeur d'un pareil agent. Je le crois plus dangereux qu'utile et pour plusieurs raisons ; d'abord il empêche de manger même l'individu le mieux portant par les nausées repoussantes qu'il provoque. Il est mal digéré, il fatigue l'estomac et diminue notablement l'appétit, toutes actions très dangereuses chez un phtisique qui a besoin de conserver toutes ses forces digestives. Il renferme un nombre considérable de produits mal déterminés et qui rentrent dans le groupe des toxines ; il est évident que ces produits de putréfaction des foies de morue doivent être plus nuisibles qu'utiles.

Il y a dans le commerce deux sortes d'huiles de foie de morue : l'une très colorée, la brune ; l'autre plus claire, l'huile blanche. On a dit la brune plus active, elle n'est probablement que plus impure. Elle a un goût nauséeux intolérable que l'on a cherché à masquer de toutes les façons possibles sans y réussir. Les correctifs les plus actifs sont l'essence de menthe et la bière noire. On l'a enfermé dans des capsules gélatineuses, dans du pain azyme, on a fabriqué des cuillers spéciales, des biberons médicinaux. Je crois que le plus simple est de supprimer absolument cette substance de la thérapeutique de la tuberculose. Fonssagrives a avancé que le mélange suivant perd toute mauvaise odeur :

Huile de foie de morue... 100 gr.
Iodoforme............... 0,25 centig
Huile d'anis........... . 10 gouttes.

On a préconisé aussi un extrait de cette huile sous le nom de morrhuol : il paraît que cette substance n'a pas eu les effets espérés.

L'huile de foie de morue ferrée s'obtient en mélangeant 3 grammes de perchlorure de fer sublimé à 997 grammes d'huile de foie de morue ; on opère la dissolution à froid au mortier et on filtre si cela est nécessaire. On obtient ainsi un liquide clair, limpide. coloré en rouge-brun et renfermant 1 pour 1000 de fer.

L'huile de foie de morue iodée s'obtient avec 1 gramme d'iode, 2 grammes de chloroforme et 999 grammes d'huile de foie de morue. On dissout à froid au mortier. Le produit obtenu a la couleur, l'odeur et la saveur de l'huile de foie de morue. Il ne colore pas l'empois d'amidon.

L'huile de foie de morue iodoferrée se préparait généralement jusqu'à présent par digestion d'iode, de limaille de fer pulvérisée et d'huile ; le produit obtenu n'avait pas une composition constante, l'iode se combinant à l'huile et laissant le fer inattaqué en majeure partie.

Si on mélange de l'iode, un léger excès de fer avec un peu d'éther et si on triture le tout avec de l'huile, il se forme de l'iodure de fer noir anhydre qui, comme le chlorure de fer anhydre, se dissout facilement dans l'huile.

On prend 2 grammes de limaille de fer porphyrisée, 4 grammes d'iode, 40 grammes d'huile de foie de morue et un peu d'éther ; on triture au mortier jusqu'à ce que tout l'iode ait disparu et qu'il se soit formé un produit noir. On ajoute quantité suffisante d'huile pour obtenir 1,000 grammes. On filtre. L'huile de foie de morue iodoferrée a une couleur rouge-brun ; elle renferme 5 pour 1,000 d'iodure de fer.

L'huile de foie de morue est très indigeste, surtout quand elle est prise à jeun. Elle serait plus facile à digérer au moment du repas ; mais comment forcer un phtisique qui mange en général du bout des dents à avaler une drogue d'un goût aussi intolérable et d'une saveur aussi repoussante.

L'huile de foie de morue, pour avoir une certaine action, doit être prise à des doses considérables. Jaccoud recommande d'en prendre jusqu'à 150 gr. par jour. Son action consiste uniquement en un engraissement assez rapide du corps et une augmentation de poids notable, mais au point de vue des lésions locales, il n'y a aucune sorte d'amélioration. Il paraît qu'en Angleterre, on s'en sert pour l'engraissement des animaux de boucherie.

En résumé, l'huile de foie de morue, qui paraît avoir donné de bons résultats dans le traitement de la scrofule, doit être, à mon avis, banni de la thérapeutique de la phtisie pulmonaire. Elle peut être remplacée avantageusement par l'huile de lin et surtout par l'huile d'olives pure, corps gras digérés et assimilés facilement et auxquels on peut associer tous les médicaments toniques et antibacillaires.

# TRAITEMENT THERMAL DE LA TUBERCULOSE

Le traitement de la tuberculose par les eaux minérales constitue une partie très importante de la thérapeutique de cette maladie. Mais comment agissent ces eaux ? Aucune n'a une action directe sur le bacille tuberculeux et la lésion tuberculeuse en elle-même. Malgré ce qu'on a pu avancer de la puissance anti-bacillaire des composés du soufre ou de l'arsenic ni les eaux sulfureuses, ni les eaux arsénicales ne peuvent avoir une action microbicide, vu la petite quantité de médicament actif qu'elles renferment. Faut-il donc abandonner cette médication en apparence inactionnelle ? Non, car on peut, par l'emploi méthodique de ces eaux, atteindre un résultat réel dans le traitement de la phtisie. En effet, les eaux agissent de trois façons différentes ; d'abord sur l'état général de l'individu : elles agissent alors par elles-mêmes en excitant la nutrition générale et en luttant directement contre l'*hypotonie* constitutionnelle ou acquise du tuberculeux ; elles agissent aussi en tant que traitement hygiénique par le séjour dans les stations thermales où les conditions de vie sont meilleures au point de vue de l'hygiène. Elles ont une action non moins importante sur les états constitutionnels qui aggravent singulièrement le pronostic de la phtisie. Enfin, elles ont une action manifeste sur les lésions périphymiques, les pneumonies pérituberculeuses, les congestions, les broncho-pneumonies, les bronchites qui augmentent l'étendue des lésions, diminuent le champ de l'hématose, et présentent le terrain le plus propice à l'extension des lésions tuberculeuses.

Il est donc évident, par ce court exposé de l'action des eaux minérales, que leur emploi est justifié et qu'on peut en retirer les plus grands bénéfices, et je répète encore qu'il faut compter beaucoup sur les conditions hygiéniques nouvelles où se trouve le tuberculeux : vie au grand air et au soleil, réveil de l'appétit, excitation générale de tout l'organisme, et enfin, l'influence morale non moins heureuse, qui prive pour quelque temps le tuberculeux des préoccupations habituelles de sa vie et lui redonnent de l'espoir.

Le traitement thermal cependant ne doit pas être ordonné à tous les phtisiques. Ce ne doit pas être une loi absolue d'envoyer tous les phtisiques dans une station d'eaux minérales. Si on peut en retirer de bons effets quelquefois, il arrive aussi que ce traitement institué d'une façon inconsidérée, peut être la cause d'accidents graves et précipiter d'une façon terrible le dénouement. Il y a pour ce mode de traitement, comme pour toute médication, des indications et des contre-indications parfaitement établies que doivent suivre les praticiens.

Une première contre-indication des eaux minérales est la suivante : si le malade est placé dans de telles conditions hygiéniques, à la campagne ou dans une résidence qui lui permettent la vie au grand air et lui donnent l'ensemble des conditions hygiéniques nécessaires, il est bien évident qu'il est parfaitement inutile de prescrire dans ces cas un déplacement qui peut fatiguer le malade sans lui procurer des conditions de vie meilleures. Le traitement thermal à domicile est donc indiqué dans ces cas, quand on pourra en tirer un réel service pour combattre certains états constitutionnels morbides, tels que l'arthritisme, par exemple.

Il faut aussi s'inspirer du goût du malade : et ce serait faire mauvaise route que d'envoyer dans une station un phtisique à qui ce déplacement déplairait. Tout le bénéfice qu'il pourrait retirer de cette médication et de ce séjour serait annihilé rapidement par les mauvaises conditions morales où il se trouverait placé.

En un mot, si le malade se trouve dans une résidence où il est bien au point de vue de l'hygiène et où il se plaît, tout déplacement serait plus dangereux qu'utile ou au moins contre-indiqué.

Quelles sont maintenant les indications d'une eau thermale? Dans ce problème complexe comme tous les problèmes de thérapeutique, entrent une série de données que nous devons examiner tour à tour.

C'est d'abord la composition de l'eau : on s'occupe généralement beaucoup et pour ainsi dire uniquement de cette donnée du problème : c'est évidemment la plus importante, mais à côté d'elle il en est une que l'on doit considérer : c'est, d'une part, la situation climatérique de la station. Si l'eau a une action, le climat et la situation de la station en ont une au moins aussi importante et si l'on envoie un phtisique dans une station où le climat a une mauvaise influence sur son organisme, il est évident que tout le bénéfice de la cure sera perdu et que l'état du malade sera peut-être aggravé par ce fait. Ainsi donc, la situation climatérique est d'une très grande importance et doit être soigneusement étudiée avant d'envoyer un malade dans telle ou telle station thermale. Enfin, il ne faut pas négliger les conditions sanitaires des localités, au point de vue des maladies endémiques ou épidermiques que l'on peut y rencontrer. Il faut aussi connaître parfaitement quelle est l'installation de cette station comme ressources et moyens thérapeutiques :

bains, douches, inhalations, etc. Le praticien doit aussi être certain que son malade trouvera là, où il l'envoie, toutes les conditions nécessaires à une bonne installation matérielle et à une bonne alimentation. En somme, une fois que le médecin a déterminé quel est le groupe d'eaux minérales qui convient à son malade, il doit choisir encore dans ce groupe quelle est la station qui est plus spécialement indiquée. Voici ce que dit Jaccoud à ce sujet : « Vous » pouvez apprécier la diversité et la filiation logique des apprécia- » tions successives qu'implique le choix d'une eau minérale. Fixer » le groupe chimique, voilà le premier point ; cette première solu- » tion vous la tirez d'une part du malade, c'est-à-dire de son histoire » entière, actuelle ou antérieure, éclairée par celle de sa famille, et » d'autre part des enseignements fournis par l'expérience sur l'adap- » tation du groupe d'eaux aux divers états pathologiques locaux » et constitutionnels et aux divers modes de la réaction indivi- » duelle sous l'influence de la même maladie. Cette donnée acquise, » vous avez à fixer l'unité dans le groupe choisi ; cette seconde » solution vous la tirez du malade, c'est-à-dire de sa constitution, » de son excitabilité, de ses habitudes, de la résistance avant et » après la cure, des effets qu'il a pu ressentir à l'occasion de dépla- » cements antérieurs, des particularités symptomatiques de sa » maladie, de l'état du cœur et des vaisseaux, et d'un autre côté » des connaissances que vous possédez sur les diverses stations du » groupe, notamment sur leurs conditions climatériques et sur » l'action plus ou moins excitante des eaux. Alors vous pouvez » conclure et formuler votre jugement. Je ne pense pas vraiment » qu'aucune autre décision thérapeutique exige des opérations » intellectuelles aussi complexes, un tact aussi délicat et une ins- » truction aussi étendue. »

Nous voyons par ce que vient de dire le professeur Jaccoud que la difficulté est grande de donner des règles absolues dans des con- ditions aussi variables et on peut dire aussi individuelles. La pre- mière partie est aisée relativement : choix du groupe des eaux miné- rales convenant au cas donné. Mais la deuxième partie, ce que Jaccoud appelle le choix de l'unité, dépend de deux conditions absolument personnelles : le malade d'une part, et, d'autre part, le médecin : le malade, par son état général, la forme et la période de sa maladie, son état diathésique ; le médecin, par ses connaissances plus ou moins approfondies des localités balnéaires qu'il a pu expé- rimenter ou qui sont plus ou moins à sa portée ou à celle de son malade.

I

## Traitement thérmal prophylactique

Le traitement thermal doit être étudié dans la prophylaxie et dans la thérapeutique de la phtisie. La période prophylactique est évidemment celle dans laquelle les eaux minérales ont l'action la plus bienfaisante. Il est évident que l'on peut difficilement déclarer si un sujet deviendra tuberculeux, surtout avec les idées que nous devons nous faire maintenant de l'hérédité tuberculeuse et du mode de développement de cette maladie. Cependant, il est certains états constitutionnels ou acquis qui prédisposent manifestement à cette maladie, qui mettent l'individu dans une hypotonie constitution-nelle ou acquise, qui en font un terrain tout préparé au développe-ment du germe infectieux. C'est principalement contre cette hypo-tonie des forces vitales de l'organisme, se rencontrant chez des sujets qui ont été ou sont en contact avec des phtisiques, que l'on peut instituer un traitement prophylactique. Ce ne sont pas des tuberculeux que l'on soigne, mais on soigne des organismes qui sont tout prêts à le devenir et n'attendent qu'un germe pour voir la maladie évoluer. C'est dans ce sens que nous devons comprendre le traitement prophylactique de la tuberculose.

Le traitement thermal dans cet ordre d'idée passe évidemment après le traitement hygiénique et climatérique. Il doit toujours être accompagné pour tous les tuberculeux du traitement hygiénique, et quand le traitement climatérique ne peut être institué pour une raison quelconque, le traitement thermal devient un puissant auxi-liaire des autres moyens thérapeutiques mis en œuvre.

Dans cette application du traitement thermal à la prophylaxie de la tuberculose, nous devons considérer plusieurs cas : 1° Le sujet qui a été placé de telles conditions, soit par sa naissance, soit par sa vie, qui l'ont exposé ou l'exposent à de nombreuses causes de contagion, présente simplement cet état d'hypotonie générale de l'organisme, cette hypotrophie qui est une cause si puissante de tuberculisation ; 2° le sujet est anémique ; 3° le sujet est un scrofu-leux. On sait quelle est la nature de la scrofulose. Peut-on dire dans ce cas qu'il y ait vraiment prophylaxie. Je dirais plutôt qu'il y a là un traitement réel d'une tuberculose atténuée à une allure spéciale, la scrofule. Mais ce n'est point le lieu de discuter ces ques-tions pathogéniques et pour se conformer à l'usage, ainsi que pour la clarté de l'exposition, je vais étudier le traitement de la scrofu-lose dans la prophylaxie.

Pour les individus du premier groupe en état d'hypotrophie, de débilité générale, le traitement thermal n'a pas d'indications spéciales. On peut l'instituer, mais alors, c'est plutôt son action hygiénique que l'on a en vue que l'action propre de ses eaux. Il est évident que si l'on a affaire à un sujet habitant une ville et placé dans de mauvaises conditions hygiéniques, un déplacement et la vie à la campagne est tout indiqué. Là, on recherche l'action bienfaisante de la vie au grand air, loin des causes de débilitation. Les stations thermales sont, en général, confortablement installées pour procurer aux phtisiques des bonnes conditions de vie et en même temps des distractions nombreuses dont l'effet est des plus salutaires sur le moral de ces malades. Mais on voit en somme que la question d'eau minérale est des plus accessoire dans cette détermination du médecin. On obtiendra souvent de très bons résultats par le changement complet du genre de vie, une hygiène convenable, succédant à l'hygiène défectueuse des grandes villes, enfin par l'influence morale. On sera ainsi arrivé à favoriser le réveil des fonctions vitales, à restaurer l'organisme, à le mettre en quelque sorte à l'abri de la contagion.

Cependant, il ne faut pas négliger absolument l'action propre de l'eau minérale, elle peut contribuer pour une bonne part à l'amélioration de l'état général. On choisira des eaux toniques et ferrugineuses, chlorurées sodiques et sulfureuses.

Le choix de la station paraît indifférent, car le sujet, en somme, n'est pas malade et l'on ne peut tirer d'indication de son état morbide. Cependant, comme on tend à une restauration constitutionnelle, il faudra chercher une station dont les conditions se rapprocheront le plus du but que l'on veut atteindre.

Les stations les plus élevées et les plus aérées seront les meilleures à la condition que le cœur et l'excitabilité nerveuse le permettent. Ainsi donc, on pourra conseiller les eaux suivantes :

Eaux sulfureuses : Allevard, Cauterets, Uriage.
Eaux ferrugineuses : Saint-Moritz, La Banche.
Eaux chlorurées sodiques : Salins, La Bourboule.

Le deuxième groupe renferme les sujets anémiques qui ont résisté au traitement habituel. Ceux-ci se trouveront bien d'une cure dans une station thermale ferrugineuse, telles que : Saint-Moritz, Spa, Santa-Catarina. Les deux stations d'altitude vraiment remarquables de ce groupe sont celles de Saint-Moritz et de Santa-Catarina. Saint-Moritz est à 1855 mètres d'altitude et Santa-Catarina à 1,852 mètres.

Notre troisième groupe comprend les scrofuleux. Une cure dans une station thermale est toujours favorable aux scrofuleux. Souvent et pour la plupart de ces malades, le traitement médicinal suffit à amener une amélioration notable, mais les eaux et spécialement les eaux sulfurées et iodées complètent avantageusement le traitement.

Les eaux sulfureuses s'adressent spécialement aux manifestations superficielles cutanées catarrhales de la scrofule. Elles ont une action moins énergique sur la diathèse elle-même que les eaux chlorurées sodiques qui sont merveilleuses pour les manifestations plus profondes. Une station est particulièrement remarquable pour le traitement des scrofuleux, c'est Uriage : Ses eaux sont à la fois chlorurées et sulfureuses. Cette association de deux principes fait que ces eaux ont une double action sur la diathèse elle-même et sur ses accidents cutanés. Elles agissent, en résumé, et comme chlorurées sodiques et comme ferrugineuses. La situation climatérique de cette station, au pied des Alpes, la recommande aussi comme station d'altitude. Les eaux d'Aix-la-Chapelle sont comme celles d'Uriage, chlorurées sodiques sulfureuses, mais à un degré beaucoup moindre.

Parmi les eaux sulfureuses, celles qui présentent les situations climatériques les plus estimées sont celles des Pyrénées: Luchon (628$^m$), Cauterets (990$^m$), Eaux-Bonnes (800$^m$). Les eaux de Barrèges sont sulfureuses aussi et l'altitude de cette station est considérable : 1,280$^m$. Mais ces eaux très excitantes sont indiquées plutôt pour les formes torpides de la scrofule. Encore sont-elles mal supportées par la plupart des sujets et surtout par les enfants.

La station d'Allevard, en Dauphiné, jouit d'une grande notoriété. Son altitude est de 475$^m$. On peut donc y envoyer des sujets dont l'excitabilité nerveuse contre-indique les stations plus élevées. Les eaux de Schinznach sont aussi recommandables.

Quand on veut s'attaquer à la diathèse elle-même ou pour mieux dire aux accidents profonds de la scrofule, on conseillera les eaux chlorurées sodiques de la Bourboule, de Salins, de Soden, de Kreuznach. Ces eaux et surtout celles de Salins rendent de grands services dans les cas de lésions invétérées osseuses et articulaires.

Jaccoud est amené à conseiller plus spécialement les eaux de Saxon, en Suisse, pour traiter les engorgements ganglionnaires, si fréquents et si tenaces chez les scrofuleux. L'altitude de cette station est de 534$^m$. Voilà ce qu'en dit Jaccoud : « Ces eaux sont des » bicarbonatées calciques et magnésiennes, iodo-bromurées, et dans

» ces dernières années, je leur ai dû de remarquables succès, non-
» seulement dans des cas de tumeurs ganglionnaires superficielles,
» mais aussi, en 1879, dans un cas d'engorgement considérable des
» ganglions péri-bronchiques. D'après leur composition et surtout
» leur richesse en iodure de potassium, les eaux de Challes, en
» Savoie, doivent très probablement avoir une action semblable. »

## II

### Traitement thermal de la forme chronique commune

Ce traitement a d'autant plus d'action qu'il est institué dans les
premières périodes de la maladie. Quand les lésions sont récentes et
peu avancées on peut attendre des résultats vraiment inespérés.
Cependant ces eaux peuvent être utiles à toutes les périodes, même
à la période d'excavation, à la condition cependant que les lésions
soient peu étendues et que l'état général soit encore bon. La confluence des lésions est une contre-indication formelle au traitement
thermal qui est absolument impuissant dans ce cas. La fièvre est
une autre contre-indication plus absolue encore que la précédente,
et d'autant plus importante à considérer qu'elle peut exister à
toutes les périodes de ces maladies.

Jaccoud s'exprime ainsi à propos de la fièvre : « Quel que soit
» l'état des lésions, quelle que soit l'origine de la fièvre, jamais je
» n'envoie aux eaux un tuberculeux fébricitant; pour la fièvre
» d'inflammation, la fièvre d'excavation, et la fièvre de résorption,
» pour la fièvre de tuberculisation liée aux poussées granuleuses
» secondaires, cette contre-indication est formelle, absolue. Elle
» l'est également pour la fièvre de tuberculisation initiale, de type
» rémittent ou de type intermittent quotidien ou tierce. Je ne me
» dépars de cette rigueur que dans le cas assez fréquent, du reste,
» où cette fièvre, sans type régulier, ne se montre que passagère-
» ment à des intervalles plus ou moins éloignés. Si toutes les
» autres particularités du fait sont favorables à l'emploi des eaux,
» je me décide alors à passer outre, dans l'espoir que l'amélioration
» produite par la cure dans l'état général et dans le processus local
» pourra favoriser la cessation de cette tendance fébrile, qui n'est
» que vaguement dessinée. Le choix de la station exige alors une
» circonspection toute particulière. La contre-indication opposée
» par les phases pyrétiques n'est pas indéfinie; elle persiste, cela
» va de soi, pendant toute la durée de ces phases, et elle survit à
» leur extinction pendant un temps que je fixe à trois mois; mais

» d'après ce délai, l'hyperémie se maintient et que l'état du malade
» soit d'ailleurs compatible avec un déplacement et avec la fatigue
» inhérente à la médication thermale. Je considère que l'obstacle
» spécial, issu de la fièvre, a disparu et que je puis, sans rien com-
» promettre, agir en liberté. Encore ici, le choix de l'eau est une
» question vitale, une erreur peut avoir de désastreuses consé-
» quences. »

L'hémoptysie est en général une contre-indication à la cure par
les eaux minérales. Je veux parler des hémoptysies récentes ou
actuelles ; du reste, la forme hémoptoïque de la tuberculose est
presque toujours fébrile. Donc, une phtisie à hémoptysies fréquentes
ne doit pas être envoyée dans une station thermale, il n'en est pas
de même des hémoptysies anciennes, ou des hémoptysies qui reviennent très rarement.

Nous avons vu que les eaux même les plus excitantes, loin de
ramener les hémoptysies ou de les provoquer, empêchent au contraire le retour de cet accident. Ainsi donc, nous pouvons dire
que les hémoptysies anciennes, même si pendant une période elles
se sont fréquemment répétées, même si elles ont été alors accompagnées de fièvre ne contre-indiquent pas la cure thermale : bien
au contraire, cette cure empêchera puissamment le retour de pareils
phénomènes. Mais, il est bien évident que l'on choisira des stations
spéciales, dont le climat soit favorable à un tel malade.

Quand le tuberculeux est arrivé à la période de consomption, il
faut bannir absolument l'idée d'une cure thermale. Elle serait non
seulement inutile, mais elle aggraverait encore l'état du malade en
précipitant le dénouement fatal.

Pour le choix des stations nous diviserons les phtisies en trois
groupes. D'une part, les phtisies qui ne semblent liées à aucun état
diathésique, celles que les anciens auteurs appelaient phtisies primitives. Dans un deuxième groupe, nous placerons les phtisies survenues chez des scrofuleux. Dans un troisième, les phtisies arthri-
tiques ou herpétiques.

C'est sur ces divisions que se fonde le choix du genre d'eau à
prescrire. Puis, une fois que l'on sait quel groupe chimique on doit
conseiller à son malade, il faut, pour déterminer la station, subor-
donner son jugement à ce second élément : *Le mode réactionnel du
malade* : « Que la phtisie soit primitive ou secondaire, que dans la
» secondaire elle soit scrofuleuse ou arthritique, cela importe peu,
» vous n'arriverez à formuler un conseil utile, ou tout au moins
» innocent, qu'en prenant pour guide le rapport qui existe entre le

» malade et l'affection, c'est-à-dire la manière dont l'organisme se
» comporte sous l'influence de la maladie dont il est atteint, rapport
» éminemment individuel dont l'appréciation ressortit au tact
» médical et dont la variabilité apporte un obstacle insurmontable
» au dogmatisme thérapeutique » (Jaccoud).

Le mode réactionnel de l'organisme peut présenter deux aspects
types suivant les sujets. Dans un premier cas, l'organisme réagit
violemment contre ses parasites, il se révolte et cette réaction est
souvent considérable. L'organisme supporte mal les germes qui se
développent ou pour mieux dire est fortement impressionné par
les toxines qu'ils sécrètent, ces sujets sont toujours en imminence
de fièvre, présentent une excitabilité constante du cœur, et un état
d'éréthisme nerveux particulier : dans cette forme les manifestations aiguès sont fréquentes dans l'appareil respiratoire et les
hémotypsies sont de règle. *C'est la forme éréthique de la phtisie
commune.*

Le deuxième aspect que peut revêtir cette maladie est le suivant: L'organisme supporte parfaitement les parasites et n'est nullement incommodé en apparence par les toxines qu'ils sécrètent et
les lésions qu'ils provoquent : Les lésions progressent sans que
l'organisme sorte de sa torpeur, il ne réagit pas et si par moments,
il semble se réveiller, c'est pour un temps court, sans fracas, puis
tout rentre dans le calme habituel. Là nous n'avons pas de fièvre
constante, pas de phénomène d'excitabilité, pas d'inflammation de
l'arbre respiratoire, pas de retentissement sur les fonctions vitales.
*C'est la forme torpide de la phtisie commune.*

Ce sont les deux types extrêmes du mode réactionnel de l'organisme. Il est évident qu'entre les deux existe une foule d'intermédiaires impossible à décrire séparément, mais que l'on peut aisé-
mens se figurer avec les connaissances des types extrêmes.

De même qu'en clinique les types sont nombreux, de même en
thérapeutique les indications sont multiples.

Cependant on peut formuler une règle précise qu'il appartient
au praticien de modifier suivant les cas qu'il aura devant lui. Cette
règle est la suivante :

Le type éréthique de la phtisie commune est une contre-indication pour les eaux excitantes ; tandis que la forme torpide s'en
trouve très bien et en réclame l'emploi. Cette règle évidemment est
bonne prise en elle-même, mais combien difficile en est l'application suivant les cas: et ces difficultés résultent des variétés infimes
de chacun des types de réaction et des variétés moins nombreu-

ses que présentent les eaux au point de vue de leur action excitante.

De même qu'on ne peut nettement diviser tous les cas de phtisie en deux cas bien déterminés ; d'une part la phtisie à forme éréthique, d'autre part les phtisies torpides ; de même on ne peut pas diviser rigoureusement les eaux en deux catégories, les eaux excitantes et les eaux qui ne le sont pas du tout pour un organisme donné.

Il y a dans tout cela une question de degré, qu'il appartient au praticien de chercher à élucider par l'expérience qu'il a pu faire de l'action de différentes sources suivant les cas.

Ainsi donc il faut se borner à l'énoncé strict de cette règle, il est impossible de donner des préceptes plus amples. La question devient encore plus complexe, si l'on tient compte, comme on doit le faire, des conditions climatériques de la station. Il faut, en outre, tenir compte des fonctions gastro-intestinales des malades et de l'action des eaux sur ces fonctions. Il faut tenir compte de l'état sanitaire de la station, etc.

On voit, en résumé, toutes les difficultés que présente le choix d'une station thermale parfaitement appropriée à tel cas donné.

*Premier groupe.* — Phtisies dites primitives, sans maladie constitutionnelle antécédente. Là le traitement thermal, qui est sans action sur le bacille lui-même, est borné à une action générale sur l'organisme et à une action locale sur les lésions pulmonaires périphymiques. Cette action double peut être attendue d'un grand nombre de sources que nous verrons bientôt, chlorurées sodiques, bicarbonatées chlorurées, sulfatées calciques, sulfatées sodiques, sulfureuses, etc.

Pour prescrire une de ces sources nous devons tenir compte : 1º De l'état réactionnel du malade, c'est-à-dire de la forme de la phtisie, éréthique ou torpide.

2º De l'action excitante des eaux.

3º De l'action excitante du climat.

Et avec Jaccoud nous diviserons les eaux applicables au traitement de la phtisie primitive en trois groupes : 1º Eaux et stations à excitation faible ; 2º Eaux et stations à excitation moyenne ; 3º Eaux et stations à excitation forte.

Le premier groupe est indiqué dans les formes éréthiques où la réaction de l'organisme est portée à son maximum : dans la forme hémoptoïque, dans les formes qui ont présenté des poussées aiguës.

Le second groupe sera bon dans des cas moyens où la réaction est assez peu marquée ; où les hémoptysies ont été rares et où la fièvre a été exceptionnelle.

Le troisième groupe est à conseiller dans les formes franchement torpides : dans lesquelles il n'y a jamais eu d'hémoptysies, jamais de poussées aigües, jamais de fièvre. Ces eaux très excitantes et très énergiques doivent être rejetées toutes les fois qu'il y aura la moindre incertitude dans les indications.

*Premier groupe : Eaux et stations à excitation faible.* — Ems, Soden, Royat, Lippspringe, Weissemburg (Suisse). Ems présente une altitude de 100ᵐ ; ses eaux sont *bicarbonatées*, sodiques chlorurées. *Soden* a une altitude de 145ᵐ, et ses eaux sont chlorurées sodiques. Ces deux stations, vu leur altitude insignifiante, ont une action remarquable sur les organismes qui réagissent outre mesure. Elles ont la propriété de supprimer les hémoptysies, mais cela n'est pas constant.

Royat, dans le Puy-de-Dôme, a des eaux chlorurées sodiques et bicarbonatées, notablement ferrugineuses. Mais l'altitude est de 500ᵐ et leur action climatérique commence déjà à être excitante. Aussi ces eaux sont-elles contre-indiquées dans le cas où l'on trouve des inflammations pneumoniques périphymiques. L'action résolutive de ces eaux, est, en effet, presque nulle.

Lippspringe, en Westphalie, a l'action du climat de plaine. Ces eaux sont éminemment résolutives et amènent des modifications remarquables dans les inflammations pérituberculeuses. Elles ont une action semblable à celles de Weissemburg, en Suisse, qui sont sédatives et résolutives aussi, mais dont l'action sédative est annihilée par les effets de l'altitude (900ᵐ). Par conséquent, les malades trop excitables se trouveraient mal de cette dernière station.

*Deuxième groupe : Eaux et stations à excitation moyenne.* — Jaccoud place dans ce groupe des eaux sulfureuses sodiques ou calciques et des eaux arsénicales :

|  |  | ALT. |
|---|---|---|
| Sulfureuses | Saint-Honoré (Nièvre),.............. | 270ᵐ |
| | Amélie-les-Bains (Pyrénées-Orientales). | 270ᵐ |
| | Vernet, près d'Amélie.............. | 600ᵐ |
| | Allevard (Isère)..................... | 475ᵐ |
| | Penticost (Pyrénées Espagnoles)....... | |
| Chlorurées sodiques | La Bourboule............ | 350ᵐ |
| | Le Mont-Dore......... ... | 1050ᵐ |

Ces eaux sont citées dans l'ordre de leur action excitante.

Les deux dernières se rapprochent beaucoup du troisième groupe, aussi sont-elles à conseiller pour des formes qui se rapprochent beaucoup des formes torpides pures. Il faut que les phénomènes d'excitation antérieure aient complètement disparu, que la fièvre manque absolument, et que l'hémoptysie n'ait jamais paru ou soit très ancienne, enfin qu'il n'y ait pas de pneumonie pérituberculeuse. Il faut aussi dans un autre ordre d'idée que les fonctions digestives soient en parfait état.

*Troisième groupe : Eaux et stations à excitation forte.*—Appropriées aux malades à forme franchement et absolument torpide, sans hémoptysie même ancienne, sans poussée pneumonique antérieure et sans fièvre :

|                          |        | ALT.           |
|--------------------------|--------|----------------|
| Bagnères-de-Luchon       | ....   | 628$^m$.       |
| Cauterets                | ....   | 990$^m$.       |
| Les Eaux-Bonnes          | ....   | 800$^m$.       |

Ces trois stations ont une action d'autant plus *énergique* qu'elles sont plus élevées. L'entérite contre-indique leur emploi.

*Phtisies dites secondaires.* — Précédées par une maladie constitutionnelle.

Là l'indication est tirée de la nature de cette maladie constitutionnelle. Pour la phtisie scrofuleuse nous retrouvons les mêmes eaux que nous avons conseillées dans le traitement de la scrofule : Saxon, la Bourboule, Uriage ; les stations sulfureuses des Pyrénées, Aix-la-Chapelle, Allevard, Salins, Soden, Challes.

Quand on était en présence d'un malade à antécédents goutteux, ou herpétiques, ou rhumatismaux, on conseillait des eaux qui avaient une action spéciale sur ces états diathésiques. Mais on se faisait alors une fausse idée de la phtisie : il est évident aujourd'hui que l'on ne peut plus parler de phtisie arthritique. Tout au plus peut-on admettre que ces diathèses aient une action aggravante pour la tuberculose. Dans ces cas de phtisie dite arthritique on conseillait : le Mont-Dore, Baden, etc.

Jaccoud dit avec raison : « La relation de cause à effet entre la » maladie constitutionnelle et la détermination thoracique est tou » jours beaucoup moins certaine que dans le cas de scrofule, consé » quemment si la médication thermale ne démontre pas une amé » lioration rapide, la réalité de rapport pathogénique jusqu'alors » seulement probable, il convient de ne pas persister dans cette » voie et de considérer comme une simple coïncidence le fait de la » goutte ou du rhumatisme ; malgré les apparences, la phtisie est » bien et dûment primitive. »

# CLIMATOTHÉRAPIE

Peut-on attendre d'un climat, quel qu'il soit, une action curative sur le tubercule lui-même ? Non. Il est évident à première vue que les conditions climatériques d'une station ne peuvent avoir aucune action anti-bacillaire ou anti-toxique : il n'est pas besoin d'insister davantage. Par conséquent le climat agit d'autre façon : il agit sur l'état général du sujet et en même temps dans certaines conditions sur l'organe malade dont il facilite la fonction en rendant son labeur plus aisé et en le débarrassant des congestions secondaires. L'état général amélioré, relevé, donnera au malade la force nécessaire à la restauration de ses lésions, à la guérison naturelle de ses tubercules.

Comment peut-on arriver à déterminer quels sont les climats posssédant une action bienfaisante pour les phtisiques et quel est parmi les éléments dont l'ensemble constitue le climat, celui qui est le plus capable de conférer l'immunité, le plus apte à aider la guérison des lésions pulmonaires ?

## I

Parmi tous les climats on s'est attaché à rechercher ceux qui conféraient aux indigènes une immunité plus ou moins complète pour la phtisie. Il existe certaines régions où la tuberculose est complètement inconnue, ou mieux n'attaque jamais les indigènes, d'autres où la proportion des phtisiques est énormément inférieure à la moyenne ordinaire. Il est donc évident qu'il existe dans ces régions une condition climatérique spéciale qui confère cette immunité aux indigènes, puisque leur genre de vie et leurs habitudes sont les mêmes que celles des autres indigènes du même pays, mais habitant des localités différentes. Si ce sont les conditions climatériques qui exercent cette heureuse influence, encore faut-il savoir quelle est celle qui, plus spécialement, confère cette immunité.

Certaines parties de la Suisse, de la Silésie, et des hauts plateaux du Mexique sont des régions où la phtisie est presque inconnue.

Dans les Alpes suisses, à partir de 1300 mètres d'altitude, la phtisie est exceptionnelle. La haute Engadine et Davos sont à peu près indemnes de tuberculose.

En étudiant toutes ces régions on arrive à conclure que la condi-

tion climatérique spéciale et seule capable d'expliquer cette action
bienfaisante est l'altitude. L'abaissement de la température est très
accessoire, en effet, les pays froids ne sont ni plus ni moins favo-
risés que les pays tempérés ou chauds. La question de température
n'est donc que pour peu de chose dans cette question. Par lui-même,
l'abaissement de température n'a aucune action, cependant il est
important à considérer : en effet, la limite inférieure de l'altitude
protectrice varie avec la latitude, c'est-à-dire avec la température
moyenne des régions considérées. Il faut une altitude beaucoup
plus élevée dans les plateaux du Mexique qu'en Silésie pour atteindre la région protectrice. En Silésie, 500ᵐ suffisent : En Suisse,
l'immunité ne commence qu'à 1400 mètres. Si l'on considère la
température moyenne de Gœbersdorf, situé en Silésie à 550ᵐ d'altitude, on la trouve correspondante à celle des stations suisses situees
à 1,400 mètres.

En résumé, c'est l'altitude qui est l'élément primordial des climats qui confèrent l'immunité contre la phtisie. Suivant que la
temperature moyenne de la région considérée est plus ou moins
élevée, il faudra s'élever plus ou moins haut pour atteindre l'altitude protectrice.

La condition d'altitude, quoique primordiale, n'est pas seule
active. Il faut, comme partout, reconnaître l'influence considerable
de la vie au grand air, et si, d'après Muller, à une altitude égale, les
habitants des campagnes sont beaucoup moins atteints que les
habitants des villes, la vie confinée peut faire disparaître toute la
bonne influence de l'altitude, et Muller cite le fait probant suivant :
« En Suisse, l'immunité pour la population agricole descend jus-
» qu'à une altitude de 900ᵐ, tandis que dans les districts indus-
» triels dont l'altitude atteint 1200ᵐ, la moyenne des phtisiques est
» aussi considérable qu'à 500ᵐ: Donc, il faut tenir grand compte
» du genre de vie à côté de l'altitude. »

Les climats d'altitude sont donc les seuls qui confèrent aux indigènes l'immunité de la phtisie pulmonaire. Ce sont les seules dont
on puisse espérer une action favorable sur les phtisiques. Et, à ce
propos, nous devons examiner la question des climats chauds si
recommandés par les médecins dans toutes les formes et dans
toutes les périodes de la phtisie ; que devons-nous attendre aussi
des climats froids en dehors des conditions d'altitude bien entendu ?

## II

Que voyons-nous dans les climats chauds, l'Algérie, par exemple ?

La phtisie y est aussi fréquente que partout ailleurs chez les indigènes et, en effet, maintenant que l'on connaît la nature même de
la phtisie, on s'explique facilement qu'une température élevée ne
nuise point au développement du germe pathogène. Il semble au
contraire plus naturel d'admettre que son développement est favorisé par une température élevée constante, surtout quand il s'y
joint des conditions d'humidité. La chaleur n'est point un stimulant de l'organisme, bien au contraire, c'est un dépressif énergique.
L'organisme est somnolent, les fonctions s'alanguissent, et surtout
(circonstance très appréciable quand il s'agit de phtisique), l'appétit se perd et l'organisme éprouve rapidement les effets nuisibles de
la dénutrition. Il ne nous resterait donc en faveur des pays chauds
que cette condition favorable, la constance du climat qui, supprimant
mant les variations brusques de température, expose moins aux
accidents, tels que bronchites, pneumonie catarrhale, etc.

Mais ce mince avantage est annihilé par ce fait que dans un climat chaud les congestions péryphimiques ne se résolvent pas et
que le poumon respire mal et incomplètement. Mais alors, doit-on
préférer un climat froid ?

Evidemment, sous un tel climat l'organisme est fortement excité,
les fonctions, languissantes, se réveillent, l'appétit renaît, le poumon
respire largement et se décongestionne facilement. Cependant un
phtisique placé dans de telles conditions est sujet à des inflammations bronchiques et pulmonaires dues aux brusques changements
de température et à l'action dangereuse d'un air froid et humide sur
un organe très susceptible. En résumé, on ne peut espérer aucune
action bienfaisante pour le phtisique, ni des climats chauds, ni des
climats froids. Nous savons maintenant que l'altitude est le seul
facteur qui puisse agir favorablement sur la tuberculose pulmonaire.

### III

*Action.* — Comment agissent ces climats d'altitude. Les climats
d'altitude, nous l'avons établi, n'ont aucune action curative directe
sur la lésion tuberculeuse, ni sur le bacille, mais il est certain que
ces climats préviennent mieux que tous les autres le développement
de la phtisie chez les indigènes; il est donc parfaitement admissible
qu'ils peuvent offrir aux individus déjà atteints le milieu le plus
favorable pour la cure que l'on entreprend.

L'altitude a une action générale. Ces climats sont fortifiants et
stimulants en relevant et activant les fonctions digestives, en aug-

mentant l'appétit, en favorisant la digestion, l'absorption, et l'assimilation, en un mot, en activant le *processus* nutritif. Ils répondent donc parfaitement à cette première indication : lutter contre l'hypotrophie, constante chez les phtisiques.

L'altitude possède aussi une action locale favorable sur le poumon, sur le fonctionnement de ces organes, sur la respiration et la circulation. Prenons une station située sous notre latitude entre 1500 et 1900 mètres et voyons comment elle peut avoir une action salutaire.

La diminution de la pression barométrique qui atteint à cette hauteur un abaissement de 120 à 150$^{mm}$ de mercure, détermine toujours chez tous les individus sains ou malades, une accélération des battements du cœur. Cette modification est passagère, mais ce qui persiste constamment, c'est un afflux de sang à la périphérie, dans les capillaires de la circulation générale. Les extrémités sont congestionnées, les vaisseaux y sont turgescents, la peau est violacée. Les muqueuses supérieures du nez, de la bouche présentent les mêmes symptômes congestifs. Cet appel de sang à la périphérie, appel considérable, produit une décharge notable dans les organes centraux et de là, une anémie relative du poumon, assez faible pour n'être que bienfaisante. La respiration devient plus facile, plus ample, plus aisée. Tout l'organisme se ressent de cette décharge sanguine : les fonctions cérébro-spinales sont excitées, le malade sent ses forces renaître, il a la tête libre, il se sent plus fort, plus agile, plus dispos. L'appétit renaît et, avec une alimentation plus considérable, un apport plus grand de matériaux réparateurs, les forces reparaissent et l'organisme est restauré.

A l'altitude que nous considérons l'air est raréfié. Cette raréfaction produit dans l'acte respiratoire une première modification importante : l'accélération de la respiration. Les inspirations sont augmentées, non-seulement de nombre, mais en même temps, elles sont plus profondes. Il faut, en effet, dans cette atmosphère raréfiée, introduire une quantité d'air beaucoup plus considérable, quantité qui est encore augmentée par ce fait que la nutrition étant plus active, l'organisme consomme davantage d'oxygène. De là, un fonctionnement plus complet du poumon, dans lequel toutes les parties sont utilisées, où tous les alvéoles se déplissent : on voit alors entrer en jeu ces régions pulmonaires que Jaccoud nomme si bien *paresseuses*, ces régions qui, dans les conditions ordinaires, ne fonctionnent qu'à demi : Je veux parler surtout des *sommets*. De cette ampliation plus grande du thorax résulte une action plus énergique des muscles inspirateurs, c'est une gymnastique musculaire toute naturelle et des plus salutaire pour le phtisique.

La décharge sanguine des poumons que nous avons déjà signalée, facilite l'hématose, en rendant la circulation pulmonaire plus rapide et plus aisée. Les congestions périphymiques sont dissipées et les fluxions nouvelles sont entravées. Bien plus, les hémoptysies sont par ce fait supprimées ou au moins rendues bien moins faciles. On s'explique parfaitement pourquoi. Aussi chez un phtisique transporté dans une station d'altitude, assiste-t-on toujours à la suppression des hémorrhagies chez ceux qui en étaient atteints auparavant et ne voit-on qu'exceptionnellement des hémoptysies se produire.

En résumé, un climat d'altitude a une *action générale* en assurant la restauration de l'organisme tout entier. Cette action est due surtout aux conditions de température et peut se retrouver dans des stations plus septentrionales, mais moins élevées. Cette action ne leur est donc pas spéciale. Il a aussi une action locale qui lui est propre : il accroît l'activité respiratoire et préserve les poumons des stases et des congestions. Cette influence locale est due uniquement à la dépression barométrique, c'est-à-dire à l'altitude de la région considérée.

Enfin, à cette altitude, l'air est pur, la quantité d'acide carbonique est insignifiante : il faut aussi tenir compte de la présence, dans cette atmosphère, d'une quantité notable d'ozone, qui, certainement, a une action favorable. De plus, l'air est très sec et l'on sait que la sécheresse est une condition défavorable au développement des organismes inférieurs.

## IV

*Division*. — Nous diviserons donc les climats, d'après Jaccoud, en deux groupes :

Les climats d'altitude ;
Les climats de plaine.

Nous connaissons les premiers ; les seconds comprennent les stations montueuses ou non, qui ne dépassent pas 400ᵐ. Ces climats sont complètement privés de l'action favorable due au milieu raréfié. De plus, ils n'ont plus cette action fortifiante et reconstituante générale des altitudes élevées, bien au contraire, ils sont débilitants et dépressifs. Ils ne présentent pas non plus la pureté de l'air des stations d'altitude. On voit par là que ces stations de plaine ou d'altitude moyenne ne possèdent aucune des qualités primordiales du climat favorable au phtisique.

Il leur reste cependant un certain nombre de propriétés salutaires, quoique secondaires, qui sont les suivantes :

La température y est tempérée en hiver et on y rencontre une égalité thermique plus ou moins réelle. Elles peuvent donc prévenir en partie les poussées congestives du côté des bronches, faciliter la guérison de ces états quand ils préexistent. Enfin, et surtout, le malade sera à l'abri du confinement de la chambre, il pourra chaque jour rester au grand air, au moins pendant quelque temps, sans courir le risque de voir apparaître des accidents bronchiques et pulmonaires qu'il verrait survenir s'il suivait le même genre de vie dans un climat froid, humide, à variations brusques de température. En résumé, toute l'action du climat tempéré de plaine se réduit à ceci : permettre au malade la vie au grand air et au soleil, et le mettre à l'abri des inflammations bronchiques et pulmonaires.

Parmi ces climats d'altitude moyenne, il faut placer : Les stations du littoral méditerranéen, françaises, italiennes, espagnoles, l'Algérie, l'Egypte, Madère, les Iles Canaries, le Maroc, les stations basses de la Suisse, du Tyrol et de l'Autriche. Ces climats ont une importance qui reste grande dans le traitement de la phtisie, bien qu'elle ne soit que secondaire, et je dois examiner quand et comment on doit les conseiller.

Tout d'abord, il est établi qu'on ne doit jamais pour n'importe quelle cause faire passer un malade en traitement d'une station d'altitude dans une station de plaine. Le malade n'en retirerait que des résultats fâcheux.

Donc, les climats de plaine ne seront prescrits que dans le cas où ils deviennent indiqués et quand on n'aura pas encore placé le malade dans une station d'altitude. Ceci dit, examinons les indications climatériques du traitement de la phtisie.

## V

### INDICATIONS ET CONTRE-INDICATIONS.

Les climats d'altitude sont indiqués dans tous les cas de phtisie chronique ou lente, mais pour envoyer un malade dans une station de cet ordre, il faut songer à l'acclimatement, à l'accoutumance du malade, aux nouvelles conditions de vie qui lui sont faites. En effet, si l'on fait brusquement arriver un habitant de plaine dans une station d'altitude et pendant la mauvaise saison, il est évident que les effets de ce changement subit peuvent être néfastes.

Si on se trouve en présence d'un tel malade au moment de la mauvaise saison on se trouvera bien de commencer alors par les stations tempérées du littoral méditerranéen. D'une façon générale, il ne faut envoyer un malade dans une station d'altitude que pendant la saison d'été ou mieux encore au printemps ou à l'automne. De cette façon l'accoutumance se fera peu à peu et une fois l'acclimatement obtenu il ne faut plus faire changer le malade de station et le laisser aussi longtemps qu'il faudra, été et hiver, dans la station choisie. Si cependant on est en présence d'un malade dont la phtisie évolue d'une façon absolument torpide, on peut d'emblée l'envoyer dans un climat d'altitude, quelle que soit la saison où l'on se trouve. Mais la prédisposition aux accidents aigus, la fréquence des accidents inflammatoires concomitants sont une contre-indication à l'établissement brusque de la cure climatérique d'altitude. On devra alors chercher des transitions ménagées entre la plaine et la montagne qui sera la résidence définitive. Si l'on se trouve en été, on peut sans crainte, dans les cas de phtisie torpide ou peu compliquée d'accidents congestifs aigus, envoyer le malade dans une station d'altitude.

Les contre-indications du climat d'altitude sont importantes à connaître. La plus importante est fournie par le *mode réactionnel* du malade. Quelle que soit la période de la maladie, si on a affaire à une forme éréthique, il ne faut pas songer au climat d'altitude qui serait nuisible. On assisterait alors à l'aggravation de tous les symptômes inquiétants : excitation nerveuse, fièvre, insomnie. Dans ces cas, il faut avoir recours aux stations de plaine à pression moyenne et à climat tempéré.

Une autre contre-indication est tirée de la période où en est arrivée la maladie. A la phase consomptive toute tentative de traitement climatérique par les stations d'altitude est contre-indiquée absolument. Cette période est nettement caractérisée par la fièvre dite de résorption. Quand cette fièvre existe, même si l'état général est encore suffisant, il faut prescrire le climat d'altitude. Il est quelquefois difficile de reconnaître si un tuberculeux est atteint de cette fièvre de résorption et si on n'est pas en présence d'une fièvre due à une poussée bronchitique ou pneumonique, d'une fièvre d'inflammation, de ramollissement ou d'excavation. La pierre de touche est le traitement anti-thermique : si la fièvre ne cède pas, on a affaire à la fièvre de résorption et alors on pourra tirer de cette donnée toutes les déductions qu'elles comportent. Si la fièvre disparaît, ce n'est pas la fièvre de résorption et alors, profitant d'une période de calme, on pourra utiliser la station élevée sous la condition expresse de l'accoutumance estivale du malade.

Les deux contre-indications primordiales sont tirées du *mode de réaction* et de l'état général du phtisique. Il en est d'autres moins importantes qui sont : les lésions laryngées ulcéreuses, les accidents intestinaux liés à la présence des lésions bacillaires ulcéreuses du tube digestif. L'étendue des lésions pulmonaires doit entrer en ligne de compte. Quand les lésions sont bilatérales et profondes, quand la surface pulmonaire est trop diminuée, l'hématose serait insuffisante dans cet air raréfié et la dyspnée serait constante et très pénible. En somme, le degré de la lésion n'est que peu de chose ; le principal est l'étendue, la confluence des lésions.

L'hémoptysie, nous l'avons vu, n'est pas une contre-indication et elle est favorablement influencée par les altitudes élevées, d'après le mécanisme que nous avons longuement exposé. Enfin, dans les formes aigues pneumoniques de la phtisie, il faut absolument renoncer au traitement par l'altitude. Il faut aussi se rappeler que certains états morbides en dehors de la phtisie sont une contre-indication importante, par exemple l'emphysème pulmonaire étendu et les maladies du cœur et des vaisseaux.

En résumé, les climats d'altitude ont seuls une action curative, les climats tempérés de plaine ne sont que des auxiliaires de la thérapeutique, ils n'agissent que par protection contre les accidents intercurrents, ils maintiennent l'état présent du malade et lui permettent de bénéficier en toutes saisons de la vie au soleil et au grand air.

Jaccoud les nomme justement : climats passifs et conservateurs, maintenant le *statu quo*, qui ne sont plus des agents mais des « témoins de la thérapeutique ».

En Europe, les stations d'altitude composant le premier groupe sont les suivantes :

Gœbersdorf, en Silésie ;
Aussec, en Syrie ;
En Suisse { Davos-Platz.
Samoden.
Saint-Moritz.

Les stations préférables sont celles de Davos et celles de la haute Engadine : Samoden et Saint-Moritz, dont l'altitude dépasse 1600 mètres. Gœbersdorf est moins élevée, mais sa latitude plus septentrionale compense la faiblesse de l'altitude. Davos et les stations de l'Engadine sont les localités où les conditions climatériques efficaces sont le plus complètement réalisées. La raréfaction de l'air se traduit à Davos par une moyenne barométrique de 62 centimètres de mercure, et, dans l'Engadine, par une moyenne de 61 centimètres. L'air y est d'une pureté remarquable et d'une sécheresse particulière, circonstance des plus favorables qui rend le froid plus supportable et beaucoup moins dangereux. Cette sécheresse de l'air est due à la situation remarquable de ces stations qui joignent, à une altitude élevée, une latitude relativement méridionale.

L'air y est absolument dépourvu de micro-organismes ; en effet, dans ces régions on emploie, pour conserver la viande, la dessiccation à l'air. Il faut aussi noter un éclat incomparable de la lumière, l'intensité très grande de la radiation solaire, l'absence complète de brouillards, la quantité considérable de jours de beau temps.

Ces deux stations sont protégées contre les vents du Nord par la topographie des lieux. L'exposition au Midi et l'absence de montagnes élevées vers le Sud donnent une durée exceptionnelle à la longueur de l'action solaire. En hiver, il y a du soleil, dans les plus petits jours, de dix heures du matin à trois heures de l'après-midi. En hiver, il n'y a pas de vent, condition qui, jointe à la sécheresse de l'air, rendent le froid très supportable.

L'abaissement de la température n'est pas aussi grand qu'on pourrait le croire. A Davos, pendant la période où les malades doivent être dehors, c'est-à-dire, pour l'hiver, entre dix heures et trois heures, la température est très voisine de $0^o$, elle est en général un peu au-dessus de cette limite. Ainsi donc, le froid n'a rien d'excessif et ne doit ni effrayer, ni inquiéter.

Le soleil est un puissant adjuvant du traitement. La radiation est très intense à cause de la pureté de l'air, et les malades tirent le meilleur profit d'un séjour au soleil, quand ils sont naturellement bien vêtus et bien couverts. Les chambres sont largement ouvertes pendant cette période de soleil, et, par ce moyen, l'air est largement renouvelé et assaini. Il existe en outre des moyens de ventilation dont le fonctionnement est indépendant de la volonté du malade, de sorte que le séjour à l'intérieur présente les conditions hygiéniques les plus satisfaisantes, de même que le séjour au dehors a lieu dans les conditions climatériques les plus salutaires.

Que faut-il penser de cette objection qui a été faite à ces stations, telle que Gœbersdorf, où les malades sont réunis ensemble et soumis tous à un régime rigoureux et méthodiquement observé, objec-

tion fort grave en apparence, à cause des dangers qui peuvent résulter
de la cohabitation d'un grand nombre de phtisiques ? Il est évident
que ces dangers sont réels ; mais il est certain aussi qu'on le retrouvera partout où l'on instituera de tels hospices. A moins, ce qui est
irréalisable, de faire une station particulière pour chaque tuberculeux. On peut affirmer cependant que c'est encore dans ces stations
d'altitude que le renouvellement de l'air est le plus facile, que les
bacilles trouvent les plus mauvaises conditions pour vivre et garder leur virulence, qu'enfin on prend un soin minutieux pour faire
disparaître tout ce qui peut contenir des bacilles et devenir une
cause de contagion. Les crachats sont méticuleusement recueillis
et détruits par le feu ainsi que tout ce qui peut être porteur de
bacilles. On sait que l'air ne renferme pas de micro-organismes, et
qu'il n'est dangereux que par les poussières qu'il renferme. C'est
encore dans des établissements, tels que Gœbersdorf et Falkenstein,
établissements fermés, que les conditions sont les meilleures. Il est
bien plus dangereux, incontestablement, de séjourner, par exemple,
dans une chambre d'hôtel de Nice ou de Cannes, où aucune précaution de désinfection n'est prise. Enfin, que pourraient bien faire de
nuisible quelques bacilles inhalés par des phtisiques, alors qu'ils
en ont les poumons remplis ?

En somme, les sanatoria des montagnes sont bien moins dangereux à ce point de vue que les autres stations de plaines, parce
qu'elles ont davantage de soleil, un air pur et réfractaire au développement des germes : parce qu'il existe dans ces sanatoria des
systèmes méthodiques de désinfection pour les cabinets d'aisance,
les linges et tous les objets qui servent aux malades. Et puis, si
l'on persiste à croire à ce danger imaginaire, on peut, à Davos et
dans l'Engadine, trouver des maisons indépendantes.

Dans les hautes stations qui nous occupent, les jours mauvais
sont rares et, quand il y en a, ils se traduisent par une chute de
neige qui, sitôt tombée, laisse reparaître le soleil et le ciel pur. Les
mauvais jours ne se montrent pas en série et souvent les chutes de
neige ont lieu pendant la nuit. Cette neige ne laisse aucune humidité dans l'air et aussitôt tombée elle est balayée ou tassée de façon
à permettre aux malades de continuer leurs promenades ou les jeux
auxquels ils se livrent : patinage, traîneau, etc.

Si le temps est trop inclément, ces stations possèdent de grands
promenoirs couverts, de grandes galeries vitrées qui peuvent
momentanément suppléer aux promenades en plein air : en effet,
malgré la mauvaise condition relative du confinement, il reste

l'heureuse influence de l'abaissement de la pression barométrique et de la raréfaction de l'air.

Il faut aussi savoir que Davos et les autres stations joignent l'utile à l'agréable, les malades y trouvent le patinage et le jeu de traîneau à main, qui deviennent de puissants moyens d'exercices.

Davos, Samoden, Saint-Moritz sont les stations fondamentales du traitement par les climats de hauteur. En raison de leur élévation moindre, Gœbersdorf, Falkenstein, Aussec, sont des stations de suppléances, elles doivent être réservées pour les cas qui contre-indiquent les stations extrêmes, tout en étant justiciables des climats froids d'hiver et pour les malades qui, fléchissant sous le pré-jugé et la routine, refuseraient le recours aux résidences les plus élevées (Jaccoud).

## VI

*Climats de plaine.* — Ces climats constituent notre deuxième groupe, ils doivent être employés comme pis-aller quand on ne peut user des climats d'altitude, à cause d'une des contre-indications que nous avons énoncées. Tandis que les climats du premier groupe sont vraiment curateurs par eux-mêmes, les seconds sont simplement des climats hygiéniques en quelque sorte, leur seule action consiste à apaiser l'irritabilité et les irritations des bronches et du poumon, à préserver le phtisique des épisodes inflammatoires de l'appareil de la respiration.

On peut leur accorder encore cette action favorable de permettre la vie au grand air et au soleil pendant un nombre de jours plus ou moins considérable pendant la mauvaise saison, et pendant un nombre d'heures plus grand dans les jours d'hiver : par là, ils ont une action favorable indirecte sur l'état général qu'ils contribuent à améliorer.

Mais il ne faut pas compter pour rien dans cette cure par les climats tempérés, l'action de *la chaleur* qui est toujours plus nuisible qu'utile aux phtisiques. En résumé : préservation locale et reconstitution de l'état général, voilà leur double action. Évidemment, si dans ces conditions on s'aide d'une thérapeutique rationnelle et bien réglée on obtiendra d'excellents résultats.

La question de chaleur, nous le savons, est négligeable, un climat n'est favorable à un phtisique que par ce fait, *l'uniformité*, ou mieux *la petitesse des variations de température*. Cette uniformité doit être recherchée non-seulement entre le jour et la nuit, mais encore entre les saisons. Jaccoud dit : L'uniformité d'un climat dépend de ces trois conditions :

1° Ecarts du thermomètre aux diverses heures du même jour ;
2° Ecarts d'un jour à l'autre ;
3° Ecarts d'un mois à l'autre.

Plus cette uniformité thermique sera parfaite, plus grande sera l'action préservatrice locale du climat considéré. Cette uniformité doit être recherchée aussi dans l'état hygrométrique de l'air, dont les variations sont très préjudiciables aux phtisiques. Les vents sont en général nuisibles, surtout le vent du Nord : leur action est mauvaise sur des poumons malades et en même temps, ils soulèvent des poussières principalement dans les localités à sol sablonneux, poussières nuisibles par leur action irritante sur la muqueuse respiratoire.

Au point de vue de l'action générale des climats de plaine, il faut considérer leurs propriétés, excitante ou sédative, fortifiante ou débilitante. Ces conditions de chaque climat doivent être parfaitement connues du praticien pour qu'il puisse conseiller à son malade la station qui convient le mieux à son cas. Les malades diffèrent, en effet, et par le mode réactionnel de leur organisme et par la forme de leur lésion pulmonaire.

L'action fortifiante est de beaucoup la plus importante. En effet, la seule base d'un traitement vraiment actif est de lutter contre la nutrition insuffisante, contre la débilitation par l'hypotrophie, soit constitutionnelle, soit acquise. Par conséquent, il ne faudra jamais perdre de vue cette règle ; et on devra toujours sacrifier les autres indications à celle-là. Il vaudra mieux, étant donné un phtisique à forme éréthique, laisser de côté l'indication d'un climat dépressif et sédatif, si ce climat est en même temps débilitant, et c'est en général ces deux conditions qui se trouvent associées.

Les meilleurs climats de plaine seront donc ceux qui joindront à une uniformité météorologique aussi parfaite que possible, en vue de la préservation locale, une action fortifiante et légèrement excitante pour l'état général.

Les stations les plus recommandables de ce groupe sont : les villes du littoral méditerranéen, Cannes, Menton, La Spezzia, San-Remo, les Iles d'Hyères, l'Algérie et surtout Mustapha le haut, la Sicile, Corfou, l'Egypte, les villes d'Italie, Pise, Palerme, Madère, Ténériffe et quelques stations moins importantes, telles que Nice, Pau, Amélie-les-Bains, etc.

Le choix se fera d'après la forme de la maladie et suivant la prédominance de l'indication générale que nous connaissons.

Dans la phtisie pneumonique arrivée à la période de chronicité

qui permet aux malades de se déplacer, il faut conseiller les stations suivantes et seules : Madère, Alger, Palerme, Pise et Pau.
Cette dernière est la moins favorable à cause des variations considérables de la température; cependant elle possède une valeur
réelle prouvée par le nombre considérable de cures heureuses. Mais
le climat y est essentiellement tonique et rattrape de cette façon ce
qu'il perd en uniformité.

Madère et Alger sont les meilleures des cinq, car elles unissent
l'égalité thermique à une puissance reconstituante remarquable.
Enfin, Pise n'a de bon que son climat essentiellement tempéré
et égal.

Il faudra toujours, quand on le pourra, choisir Madère; sa moyenne
thermique est 18° pour les sept mois de la belle saison, sa moyenne
d'oscillation diurne est de 3° à 3 degrés 1/2; les écarts journaliers
sont à peine appréciables. Dans cette station on peut aussi réaliser
cette condition primordiale du traitement climatérique, à savoir le
séjour prolongé et constant dans la même station. En effet, l'hiver
est presque nul et la moyenne hivernale atteint à peine 7° au-dessous
de la moyenne estivale. Enfin, la disposition du pays, le nombre
considérable de maisons isolées qui s'élèvent tout autour de la ville
depuis le bord de la mer jusqu'à une altitude de 650 mètres, donnent
au médecin un choix remarquable de situations applicables à diverses indications. Au niveau de la mer l'action est sédative sans être
débilitante : si l'on s'élève on arrivera à trouver les ressources
d'une action indifférente, et enfin d'une action légèrement excitante.
A cette action excitante se joindra une action tonique des plus
marquée, venant de l'altitude, de la diminution de la température
qui baisse d'un degré par 50ᵐ d'altitude tout en restant égale.

La ville ainsi construite en amphithéâtre est complètement protégée contre les vents du Nord, du Nord-Est et du Nord Ouest; la
poussière y est absolument inconnue, le sol étant volcanique. Il
faut compter aussi sur la beauté de cette région du bord de l'Océan
qui en rend le séjour des plus agréables.

Après Madère nous placerons Alger, et à Alger, Mustapha-le-Haut.
Ce climat est sans action excitante excessive, fortifiant, et d'une
uniformité thermique assez remarquable. Le chiffre thermomé-
trique moyen est 16°. L'uniformité thermique et la tranquillité
atmosphérique sont suffisamment réalisées à Mustapha pour rendre
à ces deux points de vue cette station égale à Madère. Le climat est
plus excitant que celui de Madère; il est un peu moins tonique à
Madère, Corfou, Catane et Palerme.

Si la forme pneumonique devenue chronique présente une allure torpide évidente, on conseillera avec succès Palerme, dont les conditions répondent parfaitement à ces indications. Le climat très fortifiant est aussi excitant; la moyenne thermique n'atteint que 13°, mais la moyenne des oscillations diurnes ne dépasse pas 3°. Dans les cas où le malade présente de l'éréthisme on conseillera donc Palerme ou à défaut Pise, et comme dernière ressource Pau, dont le climat est fortifiant et légèrement excitant, mais dont l'égalité thermique est inférieure à celle des autres stations.

Les îles Canaries et notamment Ténériffe, voisines de Madère, sont plus excitantes tout en conservant les mêmes qualités que Madère. Elles seraient indiquées dans les cas où l'on voudrait lutter contre un manque de réaction trop marqué, contre une torpidité excessive de la maladie. Les stations de Mogador et Tanger, dans le Maroc, présentent de bonnes conditions, mais elles doivent être abandonnées à cause de l'absence d'installations convenables.

Dans la phtisie commune les indications sont nombreuses et diverses et les stations aussi multiples que possible.

Les stations de Méran, de Lugano, de Montreux, sont des climats fortifiants, qui ont en outre les effets des climats rigoureux, mais qui manquent absolument des effets spéciaux curatifs de l'altitude. Ce sont des stations de passage, d'aguerrissement, dans lesquelles séjourneront quelque temps les malades de plaine avant d'aller à Davos et dans l'Engadine.

On peut aussi les employer comme stations de suppléance dans les cas où les malades refusent absolument les résidences élevées.

Quand la première période de la maladie est passée sans qu'on ait mis en usage l'action bienfaisante du traitement climatérique, ou bien quand dès le début de sa maladie le malade a présenté une disposition manifeste aux poussées inflammatoires et congestives, et de la fièvre, alors il faut s'adresser franchement et sans hésiter aux seuls climats convenables dans ce cas : les climats doux et les stations méridionales.

Là, le critérium est le mode réactionnel fébrile du malade : la classification des climats en question est basée uniquement sur la réaction individuelle. Un individu phtisique présente une des trois modalités réactionnelles suivantes :

Réaction active ou éréthique ;

Réaction passive ou torpide ;

Réaction indifférente ou commune.

De là, trois groupes bien déterminés de climats pour ces trois formes de la phtisie commune.     ˌ

La réaction éréthique nous ramène dans les conditions de la forme pneumonique ; on y retrouve des mêmes indications tirées de l'excitabilité générale, de la susceptibilité des bronches, des accidents aigus antérieurs. Nous devons donc conseiller les stations suivantes : Madère, Mustapha, Palerme, Pise et Pau. Comme cette forme éréthique de la phtisie commune expose moins aux poussées aiguës que la forme pneumonique, l'indication de la préservation locale est moins impérieuse et l'on peut alors conseiller Pau dans ce cas, malgré ses écarts notables de température. Pau a une action tonique et sédative considérable, elle est toute indiquée chez les malades portant une débilité grande et qui ne peuvent accepter un déplacement plus lointain.

Le type réactionnel torpide doit être combattu de deux façons, d'abord par un climat excitant et puis comme ce manque de réaction tient en général à un état d'hypotrophie marquée, on retirera de grands bénéfices de l'action tonique et reconstituante de la station choisie. Là nous choisirons : Catane, Corfou, l'Egypte, le Caire.

Enfin, le troisième type renferme les cas les plus nombreux, et constitue le groupe le plus délicat pour le praticien. Là, rien n'est précis et l'indication dépend de la tendance plus ou moins marquée à se rapprocher de l'un des deux premiers types, de l'état général du malade, de l'état de ses lésions, de ses goûts, etc., etc. Le médecin, dans les cas où la réaction est absolument indifférente, doit uniquement se preoccuper de la préservation locale et de la restauration constitutionnelle. En général ce troisième type réactionnel a des tendances à se transformer en un des deux premiers types et la transformation la moins néfaste est évidemment la mutation vers la torpidité. Ainsi donc, il faudra soustraire le malade à toutes les influences qui pourraient favoriser le passage regrettable de la forme indifférente à la forme éréthique. Il faudra rechercher les climats sédatifs, mais rejeter ceux qui sont à la fois sédatifs et délibitants. On se trouvera bien de Palerme, Catane ; on rejettera Pau et Pise dans ce cas. Les stations préférables sont encore : Madère, Mustapha, puis la Sicile.

Enfin, il faut bien se garder de faire voyager et de déplacer les phtisiques arrivés a une période avancée, sans aucune espérance d'amélioration probable, même passagère. Le traitement climaterique n'a plus d'action favorable et les fatigues du voyage et du déplacement aggraveront singulièrement l'état du malade.

Il nous reste à étudier les stations méditerranéennes si chaudement recommandées par certains médecins. Elles ont une réelle valeur et notamment : les îles d'Hyères, Cannes, Menton, la Spezzia et San-Remo. Mais elles ne viennent qu'en deuxième ligne et après celles que j'ai énumérées.

Ce sont des climats de plaine, il faut noter que leur action excitante propre varie. Ainsi par ordre de décroissance de leur action excitante, nous placerons : Cannes, Menton, Hyères, La Spezzia et San-Remo. Elles répondent donc chacune à une modalité réactionnelle spéciale et qu'on doit considérer. Ce ne sont que des stations de deuxième ordre auxquelles il faudra toujours préférer celles que j'ai placées au premier plan.

En résumé, le nombre des stations vraiment utiles, on le voit, est limité, et leur nombre et leur multiplicité est plus apparente que réelle.

Nous résumerons cette longue étude par cette conclusion finale. Pour toutes les périodes qui se trouvent bien des climats d'altitude : Davos, Samoden et Saint-Moritz. Pour la deuxième phase de la cure : Madère, Alger, la Sicile et bien après l'Egypte. Toutes les autres stations ne sont que des stations de suppléance, accessoires, qu'on ne doit conseiller que quand on ne peut faire mieux.

# TRAITEMENT DES DIFFÉRENTES FORMES DE LA PHTISIE

Nous venons de passer une revue générale des médicaments, d'examiner leur valeur, leurs titres, sans nous préoccuper de leur application pratique dans le traitement de la tuberculose pulmonaire. Or, il en est de la phtisie comme de toutes les autres maladies. Le médicament trouve son emploi utile, ou doit être proscrit, suivant la période, le degré ou la forme clinique de l'affection à traiter. Ceci est vrai, surtout pour la tuberculose pulmonaire qui se présente sous des formes multiples avec des symptômes bien variables. C'est à la connaissance du traitement de ces différentes formes de la phtisie que nous allons sacrifier ce chapitre. Peut-être serons-nous forcé de revenir sur la valeur thérapeutique de certains médicaments et sur leur indication : mais cette redite ne sera pas fastidieuse, puisqu'il s'agit là d'une question essentiellement pratique.

*Division.* == Nous devons diviser le traitement de la tuberculose en plusieurs parties suivant les formes de la maladie que nous avons déjà décrites cliniquement. La multitude des formes cliniques de la tuberculose peuvent se ramener au point de vue thérapeutique à trois types principaux dont elles se rapprochent plus ou moins. Ces trois proto-types sont :

Iº La *phtisie chronique* constituée par une tuberculisation granuleuse du poumon à évolution lente, qui peut durer plusieurs années, c'est la forme la plus fréquente de la maladie; on la nomme aussi phtisie commune.

IIº La *phtisie aigue pneumonique* essentiellement caractérisée par la soudaineté de son début, l'acuité des symptômes de la pneumonie unilatérale, simple, lobulaire ou lobaire. Après cette période (« pneumonique ») qui n'est pas suivie de la rémission brusque constante dans la pneumonie simple, la maladie peut présenter une de ces quatre évolutions :

1º Guérison par amélioration tardive et lente.

2º Ramollissement, excavation et mort en quelques mois : c'est la phtisie galopante.

3º Les phénomènes aigus cessent et la maladie prend les allures de la forme commune évoluant alors comme la phtisie ordinaire.

4º Dans cette forme le malade peut mourir pendant la première période avec les symptômes d'une pneumonie aiguë.

5º Il faudrait, d'après Jaccoud, ajouter à ces quatre formes de la maladie une forme assez rare, ainsi caractérisée : « C'est une pneu- » monie caséeuse chronique d'emblée ». La localisation tubercu- leuse est la même que dans la forme aiguë pneumonique, mais les symptômes généraux aigus sont absolument effacés. Cette forme, au point de vue thérapeutique, rentre dans la troisième allure de la pneumonie tuberculeuse aiguë.

En somme, dans la phtisie pneumonique aigue nous avons :

1º La forme rapide ;
2º La forme lente.

L'identité au point de vue thérapeutique est absolue entre la forme chronique commune et la forme pneumonique devenue chronique après le stade aigu. Il ne nous restera donc à considérer que deux formes essentielles dans l'étude du traitement :

La phtisie chronique ;
La pneumonie tuberculeuse.

IIIº Enfin, nous verrons quelles sont nos ressources thérapeuti- ques en face de la forme la plus terrible de la maladie et la plus rapide : la granulie aiguë.

A

# TRAITEMENT DE LA PHTISIE CHRONIQUE

La phtisie chronique doit être divisée au point de vue thérapeutique en deux phases : Une première *phase initiale apyrétique* suivie d'une deuxième phase fébrile. Cette division est primordiale, elle domine tout le traitement.

C'est à la période apyrétique que le praticien doit diagnostiquer les lésions pulmonaires. C'est à cette période que la phtisie est vraiment curable. Ce diagnostic est des plus délicats évidemment, mais il est tellement important que le médecin doit s'y attacher avec un soin méticuleux. Une tuberculose pulmonaire décelée à cette première période « d'éclosion » est curable à coup sûr, on peut l'affirmer. Ce sera, nous le savons, surtout sur l'auscultation et la percussion que nous devons compter et sur une auscultation très délicate, sur des fines nuances. A cette période que Grancher appelle période de germination, on n'a que deux indications à remplir : d'une part lutter contre la lésion locale et d'autre part donner à l'organisme une force suffisante pour se débarrasser de ses parasites.

Nous savons ce que l'on peut faire au point de vue du traitement direct de la lésion tuberculeuse; cette partie du traitement est la plus intéressante, mais malheureusement elle n'est pas encore arrivée à la perfection désirable et pour le moment du moins le moyen le plus sûr de lutter contre une tuberculisation commençante est de prendre le moyen détourné suivant : rendre l'organisme assez fort pour résister à ses parasites et guérir ses lésions, favoriser autant que possible l'évolution de la lésion vers la guérison : « Obtenir » une restauration de la nutrition et des forces afin que l'accroisse- » ment de la résistance organique arrête le processus local et sub- » stitue à l'évolution nécrobiosique une évolution réparatrice » (Jaccoud). »

Ce relèvement des forces organiques s'obtient par plusieurs moyens qui peuvent se combiner, se compléter mutuellement et donner des résultats vraiment merveilleux dans la première période de la phtisie, phase essentiellement curable. Les règles hygiéniques sont le fondement de tout ce traitement. Ces règles sont les suivantes :

Séjour permanent à la campagne, été et hiver ;

Respirer un air toujours renouvelé ;

Emploi méthodique de la journée ;

Exercices corporels, et hydrothérapie ;

Alimentation de bonne qualité et abondante. = Suralimentation ;

Enfin, des prescriptions diverses concernant le vêtement, l'habitation, les occupations journalières, etc.

Nous allons passer en revue les différentes parties de ce traitement hygiénique. Nous examinerons ensuite le traitement des symptômes de la phtisie et de ses nombreuses complications. Nous serons forcé de nous répéter souvent et de rappeler les médicaments que nous avons déjà étudiés et de revenir sur leur application : le praticien, qui est souvent embarrassé dans cette maladie complexe, ne s'en plaindra pas.

## TRAITEMENT HYGIÉNIQUE

*Habitation. — Séjour à la campagne. = Aération continue. = Vêtements. — Emploi de la journée d'un phtisique. = Exercices corporels. = Hydrothérapie. = Alimentation. = Suralimentation. = Maisons de santé et Hôpitaux de phtisiques. = Cure d'air.*

A dessein, nous plaçons en tête du traitement de la phtisie commune la cure hygiénique. Non pas que nous désespérions des nombreux médicaments que nous avons déjà passés en revue ; heureusement pour nous, et pour nos malades, nous ne faisons pas partie de ce cortège de médecins sceptiques qui doutent de l'efficacité des médicaments administrés avec discernement et tact : ces derniers trouvent leur emploi utile dans les différentes phases de la maladie et rendent des services incontestables. Grâce à eux, je ne compte plus aujourd'hui le nombre de phtisiques guéris, dont la santé, fort compromise lorsqu'ils ont commencé leur traitement, est aujourd'hui très satisfaisante. Je sais fort bien qu'il ne faut pas se renfermer dans une confiance aveugle et abandonner définitivement le malade avec la mention : Guerison. De temps à autre, il est utile de revoir et d'examiner un phtisique qui peut avoir de nouvelles poussées granuleuses, mais qui ne les a pas fatalement.

I

*Habitation.* — Cette confiance, qui m'est inspirée par la puissance de ces médicaments, ne me fait jamais négliger les règles hygiéniques de toutes sortes. En étudiant la prophylaxie de la tuberculose nous avons déjà insisté sur l'importance de l'habitation. Cette mesure acquiert une importance plus considérable encore lorsque l'individu est devenu tuberculeux. On a beau soigner un phtisique de la façon la plus énergique lorsqu'il est logé d'une façon défectueuse, comme on a beau arroser et soigner une plante lorsqu'elle est privée d'air et de lumière. La maison d'un phtisique ne devra pas être humide. Elle doit être située sur un lieu élevé, exposée au Midi et à l'abri des vents dominants, surtout du vent du Nord. Dans cette demeure, on choisira pour lui la chambre la plus vaste, qu'il habitera tout seul et qu'il occupera la nuit seulement. Cette chambre, que le malade ne fréquentera que pour se reposer durant la nuit, sera largement aérée toute la journée.

Il sera même bon de permettre à l'atmosphère de se renouveler constamment, soit par des prises d'air, soit en établissant un courant inverse en laissant ouvertes portes et fenêtres. La crainte de trop refroidir cette chambre est superflue ; il est inutile et même dangereux de maintenir dans une chambre de phtisique une température supérieure à 15°, et les basses températures sont plus avantageuses que la chaleur pour ce genre de maladie. Dans les saisons froides et rigoureuses, et surtout pendant les saisons humides, je conseille une bonne flambée de bois sec, non seulement pour réchauffer cette chambre, qui a été aérée toute la journée, mais surtout pour faire disparaître l'excès d'humidité qui est nuisible au phtisique. Cette chambre, bien éclairée, profondément aérée durant la journée, et bien disposée pour recevoir le malade, ne restera pas close pendant la nuit : deux ou trois heures de séjour suffiraient pour détruire les bonnes qualités de cette atmosphère. Aussi, faut-il laisser pénétrer dans cette chambre de l'air, par des vasistas placés au-dessous du plafond, ou bien mieux encore en laissant la fenêtre entr'ouverte. Point n'est à craindre de refroidir le malade qui se couvrira graduellement suivant la rigueur de la saison. Le phtisique placé ainsi dans une chambre, où l'air se renouvelle sans cesse, ne s'infectera pas lui-même, et respirera aussi bien le matin que le soir : Il n'éprouvera pas ce malaise que ressentent la plupart des malades à la fin de leur nuit.

Durant toute la journée le malade se tiendra, suivant les saisons, dans un appartement spacieux, et à fenêtres entr'ouvertes, et de préférence encore, lorsque le temps le permettra, dans la rue ou dans les champs. Autant que possible, il ne devra pas séjourner avec plusieurs personnes et surtout éviter de se rendre à des

réunions nombreuses, tels que théâtre, conférences ou bals : ces
milieux sont très dangereux pour lui, non seulement à cause de
l'atmosphère corrompue, mais aussi à cause du soulèvement fatal
de la poussière chargée de millions de micro-organismes, poussière
qui irrite les organes de la respiration.

## II

*Séjour*. — Chez la plupart des malades le médecin aura suffisamment d'influence pour le décider à choisir un appartement sain
dans une maison bien achalandée. Mais nous ne réussissons pas
aussi facilement, lorsque nous voulons désigner au malade la localité qu'il doit habiter. Non pas que nous ordonnions de grands et
coûteux déplacements. En étudiant la climatologie, nous avons affirmé
que nous attachons moins d'importance à l'efficacité du climat lui-
même qu'au séjour à la campagne, au grand air, qui, dans la plupart
des cas, est la cause des bons résultats thérapeutiques obtenus. Au
dernier Congrès de la tuberculose, M. Verneuil a montré, avec juste
raison, combien l'émigration rurale à la grande ville était dangereuse pour la plupart des phtisiques latents. Ces derniers, qui
offrent très souvent l'apparence d'une bonne santé et chez lesquels
on ne soupçonnait pas le mal, reçoivent un véritable coup de fouet
dès qu'ils séjournent dans un grand centre. A eux, comme à nos
phtisiques des villes, nous devons interdire le séjour d'une grande
cité. A toutes les périodes de la maladie, au premier, au deuxième
ou au troisième degré, le tuberculeux retire le plus grand fruit
d'un séjour à la campagne et de préférence dans une vaste ferme
isolée de toute autre habitation. Cette maison placée au milieu des
champs, éloignée de toute agglomération, c'est la vraie demeure du
phtisique. Là, il respirera à l'aise, ne sera pas gêné par l'air
corrompu par ses voisins, et qu'il le veuille ou non, il fera de véritables cures d'air. Que de malades ai-je ainsi renvoyés dans de bonnes
fermes du centre de la France, qui, partis dans un piteux état,
sont revenus améliorés à ce point que d'autres médecins ont douté
de l'existence de la tuberculose ! Ces malades, que je surveille, sont
renvoyés à la campagne dès qu'ils présentent la moindre poussée
granuleuse, et ils habitent leur ferme non-seulement en été, mais
encore en hiver. Les saisons froides sont moins dangereuses à la
campagne qu'à la ville, et l'air y est plus pur.

## III

*Ascensions.* — Faut-il conseiller aux phtisiques des ascensions dans les montagnes? Malgré l'avis de cliniciens qui pensent ces excursions utiles à leurs malades, je les proscris de la façon la plus absolue. Quel effet veut-on, en effet, obtenir de ces ascensions ? On espère ainsi faire pénétrer, par la violence et la profondeur de l'inspiration, l'air jusque dans les derniers alvéoles : sous l'influence de l'effort, la cage se dilate plus largement et l'hématose est aussi favorisée. Or, voici ce que j'ai observé chez la plupart de mes tuberculeux qui se sont livrés à ce genre de cure. En gravissant les montagnes lentement ou rapidement, les phtisiques augmentent la vitesse et l'ampleur des inspirations. L'air, en pénétrant dans la cage thoracique, dilate toutes les bronches, les bronchioles et arrive violemment jusqu'aux alvéoles : il déplisse ainsi non-seulement les alvéoles sains, mais encore les anfractuosités des alvéoles et bronchioles, autour desquels sont placées de préférence les granulations. Le résultat de cette pénétration violente n'est pas une augmentation de l'hématose, mais généralement une déchirure de ces surfaces malades. Ces ascensions provoquent donc une congestion active au niveau des lésions malades et causent trop souvent une hémoptysie dangereuse. En outre de ce trouble local et direct, le malade s'échauffe par la marche et transpire. Comme il lui est impossible, dans le courant de ses promenades longues et pénibles, de changer de linge, il porte sur lui des vêtements mouillés par la sueur qui le refroidissent.

Tout autre est l'effet d'un séjour sur un plateau élevé où le phtisique peut sans fatigue profiter de l'air pur de ces régions en faisant de longues promenades sur un terrain uni et plat. Comme je le dirai dans le chapitre suivant, je conseille cette cure d'air très utile, lorsque l'altitude de la montagne bien protégée contre les vents violents est bien choisie.

J'ai dit tout à l'heure que j'attachais plus d'importance au séjour à la campagne, qu'au choix d'une station anti-tuberculeuse. Cependant, lorsque le malade a les ressources de se payer le luxe d'un déplacement, je lui conseille chaque année deux stations différentes : 1º en été, il se portera de préférence dans les montagnes boisées et un peu abritées des vents ; 2º en hiver, il séjournera dans le Midi de la France, en Algérie ou en Italie, en un mot, dans les pays chauds. Avec intention, je ne désigne pas les différentes stations que j'ai cependant étudiées. J'ai, en effet, en horreur la plupart des localités où séjournent un grand nombre de phtisiques qui sont les uns pour les autres une cause incessante de contagiosité mutuelle. Dans toutes ces contrées, le malade trouvera facilement un endroit isolé où il passera l'été ou l'hiver.

## IV

*Vêtements.* — Si le phtisique doit vivre continuellement au grand air, s'il doit prendre des bains de lumière et de soleil, il ne prendra pas moins des mesures pour éviter les brises de l'intempérie. Coiffé d'un large chapeau, qui lui permettra d'affronter le soleil, il sera couvert de vêtements chauds et légers qui empêcheront le refroidissement du corps. Il se couvrira de préférence d'habits en flanelle qui ont l'avantage de maintenir la chaleur du corps sans être trop lourds : il augmentera l'épaisseur de ce costume suivant la saison, mais ne se vêtira jamais avec excès.

Après avoir pris huit ou neuf heures de repos et de sommeil, le phtisique devra se lever de bonne heure, dès l'aube, prendre un premier déjeuner et faire immédiatement une promenade de une ou deux heures à travers les champs. Qu'il habite la plaine ou la montagne, il fera des marches graduelles de durée et de vitesse. Commençant par une promenade matinale d'une heure, il pourra ainsi faire à pied, sans fatigue, plusieurs kilomètres. En rentrant chez lui, il prendra une tasse de lait, se reposera pendant deux heures et fera ensuite son premier grand repas.

A certaines saisons rigoureuses de l'année, il sera impossible au malade de se livrer à ces promenades. Il fera alors, dès son lever, dans une chambre bien aérée ou dans un gymnase approprié, de l'exercice corporel d'assouplissement, des mouvements brusques des bras qui élargissent la cage thoracique et qui augmentent la puissance de l'inspiration. Cet effet est également obtenu à l'aide d'haltères, qui sont portés en haut, en bas, en avant et en arrière. Un certain nombre de mouvements, ainsi exécutés avec méthode, donnent aux muscles une grande puissance dynanométrique, et favorisent l'accomplissement des fonctions respiratoires et de l'hématose. Tout excès doit être évité dans ces promenades, et tout exercice violent doit être interdit. Je défends à la plupart de mes phtisiques l'équitation, dont l'effet est trop violent et trop brutal.

Après le déjeuner de midi, le malade se reposera, fera une sieste pendant une heure sans toutefois s'endormir, le sommeil ralentit, en effet, les fonctions digestives. Il fera une nouvelle promenade de quelques kilomètres à travers les champs, prendra une tasse de lait à quatre heures, se livrera à quelques divertissements ou jeux non fatigants. Nouvelle promenade une heure avant le dîner. Cette course sera coupée en deux et dans l'intervalle le malade prendra soit une lotion franche à l'alcool, ou bien encore de préférence une douche écossaise, c'est-à-dire une douche d'eau chaude de deux minutes et de vingt secondes d'eau froide, le tout à jet finement brisé sur tout le corps. Cette douche ou cette lotion sera terminée par une friction sèche au gant de crin et suivie immédiatement d'une course pour que la réaction se produise instantanément. Beaucoup de malades se soumettront volontiers à cette lotion hygiénique et sédative, car leur peau fonctionnant mieux, leur appétit augmentera et les forces doubleront. Il existe cependant une catégorie de malades qui sont trop pusillanimes, dont le derme est trop sensible, ou chez lesquels la réaction cutanée ne se produit pas : chez ces malades, il faudra renoncer au bénéfice de l'hydrothérapie.

En dehors de la thérapeutique proprement dite, le médecin doit guider son malade dans les moindres détails de l'existence qui, bien exécutés, ont une importance capitale Il doit lui dire où il peut habiter, comment il peut se vêtir, comment, quand et où il doit se promener, lui fixer ses repas et lui indiquer la nature de ses aliments. La nourriture surtout joue un rôle capital dans la marche de la maladie. Un phtisique, qui se nourrit copieusement, et qui digère bien, est un malade qui a de nombreuses chances d'amélioration et même de guérison. C'est pourquoi, dans l'emploi d'une journée d'un malade, nous avons indiqué de fréquentes heures de repas.

Avant tout, il faut éveiller ou entretenir l'appétit chez le malade. On y arrive assez facilement par le séjour au grand air et l'hydrothérapie qui donnent un coup de fouet à la faim, et par les promenades qui facilitent la digestion et l'assimilation. Au besoin, on y ajoutera les apéritifs artificiels, tels que la gentiane, le quassia-amara ou la teinture de Baumé, pris à petites doses quelques minutes avant le repas.

L'alimentation du phtisique doit être aussi substantielle que répétée. Le malade peut faire jusqu'à quatre et cinq repas par jour. Je conseille même une alimentation puissante aux malades atteints de fièvre. Le tuberculeux a tant de causes de déperdition, par l'expectoration, les sueurs, la fièvre, l'excès d'élimination d'acide carbonique, etc., qu'il doit chercher à rétablir sans cesse cet excès de dépenses personnelles. Il arrivera à rétablir l'équilibre par une vie hygiénique que nous avons déjà indiquée et surtout par une nourriture appropriée et abondante. La plupart des phtisiques sont de petits mangeurs et il faut entraîner progressivement leur appétit comme on augmente chez eux graduellement l'exercice corporel et les longues promenades au grand air : Leur estomac est, du reste, sain généralement et ne demande qu'à fonctionner : s'ils refusent de prendre des aliments, c'est plutôt par inertie et par dégoût. Il faut secouer chez eux cette paresse et surmonter ce dégoût. On y arrivera facilement, en conseillant d'abord des repas modérés répétés toutes les deux ou trois heures, comme chez les enfants, et aussi en variant le nombre de plats, qu'on cherche à leur rendre agréables par de nombreux assaisonnements. Il faut se multiplier en subterfuges, en recherches, pour faire accepter le plus d'aliments possible. Et si j'ai des préférences pour certains aliments parce qu'ils renferment une grande quantité de carbone et d'azote et qu'ils sont ainsi plus utiles à l'assimilation, je dois avouer cependant que je n'impose, d'une façon spéciale, aucune nourriture au phtisique. Pourvu qu'il mange, que ce soit des viandes, du poisson, des légumes, des fruits, du lait, du fromage, des aliments gras ou maigres, je suis satisfait, car j'ai la certitude qu'il répare ses forces, qu'il assimile et qu'il lutte ainsi avantageusement avec les bacilles.

V

*Viandes.*— Lorsque l'appétit du malade est ainsi réveillé, lorsque le phtisique est convaincu qu'il peut manger beaucoup et souvent, on arrive presque toujours à lui faire accepter les aliments les plus substantiels et les plus utiles. A ce moment, je conseille certains mets de préférence à d'autres, en choisissant ceux qui renferment le plus d'azote et le plus de carbone, éléments très utiles à la nutrition et à la bonne réfection du malade. Parmi eux, je place en première ligne les viandes. On peut les conseiller sous toutes les formes et avec tous les condiments, pourvu qu'elles soient absorbées en quantité suffisante. Grillées, rôties ou sautées, que les viandes soient prises en sauce, en daube ou en boulettes enfarinées, elles relèvent les forces du malade et sont ainsi un puissant facteur de lutte contre le bacille et les lésions pérituberculeuses qu'il produit. Pour ne pas fatiguer l'appétit du phtisique et le dégoûter des viandes, il faut alterner avec des poissons d'eau douce ou de mer, qui renferment également une grande quantité d'azote. Ces viandes, qui doivent être servies aux repas de midi et du soir, atteindront la dose minima de 300 grammes : on peut facilement dépasser cette dose.

Sous quelque forme qu'elles soient absorbées, ces viandes doivent toujours être pénétrées d'une puissante chaleur avant de servir à l'alimentation. Malgré la vogue dont jouit la viande crue chez la plupart des praticiens, j'ai renoncé, depuis plusieurs années, à cet aliment, pour différents motifs. La viande crue, prise avec dégoût par les malades, est la cause fréquente de diarrhées rebelles ou de tœnia. On sait, en outre, combien fréquente est la tuberculose chez la plupart des animaux qui servent à la viande de boucherie. S'il est difficile de découvrir le bacille au sein du tissu musculaire, il n'est pas moins facile de provoquer la phtisie chez le lapin ou le cobaye en leur injectant de la pulpe musculaire provenant d'animaux tuberculeux. Pour toutes ces raisons, je considère l'absorption de la viande crue comme dangereuse.

Les repas des malades ne doivent pas être composés essentiellement de viandes et de poissons. On y ajoutera avec avantage les nombreux mets ordinaires : légumes verts, plats farineux, salades ou fruits cuits, non pas que ces aliments renferment autant d'azote que les viandes, non pas que je compte sur l'assimilation de la cellulose, mais parce que ces plats ont toujours fait partie intégrante de la nourriture de l'homme. D'une façon générale les légumes sont un moindre appoint pour la nutrition du phtisique, mais ils le préservent d'un dégoût fatal.

## VI

*Aliments gras.* — Dès le commencement de la phtisie, le malade commence à maigrir, à perdre de ses forces et de son poids, sous l'influence de l'inappétence et plus souvent encore des bacilles, qui troublent les fonctions nutritives de l'assimilation. L'un des moyens les plus puissants de rétablir ces pertes de substance est l'absorption des matières grasses. Nous avons vu ce qu'il faut penser de l'huile de foie de morue, considérée comme aliment gras réparateur, qui, en dehors des nombreux principes septiques (ptomaïnes) qu'elle renferme, se digère difficilement et trouble l'appétit. Il vaut donc mieux avoir recours aux aliments gras agréables au goût et faciles à la digestion. Nous pouvons affirmer qu'on obtient d'excellents résultats avec de l'huile d'olive, de l'huile de faîne pure prise à la dose de deux à six cuillerées à soupe chaque matin. Mais ce que le phtisique acceptera plus volontiers encore, ce sont les .

aliments gras employés couramment, tels que le beurre, la graisse de bœuf ou de mouton, la moelle, le pâté de foie gras bien frais, les sardines à l'huile, les jaunes d'œufs, la cervelle de mouton, aliments tous très riches en carbone et dont l'assimilation est très rapide. Cette assimilation si facile, presque aussi prompte que celle de l'eau distillée, est aujourd'hui largement exploitée : l'huile sert de véhicule à la plupart des solutions antiseptiques injectées sous la peau.

Le phtisique devra donc prendre à chacun de ses repas des cellules graisseuses sous une forme quelconque. Pour éviter le dégoût et la fatigue, il est bon d'interrompre de temps à autre l'usage de ces corps gras qui n'ont aucune puissance bactéricide, mais dont l'absorption rétablit vite le poids normal du corps.

## VII

*Boissons alcooliques.* — Il est toujours recommandé au malade de boire à table le moins possible. Le liquide sous toutes ses formes ballonne l'estomac, est une cause d'anorexie et de cette dyspepsie flatulente si fréquente chez le phtisique. Il faut donc conseiller au malade de ne jamais boire plus d'une demi-bouteille de liquide à chaque repas.

Le choix de la boisson a également son importance. En France nous avons l'habitude de prendre à table du vin que nous considérons avec juste raison comme un aliment d'épargne, mais qui, malheureusement, ne favorise pas l'appétence. Comme il est impossible de changer du jour au lendemain les habitudes d'un malade, je l'engage de prendre à table du vieux vin de Bordeaux coupé en parties égales avec de l'Eau de Bussang ou bien encore du vin blanc de Bourgogne étendu d'Eau de Reulaigue. Mais je préfère de beaucoup aux différents vins, l'usage des bonnes bières de Strasbourg et de Munich qui constituent un aliment nutritif et qui réveillent l'appétit.

## VIII

*Lait.* — Beaucoup de phtisiques ne supportent aucune boisson alcoolique, ni bière, ni cidre, ni vin, ni grogs. On les engage alors à boire à table du lait. Le lait constitue un aliment complet, très facile à digérer. Qu'il soit absorbé aux repas ou dans leur intervalle, il doit toujours être pris en certaine quantité et de préférence à la traite de la vache. Comme il renferme trop fréquemment des bacilles, il doit toujours être bouilli préalablement. Le lait stérilisé, que M. Budin a si bien étudié dans une récente communication faite à l'Académie de Médecine, est très bien toléré et a toutes nos préférences.

Le lait agit là comme aliment et comme diurétique. Il a même, d'après M. Jaccoud, une action bienfaisante en calmant l'excitation nerveuse et en diminuant la toux. Il doit donc être considéré comme un agent indispensable dans l'alimentation des phtisiques. Il est non-seulement un aliment précieux, mais encore il possède une action certaine et favorable sur la nutrition et la sécrétion urinaire. Son action sédative, locale et générale doit être considérée et mise à profit toutes les fois qu'on aura à sa disposition du lait de bonne qualité.

## IX

*Koumys.* — Si le lait ne peut être pris ou toléré par le phtisique, si on ne peut se procurer du lait de bonne qualité, enfin, si l'on veut arriver à donner, en même temps qu'un aliment, une certaine dose d'alcool, le koumys est indiqué. Le koumys est originaire de la Tartarie : c'est le lait fermenté des juments qui vivent librement dans les steppes des Kirghisses. En Russie, on l'emploie beaucoup dans le traitement de la phtisie, et plusieurs établissements ont été installés dans ce but. Le lait des juments de la Tartarie est recommandé et à juste titre, car chez ces animaux à l'état de liberté et ne travaillant pas la constitution du lait est légèrement différente et donne à ce produit des propriétés particulières très remarquables. Bill, qui a fait ces recherches, rapporte que la caséine est très analogue à celle du lait de femme. Cette particularité ne tient pas à la race, mais au genre de vie de ces animaux. Dès que les juments sont à l'état de domesticité et fournissent un travail quelconque, le lait perd toutes ses qualités.

On peut préparer du koumys avec du lait de vache à la condition de mettre ces animaux en liberté dans des pâturages et de ne les soumettre à aucun travail. De cette façon on obtient un produit assez analogue au koumys de Tartarie. On peut donc ainsi instituer partout la cure au koumys, et cela permet d'éviter un déplacement considérable, le plus souvent irréalisable. Le lait d'ânesse donne un koumys excellent, même meilleur que celui de vache, car il contient moins de caséine et plus de lactose. Mais par des artifices de préparation, on peut arriver à obtenir un koumys analogue et aussi actif que celui des juments de Tartarie. Le lait de vache sert aujourd'hui à fabriquer du koumys dans toutes les grandes villes, et le médecin possède ainsi toujours sous la main un agent thérapeutique qui a une réelle valeur.

La préparation est la suivante : On prend du lait de vache que l'on laisse se coaguler ; puis on filtre aussi longtemps qu'il se forme des coagula. On ajoute une proportion variable de sucre de lait, suivant la quantité qu'en contient le lait employé pour arriver à la dose habituelle du lait de jument. Puis on laisse fermenter. Il se forme de l'alcool, de l'acide carbonique, de l'acide lactique, et le lait se débarrasse de sa caséine. La proportion d'alcool atteint 30 º/₀, en moyenne elle est de 20 à 25 º/₀. La quantité d'acide carbonique est de 6 à 13 cent. cubes dans le koumys, de Paris. L'alcool peut être plus ou moins abondant, suivant le temps qu'on a laissé fermenter ; l'alcool, en effet, augmente quotidiennement jusqu'au seizième jour. L'acide lactique atteint 7 gr. pour 1000 et sa quantité reste invariable.

Le koumys a un goût acidulé, et une saveur alcoolique toute spéciale qui ne rappelle pas du tout le lait naturel. Ce produit est agréable à boire et les malades s'y habituent très vite. La digestion est plus facile que celle du lait ; il ne produit pas de météorisme et de flatulences. On l'administre à la dose de deux à trois verres par jour en dehors des repas. Il a une action favorable eupeptique par l'alcool et l'acide carbonique qu'il contient : il stimule l'appétit et les fonctions de l'estomac ; il a une action excitante générale assez marquée. C'est un aliment réparateur excellent ; il a, plus encore que le lait, une action sur la miction. Il modifie les urines en augmentant la quantité d'urée excrétée. Il active donc la nutrition en général : l'acide urique est notablement diminué et les urines possèdent un coefficient de toxicité supérieur à celui qu'elles possédaient avant.

Le koumys est donc indiqué et rend de vrais services dans la période avancée de la phtisie, alors qu'il existe déjà de la fièvre de résorption. Il faut dans ce cas le traitement exclusif par le koumys. On fera absorber au malade cinq à six litres de ce produit par jour et pendant cinq à six semaines ; la dyspepsie aura alors disparu, la fièvre aura beaucoup diminué ou complètement cessé : le poids du corps aura augmenté et on peut même compter sur une amélioration appréciable de l'état local.

En somme, la cure exclusive du koumys est indiquée dans les cas où les lésions sont à la période de ramollissement et d'élimination, où il y a de la fièvre de résorption non continue et où la dyspepsie est inquiétante. Quand la dyspepsie n'existe pas on peut continuer l'alimentation ordinaire et le traitement exclusif par le koumys perd sa raison d'être. Le régime mixte alors sera prescrit ; le malade prendra quatre à six verres de koumys par jour, et se trouvera très bien de l'action stimulante et eutrophique de cette substance. Le koumys ne doit pas être pris à jeun à cause de l'alcool qu'il contient.

En résumé, le traitement de la première phase de la phtisie pulmonaire par le koumys doit être mixte : quatre à six verres par jour entre les repas. Il est indiqué chez les malades qui ne peuvent prendre du lait soit par dégoût, soit parce que celui qu'ils ont à leur disposition est de mauvaise qualité : quand l'état général est mauvais et que la dénutrition est rapide ; quand il y a dyspepsie et atonie générale ; c'est alors que son action eupeptique et eutrophique rendra de vrais services.

En somme, ce traitement ne doit jamais être préféré au traitement par le lait naturel, à la condition que le malade soit à la campagne ou dans la montagne. C'est un médicament de suppléance dont il ne faut pas exagérer l'importance, mais qui possède cependant des propriétés curatives très appréciables.

## X

*Lavements nutritifs.* — Le médecin doit se renouveler d'ingéniosité, se multiplier pour découvrir sans cesse des plats agréables à son malade, dont il devient, pour ainsi dire, le maître d'hôtel. Mais on n'arrive pas toujours à faire manger un phtisique. Certains tuberculeux se refusent de prendre des aliments, soit par caprice, soit parce qu'ils ont un spasme du pharynx ou de l'œsophage, soit enfin parce qu'ils ne digèrent pas les aliments, rendus en vomissements. On sait ce que deviennent ces malades qui ne se nourrissent pas. Dévorés par le bacille, qui continue ses ravages, et par les produits solubles de ces microorganismes qui les intoxiquent, ces phtisiques dépérissent rapidement et quelquefois même succombent avec des lésions qui ne sont pas en rapport avec la mort rapide. Lorsqu'on est en présence d'un de ces malades qui ne se nourrissent pas, il ne faut pas encore désarmer. On peut les soutenir durant plusieurs jours et même quelquefois plusieurs semaines avec des lavements alimentaires. Voici comment je procède : Toutes les trois heures, je fais administrer, d'abord, pour laver le rectum, un premier lavement d'eau tiède, suivi immédiatement d'un lavement alimentaire ainsi varié :

| 1° | Lait  | 300 gr. |
|---|---|---|
| | Jaune d'œuf | N° 2. |
| | Vieux rhum | 15 gr. |

| 2° | Bouillon concentré | 300 gr. |
|---|---|---|
| | Pulpe de viande cuite | 50 » |
| | Malaga | 20 » |

| 3° | Thé de viande à la marmite | 300 gr. |
|---|---|---|
| | Poudre de viande | 40 » |
| | Jaune d'œuf | N° 1. |

| 4° | Bouillon concentré | 300 gr. |
|---|---|---|
| | Peptone | 50 » |
| | Vieux Cognac | 15 » |

Ces lavements, renouvelés toutes les trois heures, donnés à l'aide d'une vulgaire et antique seringue en étain et non pas d'un irrigateur brutal, constituent ainsi pour les vingt-quatre heures une dose alimentaire considérable. Lorsqu'ils causent la diarrhée ou la douleur, ce qui est assez rare, on arrête pendant quelques jours pour recommencer ensuite. Tout en administrant ces nombreux lavements, on arrive à faire accepter par la voie buccale, en agissant avec douceur et persuasion, quelques aliments tels que des gelées, des bouillons froids, du lait glacé, des petits sorbets, etc. Lorsque le malade a la conviction de pouvoir manger et digérer convenablement, on abandonne ces moyens.

Ces lavements m'ont rendu maintes fois des services et grâce à eux, j'ai pour ainsi dire ressuscité de véritables moribonds qui succombaient fatalement par le jeûne et l'épuisement. On gagne du temps et le phtisique ne maigrit pas. Parmi les nombreux phtisiques que j'ai nourris de cette façon, je me rappelle particulièrement le cas d'un jeune avocat, dont les lésions des sommets étaient relativement limitées, mais qui se refusait à accepter toute nourriture dont il avait une véritable horreur. Malgré l'état restreint des lésions, le malade dépérissait à vue d'œil. Je lui conseillai alors des lavements alimentaires qu'il accepta et toléra pendant six semaines. Dans l'intervalle, l'appétit revint. Je traitais alors plus activement ce tuberculeux qui est aujourd'hui l'un des plus brillants représentants d'une Assemblée législative.

## XI

*Suralimentation.* — Il ne faut pas non-seulement nourrir un phtisique, mais encore il faut le suralimenter. Cette idée de gaver les malades, soit en entraînant graduellement leur appétit, soit en employant des moyens artificiels, a été émise autrefois par M. Dettveiler et reprise depuis par M. Debove. Ce dernier ne se contente pas de la persuasion et de l'entraînement. Il nourrit les phtisiques à l'aide d'une sonde œsophagienne, il les gave et il arrive ainsi d'emblée à la suralimentation. Pour arriver plus rapidement au résultat qu'il veut atteindre, il a fait réduire en poudre la pulpe musculaire de la viande, poudre qu'il introduit avec du lait ou du bouillon à travers le tube de Faucher dans l'estomac. Ces poudres, qui représentent la partie substantielle de la viande, sont mieux préparées aujourd'hui qu'autrefois. Après dessiccation, elles sont chauffées à une température de 105° ; elles ne sont pas dangereuses même lorsqu'elles sont conservées pendant plusieurs semaines. Elles sont assez agréables au goût et facilement acceptées par les malades. On peut les absorber dans du lait, dans du bouillon, ou encore réduites en boulettes.

Le gavage par la sonde œsophagienne est indiqué surtout chez les malades rebelles à toute alimentation, ou qui sont atteints de vomissements incoercibles. Il faut l'abandonner dès que le phtisique accepte et conserve la nourriture, dont on augmente progressivement la quantité pour atteindre des doses considérables. On arrive ainsi à un gavage naturel et une suralimentation excessive.

Si j'ai tant insisté sur cette cure alimentaire, c'est qu'elle a une importance capitale. Aucun aliment, ni végétal, ni animal, n'a malheureusement la faculté de guérir la tuberculose ou même de modifier l'évolution morbide. Il y a autant de phtisiques parmi les animaux herbivores que parmi les carnivores. Une bonne alimentation et une suralimentation augmentent la force du malade et préparent en lui un bon terrain de résistance pour la lutte contre la phtisie. Elles nous laissent aussi le temps d'employer les médicaments précieux que nous possédons aujourd'hui, médicaments qui ne sont pas tolérés par un malade affaibli, sur lequel ils n'agissent plus.

## XII

*Hôpitaux de phtisiques.* — Au dernier Congrès de la tuberculose, j'ai émis le vœu d'isoler les phtisiques des autres malades, de reléguer les tuberculeux dans des pavillons spéciaux jusqu'au jour où les ressources de nos villes et de l'Etat nous permettront de faire construire en dehors et à une certaine distance des grandes cités des hôpitaux de phtisiques. Cette mesure est urgente et éviterait de nombreuses complications. En effet, si le bacille est la cause première de la tuberculose, cette dernière maladie reçoit un véritable coup de fouet lorsque le patient est contaminé par d'autres microorganismes de mauvaise nature. Or, nous savons tous combien nos salles d'hôpitaux renferment de microbes de toute nature et de toute espèce. Quel que soit le zèle de nos administrateurs, quelle que prévoyante que soit la surveillance de nos chefs de service, l'atmosphère de nos milieux hospitaliers reste corrompue et viciée sans cesse. Le tuberculeux se trouve ainsi dans de mauvaises conditions d'hygiène et il est lui-même un danger pour ses voisins. Prenez une salle quelconque de nos hôpitaux et examinez les éléments qui y sont renfermés. Parmi les nombreux malades que vous rencontrez, la plupart sont des terrains faciles à l'ensemencement du bacille. Atteints d'une maladie aiguë, ils ont des desquamations de leur muqueuse buccale, du larynx ou des bronches : en convalescence, ils n'ont pas la résistance indispensable pour triompher du micro-organisme de la tuberculose. Or, ce dernier est récolté dans toute salle d'hospice. Lancé dans l'air, au moment du balayage, il est respiré par les différents malades et les contamine. En étudiant la prophylaxie de la tuberculose, j'ai déclaré que le contact d'un tuberculeux est plus dangereux pour un autre malade que la présence d'un varioleux : la plupart de nos malades sont vaccinés contre la variole ; aucun d'entre eux n'est sauvegardé de la phtisie.

En isolant donc cette espèce de malades des autres, on circonscrirait déjà en partie l'extension si dangereuse de la tuberculose. Bien plus on pourrait donner aux phtisiques des soins particuliers si utiles à leur état. Sans nuire à la situation d'autres malades, on mettrait les tuberculeux dans de meilleures conditions d'hygiène, d'asepsie et d'alimentation. Sans doute il vaudrait mieux ne pas réunir dans un même bâtiment trop de phtisiques qui seraient gênés mutuellement par leur présence. La chose serait d'autant plus facile qu'il n'existe encore aujourd'hui que très peu d'hôpitaux de phtisiques. Les essais qui ont été faits aux hôpitaux d'enfants d'Ormesson et de Berck-sur-Mer sont très encourageants par les résultats obtenus.

L'emplacement et la construction des hôpitaux de phtisiques ont une grande importance. Autant que possible, il faut rechercher un endroit bien isolé de toute construction et surtout assez éloigné des grandes villes. Lorsqu'on a le droit de choisir, on désignera le plateau boisé d'une montagne abritée des vents. La construction ne doit pas être luxueuse : celle que je préfère est la bâtisse en bois de chêne ou de sapin, des petits pavillons ressemblant aux châlets suisses, bien éclairés et où l'aération est très facile. Aucun de ces pavillons ne doit renfermer plus de dix malades, et ses faces doivent être bien isolées d'autres pavillons semblables. Comme il est impossible, malgré les mesures d'asepsie les plus rigoureuses, de sauvegarder les murs de l'hôpital de l'imprégnation des germes virulents, on brûlera tous les cinq ans ces pavillons et on détruira ainsi toute cause de contagion.

Le nombre des phtisiques est si considérable en France qu'on est en droit d'être effrayé des dépenses énormes qu'une pareille innovation entraînerait. Mais les pouvoirs publics gagneraient encore en faisant cette grosse avance, d'abord parce que la France conserverait les nombreux phtisiques guéris et ces derniers ne contamineraient plus leurs autres concitoyens ; ensuite, les tuberculeux n'encombreront plus les hôpitaux, comme cela se passe aujourd'hui, et où nos pauvres malades atteints d'affections aiguës ne trouvent jamais de place et meurent faute de soins.

## XIII

*Cure d'air.* — Il existe déjà de nombreuses maisons de santé pour les gens fortunés. Ces derniers ne craignent pas de se mettre en contact avec d'autres phtisiques, quoiqu'ils puissent s'isoler. Ils savent, en effet, que le régime auquel ils vont se soumettre, la discipline sévère qu'ils vont accepter, leur sont de la plus haute utilité. Entourés de leurs proches parents, ils subiront toute espèce d'influences, très sentimentales, sans doute, mais aussi très nuisibles. Dans la maison de santé, au contraire, ils reçoivent moins de caresses, mais suivent un régime sévère et utile. Surveillés par des médecins spécialistes et par des infirmiers bien dressés, ces phtisiques prennent des repas à des heures régulières, se reposent convenablement, dans des chambres aérées, ou bien au grand air, suivant la température ambiante et l'entraînement du malade.

Presque toutes les maisons de phtisiques qui ont été créées jusqu'à ce jour ont été installées en vue d'une cure d'air. Grâce à une direction bien comprise, les améliorations et même les guérisons sont si nombreuses qu'elles ne se comptent plus. Je suis convaincu qu'on obtiendrait un résultat plus satisfaisant encore, si l'on voulait adjoindre à l'action salutaire du grand air les nombreux agents antiseptiques si bien étudiés et dont nous disposons aujourd'hui.

La thérapeutique par la cure d'air est de date récente. Quoique défendue par les médecins de l'Antiquité, elle n'entra dans la pratique que vers 1850. Son triomphe est dû à une simple infirmière, Miss Nightingale, qui, fatiguée des nombreux médicaments n'agissant pas sur sa phtisie pulmonaire, se décida à vivre au grand air, à la campagne, jour et nuit, mangea bien, et qui, grâce à ce régime hygiénique, vit bientôt ses forces revenir et sa tuberculose s'enrayer. Un médecin de Londres, M. Bennet, phtisique lui-même, qui avait connu l'état grave de cette infirmière, imita son exemple, alla faire une cure d'air dans le Midi de la France et s'en trouva fort bien. Il publia l'observation de Miss Nightingale et la sienne propre, donna quelques interprétations de cette nouvelle thérapeutique, qui trouva de chauds partisans dans tous les pays. Brehmes, médecin de Gœbersdorf, en Silésie, appliqua le premier cette méthode en fondant un sanatorium qui servit de modèle à la plupart des maisons de santé établies depuis. La phtisie pulmonaire est soignée aujourd'hui par la cure d'air dans des établissements spéciaux, à Falkenstein, à Davos, à Honeff, au Canigou : on est en train de fonder une nouvelle maison de santé pour les phtisiques à Aix, en Savoie, sur les hauteurs du Mont-Revard.

Quoique je considère la direction médicale comme très importante, on peut faire des cures d'air dans les nombreuses pensions installées aujourd'hui sur nos collines d'Auvergne, des Vosges, des Pyrénées, des Alpes, sur les montagnes boisées de la Suisse à Alpendberg, près de Brunnen ; à l'Abendberg, près d'Interlaken ; à Andermatt, près d'Uri, etc., etc. J'ai soigné fréquemment des phtisiques qui se sont réfugiés sur des montagnes de sept à huit cents mètres d'altitude, sur des vastes plateaux couverts de forêt où la promenade leur était facile. Lorsque ces malades suivaient intelligemment les conseils qui leur étaient donnés, ils revenaient dans un état très satisfaisant.

Voyons comment on pratique la cure d'air au sanatorium de Gœbersdorf. On commence par habituer les malades à supporter l'air frais et pur. On les entraîne progressivement en commençant par les exposer quelques heures par jour seulement au grand air. Ils sont enveloppés dans de bonnes couvertures de laine, avec briques chaudes aux pieds, sont étendus sur une chaise longue qui peut être roulée au soleil et abritée des vents sous des kiosques installés à cet effet. On commence par laisser le phtisique au grand air pendant trois à quatre heures par jour. On l'acclimate graduellement en augmentant cette durée et on arrive à laisser le malade exposé à l'air pendant des journées entières de sept heures du matin à six heures du soir. Il est bon de rentrer le malade au moment du crépuscule et de lui défendre toute sortie pendant les journées de pluie. Durant la nuit la cure d'air est encore poursuivie dans l'appartement qui est continuellement aéré par des prises d'air placées sous le plafond, par des vasistas ou directement par les fenêtres, tout en garantissant le malade contre les refroidissements brusques, en le couvrant de laine, suivant la température extérieure et en le protégeant par des paravents.

Cette méthode a trouvé en France des apôtres très enthousiastes en MM. Peter, Debove, Bouchard, Dujardin-Beaumetz, Constantin-Paul. Malheureusement, peu d'établissements ont encore été fondés chez nous pour effectuer cette cure d'air, et cependant les sites favorables ne manquent pas dans notre beau pays, et c'est pourquoi nous sommes obligés d'envoyer nos malades à l'étranger.

Voici comment M. Daremberg raconte sa propre cure : « En 1886, » après avoir passé plusieurs mois entre les quatre murs d'un appar- » tement de Paris, j'arrivai sur la côte française de la Méditerranée, » et d'après les conseils d'Henri Bennet, je m'étendis toute la jour- » née au soleil : la nuit, je laissais une fenêtre entr'ouverte ; je » m'alimentais bien, je bus beaucoup d'huile de foie de morue. Je » commençai à ne plus désespérer et j'aperçus ces lueurs d'espoir » qui réchauffent le cœur du malade comme le font les feux fugi- » tifs du soleil couchant. Et comme le dit Voltaire : « l'espérance » de guérir est déjà la moitié de la guérison ». Puis les forces » revinrent, je pus marcher, faire quelques petites promenades, » passer de bonnes nuits, reprendre un peu de goût à l'existence. » Je ne trouvais déjà plus que le soleil de ma vie se couchait ; je » le voyais se lever chaque matin avec bonheur et chaque jour » luire trop peu de temps pour me permettre de jouir à loisir de » l'air pur, de la vive lumière, de la mer bleue, du ciel, de la terre, » de tout. C'est si bon de se sentir renaître ! il semble qu'on n'a » jamais vécu. Cette vie dans l'air pur, nuit et jour, réveille l'appé- » tit, améliore la digestion, supprime les quintes de toux, facilite » l'expectoration et les mouvements respiratoires, invite au som- » meil calme. Le plus souvent la fièvre et les sueurs disparaissent » peu à peu. »

Il ne faut pas croire qu'on peut remplacer cette cure d'air par des moyens chimiques, en chargeant l'atmosphère d'une chambre avec de l'oxygène ou de l'ozone, ou en enlevant à l'air confiné l'excès d'acide carbonique. L'air confiné est moins troublé dans ses éléments constituants et propres que chargé de principes vicieux. Depuis longtemps Gavarret, Pettenkoffer et Voit ont prouvé que l'air respiré par un malade est saturé de principes vicieux et toxiques qui, injectés sous la peau d'un animal, peuvent causer des troubles mortels.

Une seule cure d'air est insuffisante pour guérir un phtisique. Ce dernier devra se soumettre à ce traitement pendant deux, trois, quatre ou cinq années consécutives. Chaque cure devra durer un minimum de trois mois ; après l'avoir subie, le phtisique devra continuer à habiter la campagne et vivre autant que possible au grand air.

Toutes les formes de la tuberculose pulmonaire sont susceptibles d'être soumises à ce traitement, mais les malades atteints d'une forme chronique à marche lente en tirent les plus grands bénéfices. Les malades en proie à une phtisie aiguë ou subaiguë peuvent encore en profiter lorsqu'on agit avec prudence. Les tuberculeux qui ne peuvent pas voyager, doivent habiter dans une grande chambre, dont l'air est renouvelé fréquemment : ils finissent par tolérer une aération continuelle, et lorsque leur état est amélioré, on les fait partir à la campagne où ils poursuivent une cure sévère et complète.

Je suis un très chaud partisan des cures d'air bien dirigées et bien appliquées. Mais je ne crois pas avec les chauvins à outrance que la vie au grand air soit capable d'amender tous les accidents et d'enrayer la phtisie. Dès que la méthode a été connue, un certain nombre de praticiens l'ont conseillée, et ayant obtenu des insuccès, y ont renoncé. Je n'ai pas suivi leur exemple. La phtisie est une maladie complexe, à formes et à accidents multiples. Chaque forme demande une direction particulière, chaque symptôme un médicament spécial. Lorsqu'on sait tirer profit de tous les avantages que nous donnent la nature et la science, on peut être très utile à son malade et obtenir sa guérison.

# TRAITEMENT DES PRINCIPAUX SYMPTOMES DE LA PHTISIE PULMONAIRE

*Anémie. — Anorexie. — Amaigrissement. — Traitement local. — Toux. — Fièvre. — Hémoptysie. — Expectoration. — Sueurs nocturnes. — Phosphaturie. — Accidents laryngés. — Complications stomacales et intestinales.*

Le praticien qui aurait lu et médité cette revue des différents médicaments que nous venons d'examiner successivement serait bien embarrassé de formuler un traitement contre les nombreux symptômes qu'il rencontrera chez le phtisique et contre les formes cliniques si variées de tuberculose pulmonaire. C'est pourquoi, nous nous réservons d'étudier en deux chapitres : 1° les traitements des symptômes et complications de la phtisie pulmonaire ; 2° la cause des différentes formes cliniques de cette affection.

### ANÉMIE.

L'anémie est l'un des symptômes les plus fréquents de la phtisie et surtout au début de la maladie. Dès ce moment, il est utile de placer le malade dans les meilleures conditions d'hygiène, de bien l'alimenter, de pratiquer une transfusion de sang de chèvre ou bien encore de lui faire des injections sous-cutanées avec du sérum de chèvre. L'administration des médicaments dynamiques, tels que le fer, le quinquina, l'arsenic impressionneront avantageusement cette phase de la phtisie.

I

*Ferrugineux.* — L'étude de l'emploi du fer dans le traitement de la tuberculose est une question des plus importantes, et des plus intéressantes de la thérapeutique de cette maladie. Son administration est délicate et ses indications et contre-indications doivent être étudiées avec le plus grand soin pour en obtenir de bons résultats et pour ne pas aggraver l'état du malade. Cette médication a eu dans la science ses adeptes et ses ennemis : il serait intéressant, mais trop long de rapporter les diverses opinions des médecins sur ce médicament de la plus haute valeur.

Le fer est employé dans le traitement de la phtisie dans deux buts bien différents :

Contre l'anémie globulaire ;

Contre les hémoptysies.

Le deuxième emploi est le moins important de beaucoup et nous insisterons très peu sur lui. Nous le retrouverons, du reste, dans le traitement des complications.

Les effets des préparations ferrugineuses sont presque nuls chez les individus sains même à des doses élevées. Cependant, à une certaine quantité, il se produit du malaise, de l'anxiété précordiale et principalement des troubles digestifs, anorexie, vomissement, diarrhée. Si l'on continue longtemps ce médicament, quinze jours, trois semaines, alors des phénomènes de pléthore apparaissent, sentiment de plénitude, malaise, céphalalgie, pesanteur de tête, paresse intellectuelle ; quelquefois on voit apparaître de l'acné.

A l'état pathologique, ces phénomènes de pléthore sont très marqués et Trousseau dit que, surtout chez les phtisiques, ces symptômes peuvent aller assez loin pour déterminer des poussées congestives pulmonaires et des hémoptysies. Sur le tube digestif le fer a une action défavorable : il diminue l'appétit et rend la digestion laborieuse ; ce sont des pesanteurs et tiraillements de l'estomac, des éructations, et une constipation très tenace. La propriété la plus remarquable du fer, et celle qui l'a fait entrer dans la thérapeutique, est son action puissante sur le sang. Il ne se fixe pas directement sur l'hémoglobine comme on le pensait : les globules formés contiennent tout le fer qu'ils doivent posséder, puisque ce principe y est en combinaison chimique. Il aide à la formation de nouvelles hématies, dont il augmente le nombre. Il favorise ainsi indirectement les combustions en multipliant les agents d'oxydation. Aussi le fer produit-il toujours une élévation de la température et un accroissement dans l'excrétion de l'urée. Le fer est, en résumé, un puissant agent ; il possède une double propriété : Action reconstituante sur le liquide sanguin, et un effet stimulant sur les divers appareils de l'économie.

Dans la phtisie, et à la période que nous considérons, l'anémie est toujours marquée. Est-ce à dire que le fer soit toujours indiqué ? Non, il n'est indiqué que dans le cas où l'anémie est vraiment *globulaire*. Alors le fer sera employé avec avantage et ses heureux effets compenseront de beaucoup quelques inconvénients.

Chez le phtisique, l'anémie est due principalement à un vice de nutrition dans son ensemble. La cause intime de cette dystrophie réside probablement dans l'intoxication lente du malade par les produits solubles de ses bacilles, alors que la lésion pulmonaire est encore trop légère pour déterminer des troubles du côté de l'hématose. Cet état peut être parfaitement indépendant d'une hypoglobulie. Or, on sait que le fer n'a d'action véritablement favorable que dans les cas d'anémie par hypoglobulie.

Aussi, quand on se trouve en présence d'un phtisique qui n'aura pas encore été mis au régime hygiénique, séjour à la campagne, ou à la montagne, hydrothérapie, exercices physiques, suralimentation, etc., on ne devra pas instituer le traitement par le fer avant de savoir comment le malade se trouvera de son nouveau genre de vie. Souvent, en effet, sous la seule influence de cette vie nouvelle, le phtisique perd son apparence anémique : c'est que dans ce cas, il n'y avait pas anémie globulaire et le fer eut causé plus d'inconvénients que d'avantages.

Une seule indication donc pour l'établissement du traitement ferrugineux : l'hypoglobulie ou anémie globulaire.

Une seule contre-indication absolument impérieuse et qu'on ne doit jamais négliger : l'existence d'hémoptysies antérieures, présentes ou probables. Et comment reconnaître si un individu est sujet à avoir des hémoptysies ? On peut prévoir ces accidents chez certains sujets; chez les sujets impressionnables, à peau fine et diaphane, dont les veines sont apparentes : ils ont un appareil cardiovasculaire très excitable et cette excitation est exagérée à la moindre cause. Ils sont sujets à des fluxions sanguines subites et répétées vers la tête. Chez de pareils malades, l'usage du fer peut amener un état pléthorique, augmenter l'hyperexcitabilité vasculaire, provoquer des congestions bronchiques et des hémoptysies.

Cependant, il ne faut pas être trop absolu et quand le fer est vraiment indiqué par un état d'anémie globulaire très marquée, il ne faut pas hésiter à recourir à cette médication.

Cette médication ne doit pas durer plus de deux mois. Après ce laps de temps, l'anémie globulaire est guérie. Si elle ne l'est pas, il ne faut pas continuer ce traitement dès lors inutile et dangereux. Il faudra recourir à d'autres moyens : l'arsenic, par exemple.

Les préparations ferrugineuses sont nombreuses. On peut employer le fer, soit en nature à l'état de limaille de fer porphyrisée, soit en poudre ou en pilules.

Pilules martiales { Fer porphyrisé.... 5 gr.
   de Sydenham { Extrait d'absinthe. 9 gr. pour 100 pilules.
En prendre dix à vingt par jour.

Ou à l'état de fer réduit par l'hydrogène, bonne préparation employée, assez soluble. On le prend à la dose de 10 à 20 centigr. au commencement des repas.

Il est plus fréquemment employé en combinaison avec l'oxygène, le chlore, l'iode et les acides minéraux et organiques. Ce sont :

Les oxydes de fer
- Oxyde ferreux ;
- Oxyde magnétique ;
- Oxyde ferrique ou safran de Mars astringent.

La rouille n'est que de l'oxyde ferrique hydraté.

Le safran de Mars apéritif est un mélange d'oxyde ferrique et de carbonate de fer (dose de 20 centigr. à 2 gr. par jour). Ces préparations sont à conseiller dans le début du traitement à doses peu élevées, d'après le conseil de Gubler.

Les composés du fer et du chlore sont :

Le chlorure ferreux ;
Le chlorure ferrique ou perchlorure de fer.

Le chlorure ferreux est une bonne préparation, conseillée par Rabuteau, mais elle est instable et se transforme rapidement en sel insoluble dans l'estomac en présence des chlorures.

Le perchlorure de fer, au contraire, est très employé et comme hémostatique et à l'intérieur.

1° Formule de Gubler
- Solution officinale de per-chlorure de fer . . . . . . .       XXV gouttes.
- Sirop de sucre . . . . . . . . .       15 à 30 gr.

2° (Trousseau)
- Perchlorure de fer à 30°.       1 gr.
- Eau distillée . . . . . . . . . .       120
- Sirop de cannelle . . . . . . .       30

A prendre par cuillerées à bouche dans les vingt-quatre heures.

Parmi les combinaisons avec l'iode, on emploie le proto-iodure de fer, qui jouit des propriétés du ferrugineux, et des iodiques. Il est surtout indiqué quand on est en présence de lésions scrofuleuses. Il entre dans la composition des :

Pilules de Blancart (0.05 par pilule) ;
Dragées de Gilles ;
Granules de Mantel.

Enfin, il est surtout administré sous forme de sirop de proto-iodure de fer :

Iodure de fer . . . . . . . . . . . . . . . . . . .       0 gr. 50 centigr.
Sirop . . . . . . . . . . . . . . . . . . . . . . . .       100 gr.

Chaque cuillerée à bouche contient 0.08 centigr. de médicament, on en prescrit de une à quatre cuillerées par jour.

Avec les acides nous avons les sulfates : sulfate ferreux ou couperose verte, sel soluble employé en pilules de 0.05 centigrammes ; le pyrophosphate de fer et de soude employé par Robiquet ; le carbonate de fer ou carbonate ferreux, sel blanc inodore, soluble dans l'eau, très altérable à l'air. Ce dernier sel est le principe actif d'un grand nombre d'eaux ferrugineuses (Forges, Aumale, Spa, Vals, Orezza).

Une des préparations les plus employées parmi les composés du fer avec les acides minéraux est la pilule de Vallet, dont voici la formule :

|  |  |  |
|---|---|---|
| | Proto-sulfate de fer......... | 500 gr. |
| | Carbonate de soude......... | 600 gr. |
| Pilules de Vallet | Miel blanc............... | 150 gr. |
| | Sucre de lait............. | 150 gr. |
| | Sucre blanc.............. | 600 gr. |

On fait des pilules de 25 centigrammes (Codex).

Le miel empêche ici l'oxydation du carbonate ferreux qui, comme le montre la formule suivante, également très employée, se forme par double décomposition des sels de fer et des sels de soude ou de potasse.

|  |  |  |
|---|---|---|
| | Sulfate de protoxyde de fer.. | 30 gr. |
| | Carbonate de potasse........ | 30 gr. |
| Pilules de Blaud | Gomme arabique.......... .. | 5 gr. |
| | Sirop ........ ........... | 15 gr. |
| | Eau..... ................ | 30 gr. |

Faire des pilules de 40 centigr. (Codex), cinq à dix par jour.

On emploie aussi le tartrate de fer et de potasse sous la forme de pilules de Mialhe (0.25 centigr. par pilule); de pastilles contenant 5 centigr. de principe actif; de sirop à la proportion de $\frac{1}{30}$; d'eau ferrée, dont voici la formule :

|  |  |  |
|---|---|---|
| | Tartrate ferreux potassique... | 1 gr. |
| | Bicarbonate de soude........ | 5 gr. |
| | Acide citrique............. | 4 gr. |
| | Eau..................... | 450 gr. |
| ou encore | Tartrate ferreux potassique... | 1 gr. |
| | Eau de seltz .............. | 1 litre. |

Le tartrate de protoxyde de fer entre dans la composition des boules de Mars ou de Nancy.

Le lactate de fer se donne en pilules, pastilles, sirop à la dose de 10 à 60 centigr. par jour.

Les citrates de fer, surtout le citrate de fer et d'ammoniaque sont d'excellentes préparations. C'est ce sel qui entre le plus souvent dans les élixirs ferrugineux, il est très assimilable et n'est pas précipité par l'alcool.

L'oxalate et le tannate ont été employés très peu.

Voici la formule d'un vin ferrugineux :

> Citrate de fer ammoniacal. . . . . . . . .    5 gr.
> Vin de Malaga . . . . . . . . . . . . . . . . . .    1 litre

Un verre à Madère à la fin du repas, matin et soir.

Dans la phtisie, il faut employer de préférence les préparations ferreuses liquides :

La teinture éthérée de perchlorure de fer à la dose de V à XX gouttes dans un verre d'eau sucrée.

La teinture de Mars, à la dose de X à XX gouttes.

Le perchlorure de fer en potion suivant la formule de Trousseau (voir plus haut) ou à la dose de XX à XXX gouttes dans un verre d'eau sucrée.

La meilleure préparation est l'élixir ferrugineux, à base de citrate ferreux. On ajoute ainsi l'effet bienfaisant de l'alcool à celui du fer.

## II

*Quinquina.* = C'est un médicament complexe qui agit contre l'anémie des phtisiques par les alcaloïdes, les substances tannifères et amères qu'il renferme. Par la richesse de ces divers éléments, il favorise la nutrition, stimule et restaure les fonctions de l'organisme. C'est un agent très utile dans toutes les phases de la tuberculose pulmonaire, mais qui est indiqué particulièrement à la période de début pour combattre l'anémie.

On prescrit rarement aujourd'hui les macérations ou les décoctions d'écorces de quinquina. On ordonne surtout ce médicament sous forme de teinture, d'extraits ou de sirops.

La teinture, ou alcoolature d'écorces de quinquina, est prescrite à la dose de 50 grammes par litre de vin généreux. Le malade en prend un verre à Madère à la fin des repas, matin et soir.

Les extraits de quinquina se prescrivent sous forme de pilules ou de vins : ils sont administrés à la dose de un à quatre grammes par jour. Voici quelques formules :

> *a)* ⎰ Vin de Banyuls . . . . . . . . . . . . . . . . . . . .    900 gr.
> ⎱ Glycérine neutre . . . . . . . . . . . . . . . . . . . .    100 gr.
> Extrait de quinquina jaune. . . . . . . . . . .    40 gr.

Un verre à Madère à la fin des repas, à midi et le soir.

*b)* { Extrait sec de quinquina jaune. } ãã 0,15 centigr.
{ Extrait de fer................ }

En une pilule, n° 100.

Prendre douze pilules dans les vingt-quatre heures.

Les sirops de quinquina se donnent purs ou étendus dans une potion. Voici une excellente formule qui est facilement acceptée :

*c)* { Sirop de quinquina............... }
{ Vieux curaçao .................. } ãã 100 gr.

Prendre une cuillerée à soupe à la fin du repas, à midi et le soir.

### III

*Arsenic.*—Nous avons vu que le fer est indiqué dans les cas où il existe vraiment de l'hypoglobulie. Quand l'état anémique est lié à un état de dystrophie sans anémie globulaire, un médicament précieux sera mis en usage : je veux parler de l'arsenic. C'est un excellent médicament de la période apyrétique de la tuberculisation du poumon.

L'arsenic répond absolument à cette indication tirée de l'insuffisance nutritive. Nous avons longuement étudié l'action générale de l'arsenic sur les fonctions de l'organisme et son action locale : j'y reviendrai en quelques mots.

L'action eutrophique de ce médicament est démontrée par l'augmentation de l'appétit, et l'amélioration des digestions, qui bientôt se manifestent par un accroissement du poids du corps.

L'arsenic a de plus l'action favorable de calmer l'excitation nerveuse et la susceptibilité cardio-vasculaire. L'arsenic, en effet, abaisse la pression artérielle et ralentit le pouls. L'arsenic est donc un des agents les plus puissants de la restauration organique. Il a aussi une action locale qu'il ne faut pas méconnaître. L'amélioration des lésions pulmonaires est réelle, malheureusement elle n'est pas constante : mais l'arsenic conserve toujours cet immense avantage : la restauration constitutionnelle.

Ce médicament est surtout précieux dans le cas où le malade ne peut jouir des bienfaits du séjour à la campagne et au grand air. Là, il remplace dans une juste mesure les avantages de la cure d'air, si utile, à laquelle les phtisiques pauvres sont forcés de renoncer trop souvent à cause de la modicité de leurs ressources.

Il peut être administré à toutes les périodes de la phtisie, à la période ultime comme au début de la maladie. « Au début et dans » les phases initiales de la tuberculose, dit Jaccoud, ce traitement

» n'est pas seulement sûr, il est infaillible, en ce sens, qu'après
» un délai variant de quatre à six semaines, on peut constater
» dans tous les cas une amélioration positive de l'état général, de
» l'habitus extérieur, un accroissement de la force et une augmen-
» tation pondérale. Lorsque cette médication complexe est prolon-
» gée plusieurs mois, on observe assez fréquemment, surtout lors-
» qu'on aura employé concurremment les moyens locaux, une
» diminution des lésions pulmonaires, une véritable rétrocession ;
» mais alors même que ce résultat désirable entre tous, n'est pas
» obtenu, ce qui est malheureusement trop fréquent dans les
» grandes villes, la restauration constitutionnelle n'en est pas
» moins un estimable avantage, car elle prévient le développement
» des lésions nouvelles, et permettant aux malades de vivre avec
» les lésions déjà effectuées, elle leur confère les bénéfices d'une
» guérison relative. »

S'il produit d'excellents résultats aux périodes initiales de la
phtisie, ce traitement ne réussit pas moins bien chez les tuberculeux atteints au deuxième ou au troisième degré. Malheureusement
l'administration du médicament devient plus difficile à cette
période ultime où déjà les fonctions digestives du malade
deviennent lentes et difficiles.

Comme je l'ai déjà dit dans un autre chapitre, il faut toujours
commencer par ordonner au malade une très petite quantité
d'arsenic. On augmente progressivement les doses que le malade
supporte très bien. Toutefois il ne faut jamais prolonger outre
mesure cette médication ; ou bien l'organisme s'y habituerait sans
fruit, ou bien le médicament finirait par provoquer de l'intolérance.

Une autre recommandation qui n'est pas moins précieuse, c'est
d'administrer l'arsenic au moment des repas pour que le médicament soit mêlé aux aliments et soit ainsi mieux digéré. Au
commencement de chaque repas, à midi et le soir, on prescrit la
liqueur de Fowler à la dose de III à X gouttes, ou bien encore la
liqueur de Pearson à la dose de X à XX gouttes, ou bien encore une
cuillerée à dessert de la liqueur de Boudin. Nous préférons ces
solutions liquides aux granules de Dioscoride, qui ont joui autrefois
d'une si grande vogue et qui sont ordonnés à la dose de deux à dix
granules deux fois par jour. En effet, ces granules sont rarement
digérés : on les retrouve fréquemment tout entier dans les matières
fécales des malades.

On peut associer l'usage de l'arsenic à d'autres préparations,
Voici une série de formules que nous pouvons recommander :

a)  { Arséniate de soude......... 0,05 centigr.
    { Sirop de salsepareille....... 300 grammes.

Prendre une cuillerée à potage midi et soir, à la fin du repas.

b)  ( Sirop d'hémoglobine.....
    { Sirop de quinquina...... } ãã 150 grammes.
    ( Arséniate de potasse........ 0,10 centigr.

Prendre une cuillerée à dessert, midi et soir, au moment du repas.

c)  ( Arséniate de soude......... 0,05 centigr.
    | Teinture de noix vomique.... 4 gr.
    { Vin de gentiane au Malaga...)
    | Vin de Colombo............} ãã 100 gr.
    ( Vin de rhubarbe ..........)

Une cuillerée à soupe avant le repas, midi et soir (d'Hailly).

d)  | Liqueur de Fowler......... 1 gr.
    { Teinture de noix vomique.... 2 gr.
    ( Sirop de goudron........... 300 gr.

Une cuillerée à soupe avant les deux repas (Bucquoy).

A ceux qui peuvent se payer le luxe d'un séjour dans une station thermale, je conseille, de préférence à tous ces médicaments, une cure à la Bourboule ou au Mont-Dore. Ces deux stations ne sont pas conseillées indifféremment. Chacune d'elles a un effet particulier.

L'eau de la Bourboule renferme une grande quantité d'arsenic. Chaque litre contient un centigramme d'arséniate de soude et trois grammes de chlorure de sodium. On commence par absorber un verre à Madère de cette eau et on augmente progressivement jusqu'à quatre verres par jour.

Disons, de suite, que le chlorure de sodium, dont la présence à l'état naturel dans cette eau est en si grande quantité, a fait concevoir de grandes espérances, n'a aucun effet sur la tuberculose. L'eau de la Bourboule doit surtout son action à la présence de l'arséniate de soude et aussi au beau site de la station. En effet, placée à 850 mètres d'altitude, la Bourboule, entourée de tous côtés de montagnes plus élevées encore, est abritée des vents violents. Le malade retire donc, de cette altitude, d'une température constante et peu élevée, autant de bénéfices que de la cure arsenicale elle-même.

La station du Mont-Dore est moins bien partagée, sous le rapport de la présence de l'arsenic et du site. Placée à 1,050 mètres d'altitude, elle est moins abritée contre les vents de l'Ouest. Par ce fait même, la température est moins égale. L'eau du Mont-Dore renferme aussi très peu d'arséniate de soude, à peine un milligramme par litre. Aussi n'utilise-t-on cette eau qu'en pulvérisations, qu'en inhalations, dans les cas de laryngite et de trachéo-bronchite tuberculeuses.

Il y a des malades qui n'acceptent pas, par la voie stomacale, l'arsenic, sous quelque forme qu'on le prescrive. On peut alors pratiquer à ces phtisiques des injections sous-cutanées avec la solution suivante :

Eau de laurier-cerise........ 20 gr.
Liqueur de Fowler.......... 2 »

On peut injecter quotidiennement, sous la peau, un centimètre cube.

En résumé, l'arsenic, donné sous toutes ses formes, peut être prescrit à toutes les périodes de la tuberculose pulmonaire. Manié avec délicatesse et avec prudence, il peut rendre de très grands services. Il ne doit cependant pas être considéré comme un microbicide. Il a peu d'action sur le bacille de Koch, surtout avec les faibles doses qu'on est en droit de conseiller aux malades. Aussi, la plupart des cliniciens l'associent-ils, chez leurs malades, aux véritables antibacillaires et à la climatothérapie.


## ANOREXIE.

En étudiant le chapitre de l'alimentation et de la suralimentation, nous avons affirmé la haute importance que nous attachons à nourrir le phtisique. Malheureusement la persuasion, l'habitus au grand air, la promenade et l'exercice graduels, une hygiène saine et réglée ne suffisent pas toujours pour réveiller l'appétit endormi. Même chez les tuberculeux dont l'estomac fonctionne bien, et le cas est heureusement fréquent, comme Zimmermann, de Bâle, l'a fort bien démontré, on n'arrive pas toujours à faire accepter des aliments. Il faut alors exciter artificiellement leur appétence en administrant aux malades des stimulants, et surtout des amers. En tête de ceux-ci, il faut placer la noix vomique et ses composés, et en général tous les amers. Je conseille un quart d'heure avant le repas l'une des préparations suivantes :

1º Prendre, à midi et le soir, avant le repas, III gouttes de teinture de noix vomique. On peut augmenter cette dose jusqu'à concurrence de X gouttes.

2º Poudre de noix vomique........... 0,03 centigr.
Poudre de racine de gentiane........ 0,10 centigr.

En un paquet, nº 30. — Prendre un paquet midi et soir.

3° Prendre, midi et soir, avant le repas, un verre à liqueur de vin de gentiane ou bien encore une tasse de tisane de houblon, ou bien un quart de tasse de macération de quassia amara, de macération de quinquina, etc., etc.

Tous ces stimulants artificiels ne réussissent pas toujours à exciter immédiatement l'appétit du phtisique. Aussi est-il utile de le nourrir avec du lait, du koumys, du kéfir, ou des gelées de viande, ou bien encore, si ces aliments légers ne sont pas reçus, on alimente le malade par la voie rectale, comme nous l'avons déjà indiqué.

## AMAIGRISSEMENT.

L'un des premiers symptômes qu'on observe dès le début de la phtisie est l'amaigrissement. Le tuberculeux, tout en pâlissant, perd de son poids. Il faut combattre par les moyens les plus rapides et les plus puissants cette perte de substance, car plus le phtisique est amaigri, moins il offre de résistance aux attaques du bacille.

Lorsqu'on a affaire à une tuberculose marchant lentement, une bonne hygiène, un exercice réglé, une alimentation substantielle et un séjour à la campagne suffisent généralement pour enrayer l'amaigrissement et même pour rattraper le poids normal et primitif du malade. Il n'en est pas de même chez les malades atteints de fièvre, de sueurs nocturnes, de quintes de toux violentes et d'expectoration abondante. Dans ces cas subaigus, il faut réparer les pertes de substance par des moyens d'assimilation très rapides et très faciles.

Aux phtisiques qui digèrent bien, il faut prescrire des aliments gras : graisses de bœuf et de mouton, foie gras frais, sardines et harengs à l'huile, caviar, beurre frais, jaunes d'œufs dans des potages, cervelles de mouton, ris de veaux, etc., etc. Tous ces aliments, qui renferment des cellules graisseuses, seront acceptés facilement lorsqu'ils seront assaisonnés avec variété. On leur adjoindra des prises d'huile d'olive ou de noix, ou de faînes, à la dose de quatre à six cuillerées à potage chaque matin, ou bien encore de l'huile de foie de morue bien fraîche. J'ai complètement renoncé à l'huile de foie de morue fermentée, qui renferme de nombreuses ptomaïnes et qui est plus nuisible qu'utile, parce qu'elle trouble les fonctions digestives. Lorsque le malade est fatigué de prendre des aliments gras et des huiles, je lui prescris de l'arsenic, qui est un bon médicament d'épargne, sous différentes formes et aux doses indiquées précédemment, ou de préférence encore la glycérine qui remplace avantageusement les huiles.

La glycérine a une action générale eutrophique très grande. Elle excite l'appétit et stimule les fonctions digestives; elle augmente les combustions organiques et la quantité d'acide carbonique expiré. On assiste toujours, dans le cas où l'on administre la glycérine, à une augmentation de poids très appréciable.

La glycérine doit être chimiquement pure et absolument neutre aux réactifs, incolore, inodore, de saveur douce et sucrée, et être exempte de sels de plomb. La dose quotidienne sera de 40 à 60 grammes : à dose plus élevée elle produirait l'ivresse. Si la dose utile est dépassée, on en est averti par les signes suivants : agitation, loquacité insolite, insomnie prolongée. Chez tous les individus qui prennent de la glycérine, la température s'élève de quelques dixièmes de degré : c'est un indice de l'action physiologique du médicament. On peut associer avec avantage la glycérine à un peu de rhum, qui masque le goût fade de ce médicament et qui permet au malade de continuer pendant plusieurs mois cette médication sans en éprouver du dégoût.

On peut encore associer à la glycérine des médicaments antiseptiques, tels que l'acide phénique, le naphtol. Voici une excellente préparation :

Glycérine neutre......... 300 gr.
Acide phénique neigeux... 1 gr.

Prendre une cuillerée à soupe dans un peu de café noir, midi et soir.

Un puissant moyen pour arrêter l'amaigrissement des phtisiques est encore l'injection des huiles pures et stérilisées. Ces huiles, qui servent généralement de véhicule à des médicaments antiseptiques, sont assimilées directement et constituent un élément réparateur d'autant plus puissant qu'elles peuvent être injectées à des doses considérables. Lorsque toutes les mesures d'asepsie sont prises, lorsqu'on se sert d'un appareil doux et non violent, on peut injecter facilement sous la peau, chaque jour, 80 à 100 centimètres cubes d'huile. Cette quantité représente très bien un kilog. de graisse absorbée par l'estomac.

## TRAITEMENT LOCAL.

Par le traitement général on arrive à relever l'organisme et à donner à l'individu la force dont il a besoin pour lutter contre ses parasites et les détruire. C'est un moyen détourné, mais qui reste, pour le moment, du moins, le plus sûr. Il ne faut pas cependant croire que l'on ne puisse rien contre la lésion locale : ce serait une erreur. On doit s'attacher aussi à lutter non seulement contre l'élément pathogène lui-même et la lésion qu'il fait naître, mais encore contre les lésions locales périphymiques qui constituent un terrain favorable à l'extension du mal et apportent une gêne considérable à l'hématose.

C'est de ce traitement local que nous allons nous occuper.

Nous avons vu dans les chapitres précédents: Bactériothérapie et traitement par les médicaments, comment on peut lutter contre le germe pathogène. Nous nous occuperons spécialement ici du traitement des complications et des symptômes locaux pulmonaires.

La première complication et la plus importante à considérer et à guérir est l'*inflammation ou la congestion périphymique,* lésion non tuberculeuse en elle-même, mais qui est un terrain des plus favorables à l'extension du tubercule et qui gêne surtout l'accomplissement normal des phénomènes respiratoires. Il y a un intérêt de premier ordre à combattre, à faire disparaître cette congestion catarrhale ou inflammatoire. Or, tant que cette zone périphymique est purement congestive, on a une prise réelle sur elle par une thérapeutique appropriée. On comprend toute l'importance d'une pareille indication et du soin que doit prendre le médecin pour débarrasser son malade de cette complication phymatogène.

Le traitement local doit être institué sans hésitation dès le début des premiers signes sthétoscopiques. C'est au début surtout que le traitement local a une action vraiment énergique sur la lésion du poumon ; c'est à cette période qu'il possède son maximum de puissance.

En premier lieu, nous devons parler de la *méthode révulsive.*

La révulsion, quelle que soit la façon dont on la fasse, doit être continuée longtemps et avec persévérance. Une seule application est absolument stérile. Il faut non seulement la répétition, mais en quelque sorte la *continuité* de la médication.

Ce précepte primordial émis, on ne doit pas employer tous les modes de révulsion : tous ne sont pas bons. Voici les moyens usités le plus souvent dans la pratique : les pointes de feu avec le thermocautère ou à défaut avec les cautères ordinaires, les vésicatoires volants, les emplâtres révulsifs.

Les pointes de feu constituent le moyen le plus efficace, le plus propre et le plus rapide de faire une bonne révulsion. Leur application est facile et rapide et peu douloureuse, leur action est peut-être passagère et un peu superficielle ; mais on compense ces petits inconvénients par la facilité que l'on a d'en renouveler très souvent les applications. On doit les faire peu profondes, il vaut mieux faire deux légères applications qu'une seule cautérisation profonde qui est longue à guérir, qui laisse la peau en mauvais état et qui peut amener des complications septiques du côté de ces plaies, si on ne les surveille pas bien. Ainsi donc, applications légères et fréquentes de pointes de feu au niveau des parties malades.

On conseillait beaucoup, il y a quelques années, les cautères à la pâte de Vienne, au nombre de deux ou trois, sous la clavicule. Quelques médecins se contentaient de la suppuration nécessaire à l'élimination de l'escharre, d'autres entretenaient cette suppuration pendant un temps plus ou moins long. Je crois inutile d'insister sur cette médication qui a vécu et dont on ne parlera plus jamais.

Si l'on est en présence d'un malade pusillanime que la cautérisation au fer rouge effraie, on pourra recourir aux vésicatoire volants appliqués dans les fosses sus et sous claviculaires et sur l'omoplate. Ces vésicatoires seront laissés peu de temps et placés alternativement en avant et en arrière. Quelques médecins, pour avoir une révulsion constante par ce moyen, ont conseillé de mettre des bandes d'emplâtre vésicatoire qu'on place successivement les unes au-dessous des autres en avant et en arrière. On permet ainsi aux plaies de se cicatriser successivement et on a constamment un vésicatoire actif. Il ne faut pas oublier l'action nuisible de la cantharide sur les voies urinaires. Il ne faut pas oublier non plus qu'une plaie faite à la surface du corps, c'est une porte ouverte à tous les microorganismes pour lesquels le phtisique est un bon terrain de culture. Aussi faut-il renoncer aux vésicatoires et ne les employer que quand les pointes de feu ne pourront être utilisées.

Une autre ressource consiste dans l'emploi des divers emplâtres révulsifs (thapsia), des applications d'huile de croton tiglium, et enfin des badigeonnages à la teinture d'iode ; et surtout à l'application des ventouses fréquemment renouvelées et facilement supportées.

En un mot, il ne faut jamais abandonner la méthode révulsive qui est une des armes les plus énergiques dans les premières périodes de la maladie.

La méthode révulsive que nous venons d'étudier est appliquée en principe pour combattre les congestions actives, mais elle sert en réalité pour guérir les douleurs interscapulaires et intercostales, les hemoptysies, et souvent pour exercer une influence morale sur le malade. On sait que le phtisique désirera, comme tous les autres patients, appliquer un remède directement sur le mal. Beaucoup de praticiens seraient mal considérés si de temps à autre ils n'appliquaient sur les régions scapulaires ou claviculaires un petit vésicatoire. En réalité, les révulsifs sont des moyens peu recommandables et ils sont appelés à entrer prochainement dans le domaine de l'histoire médicale.

## Toux.

Au début, au milieu et à la fin de la tuberculose pulmonaire sous toutes ses formes, la toux est l'un des symptômes les plus fréquents et les plus rebelles. On en a raison fréquemment, mais pas toujours, lorsqu'on déplace le phtisique qui se rend de la ville à la campagne, ou qui fait une cure d'air, ou qui encore suit les rayons bienfaisants et réparateurs du soleil. Lorsque ces moyens hygiéniques sont impuissants, il faut avoir recours à une médication calmante.

Lorsque la toux du phtisique est provoquée par une lésion visible du larynx, il faut atteindre cette ulcération et activer la guérison par des badigeonnages antiseptiques, faits avec de la glycérine phéniquée, des solutions iodoformées, à la narcéine ou à la cocaïne. Dans le cas où l'arrière-gorge est indemne de toute lésion, on aura recours aux solanées, au bromure de potassium, au chloral ou au chloroforme.

### I

L'opium avec ses succédanés, la morphine, la narcéine, la codéine, est le médicament le plus actif pour endormir les centres nerveux et calmer l'excitabilité de la toux. C'est l'anesthésique le plus puissant pour agir sur les voies respiratoires. Il faut même se méfier de cette action toute puissante du médicament chez les enfants, chez les vieillards et chez les phtisiques dont l'expectoration est difficile. Maintes fois, une petite dose d'opium, a causé chez ces malades des accidents rapides et mortels.

On peut prescrire l'opium aux malades sous forme de poudre :

{ Quinquina jaune pulvérisé.. } āā 0,10 centigr.
{ Opium en poudre.......... }

En un cachet, n° 30. — Prendre un cachet, matin et soir.

On prescrit encore le même médicament en teinture : Prendre, à midi et le soir, X gouttes de laudanum de Sydenham, dans un peu d'eau sucrée.

On administre également l'opium en potion, en pilules, en injections sous-cutanées :

a) { Sirop de morphine.... ....      30 gr.
   { Infusion de tilleul..........    120 gr.

A prendre par cuillerées à soupe dans les vingt-quatre heures.

b) { Extrait thébaïque..........      03 centigr.
   { Poudre de racine de jusquiame   0,10 centigr.

Pour une pilule, n° 30. — Prendre une pilule trois fois par jour.

c) { Eau de laurier-cerises.......     15 gr.
   { Chlorydrate de morphine....     0,15 centigr.

Faire une injection hypodermique d'un centimètre cube le soir.

On peut également administrer l'opium sous forme de lavement :

d) { Lait.....................      150 gr.
   } Jaune d'œuf..............       N° 1.
   { Laudanum de Sydenham....       X gouttes.

Ce lavement sera conservé et digéré par le malade.

On donnera également avec avantage au phtisique, dans une journée, une à deux cuillerées à soupe de sirop de morphine ou de codéine ou bien encore de narcéine. Ces sirops pourront être absorbés dans une tasse de tisane pectorale ou bien encore sous forme de potion.

e) { Eau de fleurs d'oranger .....     90 gr.
   } Sirop de lactucarium ..... }
   { Sirop de codéine........ }       āā 30 gr.

A prendre par cuillerées à soupe dans les vingt-quatre heures.

## II

De nombreux phtisiques ne tolèrent pas l'opium ni aucun de ses composés. On peut alors avoir recours à d'autres calmants, tels que l'aconit ou la belladone, mais toujours avec la plus grande réserve. On arrive souvent à calmer la toux avec les médications suivantes :

a) { Teinture de belladone........ }
   } Teinture de benjoin.......... }   āā 5 gr.
   { Alcoolature de racines d'aconit }

A prendre X gouttes, le matin, à midi et le soir, dans une tasse de décoction de quatre fruits.

b) { Sirop de belladone........... }
   } Sirop d'aconit............... }   āā 25 gr.
   { Infusion de tilleul...........    50 gr.

A prendre une cuillerée à potage toutes les deux heures.

Lorsque l'état général et l'état local du malade s'améliorent et que la toux persiste néanmoins, on doit avoir recours aux nombreux calmants, tels que les bromures, le chloroforme, l'éther, la térébenthine, médicaments trop connus pour interpréter leurs effets et qu'on ordonne sous de variables et nombreuses formules :

1° { Bromure de potassium.............. 10 gr.
{ Sirop d'écorces d'oranges amères . } ãã 100 »
{ Sirop diacode ................... }

A prendre une cuillerée à potage, matin et soir.

2° { Sirop de Limon................... 300 gr.
{ Bromure de sodium .............. } ãã 15 gr.
{ Bromure de strontium ........... }

A prendre une cuillerée à soupe, trois fois par jour.

3° Eau chloroformée médicinale

A la dose de deux cuillerées à soupe par jour.

4° { Sirop de térébenthine........... } ãã 100 gr.
{ Sirop de Tolu....... .......... }

A prendre une cuillerée à soupe, trois fois par jour.

5° { Sirop d'éther.................. } ãã 75 gr.
{ Sirop pectoral................. }

Prendre une à deux cuillerées à soupe, durant la nuit.

6° { Sirop d'éther.................. } ãã 50 gr.
{ Sirop de chloral .............. }

A prendre une à deux cuillerées à potage, le soir.

Tous ces narcotiques et ces calmants sont puissamment secondés chez de nombreux phtisiques par un effet moral, par des moyens révulsifs légers, par une hygiène bien appliquée. Presque toujours, la toux, qui n'est qu'un symptôme, est amendée par ces médicaments, mais disparaît surtout lorsque l'état du malade s'améliore.

## TRAITEMENT DE L'EXPECTORATION.

Dès que l'expectoration apparaît chez le phtisique une nouvelle indication surgit : il faut restreindre cet état catarrhal, qui augmente la fatigue et les spoliations du malade, enfin qui favorise l'extension des lésions en répandant dans les parties saines du poumon des bacilles qui vont y faire naître de nouveaux tubercules.

Comment luttera-t-on contre cette expectoration ? On pourra employer les balsamiques, le goudron, la térébenthine à l'intérieur ou en inhalations. Mais il est un médicament de la plus haute importance que nous avons déjà étudié, mais sur lequel je vais revenir ici, à propos du point particulier qui nous occupe. *C'est la créosote.*

J'ai longuement parlé de la créosote dans un précédent chapitre. Je veux y revenir maintenant pour étudier une de ses actions locales particulières, la moins importante de toutes, il est vrai, mais qui rend cependant quelques services. Ce médicament a totalement remplacé le goudron et les balsamiques pour diminuer l'expectoration. La créosote a une action stimulante générale sur l'organisme et la nutrition : c'est un excitant. Elle a une action assez marquée sur le bacille lui-même; et en outre, elle possède l'immense avantage de diminuer l'expectoration.

Elle diminue la quantité de crachats en faisant disparaître les catarrhes bronchiques concomitants, et en détruisant les microbes vulgaires qui compliquent toujours la tuberculose. La créosote a une action très marquée sur les muqueuses; c'est pour ces membranes un topique et un tonique : c'est aussi un antiseptique, peut-être insuffisant à l'égard du bacille de Koch, mais à coup sûr très efficace contre les autres microbes si nombreux dans l'expectoration d'un phtisique. Donc, elle restreint l'expectoration en desséchant les bronches, en diminuant l'étendue des lésions catarrhales concomitantes. Cette action locale de la créosote est manifeste; mais ce médicament est encore recommandable par beaucoup d'autres propriétés : il possède une action remarquable sur l'état général et une action locale marquée sur la lésion elle-même. Il entrave le développement des bacilles et favorise l'évolution fibreuse du tubercule. On trouve donc associées dans un seul médicament une action générale, une action locale sur la lésion tuberculeuse elle-même, une action locale sur les lésions pérituberculeuses.

On conçoit aisément qu'avec de telles propriétés la créosote soit presque devenue le spécifique de la tuberculose. Mais il faut l'employer à haute dose. On doit renoncer à la méthode des inhalations absolument insuffisante. A l'intérieur par la voie digestive, la créosote produit des irritations intenses, et du côté des muqueuses stomacales et intestinales, ce mode d'administration ne permet pas d'en donner une quantité suffisante pour qu'elle soit active : enfin, elle entrave la nutrition du phtisique, ce qui est le point capital. Tous les desiderata sont satisfaits par la méthode des injections sous-cutanées d'huile créosotée ou d'huile au gaiacol et à l'eucalyptol. On peut donner ces médicaments seuls ou associés.

*Formules :*

1°  { Huile d'olives stérilisée......      300 gr.
    { Créosote de hêtre distill. à 205°     15 gr.

2°  { Huile de faînes stérilisée.....      300 gr.
    { Eucalyptol ................           18 gr.
    { Gaiacol................. ....          6 gr.

3°  { Huile d'olives stérilisée ......     300 gr.
    { Créosote pure....... .......          15 gr.
    { Iodoforme................              1 gr.

Faire une injection de 20 à 60 grammes tous les deux jours avec l'une ou l'autre de ces solutions. On arrive ainsi à donner des doses actives sans troubler les fonctions digestives et sans aucune douleur pour le malade.

### SUEURS NOCTURNES

Les sueurs profuses, qui indisposent tant les phtisiques, s'observent à toutes les périodes de la maladie. Elles surviennent à la fin du sommeil, aussi bien le jour que la nuit. C'est pourquoi M. Peter les a nommées avec raison « sueurs du réveil ».

Ces transpirations, qui sont générales et baignent tout le corps, ou seulement partielles et couvrent le front, la face et la poitrine, débilitent le malade et l'épuisent. Elles sont causées, suivant Graves, par la débilité et la fièvre. Suivant M. Peter « les tuber» culeux suent parce qu'ils ont de la fièvre: ils suent parce qu'ils » dorment; ils suent encore parce qu'ils vont mourir. » M. Finot incrimine l'excès de couverture, la fatigue musculaire (causée par les vomissements, la toux et la dyspnée), l'air confiné, l'affaiblissement du malade et la fièvre. Pour M. du Cazal la tuberculose est la seule origine de ces sueurs abondantes qui inondent le phtisique.

Pourquoi le tuberculeux, qui reste toujours sous l'influence nocive du même bacille, ressent-il ces troubles cutanés à certaines époques de sa maladie, tandis qu'il les évite à d'autres périodes souvent plus dangereuses ? M. du Cazal ne s'explique pas sur ce point très délicat. Il ajoute simplement que ces transpirations abondantes sont « le résultat d'une paralysie réflexe des vaso» moteurs due à l'implication dans le processus morbide des bran-

» ches du grand sympathique compris dans le plexus pulmonaire
» (inflammation, compression par des ganglions hypertrophiés);
» c'est un phénomène de même ordre que la rougeur des pom-
» mettes dans la pneumonie. »

Je crois, comme M. du Cazal, que les sueurs du réveil des phti=
siques sont le résultat d'une paralysie des vaso-moteurs, mais cette
paralysie n'est pas causée par l'inflammation des ganglions ou par
la compression des branches du grand sympathique : elle a une
toute autre origine. D'après un certain nombre d'expérimentations
que j'ai faites, d'après un grand nombre d'observations cliniques,
je suis convaincu aujourd'hui que ces sueurs sont d'origine septique : elles sont causées par une intoxication de l'organisme par les
produits solubles du bacille. A quelle époque de la tuberculose
observe-t-on les transpirations ? A la première et à la deuxième
période, c'est-à-dire avant la fonte des granulations, à une époque
où les bacilles, qui ne sont pas encore gênés par la présence d'autres micro-organismes, sont dans toute la plénitude de leurs fonctions, et éliminent dans le courant lymphatique et dans le sang
une quantité abondante d'excrétions naturelles. Ces sueurs peuvent être reproduites expérimentalement par l'injection sous-cutanée de la tuberculine. On ne peut mieux les comparer aussi qu'aux
sueurs de réveil observées également chez les malades atteints de
suppurations étendues. Ici encore le streptocoque pyogène élimine
une grande quantité d'excrétions naturelles qui se répandent dans
la circulation et qui intoxiquent le malade.

Cette interprétation établie, on peut se demander si on est en
droit de supprimer ces transpirations pathologiques, qui peuvent
être considérées comme un émonctoire naturel et utile. On se rappelle l'opinion des auteurs anciens qui non seulement les respec-
taient, mais les rétablissaient lorsqu'elles venaient à disparaître
spontanément. Ils considéraient la suppression brusque ou lente des
sueurs comme un danger, un motif de refroidissement, comme l'origine de nombreuses complications pulmonaires ou rénales. Cette
doctrine fut admise pendant des siècles, et même défendue par
Trousseau qui dit : « L'antagonisme des sécrétions existe entre la
» peau et la membrane pulmonaire ; car la suppression brusque
» de l'exhalation cutanée, par suite du refroidissement, suscite un
» flux muqueux dans les poumons, comme elle suscite la diar-
» rhée. » M. Semmola, de Naples, croit également qu'il y a danger
d'enrayer l'élimination de produits excrémentitiels destinés à être
rejetés par la surface cutanée.

Il y a, suivant moi, une confusion d'idées. Il ne s'agit pas de supprimer complètement les fonctions normales de la peau, mais d'amender l'exagération de ce fonctionnement qui est un trouble pathologique. Le malade, qui est couvert plusieurs fois par nuit de sueurs profuses, s'affaiblit, se refroidit même dans ce bain d'eau qui s'évapore. Les sueurs ne débarrassent pas le phtisique des produits solubles du bacille qui sont résorbées : cette résorption, première cause de l'intoxication, provoque la fièvre et cette hypersécrétion cutanée. Maintes fois, j'ai fait des injections sous-cutanées avec des sueurs de phtisiques à des cobayes et à des lapins, dont la santé n'a été nullement troublée par cette inoculation.

Il est donc utile de tarir cette hypersécrétion nuisible qui épuise le phtisique. Comment guérir ce trouble morbide ? De nombreux moyens ont été employés. La plupart d'entre eux agissent sur les effets et non pas sur la cause du mal. Examinons-les cependant dans l'ordre historique et non pas suivant la valeur que nous leur accordons.

L'acétate de plomb, qui a été employé autrefois par Ettmuller et Pringle, à la dose de 0,30 centigrammes par jour, est abandonné depuis longtemps à cause de son impuissance et surtout à cause des accidents saturnins qu'il provoque.

Le sulfate neutre d'atropine, alcaloïde de la belladone, tant préconisé par Vulpian, est employé aujourd'hui d'une façon courante à la dose d'un quart ou d'un demi milligramme sous forme pilulaire. La belladone exalte la puissance du cœur et exagère la contraction vasculaire : elle agit directement sur les filets du grand sympathique et combat la paralysie des vaso-moteurs. Il faut se méfier de ce médicament, qui est très actif, et ne pas prolonger son emploi dans la crainte d'un accident bien connu : l'atropisme.

Désirant également combattre la paralysie des vaso-moteurs, M. L. d'Amore, de Naples, a préconisé récemment la picrotoxine, alcaloïde de la coque du Levant, administrée en pilules à la dose de un demi à deux milligrammes par jour. D'après cet auteur, la picrotoxine enrayerait chez les phtisiques les sueurs nocturnes qui résistent à l'atropine, comme cela arrive chez les malades épuisés.

L'agaric blanc a une action contractile analogue. Il est d'un emploi moins dangereux et ne provoque pas d'accident. On l'administre, sous forme de poudre, à la dose de cinq, dix, et même vingt centigrammes, le soir avant le coucher. M. Peter a fort bien étudié ce médicament dont l'action s'épuise au bout d'un certain temps.

Je n'attache aucune importance aux autres médicaments préconisés contre les sueurs profuses, tels que le tanin, les sels de chaux, l'oxyde de zinc, le cachou, les poudres absorbantes, etc., dont l'action n'a jamais été expliquée et dont la valeur est douteuse.

Je ne range pas dans le même cadre l'acide salicylique que j'utilise depuis dix-huit mois contre les sueurs profuses des phtisiques et cela avec un succès constant. L'acide salicylique est un médicament antiseptique assez énergique, comparable par son action à l'acide phénique, avec l'avantage d'être moins caustique. Pour produire de l'effet par la voie stomacale, il faut en administrer des doses assez élevées, quatre grammes par jour, et l'estomac ne tolère pas longtemps cette dose massive du médicament. Aussi l'ai-je administré de préférence par la voie hypodermique. Voici, du reste, comment j'ai étudié l'action de l'acide salicylique sur les sueurs. J'ai fait, d'une part, des injections de tuberculose pure à des animaux phtisiques et j'ai toujours pu constater les phénomènes de la réaction générale ; d'autre part, lorsque je mélangeais cette tuberculose à une solution d'acide salicylique, l'injection de ce mélange ne produisait aucun effet sur les mêmes animaux tuberculeux : d'où je conclus que le médicament n'agissait pas sur la paralysie des vaso-moteurs, mais combattait l'intoxication en neutralisant la puissance des produits solubles, cause première de cette paralysie.

L'acide salicylique est peu soluble dans l'eau froide, se dissout à un pour cinquante dans la glycérine et à un pour deux dans l'alcool et dans l'éther. Je me suis donc servi de la solution suivante pour combattre les sueurs des phtisiques :

| | |
|---|---|
| Eau stérilisée.............. | 10 gr. |
| Alcool................... | 6 gr. |
| Glycérine neutre.......... | 4 gr. |
| Acide salicylique.......... | 2 gr. |

En injectant une seringue contenant deux centimètres cubes, on administre 20 centigr. du médicament. Cette dose renouvelée quatre ou cinq jours de suite suffit généralement pour combattre les sueurs les plus rebelles.

M. Dervillez, pharmacien très distingué, m'a préparé une huile salicylée nullement douloureuse à l'injection, dont voici la formule :

| | |
|---|---|
| Acide salicylique pur..... | 1 gr. 50 |
| Ether sulfurique.......... | 3 gr. |
| Huile d'amandes douces... | 10 gr. 50 |

Faire dissoudre l'acide salicylique dans l'éther, filtrer la solution sur du coton hydrophile, remplacer la quantité d'éther qui a pu s'évaporer pendant la filtration, puis ajouter l'huile d'amandes douces par petites fractions en agitant chaque fois et renfermer enfin le produit dans un flacon bouché à l'émeri.

On injecte deux à quatre centimètres cubes de cette huile chaque soir.

## TRAITEMENT DE LA PHOSPHATURIE

Enfin, nous devons parler d'une complication très fréquente chez les phtisiques : la phosphaturie. La phosphaturie est, on peut le dire, à peu près constante chez le tuberculeux, et l'on sait combien les phosphates sont nécessaires à l'entretien de nos tissus et de nos organes ; les phosphates sont également indispensables pour la guérison du tubercule par crétification. Ainsi donc, il faudra lutter contre cette perte incessante de phosphate, en rendant à l'organisme par l'alimentation les phosphates dont il a besoin. Les préparations de phosphates sont nombreuses, mais elles sont toutes insuffisantes, en ce sens que le phosphate ne s'assimile pas directement ; qu'il est difficilement absorbé et que, mis en présence des éléments de nos tissus, il ne s'y fixe pas. Cependant on peut admettre que l'organisme retient une partie de ces phosphates et ceci est prouvé par l'action favorable de l'administration de ces deux sels :

Les préparations les plus usitées sont :

Le phosphate de fer ;
Le pyrophosphate de fer citro-ammoniacal ;
L'hypophosphite de soude ;
Le lacto-phosphate de chaux le plus employé soit en potion, soit en vin phosphaté, soit en sirop de lacto-phosphate, soit mélangé à l'huile de foie de morue ou à la glycérine ;
Le chlorhydrophosphate de chaux ;
Le phosphate acide de chaux ;
Le phosphate bicalcique.

Enfin, comme je l'ai dit dans un précédent chapitre, on peut administrer du lait phosphaté naturel, c'est-à-dire du lait provenant d'une vache à qui l'on donne 80 grammes de poudre d'os par jour. On peut ainsi obtenir un lait contenant jusqu'à 6 grammes par litre de phosphate. C'est, je crois, le seul moyen qui permette de réaliser une médication active par les phosphates.

Nous en avons fini avec le traitement de la période apyrétique de la phtisie commune. Nous allons maintenant nous occuper du traitement de la deuxième phase, caractérisée par l'apparition de la fièvre.

L'apparition de la fièvre marque une nouvelle étape dans l'évolution de la tuberculose pulmonaire. Au point de vue thérapeutique la situation change : certaines indications vont laisser la place à d'autres, des complications nouvelles vont apparaître : il faudra soigner d'autre façon l'état général ; enfin, on devra lutter sans rémission contre la fièvre, symptôme prédominant de cette deuxième phase de la maladie.

### TRAITEMENT DES COMPLICATIONS LARYNGÉES.

Il ne faut pas négliger les *complications laryngées*. On doit combattre avec énergie les premiers symptômes d'irritation de cet organe. En effet, cette irritation peut être une menace de localisation tuberculeuse ; en tout cas, elle est le point de départ d'une irritation trachéo-bronchique descendante qui peut hâter le développement de la tuberculose.

La laryngite doit être combattue à cause des fâcheuses conséquences qu'elle peut avoir. On emploiera dans ce but soit les inhalations, soit les pulvérisations médicamenteuses, soit les applications topiques au moyen du laryngoscope : et surtout la révulsion sur la région laryngo-trachéale par l'huile de croton tiglium ou la teinture d'iode. Le plus souvent ces moyens simples, souvent répétés, suffisent pour triompher de la laryngite précoce, dont nous parlons maintenant. L'organe sera maintenu dans un repos aussi complet que possible : cette prescription est surtout nécessaire chez les personnes qui font un usage considérable de la parole. On supprimera dans la mesure du possible les professions qui exposent le malade à respirer des poussières ou des vapeurs irritantes ou caustiques.

### FIÈVRE DES TUBERCULEUX

La fièvre chez les tuberculeux dépend de différentes causes que nous devons connaître pour instituer dans chacun des cas une thérapeutique appropriée et active.

### I

Il y a d'abord la fièvre de *tuberculisation*, liée à la formation de granulations secondaires ou primitives dans le poumon. Cette fièvre apparaît la première ; elle peut même exister dès le début de la maladie. Elle est caractérisée par des accès intermittents, survenant le soir et se terminant la nuit. Plus rarement ces accès apparaissent le matin : c'est exceptionnel.

Une deuxième forme de la fièvre est la fièvre d'*inflammation*, qui peut apparaître à toutes les périodes de la maladie et reconnaît pour cause le développement de foyers pneumoniques et broncho-pneumoniques simples ou tuberculeux. Elle a toutes les allures de la fièvre qui accompagne une broncho-pneumonie ordinaire.

A partir de la période de ramollissement et d'élimination, apparaît la *fièvre d'ulcération* ou *d'excavation*. Elle est liée au travail ulcératif qui aboutit à la formation des cavernes. Elle est subcontinue, à ascension vespérale. mais la rémission matinale est moins accusée.

Enfin, à partir du moment où existent des cavernes, la fièvre peut être due à la résorption des produits nécrobiosés du poumon. Ces éléments sont pyrétogènes et provoquent une fièvre septique. Au niveau des excavations pullulent un grand nombre de microbes dont les toxines, jointes à celles du bacille de Koch, imprègnent l'organisme et déterminent la fièvre.

Cette fièvre est la plus fréquente et la plus redoutable de toutes par sa durée. Elle persistera jusqu'à la fin si l'on n'intervient pas activement. C'est, en général, une fièvre rémittente, à maximum thermique vespéral, et à rémission matinale incomplète. La température reste toujours à un degré, un degré et demi au-dessus de la température normale. Quelquefois elle est franchement intermittente et les accès sont précédés de frissons. C'est· cette fièvre que l'on a nommée *fièvre hectique des tuberculeux* ou mieux *fièvre de résorption*.

Les trois premières formes de fièvre sont intimement liées à un processus local. La dernière, la fièvre de résorption, est l'expression d'un véritable empoisonnement septique : elle est indépendante de tout processus anatomique. Les trois premières sont rebelles au traitement et ne disparaissent qu'avec les lésions locales qui les provoquent. Cependant, si on ne peut les faire disparaître absolument, on pourra du moins agir sur l'*intensité des accès*; et ce sera déjà beaucoup que de restreindre la consomption aigue qui représente tout mouvement fébrile. On doit donc toujours traiter cette fièvre des trois premiers groupes, avec une thérapeutique énergique.

Contre la fièvre des tuberculeux, nous possédons deux agents de première valeur :

La quinine;
L'acide salicylique.

La quinine est le médicament par excellence pour combattre ces ētats fébriles. On peut employer le sulfate de quinine; mais le bromhydrate semble moins irritant pour la muqueuse gastrique, et cela seul, doit faire préférer ce dernier sel.

De plus, on devra user le moins possible de cette médication et par conséquent, il faudrait concilier ces deux conditions ensemble : usage peu prolongé et effet réellement utile de la médication.

Il faudra employer ce médicament de façon à obtenir rapidement et avec la dose minima le maximum d'effet; si l'on ne suit pas ce précepte, on fatigue l'estomac du malade sans obtenir les bons résultats qu'on est en droit d'attendre.

Le sulfate ou le bromhydrate doivent être employés à la dose de un gr. à un gr. et demi par jour : à cette dose le médicament est très actif, mais il faut qu'à un moment donné cette dose soit tout entière active, c'est-à-dire qu'elle se trouve présente dans le sein de l'orga= nisme. Ce serait donc une erreur de fractionner la dose et de la diviser de telle façon que le malade en prenne toute la journée quelques centigrammes à la fois. De cette façon l'élimination se faisant rapidement, il n'arriverait jamais un moment où la dose en circulation serait suffisante. Il faut alors donner la dose d'un seul coup et faire coïncider *l'action complète de cette dose*, autant que l'élimination le permet, avec l'heure qui précède immédiatement le développement de l'accès fébrile. C'est en moyenne six heures après son administration que la quinine produit son maximum d'action antithermique. Donc, d'après le conseil de Jaccoud il faut admi- nistrer la quinine sept heures avant le début de l'accès et dans l'espace d'une demi-heure au plus.

La pratique la meilleure me semble celle de Jaccoud : « le pre- » mier jour, quatre cachets de 0,50 centigr. de bromhydrate de qui- » nine, pris à dix minutes d'intervalle. Le malade absorbe ainsi » deux grammes en une demi-heure ; si la chûte vespérale relati- » vement à la température du jour précédent, n'atteint pas un » degré, redonner encore le lendemain un gr. et demi de quinine » de la même façon. Le troisième jour un gramme en deux fois, à » la même heure. Le malade est laissé en repos pendant trois à » quatre jours, et si la fièvre reparaît on recommence de la même » façon. »

De cette façon la fièvre est toujours considérablement diminuée et souvent complètement supprimée.

La fièvre de tuberculisation, fièvre de la période initiale, ne repa- raît que très rarement après deux ou trois reprises de cette médi- cation. Quand cette fièvre de tuberculisation survient à une période

avancée de la maladie, coïncidant avec une poussée nouvelle de granulations, la médication est souvent impuissante à la faire disparaître complètement, mais toujours la température est notablement
abaissée et c'est déjà un bien énorme pour le malade qui échappe
ainsi à la consomption rapide produite par les élévations ther-
miques considérables.

La fièvre d'inflammation est toujours favorablement influencée
par cette méthode : on peut dire que dans ce cas la médication
quinique a la même influence que dans la pneumonie franche.

La troisième forme de fièvre, fièvre d'excavation et d'ulcération,
est presque complètement rebelle à la médication antipyrétique.
Dans ce cas, en effet, cette fièvre est due à une poussée nouvelle
tout autour de la lésion primitive, à l'éclosion de noyaux pneumoniques périphymiques, enfin, et surtout, à des phénomènes de
résorption putride. La résorption putride donne à cette fièvre une
allure spéciale qui permet de la reconnaître ; ce sont des frissons
plus ou moins répétés et intenses marquant le début de l'accès.
Dans ce cas, on se trouvera bien mieux des méthodes qui permettront
de réaliser une antisepsie locale et générale ; l'acide salicylique doit
en cette circonstance remplacer la quinine.


## II


Puisque l'estomac des phtisiques est si susceptible, qu'il supporte mal toute médication et notamment les sels de quinine, je
crois qu'il est tout indiqué d'avoir recours aux injections sous-
cutanées. Ce mode d'administration est absolument nécessaire dans
les cas où les symptômes dyspeptiques existent, et où l'on doit
employer des doses élevées et longtemps continuées.

L'injection sous-cutanée doit être, pour moi, la méthode de choix.
Voici comment on administrera la quinine par ce procédé.

Le bromhydrate de quinine sera préféré au sulfate qui pourrait
être employé de cette façon sans aucun préjudice, mais qui est
beaucoup moins soluble. Le bromhydrate parfaitement pur peut se
dissoudre à la dose de un gr. dans dix gr. d'eau distillée. Une
seringue de Pravaz contiendra dix centigr. de médicament actif.
Or, il faut savoir que cette dose en apparence minime a autant
d'effet utile que cinquante centigrammes pris par la bouche :
donc avec deux injections sous-cutanées, on obtiendra le même
résultat qu'avec un gramme par la voie digestive. L'action du
médicament administré par la voie sous-cutanée est plus rapide ;

il convient de ne faire l'injection que cinq heures avant l'accès. On pourra pour faire ces injections employer avec avantage les nouvelles seringues de Straus qui contiennent cinq gr. de solution ; ce qui permettra d'administrer la dose complète d'un seul coup et d'éviter au malade l'inconvénient de trois piqûres successives. Ces nouvelles seringues à piston en moelle de sureau aisément renouvelables ont l'immense avantage de pouvoir être stérilisées complètement. Il va de soi, qu'avant l'injection, on flambera l'aiguille, on lavera la peau avec soin et qu'on n'emploiera que des solutions aussi antiseptiques que possible. De cette façon, l'injection est à peine douloureuse et l'on n'a plus à craindre des complications, telles que formation d'abcès, apparition de lymphangite, ou d'érysipèle. La solution aqueuse de bromhydrate n'est pas douloureuse et doit être préférée à celle de sulfate dont on est obligé d'augmenter la solubilité par l'addition d'acides irritants qui rendent l'injection très douloureuse.

La quatrième forme de la fièvre des tuberculeux, la fièvre de résorption, demande une médication très active, car elle est des plus rebelles au traitement.

La fièvre de résorption est la plus grave de toutes les fièvres des phtisiques : c'est la fièvre type des tuberculeux : elle dure indéfiniment, tant qu'il y a suppuration des parois de la caverne et qu'il existe des substances septiques à résorber dans le poumon. Elle est de mauvaise nature ; c'est une fièvre septique au premier chef, non-seulement elle active la consomption, mais encore elle amène des troubles gastro-intestinaux tenaces et incurables : elle indique la fin prochaine du phtisique.

On doit lutter contre cette fièvre avec tenacité et malgré le succès négatif de toutes les médications, en ce sens que si elles ne peuvent supprimer totalement la fièvre, on arrivera du moins à en diminuer les mauvais effets et quelquefois à la longue, à la juguler. Si l'on obtient ce résultat on peut être certain de voir le malade commencer une période de bien-être et d'amélioration relative.

## III

Cette fièvre peut être traitée par le quinine, selon les préceptes indiqués précédemment et surtout par la méthode sous-cutanée. Mais on se trouvera mieux dans ce cas de donner au malade un médicament qui joint à une action antithermique, une action antiseptique et antiputride : *l'acide salicylique* est là tout indiqué. Nous devons à Jaccoud une étude approfondie de la valeur de ce médicament dans le traitement de la fièvre de résorption ou fièvre hectique.

Ce médicament peut être donné à l'état d'acide salicylique ou en combinaison avec la soude à l'état de salicylate de soude ; la dose antithermique de l'acide est de deux grammes en vingt-quatre heures ; celle du sel de quatre grammes. Avec ces quantités on obtient les mêmes effets antithermiques qu'avec un gramme de sulfate de quinine. L'action antiseptique de ce médicament est un puissant adjuvant de la médication : en effet, avec la quinine on fait cesser les accès, mais si l'on en arrête l'administration, la fièvre reparaît avec toute son intensité ; avec l'acide salicylique, au contraire, l'effet persiste pendant plusieurs jours : cet agent supprime donc la cause de l'élévation de la température, c'est-à-dire les produits toxiques ou septiques qui circulent dans le sang, et Jaccoud dit : « La » quinine est un modificateur symptomatique, l'acide salicylique » est un agent curateur. »

Doit-on employer indifféremment, l'acide salicylique ou le salicylate de soude? Il vaut mieux donner la préférence à l'acide qui est tout aussi antithermique et qui est beaucoup plus antiseptique. Ses doses sont aussi moins fortes et son administration d'autant plu facile.s

L'acide agit plus rapidement et son action dure plus longtemps.

Après ce sel, s'il y a intolérance gastrique, on se trouvera bien de l'emploi du salicylate ; enfin, si l'estomac est absolument intolérant, on aura recours en dernier ressort à la quinine par la voie sous-cutanée. Ainsi donc, ces trois médicaments doivent être cités dans l'ordre décroissant suivant :

Acide salicylique ;
Salicylate de soude ;
Sels de quinine (sulfate ou bromhydrate).

Il faut, quand on administre l'acide salicylique, donner une dose suffisante, mais pas assez considérable, pour que les troubles cérébraux apparaissent : il faut aussi éviter l'irritation gastrique.

On administrera donc le médicament de la façon suivante: le premier jour, deux grammes d'acide salicylique ; le second jour un gramme et demi ; et le troisième, un gramme. Après cela, on laissera le malade en repos un jour ou deux et l'on reprendra la médication, jusqu'à ce qu'on obtienne un effet utile.

L'action antithermique de l'acide salicylique est d'autant plus énergique que le malade est plus affaibli : par conséquent, il faudra tenir compte de ce fait pour la détermination de la dose initiale qui ne sera jamais inférieure à un gramme, si l'on veut une action réellement utile ; une dose trop élevée, chez ces malades, produirait de l'hypothermie quelquefois inquiétante.

L'acide salicylique est complètement impuissant chez les *alcooliques*. Quand on se trouvera en présence de ce genre de malades, on aura recours à la quinine : L'alcoolisme est donc une circonstance aggravante pour le pronostic de la fièvre de résorption.

*Mode d'administration.* — On administrera l'acide salicylique en nature, par cachet de 0,50 centigrammes, espacés de telle façon que toute la dose (trois grammes) soit absorbée en une heure ; la dose complète doit être absorbée quatre heures avant le début de l'accès. En effet, l'action antipyrétique, qui commence quarante-cinq minutes après l'absorption, n'est complète que trois heures après.

Jaccoud donne le conseil de faire avaler au malade, après chaque cachet, un grand verre d'eau aiguisée de quelques cuillerées de cognac, dans le double but de diminuer l'action excitante du médicament sur la muqueuse gastrique et pour maintenir la diurèse que l'acide salicylique diminue toujours un peu.

On peut encore administrer l'acide salicylique de la façon suivante, à la condition d'allonger davantage le temps de l'absorption (trois à quatre heures) :

| | |
|---|---|
| Acide salicylique.......... | 2 gr. |
| Rhum.................... | 50 gr. |
| Vin cordial.............. | 120 gr. |

On a ainsi le double effet favorable des médications salicylique et alcoolique. Cependant, ce mode d'administration n'est qu'un pis-aller auquel il faut toujours préférer, quand on le peut, la première méthode. (On ne peut pas donner l'acide salicylique en solution aqueuse ou dans un julep : la solution se trouble immédiatement et devient impropre à l'usage).

Si l'on a affaire à un individu dont l'estomac est trop impressionné par ce médicament, on aura recours au salicylate de soude, médicament inférieur à l'acide, mais qui rend cependant des services appréciables. On débutera alors par quatre, cinq ou six grammes, suivant l'état du malade, puis on ira en decroissant d'un gramme chaque jour ; enfin on laissera un temps de repos de deux à trois jours entre deux séries successives.

Enfin, on peut employer, pour le plus grand bien des phtisiques, les injections sous-cutanées de *salicylate de soude*. De cette façon la dose de soixante-quinze centigrammes est aussi active que la dose

de quatre grammes ingérée par l'estomac. Mais l'action antithermique ne se fait sentir que vingt-quatre heures après l'injection.

On peut employer la solution suivante :

| | |
|---|---|
| Salicylate de soude......... | 5 gr. |
| Eau distillée.............. | 15 gr. |

Chaque seringue de Pravaz pèse 0 gr. 50; on injecte donc à
chaque fois la dose de vingt-cinq centigrammes de sel. Cette
solution doit être faite à mesure des besoins et conservée dans un
flacon coloré. Elle se détériore très vite. La solution peut être plus
concentrée, mais alors elle est trop visqueuse et ne peut plus
s'écouler par la tubulure de l'aiguille.

## TRAITEMENT DES TROUBLES DIGESTIFS

Les troubles digestifs sont rares chez les phtisiques qui habitent
la campagne, mais ils sont très fréquents chez les malades des
villes : ces troubles sont très importants à considérer, car ils entravent la nutrition et gênent constamment la médication.

Les principaux de ces troubles sont : l'*anorexie* et la *dyspepsie
gastrique*, quelle que soit sa forme. Quand cet état existe, il faut
rechercher avant tout s'il n'est pas causé par un catarrhe gastrique
ordinaire qui résisterait opiniâtrement à toutes les médications
eupeptiques, et qui sera rapidement amendé par l'ipéca, si l'état
du malade est satisfaisant, par de légers purgatifs, si l'état des
lésions est assez avancé. Ce catarrhe gastrique est la cause la plus
fréquente des troubles digestifs chez les phtisiques; il survient à
toutes les périodes. Quand il est subaigu, il est rapidement amélioré par les purgatifs salins, ou les eaux purgatives naturelles
prises à petites doses deux à trois fois par semaine.

Mais il est des cas fréquents où l'état gastrique n'est pas dû à un
état catarrhal de l'estomac : on est alors en présence d'une dyspepsie produite par une altération des glandes et des sécrétions, par
un changement dans la tonicité des fibres musculaires de l'estomac. Il faudra dans ce cas rechercher la cause exacte de la dyspepsie
et la nature de cette dyspepsie : les causes les plus puissantes sont
*la fièvre* et la *résorption putride*. Nous savons comment on traite ces
deux états.

Suivant les cas on emploiera les absorbants, les alcalins, les
acides chlorhydrique ou lactique ; les excitants (noix vomique,
quassia amara ou gentiane); les calmants (opium, chloroforme, bro-

mure de potassium) ; les antiputrides, les laxatifs, les préparations eupeptiques de pepsine, etc.

La dyspepsie contre-indique toute médication par la voie stomacale ; il faudra surtout éviter l'huile de foie de morue et les médicaments irritants comme la créosote, l'alcool, etc. On instituera un régime aussi tonique que possible et le meilleur sera celui qui sera toléré, ce sera tantôt le régime lacté exclusif, tantôt l'alimentation par les viandes peu cuites ; enfin, le meilleur moyen de lutter contre les états dyspeptiques si graves chez les tuberculeux des villes consiste à les envoyer à la campagne et à leur instituer le traitement hygiénique complet, sans oublier l'hydrothérapie. Les troubles dyspeptiques qui auront résisté jusque-là aux traitements les plus rationnels, disparaîtront avec une rapidité surprenante après le changement de séjour et d'habitudes.

Quand l'alimentation sera fortement entravée aux dernières périodes de la maladie, on pourra recourir aux peptones données soit par la bouche, soit en lavements ; elles constituent une précieuse ressource, non seulement dans les cas extrêmes où toute autre alimentation est impossible, mais encore elles sont très utiles à titre d'aliments additionnels très digestibles dans ces cas de dyspepsie moins graves.

Les vomissements sont fréquents chez les phtisiques. Quand ils sont dus à un état dyspeptique, le traitement de la dyspepsie les amendera et les fera disparaître. Mais quelquefois, ils apparaissent sans cause gastrique et sont dits alors nerveux.

On emploiera alors avec succès les opiacés (deux à trois gouttes de laudanum de Sydenham), les perles d'éther, les pulvérisations d'éther sur la région gastrique.

Les vomissements sont encore de cause mécanique, provoqués par les secousses de la toux ; il s'agira dans ce cas de lutter contre la toux par l'opium, la belladone, les bromures, le chloral, les révulsifs dirigés contre la cause locale qui l'entretient. On évitera, autant que possible, l'injection sous-cutanée de morphine.

La diarrhée est fréquente chez les tuberculeux, elle accompagne généralement les états dyspeptiques et disparaît avec eux. Elle est due quelquefois à un catarrhe limité de l'intestin : alors les purgatifs salins répétés l'amendent rapidement ; si ce traitement échoue on emploiera : le bismuth, le laudanum ; le régime du lait est mal toléré dans ces cas et doit être suspendu si le malade le suivait. *L'acide salycilique* sera employé avec avantage comme désinfectant ainsi que le naphtol. La diarrhée de la dernière période, celle qui est due à des ulcérations intestinales tuberculeuses, déjoue tous les efforts et elle est le signe d'une fin prochaine.

## TRAITEMENT DE L'HÉMOPTYSIE.

Nous avons étudié, dans la symptomatologie, l'étiologie et la marche de l'hémoptysie.

Nous avons vu que les hémoptysies des phtisiques peuvent se présenter dans toutes les périodes de la maladie. Pour le traitement, nous diviserons ces accidents en deux groupes :

1° Les hémoptysies qui surviennent avant la période d'excavation;

2° Les hémoptysies coïncidant avec des cavernes pulmonaires.

Le premier groupe doit être subdivisé en deux : le premier renferme les hémoptysies qui surviennent sans fièvre, *hémoptysies apyrétiques*, et le second, celles qui sont accompagnées d'un mouvement fébrile plus ou moins accusé, *hémoptysies fébriles*.

D'une façon générale, en présence d'une hémoptysie, on doit toujours mettre le malade dans les conditions suivantes : Élever la partie supérieure du corps en maintenant le malade dans une position demi-assise : il conservera l'immobilité et le silence, on lui administrera des boissons glacées, des fragments de glace, des liqueurs hémostatiques.

### I

Le traitement de l'hémoptysie *précoce, apyrètique* sera le suivant. Cet accident, en général, dure peu et ne devient qu'exceptionnellement inquiétant. On emploiera dans les cas peu graves les hémostatiques à l'intérieur :

Une potion avec deux à quatre grammes de ratanhia.

Une potion avec XX à XXX gouttes de perchlorure de fer.

Dans les cas où l'hémorrhagie est plus accusée, on aura recours à l'ergotine à l'intérieur ou mieux en injections sous-cutanées.

| Potion | Ergotine................. | 1 à 4 gr. |
| | Vin cordial.............. | 100 gr. |
| | Sirop de fleurs d'oranger. | 30 » |
| Id | Ergotine ................. | 1 gr. |
| | Sirop de ratanhia.......... | 40 » |
| | Eau distillée..,.......... | 60 » |

Injection sous-cutanée {  
Ergotine ..................  2 gr.  
Eau.......... ..} ãã ....  15  »  
Glycérine........  

Id.......... {  
Ergotine ..................  2 gr.  
Hydrolat de laurier-cerise ..  15  »  
Glycérine ...............  15  »  

L'ergotinine peut être employée à la place de l'ergotine : ce produit, qui est l'alcaloïde cristallisé, extrait de l'ergot par Tanret, se prescrit à la dose de un quart de milligramme à un milligramme par vingt-quatre heures.

Sirop.......... {  
Ergotinine ..............  0.05 centig.  
Acide lactique...........  0.10  »  
Eau distillée...........  5 gr.  
Fleur d'oranger.........  995  »  

Un quart de milligramme d'ergotinine par cuillerée à café.

Injection hypodermique {  
Ergotinine ..............  0.01 centig.  
Acide lactique...........  0.02  »  
Eau de laurier-cerise.....  10 gr.  

Un milligramme par centimètre cube ou par seringue de Pravaz.

Nous avons encore à citer d'autres moyens moins employés, mais auxquels on peut recourir faute de mieux. Ce sont : la révulsion large sur les membres inférieurs au moyen de sinapismes Rigollot.

Les ventouses sèches sur le thorax, ou même de larges vésicatoires volants, suivant le conseil de Jaccoud.

L'extrait thébaïque à haute dose, vingt à quarante centigrammes en pilules de deux centigrammes, prises d'heure en heure.

L'ingestion du perchlorure de fer à la dose de trois à quatre grammes pour cent quatre-vingts grammes d'eau.

## II

*L'hémoptysie fébrile,* qui est en général abondante, récidive fréquemment, et dure quelques jours, peut être combattue par tous les moyens que nous venons d'énoncer ; mais elle possède quelques indications nouvelles auxquelles il faut parer.

On a conseillé dans ces cas la *saignée* pour combattre l'état congestif du poumon. L'émission sanguine, en diminuant le mouvement congestif et en abaissant la pression intra-vasculaire, supprimerait et l'hémorrhagie et le danger de nouvelles ruptures. Je crois que ce moyen doit être laissé de côté, d'autant plus qu'on ne pourrait l'employer que chez des sujets ayant conservé encore une constitution robuste.

Les vésicatoires souvent répétés et en grand nombre ont été préconisés surtout par Jaccoud, mais il existe deux médications vraiment actives et nullement nuisibles et que l'on doit toujours . employer dans ces cas d'hémoptysie fébrile : je veux parler de la médication contro-stimulante et de la médication vomitive.

L'Ipécacuanha sera donné à la dose de dix centigr. tous les quarts d'heure jusqu'à production de l'état nauséeux, sans vomissement. On soutiendra pendant ce temps les forces des malades par l'administration de boissons cordiales : vin glacé, grog glacé et bouillon froid.

On peut employer aussi le tartre stibié et le kermès, qui ont la même action, mais qui agissent plus lentement. Les doses de ces médicaments sont les suivantes :

| | |
|---|---|
| Kermès.............. | 25 à 40 centigr. |
| Tartre stibié......... | 0,05 à 20 centigr. |

Ce dernier médicament doit être donné à doses très fractionnées, car il produit rapidement le vomissement à la dose minime de 0,03 centigrammes.

## III

On remplacerait avantageusement cette médication, dans les cas où l'état du malade ne permet pas de la mettre en usage, par l'administration du sulfate de *quinine* et du *seigle ergoté,* joints aux moyens ordinaires : révulsifs et ingesta glacés. Le sulfate de quinine sera donné à la dose de 1 gr. à 1 gr. cinquante et suivant les principes déjà énoncés. Si le sulfate est mal supporté on aura recours au bromhydrate à doses plus élevées d'un tiers en moyenne. Comme dernière ressource restent les injections sous-cutanées. En unissant la quinine et le seigle ergoté on agit et sur l'élément fièvre et sur l'élément hémorrhagie. On emploie ces médicaments à doses variables suivant l'intensité de l'un ou de l'autre de ces éléments. Le seigle ergoté sera donné à la dose de trente à cinquante centigr. toutes les trois heures jusqu'à l'apparition de crampes et de fourmillement. Quand l'hémorrhagie est vraiment inquiétante, il faut immédiatement instituer le traitement par la méthode des injections sous-cutanées d'ergotinine Tanret.

La digitale a été préconisée à cause de son action sur la température et le pouls : mais cette action favorable est annihilée par le fait qu'elle augmente la pression intra-vasculaire et prédispose ainsi aux nouvelles ruptures.

La réfrigération locale ou appliquée sur les parties génitales est presque abandonnée aujourd'hui.

*L'hémoptysie tardive* de la période cavitaire est due le plus souvent à des ruptures vasculaires ou à des ruptures de petits anévrysmes des parois des cavernes. Là, il ne faut plus songer qu'à l'hémorrhagie, tout le reste est accessoire. On aura donc recours au plus vite à la glace, aux révulsifs, à l'ergotine, au perchlorure de fer. Cette hémoptysie tardive est presque constamment mortelle : elle est abondante et elle récidive très souvent et à de courts intervalles. Elle peut être foudroyante. On voit donc qu'au point de vue du pronostic, encore plus qu'au point de vue thérapeutique, il faut différencier nettement l'hémoptysie précoce de l'hémoptysie tardive.

# TRAITEMENT DE LA PHTISIE AIGUË

Nous n'écrirons pas de chapitre spécial pour le traitement de la phtisie pneumonique. Cette dernière forme de la tuberculose peut, en effet, revêtir deux aspects : 1° ou bien son début sera brusque, sa marche rapide et les accidents foudroyants, tout comme dans la phtisie aigue et alors elle sera susceptible d'être traitée exactement comme la granulie; 2° ou bien la marche de l'affection, quoique rapide encore, deviendra subaiguë; le malade traversera les mêmes phases que dans la phtisie commune avec la seule différence que les lésions tuberculeuses, telles que infiltrations granuleuses, ramollissement et excavations, se produiront au bout de quelques mois au lieu de s'établir au bout de quelques années seulement. Tout ce que nous dirons pourrait s'appliquer à cette deuxième évolution de la phtisie pneumonique.

## I

Quelle que soit la modalité de la phtisie miliaire aiguë, qu'on ait affaire à la forme infectieuse ou à la forme broncho-pulmonaire, le pronostic est toujours très grave. Il n'est cependant pas fatal et la thérapeutique nous laisse des ressources, restreintes, il est vrai, pour lutter. Lebert cite quatre cas de guérison ancienne de tuberculose miliaire. Il a eu l'occasion de pratiquer l'autopsie de quatre sujets morts d'affections autres que la tuberculose, et chez lesquels il a découvert les traces d'une tuberculose miliaire disséminée guérie. M. Sticher a rapporté un fait incontestable de granulie vraie, guérie. M. Jaccoud a publié lui-même l'observation suivante d'une phtisie aigue guérie:

*Obs. I*: « Une jeune fille de 16 ans, Marie B..., entre dans mon ser-
» vice, le 6 mars 1879, au sixième jour d'une maladie fébrile grave :
» l'aspect extérieur de la malade, la température au soir de l'entrée
» donnent l'idée d'une fièvre typhoïde des plus sérieuses, et ce diag-
» nostic est maintenu pendant quarante-huit heures. A ce moment
» l'absence des phénomènes abdominaux, l'absence d'épistaxis et
» de taches rosées, l'absence de toute rémission thermique du
» sixième au huitième jour, et l'existence d'une oppression forte,
» hors de toute proportion avec les quelques râles sibilants, épars

» dans la poitrine, me font concevoir des doutes bien légitimes sur
» l'exactitude de ce premier jugement ; au seizième jour, je le
» redresse sans hésitation et j'admets une granulose aiguë dissé-
» minée, car je trouve dans les deux plèvres, en bas et en avant, de
» nombreux frottements, en arrière à gauche un léger épanchement,
» et en même temps que la diarrhée s'établit et que le ventre se
» météorise, surviennent des douleurs violentes dans toute l'éten-
» due de l'abdomen, avec maximum très net et très persistant dans
» les régions périhépatique et périsplénique. En présence de ces
» symptômes pleuraux et péritonéaux, quel doute était possible ?
» aucun ; d'ailleurs, s'il eut pu en rester quelque vestige, toute
» incertitude eut été dissipée deux jours plus tard, car alors les
» phénomènes pleurétiques demeurant sans extension, on pouvait
» constater que les symptômes de catarrhe bronchique étaient
» prédominants. Cependant la fièvre persistait, remarquable sur-
» tout par ses continuelles irrégularités ; et un amaigrissement
» surprenant par sa prodigieuse rapidité, réduisait la malade
» avant la fin du troisième septenaire à un état véritablement
» marasmatique. Subdélirium vespéral et nocturne. Râles sous-
» crépitants d'abondance et de volume variable sans diminution
» notable de la sonorité. Au soixante-quatorzième jour de la ma-
» ladie, l'apyrexie du soir a enfin signalé le début de la conva-
» lescence. Cette phase de réparation a présenté une durée propor-
» tionnelle à la gravité de l'affection. Cette jeune fille pouvait
» quitter l'hôpital au bout de cinq mois en parfait état de
» guérison. »

J'ai eu moi-même l'occasion d'observer, il y a cinq ans, un cas
analogue, avec mon distingué ami, M. Léopold Garnier :

*Obs. II* : « M^{me} M..., âgée de 46 ans, demeurant rue des Tournelles,
» jouissant d'ordinaire d'une bonne santé, jamais de grossesse,
» bien menstruée. N'ayant jamais de vrai frisson, elle fut prise dès
» le début de sa maladie d'une fièvre très intense, 39° le matin et
» 40°,5 le soir. Nombreux points douloureux intercostaux des deux
» côtés, mais ayant leur maximum d'intensité à droite. Anorexie
» complète, soif ardente, toux sèche et continue, insomnie, amai-
» grissement. M. Garnier me soumit, le quinzième jour, cette
» malade qui présentait les symptômes suivants : faciès pâle, tiré
» et anxieux, peau sèche et chaude, affaiblissement considérable et
» dépression, pulsations fréquentes et petites, langue blanche et
» saburrale, météorisme et région hépatique douloureuse à la
» pression, diarrhée infectieuse, inspirations très nombreuses et

» haletantes. La température donne 40°. A l'examen du thorax
» nous constatons une légère submatité aux deux sommets, plus
» accentuée à droite qu'à gauche, de nombreux râles sous-cré-
» pitants et sibilants dans les deux côtés du thorax. Je ramassais
» quelques crachats qui ne décélèrent pas de bacille, mais qui,
» inoculés à un lapin, rendirent cet animal tuberculeux. Cette
» malade fut soignée par nous, très activement, avec des médi-
» caments que j'indiquerai tout à l'heure et entra en convalescence
» le neuvième septenaire : la convalescence fut également très
» longue. Chaque hiver, cette malade a eu de légères poussées de
» bronchite bacillaire, poussées que nous avons pu enrayer
» chaque fois. »

## II

Ainsi donc, lorsqu'on se trouve en face d'un cas de phtisie
miliaire aiguë, il ne faut pas désespérer. S'il est des cas foudroyants, où les accidents surviennent avec une rapidité
inouïe, contre lesquels la thérapeutique reste impuissante
(phénomènes septiques, hémorrhagie abondante, asphyxie rapide),
il est heureusement d'autres cas à marche plus régulière et plus
lente et qui nous laissent le temps d'agir. De quels moyens dispo-
sons-nous pour engager la lutte et pour triompher quelquefois ?
La situation est trop grave pour permettre l'hésitation du praticien,
qui n'a aucun droit d'être perplexe. C'est pourquoi je ne reprendrai
pas l'étude des nombreux médicaments qui ont été signalés, mais
j'indiquerai les moyens raisonnables et raisonnés qui ont déjà
réussi à des cliniciens et à moi-même.

Avant tout, il faut placer le malade dans les meilleures conditions d'hygiène. Il habitera une chambre spacieuse, bien aérée et
bien éclairée, où l'air se renouvellera, sans discontinuité, par une
fenêtre ouverte ou entr'ouverte. La température de la chambre ne
dépassera pas 17° en hiver, la chaleur excessive étant inutile : on
atteindra facilement ce degré de température par un combustible de
bois dans une cheminée à tirage facile ; tous les poêles roulants, à
combustion lente, doivent être sévèrement proscrits. Il en est de
même des grands rideaux de lit, qui sont des nids de poussière et
des réceptacles de microbes, et qui empêchent la libre arrivée de
l'air.

On surveillera également la bonne nutrition du malade. Ce dernier, en raison de l'état aigu de l'affection, n'acceptera pas facilement des aliments solides. Dévoré par une soif ardente, la langue

saburrale, il demandera constamment à boire. On profitera de cette grande soif pour alimenter le phtisique avec des boissons substantielles, telles que le lait et le bouillon. On donnera jusqu'à trois litres de lait stérilisé par jour, un demi-litre de bouillon de viande dégraissé. Les aliments d'épargne, tels que : l'alcool, le vin généreux et vieux, le kéfir, le thé, le café trouveront également leur emploi. Dans le cas où l'estomac serait rebelle et intolérant, on administrera des vins de Champagne, des sorbets, des petites glaces à la crème. Très souvent ces révoltes de l'estomac seront facilement calmées par l'entretien aseptique de la bouche. Presque toujours, la cavité buccale est le siège de nombreux microorganismes qui sont entraînés par la déglutition jusque dans l'estomac et provoquent ainsi des vomissements. Le malade se gargarisera avec une solution d'acide borique, de tétraborate de soude ou de résorcine : ces gargarismes ou badigeonnages tueront et entraîneront des microbes. Par la suite, la soif est généralement calmée et le malade accepte plus facilement des aliments solides, tels que : œufs frais, viandes râpées et grillées, fritures de poissons, gelées de viande, ris de veau, cervelles de mouton. légumes verts, etc., etc. Dès qu'on le pourra, on ordonnera ces aliments et de préférence les viandes rouges et grillées. Lorsque le malade s'alimentera, on peut espérer : l'organisme, devenu plus robuste, pourra soutenir la lutte avec les nombreux bacilles qui l'ont envahi.

### III

Dès le premier jour de la granulie, le malade souffre d'une température très élevée qui atteint 39°, 40° et même quelquefois 41°. Comment abaisser cette fièvre ? Comme la plupart des praticiens, j'ai employé autrefois les nombreux sels de quinine que j'ai administrés par la voie stomacale, sous forme de sulfate, de lactate ou de chlorhydrate de quinine, ou par la voie hypodermique en faisant des injections avec des solutions concentrées de bromhydrate de quinine. Presque toujours ces sels de quinine n'exerçaient aucune action sur la fièvre, ou lorsqu'ils baissaient la température par l'administration des doses très élevées, ils provoquaient en même temps des troubles gastriques et surtout des troubles cardiaques, tels que ralentissement exagéré des battements du cœur et asystolie. Il en est de même de la plupart des autres médicaments fébrifuges, dont je n'ai pas eu à me louer, et auxquels j'ai renoncé.

Je leur préfère l'emploi de l'eau froide dont l'action est fébrifuge et calmante, et qui régularise les fonctions cutanées. Malheureusement de nombreuses familles pusillanimes n'acceptent pas toujours, pour un malade qui tousse, cette médication, qui, bien administrée, donne cependant les résultats les plus satisfaisants. Lorsque la température n'atteint pas 39°, je fais pratiquer toutes les six heures une lotion froide d'eau additionnée au quart de vinaigre aromatique. Ces lotions sont faites sur tout le corps avec la plus grande rapidité et suivies immédiatement d'une friction sèche au gant de crin. Dans les cas de température excessive, 40° ou 41°, je prescris des bains froids à 18° ou 20°, et répétés deux fois par jour. J'assiste moi-même à cette balnéation dont la durée ne doit pas dépasser vingt minutes : elle sera même moins longue, si le malade avait un frisson ou se plaignait du froid. Ce bain est également suivi d'une friction sèche et le malade est entouré de linge chauffé qui produisent immédiatement la réaction et un bien-être consécutif. En prenant la température, à la suite de ces lotions ou de ces bains froids, on peut constater une défervescence de 1° ou de 2°, abaissement qui se maintient pendant plusieurs heures. La peau fonctionne aussi plus normalement. Enfin le délire et l'agitation qui accompagnent si souvent cette affection sont calmés et disparaissent.

Lorsqu'il m'est impossible, pour des raisons quelconques, d'appliquer cette méthode antithermique, j'ai recours à l'acide salicylique que j'ordonne à la dose quotidienne de deux grammes.

Acide salicylique........ 0,50 centigr.

En un cachet, n° 12. — Prendre quatre cachets par jour.

La dyspnée, qui accompagne presque toujours la granulie, est souvent fort rebelle. Cette grande oppression peut être justifiée par la présence de nombreux néoplasmes tuberculeux.

D'autres fois, les signes physiques font défaut et rien n'indique des paroxysmes d'oppression. Cette dypsnée, qui est plus pénible que celle de l'asthme, même aigu, résiste à tous les moyens thérapeutiques ordinaires, au bromure de potassium, au chloral, à l'iodure de potassium, au papier nitré, à la belladone et même au chlorydrate de morphine. Un moyen que j'ai employé souvent et quelquefois avec succès, c'est l'injection hypodermique du citrate de caféine.

Ether sulfurique........ 20 gr.
Citrate de caféine....... 2 gr.

Faire une injection sous-cutanée, matin et soir, avec deux centimètres cubes de cette solution.

A un degré moins intense, cette dyspnée peut être aussi favorablement impressionnée par la méthode balnéaire. Les respirations diminuent de nombre, deviennent plus régulières. Dans le cas d'insuccès, je fais de la révulsion sur la paroi thoracique avec des grands cataplasmes sinapisés ou mieux encore avec des ventouses sèches renouvelées chaque jour. Jamais je n'ai recouru aux vésica= toires qui ont le double inconvénient de provoquer des néphrites aigues par la cantharide, et surtout d'ouvrir, sur le corps du malade, de vastes plaies par où les nombreux microorganismes ambiants pénètrent.

## IV

Rarement la granulie est accompagnée de ces hémoptysies à répétitions qu'on rencontre dans les autres formes de la tuberculose pulmonaire. Plus souvent on observe de véritables hémorrhagies abondantes qu'il faut combattre par une position verticale du tronc du patient, par l'administration de boissons glacées et par l'injection sous-cutanée d'ergotine. Lorsqu'on peut circonscrire par l'auscultation le foyer d'origine de cette hémorrhagie, il est utile de faire de la révulsion active avec des pointes de feu.

Cette révulsion est également très utile dans les cas de granulie pleurale sèche. Lorsque la plèvre se remplit de liquide, il faut abandonner toute méthode révulsive qui n'active pas la résolution de l'épanchement. Aussi longtemps que ce dernier n'est pas trop considérable, n'est pas assez abondant pour causer des troubles de compression pulmonaire ou des déplacements dangereux du foie ou du cœur, on se contente d'une sage expectation. Mais il faut intervenir dès que le liquide est trop abondant et menace de devenir un danger.

Très souvent cette espèce d'épanchement pleurétique est due à la présence de granulations placées à la superficie des poumons ou même directement sur l'un des feuillets pleuraux. Aussi, je crois que la thoracentèse seule est insuffisante, et qu'on est en droit de faire des injections antiseptiques dans la plèvre, après une ponction d'une pleurésie bacillaire, exactement comme on fait le lavage de la plèvre dans le cas de pleurésie purulente. A deux reprises, j'ai fait ces injections intrapleurales avec de l'eau boriquée tiède. A l'avenir, j'injecterai à la suite de mes thoracentèses de l'eau stérilisée renfermant vingt-cinq centigrammes de sublimé par litre.

Malgré l'absence ou le degré léger d'expectoration, la toux est continuelle et fatigante. Je n'aime pas beaucoup la combattre par les opiacés ou les bromures, que je considère comme des médicaments débilitants et causant des troubles de la circulation. Lorsqu'elle entraîne l'insomnie, je combats ce dernier phénomène par l'administration de deux grammes d'hydrate de chloral, mélangés à une potion gommeuse, ou bien encore par l'absorption d'un gramme de sulfonal en cachet pris le soir. Très souvent cette toux est diminuée ou cède sous l'influence d'une aération continue, de la méthode balnéaire, par la révulsion sus-indiquée, et surtout par l'administration de deux médicaments qui m'ont admirablement réussi et sur lesquels j'insisterai particulièrement : l'acide phénique et l'iodoforme.

## V

Dans l'échelle antibactérienne, l'acide phénique n'est pas classé en première ligne : il faut des doses assez concentrées d'acide phénique (5 %) pour arrêter tout développement d'une culture bacillaire. D'autre part, l'acide phénique a causé fréquemment des accidents, dont le préparateur seul était responsable, et non pas le médicament lui-même, qui n'est pas dangereux lorsqu'il est préparé chimiquement pur. Pour ces deux motifs, l'acide phénique, qui a cependant donné d'excellents résultats à plusieurs cliniciens, jouit d'un discrédit immérité. Quoique j'aie administré relativement des doses élevées, j'ai injecté sous le derme jusqu'à deux grammes d'acide phénique par jour, je puis affirmer n'avoir jamais eu d'accident à déplorer et de plus avoir obtenu de très heureux résultats.

L'acide phénique n'est pas seulement, comme on a voulu le dire, un médicament antithermique, mais encore un puissant antibacillaire. Administré avec méthode, dès le début d'une granulie ou d'une phtisie pneumonique, il amende les accidents généraux, tels que : la fièvre, la toux, l'agitation, et il agit aussi sur les lésions en indisposant, par sa présence, la marche des bacilles. Je ne le prescris jamais sous forme de potions, mais je l'administre toujours par des injections hypodermiques. Avant d'agir avec ce médicament, je me rends toujours compte de l'état normal des reins en analysant les urines du malade. Voici comment je procède :

Huile d'amandes douces stérilisée . . . . .     500 gr.
Acide phénique neigeux. . . . . . . . . . . . . .      20 gr.

Je commence à injecter à l'aide de l'appareil aseptique et à pression douce, que j'ai décrit dans un autre chapitre, la dose quotidienne de vingt grammes de ce mélange. J'augmente progressivement la dose de dix grammes par jour et j'arrive ainsi à injecter sous le derme la dose de cinquante grammes, c'est-à-dire deux grammes d'acide phénique. Je surveille avec soin l'état des urines, qui, lorsqu'elles sont noirâtres ou même légèrement brunes, sont pour moi un indice que l'organisme est saturé du médicament. Dans la plupart des cas, les urines restent ou deviennent claires et on peut continuer l'administration quotidienne de deux grammes d'acide phénique pendant trente et même quarante jours. Dans le cas contraire, on suspend toute médication pendant quatre jours, durant lesquels on entoure le malade des meilleures conditions d'hygiène, et on reprend, après ce repos, une autre médication qui n'est pas moins utile, je veux parler de l'iodoforme.

De nombreux cliniciens, et surtout M. Verneuil, ont remarqué que, si l'iodoforme n'était pas un agent antibacillaire puissant, le bacille arrêtait cependant ses ravages chez les malades aussi long-temps que ces derniers restaient imprégnés de ce médicament. C'est à ce titre que je l'utilise chez les phtisiques aigus déjà saturés d'acide phénique : je maintiens l'amélioration obtenue par cet agent en injectant, chaque jour, sous le derme, cinq, dix, et même vingt centigrammes d'iodoforme.

> Huile d'olive stérilisée................. 5 gr.
> Ether sulfurique..................... 5 gr.
> Iodoforme .......................... 1 gr.

Injecter, par jour, un à deux centimètres cubes de ce mélange et continuer les injections encore après toute accalmie, après la défer-vescence de la fièvre, durant les premiers jours de la convalescence.

Dès que cette guérison s'annonce, il faut se hâter de déplacer son malade qui ira faire une cure d'air dans le Midi de la France, en Algérie ou en Italie pendant l'hiver, et sur les montagnes boisées de l'Auvergne, de la Savoie, des Vosges ou de la Suisse en été. On dirigera avec soin cette précieuse convalescence et on fera com-prendre au malade réchappé l'importance des moyens hygiéniques et alimentaires que nous avons étudiés avec tant de détails.

# TRAITEMENT DE LA PHTISIE COMMUNE

Traiter la phtisie est facile : traiter et surtout guérir le phtisique est moins aisé. C'est pourquoi les auteurs ont émis, en vue de cette cure, tant de théories fort ingénieuses, sans doute, mais rarement contrôlées par la pratique et par la guérison définitive d'un grand nombre de tuberculeux. Jusqu'au jour où l'on aura découvert le médicament spécifique de la tuberculose ou son vaccin préservateur, il serait du reste prétentieux, de la part d'un thérapeute, de vouloir instituer un traitement unique pour toutes les formes de la phtisie, surtout lorsqu'il s'agit de la phtisie chronique si riche, comme nous l'avons vu en étudiant la partie clinique, en variétés, en types multiples, en modalités spéciales. Un phtisique ne ressemble pas à un autre : chaque malade a une apparence particulière, un caractère personnel. Sur le même tuberculeux, on peut observer, durant la marche incohérente de son affection, des nuances, des traits spéciaux, des moments d'arrêt qui simulent la guérison, des poussées aiguës qui effraient, tous caractères qui indiquent et nécessitent des interventions distinctes suivant le moment, suivant les symptômes, suivant le terrain du malade, suivant les complications qui surviennent. Et cependant le praticien, qui est en lutte constante avec ces nombreuses. variétés cliniques, désire être fixé et savoir quel médicament employer contre ces éventualités. C'est pourquoi je reviens sur l'étude des médicaments, que j'ai déjà décrits, pour fixer la religion de nos confrères, sur la valeur de ces médicaments et sur leur application. Bien entendu cette étude, qui nécessiterait un ou plusieurs volumes, sera indiquée ici d'une façon restreinte : j'ai à cœur de la reprendre ultérieurement avec tous les détails importants que mérite une question si intéressante.

Nous avons vu que la phtisie chronique pouvait être divisée en quatre grandes étapes : 1° la période initiale; 2° la période de crudité ; 3° la période de ramollissement ; 5° la période d'excavation. Nous allons étudier successivement la thérapeutique de la même maladie arrivée à ces différentes périodes.

Avant d'étudier le traitement spécial de chacune de ces grandes phases, disons immédiatement que la phtisie commune arrivée à une époque quelconque de son évolution morbide nécessite toujours une bonne hygiène et une alimentation réconfortante. Ces deux

facteurs ont une. puissance thérapeutique de la plus haute importance. Dès qu'on soupçonne l'infection bacillaire ou qu'on a su
préciser le diagnostic, il est utile et même indispensable de placer
le phtisique dans une atmosphère riche d'air pur et de lumière
éclatante. Eloigner le malade du milieu où il a conçu son affection,
ou, si cela n'est pas possible, détruire sur place les causes de ce mal,
sont les premières indications. On aurait beau instituer le traitement le plus rationnel et le plus efficace, on n'obtiendrait aucune
amélioration si on ne remédiait pas à ce premier mal. En dehors
même des causes de la contagion, de nombreux motifs activent et
facilitent le développement du bacille : excès de fatigue, abus de
plaisir, écarts de régime, séjour dans un immeuble très habité
(caserne, hospice ou lycée), fréquentation de cercles, de théâtres, de
réunions publiques, etc., etc.

Un phtisique doit fuir la ville et habiter la campagne, non pas au
hasard, sans plan et sans direction, mais sur des indications précises d'hygiène. Il est certain qu'un malade, qui séjournerait toute
la journée au grand air et qui passerait ses nuits dans un appartement humide, privé d'air et de lumière, ne profiterait aucunement
de son séjour rural. La chambre où le tuberculeux repose doit être
bien éclairée et largement balayée par des courants d'air toute la
journée : une aération modérée et continue est établie pendant
toute la nuit. Il dormira seul, éloigné de tout bruit et de sa famille.
Suivant la période de la tuberculose, les ressources du malade et la
saison, il choisira, sur les conseils du médecin, tel climat et telle
altitude. Je reviendrai sur le choix de ce climat en étudiant la thérapeutique des différentes périodes de la tuberculose.

Le deuxième facteur, dont je voulais parler, est l'alimentation.
Comme nous l'avons vu, en étudiant spécialement ce chapitre, un
phtisique qui se nourrit bien est un malade qui a beaucoup de
chance de guérir. Quelle nourriture doit-on instituer ? Il est, sans
doute, plus utile de soutenir le tuberculeux avec des aliments azotés,
avec de la viande, du lait, du poisson ou des œufs. Mais il ne faut
pas être trop absolu. Pourvu qu'un phtisique s'alimente et digère
bien les aliments absorbés, on peut s'en contenter momentanément.
On arrive toujours par la douceur, par la conviction, par le raisonnement et par la ténacité, à devenir le maître-d'hôtel de son malade
et à lui faire accepter les mets substantiels si préférables à tous les
titres.

## A

### THÉRAPEUTIQUE DE LA PÉRIODE INITIALE

Heureux le malade qui vient consulter à cette époque, et bien sagace le clinicien qui sait alors établir le diagnostic de l'affection ! C'est à cette époque, où les follicules sont encore clairsemés, où les lésions sont encore superficielles, que la tuberculose est facile à enrayer et à guérir. Malheureusement les données cliniques sont fort rares et très vagues.

Et cependant le clinicien, qui aura observé un grand nombre de tuberculeux au début, ne se laissera pas surprendre par cette phtisie latente à formes larvées. Ou du moins lorsqu'il aura fait un examen approfondi, lorsqu'il aura pu, par diagnostic différentiel, éliminer toutes les autres affections similaires, il se prononcera sans hésiter, et surtout, il imposera sans faiblesse une thérapeutique antibacillaire. Rarement les événements ultérieurs donneront tort à sa prévoyance, et quoiqu'il arrive, il n'aura pas été nuisible à son malade.

## I

Voyons un peu comment traiter un sujet arrivé à cette période précoce.

D'habitude le malade continue à vaquer à ses affaires. Il vient nous consulter parce que ses forces ont diminué, parce qu'il a moins de ressort qu'autrefois, moins d'entrain pour ses entreprises, moins de clarté dans ses idées. Il dort mal, a le sommeil agité, et il est aussi fatigué le matin au réveil que le soir au coucher. Son habitus extérieur n'est pas très brillant. Sa figure est pâle et tirée, ses muqueuses sont décolorées. Au moindre effort, il souffre de palpitations. L'examen du sang décèle une diminution des globules rouges. Chez les jeunes femmes il existe une suppression ou des troubles de la menstruation. Bref, on constate un mauvais état général, une nutrition défectueuse, et on a sous les yeux tout le tableau clinique de la chloro-anémie.

A l'examen physique on a des indications très vagues, on perçoit rarement les signes nets de la tuberculisation. Le murmure vésiculaire est légèrement diminué, ou bien l'inspiration est rude et l'expiration un peu prolongée. Pas de submatité, aucun râle, et surtout pas trace de bacilles dans les crachats. En un mot, on a des troubles de nature générale à combattre et à régulariser les fonctions rythmiques de la respiration.

C'est avec une sévérité rigoureuse que le médecin doit séparer le patient de ses occupations habituelles, cause de fatigue et d'épuisement physique et moral. Autant que possible, il faut l'éloigner des grands centres et lui conseiller le séjour d'une petite localité, d'une bonne ferme isolée. De préférence, je dirige ce genre de malades vers les pays montagneux pour deux raisons : d'abord parce qu'ils doivent entraîner leurs poumons à se dilater largement et à se remplir d'air qui pénétrera jusque dans les alvéoles, qui ne sont pas encore détruits, mais simplement atélectasiés ; ensuite parce que ces malades, au début, supportent très bien un climat frais non humide et en tirent même plus de profit que du séjour dans un pays chaud. Souvent, il est impossible au patient de faire de longues promenades qui le fatiguent, et surtout des ascensions qui provoquent chez lui des battements de cœur pénibles. Aussi peut-il commencer par la dilatation du thorax en exécutant plusieurs fois par jour de l'exercice d'assouplissement, des mouvements de projection du bras exactement comme on entraîne les jeunes militaires. Par ces mouvements fréquemment répétés la cage thoracique se dilate, l'inspiration devient plus profonde, les mouvements de la respiration sont plus accélérés, l'hématose est plus complète. Comme il n'y a pas encore de lésion, il n'y a aucun danger de rompre les adhérences anciennes.

Bien entendu tous ces mouvements eupnéiques doivent être exécutés au grand air et avec méthode. Plus tard, on habituera le malade à supporter de longues promenades sur des plateaux couverts de sapins et même à pratiquer de légères ascensions pour varier la pression atmosphérique ambiante, et pour agir encore par la marche accélérée, par la différence de pression sur l'acte physiologique de la respiration. En un mot, on fait exécuter aux poumons affaiblis une véritable gymnastique, parce que cet organe, fonctionnant mal, s'atrophie, exactement comme on entraîne un muscle quelconque dont les fibres ont diminué de volume et de puissance par un repos prolongé.

## II

Cette vie au grand air, cet exercice d'entraînement agissent favorablement sur l'appétit qui revient, sur la mine qui devient fleurie, sur les forces qui augmentent. On peut, du reste, seconder cette action bienfaisante, en leur adjoignant l'usage de l'hydrothérapie.

Cette méthode thérapeutique ne peut guère être appliquée au phtisique qu'à cette première période latente. Plus tard, le malade est trop faible, il redoute la violence de l'impression balnéaire et il craint surtout le refroidissement. Il ne faut pas prescrire, au hasard, des douches à un tuberculeux, car si la réaction ne se produisait pas, on lui serait plus nuisible qu'utile. L'hydrothérapie, pour être bien tolérée, doit être renouvelée chaque jour. Le malade, à la suite d'une longue promenade, reçoit, sur tout le corps, de l'eau très chaude pendant deux minutes, et de l'eau froide pendant vingt secondes, le tout à jet finement brisé. A la fin de cette douche, le malade est frictionné sur tout le corps à l'aide d'un gant de crin, et après s'être habillé très rapidement, il fait une nouvelle promenade au grand air pour que la réaction se maintienne. Sous l'influence de ce traitement exécuté méthodiquement, les fonctions cutanées se régularisent sans être exagérées.

Envoyer le tuberculeux à la campagne, bien l'alimenter, entraîner ses poumons par une gymnastique, à bien respirer et à se déplisser, activer les fonctions de la peau par une hydrothérapie intelligente, tels sont les préceptes thérapeutiques que je conseille à mes malades. Quelle que soit mon opinion exprimée au sujet des médicaments ferrugineux et de leur action tonique, j'ai complètement renoncé à leur usage parce qu'ils sont peu assimilables et mal tolérés. Plus souvent j'ai recours à l'emploi du sirop d'hémoglobine, (une à quatre cuillerées à soupe par jour) administré sous forme de bol ou en solution dans un vin généreux quelconque. Lorsque les symptômes chloro-anémiques s'accentuent, on peut pratiquer avec le plus grand fruit, une ou deux transfusions de sang de chèvre, d'après la méthode que j'ai indiquée. C'est surtout dans ces cas, que j'ai obtenu les plus francs succès, et que la tuberculose a été, sous une influence ou sous une autre, complètement enrayée.

### III

Plus rebelle à notre traitement est déjà la maladie, lorsque le tuberculeux se présente à nous avec des troubles dyspeptiques profonds qui l'empêchent d'absorber des aliments ou de les digérer, avec la toux quinteuse et rebelle qui le fatigue durant la journée et cause l'insomnie durant la nuit, avec de la dyspepsie, avec de la fièvre, des douleurs thoraciques, des hémoptysies et surtout avec de l'amaigrissement qui assombrit le pronostic. Ici, les conditions hygiéniques, l'exercice physique, la bonne alimentation ne suffisent plus : il faut employer d'autres moyens. On a beau dire à un phtisique de manger des aliments substantiels, il s'y refusera lorsqu'il aura de la dilatation flatulente, une douleur au creux de l'épigastre, des renvois nidoreux ou des vomissements. Comme l'a dit Marfan, il est exceptionnel de trouver à cette période une lésion gastrique. L'estomac, qui est un organe musculaire, devient paresseux, fonctionne lentement, et comme il reste inactif pendant des heures, même quand il contient des aliments, ses parois se distendent. « Cette dilatation, dit Bouchard, rend l'économie plus vulnérable » et ouvre la porte aux maladies de déchéance. Elle existe chez les » deux tiers des tuberculeux et, si on l'a recherchée assez tôt, on » peut se convaincre que les signes de la dilatation ont précédé, de » longtemps quelquefois, les premiers troubles révélateurs de la » tuberculose ».

Cet état trompe facilement et peut surprendre le clinicien qui croit alors à une dyspepsie flatulente ordinaire. Maintes fois, on m'a soumis des malades atteints de cette forme de gastrite d'origine tuberculeuse, qui subissaient depuis plusieurs mois un régime lacté exclusif. Le lait, qui est cependant un aliment complet fort utile, ne rend pas de service dans ces cas. Au contraire, n'excitant pas les parois stomacales, il augmente encore la dilatation par le fait même de son long séjour dans la poche gastrique. Il agit exactement comme tous les autres liquides qu'il faut proscrire immédiatement. Le malade sera soumis à un régime presque sec, à l'absorption de viandes grillées, de la friture de poissons, d'œufs frais, de purées, de fruits cuits. Les repas, qui seront fréquents, seront pour ainsi dire dosés. Le seul liquide autorisé sera du lait, un verre de lait très chaud à chaque repas. La chaleur a, comme on le sait, la propriété de faire contracter les muscles et le lait chaud exerce ainsi son influence sur la dilatation. Si le malade avait le dégoût du lait, le médecin pourrait lui conseiller une autre boisson chaude, qui active les fonctions de l'estomac : je veux parler du bouillon de caillette de veau, qui, fraîchement préparée, renferme une très grande quantité de pepsine à l'état nature.

Lorsqu'on ne réussira pas à faire accepter les aliments les plus légers, pas même les potages à la poudre de viande, on gavera le malade avec la sonde œsophagienne, comme l'a conseillé Debove. Au bout d'un certain nombre de gavages, le phtisique est convaincu qu'il n'a pas d'affection stomacale, qu'il peut manger et digérer et il accepte de la nourriture qui combat la déchéance organique et rétablit l'équilibre.

## IV

On peut, du reste, exciter artificiellement l'appétit et en provoquer le retour en administrant des amers, tels que le quassia amara, la poudre de noix vomique, la teinture de Baumé ou le vin de gentiane. Le changement de climat, même d'une campagne à une autre, exerce aussi une influence salutaire sur les fonctions stomacales. De préférence, j'envoie ces malades dans les pays tempérés des montagnes. Suivant l'époque de l'année, ils iront respirer l'air pur à Montreux (Suisse), au printemps ; en Corse, en été, ou encore mieux, en Auvergne, au Mont-Dore ou à la Bourboule, où ils prendront une thérapeutique arsenicale et une cure d'air des montagnes ; en hiver, ils iront passer quelques mois à Hyères ou à Menton.

A cette période de la tuberculose, on n'observe presque jamais de vomissements alimentaires, d'autant plus que la toux n'est pas encore quinteuse. Cette toux sèche et fréquente, non accompagnée d'expectoration, est, comme on le sait, le résultat d'un acte réflexe. Chez les personnes nerveuses, l'administration du bromure de potassium ou de l'antipyrine, pris à la dose de deux grammes par jour, dans du sirop d'éther, suffit généralement pour calmer cette irritation. En tout cas, il ne faut pas avoir recours aux médicaments opiacés ou solanés dont la puissance anesthésique est si grande, qu'ils endorment les fonctions vitales de l'organisme. Lorsque les antispasmodiques ne sont pas suffisants pour calmer la toux, on pratique des injections hypodermiques avec de l'éther iodoformé ou mieux encore, avec du gaiacol iodoformé qu'on injecte, comme Picot, de Bordeaux, à la dose de deux centimètres cubes par jour. On peut continuer ces injections pendant tout un mois, les arrêter durant quelques jours et recommencer une nouvelle série de piqûres. Le gaiacol iodoformé n'agit pas seulement sur la toux qui diminue et s'arrête ; mais il exerce aussi une action antibacillaire suffisante à cette époque, si le malade est placé dans de bonnes conditions d'hygiène.

L'hémoptysie est souvent le premier symptôme qui inquiète le malade. Cette hémorrhagie peut être insignifiante, un ou deux crachats sanguinolents le matin, ou plus abondante et alors atteindre un demi-litre ou même un litre de sang. A cette période de la maladie elle est peu grave et s'arrête spontanément. On peut cependant enrayer sa marche par de la révulsion sur la poitrine (pointes de feu et ventouses sèches), par un repos absolu, par l'absorption de l'ergot de seigle et de boissons glacées.

Nous verrons dans les chapitres suivants comment il faut combattre l'amaigrissement, qui n'a pas encore atteint de grandes proportions, mais dont il faut s'inquiéter dès la première heure.

## B

### TRAITEMENT DE LA PHTISIE COMMUNE A LA PÉRIODE DE CRUDITÉ

Ici la scène change complètement. Tandis qu'à la phase initiale de la phtisie on avait affaire à des symptômes vagues de présomption et de probabilité, on rencontre maintenant à l'auscultation et à la percussion des signes précis et nets qui ne laissent plus de doute : l'évolution morbide se déroule sous nos yeux avec des caractères certains. Je ne dirai pas avec la plupart des auteurs que la phtisie est actuellement confirmée : elle est malheureusement confirmée à la période initiale dès que le sujet est tuberculisé. Mais on est en présence d'un ensemble de troubles physiques et fonctionnels qui ne permettent plus l'hésitation du diagnostic : la phtisie est affirmée.

## I

La tuberculose pulmonaire est affirmée par des signes locaux : submatité des régions envahies par les tubercules qui siègent de préférence aux sommets des poumons (régions claviculaires sus et sous-épineuses), par l'absence ou la diminution du murmure vésiculaire, par la présence de craquements secs plus ou moins nombreux, par l'inspiration soufflante et saccadée, par l'expiration prolongée ; tous ces phénomènes sont une preuve certaine d'une altération profonde du tissu pulmonaire. Lorsqu'on entend de nombreux râles ou des frottements dans les parties moyenne et inférieure du poumon, on peut affirmer l'existence d'une inflammation pérituberculeuse étendue. Quoiqu'on ne constate pas encore à la vue des déformations du thorax, certaines côtes se soulèvent cependant moins normalement.

A tous ces symptômes locaux qui s'accentuent, correspondent des troubles fonctionnels avec lesquels il faut compter. Le nombre des mouvements respiratoires augmente : il y a dyspnée. La toux, qui était sèche à la période de début, devient catarrhale. A la suite de chaque quinte de toux et surtout le matin, le phtisique évacue une grande quantité de crachats muco-purulents, qui révèlent à l'examen bactériologique de nombreux bacilles. Ces crachats sont fréquemment striés de sang. L'hémoptysie augmente de fréquence et d'intensité à mesure que le tissu pulmonaire est plus infiltré de tubercule, et surtout avec une marche plus rapide des lésions. Les troubles de la circulation sont également très profonds. Le sang perd de sa qualité, l'hémoglobine diminue dans les globules rouges qui eux-mêmes sont en plus petit nombre. Le cœur fonctionne irrégulièrement, les pulsations sont accélérées. Le phtisique a des frissons suivis de fièvre, surtout à la fin de la journée : durant la nuit son corps est inondé de sueurs profuses. Enfin, l'amaigrissement, qui était peu sensible à la période initiale, s'accentue d'autant plus que le malade se nourrit mal ou n'assimile pas ses aliments, l'infection bacillaire provoquant de la diarrhée ou des vomissements.

## II

Quoique le tableau clinique de cette période soit déjà fort sombre, il n'y a pas lieu d'être trop pessimiste, il ne faut pas décourager le malade, ni jeter l'alarme dans sa famille, et le médecin lui-même ne doit pas perdre confiance. La plupart des phtisiques que j'ai observés et traités sont venus me consulter à la période de crudité et je puis affirmer que beaucoup d'entre eux ont bénéficié d'une amélioration bien sensible et qu'un certain nombre peuvent être considérés comme définitivement guéris.

Et d'abord, que faut-il entendre par guérison définitive des tuberculeux ? Lorsqu'un clinicien quelconque vient soumettre au contrôle de ses confrères des phtisiques améliorés ou guéris, lorsqu'un savant fait à ce sujet une communication à une Société ou à un Congrès, on objecte toujours à son affirmation la durée, le temps, et aucun d'entre nous n'est autorisé à déclarer un tuberculeux guéri avant de l'avoir suivi et surveillé pendant un certain nombre d'années. La chose n'est pas absolument exacte. Il ne faut sans doute pas juger une méthode thérapeutique par une série restreinte de cas heureux. Mais lorsqu'un médecin a éprouvé l'efficacité d'un traitement antibacillaire par la guérison d'un grand nombre de maladies, qui en ont tiré des profits sérieux, lorsque les lésions tuberculeuses se sont cicatrisées et que les troubles fonctionnels ont disparu, j'estime qu'un expérimentateur est en droit de juger sa démonstration comme définitive, exactement comme un chirurgien qui, après la cicatrisation d'une ostéite bacillaire ou d'une fistule tuberculeuse, considère son malade, dont l'état général est resté bon, comme définitivement guéri. Ce qui ne veut pas dire que ce phtisique soigné, amélioré et même guéri, devienne réfractaire à l'avenir à toute atteinte tuberculeuse. Il est et restera toute sa vie un terrain de culture facile à l'inoculation, et dès qu'il renoncera aux bonnes conditions d'hygiène, les bacilles qui l'entourent sont assez nombreux pour atteindre son organisme prédisposé et pour causer une récidive de la maladie.

## III

Il est impossible à un thérapeute d'indiquer et de fixer un traitement unique et général pour tous les phtisiques. Comme je l'ai déjà dit, tout dépend du terrain du malade, de son âge, de ses antécédents, des conditions de fortune et d'hygiène dans lesquelles il vit, de l'allure et de la marche de l'affection, du degré d'invasion des tubercules. Toutefois, quel que soit l'aspect du phtisique arrivé à la période de crudité, il faut avant tout l'entourer de bonnes conditions d'hygiène et d'alimentation. Ces deux éléments ne doivent jamais être négligés par un médecin qui veut triompher du mal, ou même être utile à son malade. Il serait superflu de reprendre en détail l'étude hygiénique et alimentaire, que j'ai déjà approfondie à plusieurs reprises. La suralimentation et l'hygiène ont une importance d'autant plus grande que le phtisique est déjà arrivé à une déchéance organique assez avancée qui, si elle n'était pas enrayée, rendrait toute intervention médicamenteuse inutile.

Au phtisique, arrivé à cette période, et qui s'adresse à moi, je conseille d'abandonner immédiatement toute occupation fatigante, de quitter la ville et d'aller habiter la campagne. Le tuberculeux peu fortuné ne doit pas séjourner dans nos hôpitaux ordinaires (ce séjour serait pour lui un véritable coup de fouet) où les malades nombreux, de toute espèce, respirent dans la même salle. Il est encore assez robuste pour se rendre utile, pour entreprendre certains travaux aratoires peu pénibles, et de cette façon, je suis au moins sûr qu'il vit toute la journée au grand air, puisque la plupart des besognes rurales se pratiquent dans les champs. Le phtisique fortuné est plus facile à diriger parce que ses ressources lui permettent de sacrifier l'argent et par ce fait on peut conseiller tout déplacement, tout voyage, tout séjour dans certaines stations souvent très coûteuses. Y a-t-il des stations appropriées pour la cure de la tuberculose? Si vous interrogez sur ce point les médecins de nos stations, le climat qu'ils habitent possède des propriétés souveraines et très efficaces pour la guérison de la phtisie. Étant absolument désintéressé, je puis en parler en toute liberté, en toute franchise de pensée. Or, je dois avouer que, sauf la Bourboule et le Mont-Dore qui agissent sur l'élément tuberculeux par l'arsenic renfermé dans leurs eaux, il n'existe pas une seule station ayant une action directe sur l'élément bacillaire. Ce qu'il faut rechercher avant tout chez le phtisique arrivé à cette période, c'est le séjour dans une campagne isolée, montagneuse, boisée, éloignée de tout marais et à l'abri des changements brusques de température. Les chaleurs excessives sont encore plus redoutables que le froid rigoureux. Il n'existe guère de station qu'on puisse recommander pour le printemps, saison à laquelle les pluies sont redoutables dans la plupart des pays, sauf l'Algérie. Dès l'arrivée du printemps, le phtisique ira respirer l'air pur et tempéré de nos montagnes, des Vosges, des Alpes, des Pyrénées et surtout de l'Auvergne. A cette même période de l'année, une saison aux bords de la mer, à Berck-sur-Mer ou à Dieppe est utile aux phtisiques strumeux atteints d'adénite généralisée ou d'ostéite. Dès le mois de septembre, les montagnes se refroidissent et le malade doit les quitter pour descendre dans la plaine. En hiver, il habitera dans le Midi, si son affection a une allure subaiguë ; il séjournera à Davos (Suisse), si la marche de sa phtisie est lente et franchement chronique.

## IV

A aucune époque, le phtisique ne tirera un plus grand bénéfice qu'à cette période de la cure d'air, de l'aération continue, telle qu'elle est comprise et pratiquée à Gœbersdorf (Silésie), à Reiboldsgrün (Saxe), à Falkenstein (Allemagne), à Davos (Suisse), à Neuschmeckes (Autriche), à Honeff (Allemagne), au Canigou (France). La plupart de ces stations ont l'avantage d'être situées à une certaine altitude variant de cent cinquante à huit cents mètres au-dessus du niveau de la mer, et elles sont abritées par d'autres montagnes plus élevées. Elles ont surtout l'avantage d'être installées très confortablement et d'être dirigées par des médecins savants et experts qui ne négligent aucune règle de l'antisepsie bacillaire, qui surveillent de près leurs malades, et leur font subir l'aération continue d'après des lois précises, d'après les indications et la marche de l'affection. Ils entraînent les tuberculeux à vivre continuellement au grand air, à respirer un air frais et même quelquefois refroidi. Ces stations, qui ne se recommandent pas par un climat spécial, seraient trouvées facilement en France où, je l'espère du moins, les résultats obtenus à l'étranger encourageront nos confrères à créer et à diriger des établissements destinés spécialement au traitement de la phtisie par l'aération continue.

Cette vie continuelle au grand air, très utile sans doute, ne suffit pas pour hâter et pour achever la cicatrisation des tubercules crûs. La plupart des malades, qui se soumettent à ce régime, mangent bien et assimilent les aliments absorbés. On peut, du reste, combattre l'amaigrissement et la déchéance organique en prescrivant aux tuberculeux une médication arsenicale, un régime gras, consistant en beurre, viandes grasses, œufs frais et huiles. Presque tous les phtisiques ont absorbé une grande quantité d'huile de foie de morue, sur le conseil du médecin traitant, du reste, parce que cette huile est, dit-on, fort riche en iode, en iodure et en chlorure de sodium. Or, j'ai complètement renoncé à l'usage de l'huile de foie de morue, parce qu'elle est riche surtout en ptomaïnes indigestes qui troublent rapidement l'appétit du malade, et qui, en tout cas, ne possède aucun privilège curatif, ni aucun avantage sur les autres huiles. Aux phtisiques qui veulent bien l'accepter, je prescris, chaque jour, quatre à six cuillerées à soupe d'huile d'olive ou d'huile de lin purifiée, corps gras qui n'altèrent pas les fonctions digestives et qui ne causent pas, comme l'huile de foie de morue, les vomissements ou la diarrhée. J'alterne ces prises d'huile à doses élevées avec l'administration des phosphates de chaux facilement acceptés et tolérés par le malade, sous forme de sirop de lacto-phosphate ou de chlorhydrophosphate de chaux, dont le rôle consiste à aider la transformation calcaire des tubercules.

Faire respirer au phtisique un air pur et sec, le soustraire à toute fatigue et à tout excès, réparer par des exercices progressifs du corps ses forces, rétablir le poids du corps par une suralimentation, combattre l'amaigrissement par l'absorption d'arsenic, des corps gras ou de la glycérine, et surtout par une suralimentation azotée, calmer la toux par l'administration du bromure de potassium ou de quelques opiacés, enrayer la fièvre et les sueurs profuses par la prise d'acide salicylique, aider la transformation fibro-calcaire par l'absorption des chlorures de chaux ou du tanin, telles sont les indications élémentaires qui doivent être utilisées à cette période de la phtisie. Mais à côté de cette thérapeutique, dont le rôle consiste à favoriser la guérison naturelle et spontanée de la tuberculose, il existe d'autres interventions qui visent directement l'élément pathogène de la maladie.

La plupart de ces médications ont joui d'une vogue exagérée et éphémère. Comme elles ne répondaient pas aux espérances entrevues, aux promesses annoncées à grand bruit par les auteurs qui les prônaient, le praticien les a vivement abandonnées et il est retombé dans une hésitation, dans une perplexité, accrues encore par le scepticisme des phtisiologues eux-mêmes. On n'a qu'à lire les travaux les plus autorisés écrits dans ces temps derniers, et, en présence des affirmations nettes qu'il n'existe pas de médicament guérissant la phtisie, on abandonne la partie pour revenir au traitement arriéré des temps reculés. Si c'est là l'effet qu'ont voulu obtenir certains phtisiologues en vulgarisant le traitement de la phtisie qui, suivant eux, guérit spontanément ou tue le malade, ils ont pleinement réussi dans leur tâche.

## V

Or, le praticien et surtout le phtisique, peuvent être rassurés. A côté de l'aération continue, de la suralimentation et de toutes les règles d'hygiène dont l'influence est très salutaire, il existe des médicaments très précieux qui jouent un rôle bienfaisant dans la cure de la tuberculose. Absorbés et entraînés dans la circulation, ces médicaments antiseptiques gênent le bacille, qui n'est pas tué, mais qui est arrêté dans son allure, dans son développement et dans son action destructive. Quand l'organisme d'un tuberculeux, placé dans un bon milieu d'hygiène est saturé de l'agent médicamenteux, le parasite impuissant est rejeté sans s'être reproduit, exactement comme une plaie suppurante d'un malade se dépouille de ses bactéries sous l'influence d'un pansement antiseptique approprié, et cette plaie guérit d'autant plus vite que la constitution du malade atteint est plus robuste et mieux disposée à la lutte contre l'infection.

En parlant du traitement antibacillaire de la phtisie à la période initiale, j'ai déclaré que l'iodoforme ou le gaiacol iodoformé ou bien encore la transfusion de sang de chèvre pouvaient suffire dans la plupart des cas, pour enrayer le développement du bacille et pour s'opposer à la naissance des lésions qu'il cause. Il n'en est plus de même à la période de crudité où des lésions sérieuses existent déjà, où souvent une grande partie du tissu pulmonaire est envahi, où des bacilles nombreux, et surtout dangereux par la sécrétion des produits solubles, habitent déjà l'organisme. A quel médicament faut-il avoir recours ? J'ai éprouvé l'efficacité de la plupart des médications non-seulement sur des phtisiques, mais encore sur des séries d'animaux tuberculisés soumis à l'action du médicament. J'ai essayé, sans résultats probants, les injections sous-cutanées de sérum, de sang de chèvre ou de chien, de liquide organique de Brown-Séquard, d'huile camphrée, de naphtol camphré, les inhalations d'acide fluorhydrique, d'oxygène, d'ozone, de chloroforme, d'air chaud, d'air raréfié ou chargé de vapeurs de sublimé, d'eucalyptol ou d'autres essences, j'ai employé tous ces médicaments, que j'ai étudiés dans des chapitres spéciaux, et je dois avouer que je n'en ai retiré aucun résultat sérieux. Un instant, j'ai entrevu, avec MM. Gimbert, Burlureau et d'autres expérimentateurs, la cicatrisation des granulations et des lésions tuberculeuses sous l'influence des injections d'huile créosotée ou de gaiacol administrées à dose massive. J'ai dû revenir bientôt de mon erreur en me rendant un compte exact, par des expérimentations animales, de l'action de la créosote qui tarit seulement l'expectoration et est impuissante contre l'élément pathogène de la tuberculose.

## VI

De tous ces médicaments antiseptiques, deux produits ont triomphé de l'épreuve et c'est à eux que j'ai recours aujourd'hui lorsque la tuberculose se présente, à moi, à la période de crudité : je veux parler de l'acide salicylique et de l'acide phénique.

Pour l'acide salicylique mes expériences sont encore trop récentes, mes sujets traités ne sont pas assez nombreux pour que je sois en droit de conclure et de me prononcer d'une façon définitive. Les résultats expérimentaux obtenus avec ce médicament chez les lapins et les cobayes tuberculisés sont cependant très encourageants. Je fais quotidiennement aux phtisiques une injection sous-cutanée de quatre centimètres cubes de la solution suivante :

Huile de faîne stérilisée ............ 40 gr.
Éther sulfurique................. 12 gr.
Acide salicylique................. · 4 gr.

Ces injections pratiquées très profondément sont bien tolérées et peu douloureuses. J'espère en parler avec avantage ultérieurement.

Quant à l'acide phénique, j'en possède une pratique plus ancienne qui remonte à plusieurs années. J'ai traité en grand nombre des phtisiques avec des doses relativement élevées. Il y a environ cinq

ans, j'ai dû renoncer plusieurs fois à cette méthode à cause des
accidents provoqués par le médicament impur et mal préparé, et
aussi à cause de la manœuvre défectueuse d'introduction du liquide.
Aujourd'hui l'acide phénique est purement préparé, les huiles
employées sont bien préparées, les injections sont pratiquées à
l'aide d'appareils perfectionnés à pression douce, à écoulement lent :
aussi, tous ces accidents locaux et généraux ont-ils disparu comme
par enchantement. Voici la préparation dont je me sers usuelle-
ment :

> Huiles d'olives stérilisée..... 300 gr.
> Acide phénique neigeux...... 6 »

J'injecte, chaque jour, sous la peau du malade, dans le tissu
cellulaire, de vingt-cinq à cinquante grammes de cette huile.

Lorsque les reins fonctionnent bien, ce dont il faut s'assurer par
une analyse d'urines chez tous les phtisiques, avant de leur prescrire un médicament quelconque, je n'ai jamais eu à déplorer
aucun accident d'intoxication, même en dépassant cette dose indiquée et en injectant cent grammes de cette huile antiseptique. Je
puis affirmer que l'amélioration est très rapide, tant au point de
vue des lésions qu'au point de vue des phénomènes généraux. Le
malade reprend meilleure mine, le poids du corps est augmenté,
l'appétit et le sommeil reviennent, la toux s'amende et disparaît,
les crachats diminuent et deviennent plus clairs, moins purulents,
et les bacilles qui y sont contenus se montrent plus rares et disparaissent même complètement, si la médication est poursuivie avec
persévérance durant plusieurs mois. Tels sont, du moins, les
résultats que j'ai obtenus, et que j'ai relevés consciencieusement,
en soumettant à cette méthode un grand nombre de phtisiques.

Bien entendu cette médication, pas plus qu'aucune autre, n'est
souveraine et ne réussit d'une façon absolue dans tous les cas. Il y a
des phtisiques qui sont fatalement condamnés, et contre la maladie
desquels on reste complètement désarmé : tous les cliniciens ont
eu l'occasion d'observer des cas semblables. Mais je tiens à répéter
que le tuberculeux, arrivé à la période de crudité, est favorablement influencé par ces injections sous-cutanées d'huile phéniquée
à haute dose. Je tiens à ajouter aussi que je n'appartiens pas à
cette classe d'exclusivistes qui, en prônant un médicament, mécon-
naissent la valeur de toute autre intervention, et ne tiennent même
pas compte des mille conditions favorables qui peuvent seconder
la guérison du malade. En injectant de l'huile phéniquée au phtisique je ne néglige ni son hygiène, ni son alimentation, je lui fais

de la révulsion au thermo-cautère quand l'opportunité se présente, je combats tous les autres accidents, suivant les indications quotidiennes, avec les médicaments appropriés.

## C

### TRAITEMENT DE LA PHTISIE COMMUNE A LA PÉRIODE D'EXCAVATION.

Nous arrivons à l'étude du traitement de la dernière période de la phtisie. La maladie s'est encore aggravée. Les tubercules miliaires, durs, discrets, ont augmenté de nombre, ont envahi tout le sommet ou les deux sommets pulmonaires, se sont rapprochés les uns des autres, se sont ramollis et ont formé de véritables foyers de suppuration. Cette fonte caséeuse peut être limitée et produire des cavernules, ou bien elle est plus étendue par l'agglomération de plusieurs noyaux et alors elle cause des phlegmons intrapulmonaires souvent considérables. Par des vomiques ou par une expectoration continue et abondante, ces abcès se vident et cèdent la place à des excavations. Souvent ces cavités sont si profondes qu'il ne reste plus du tissu pulmonaire qu'une légère coque, inutile et adhérente à la paroi thoracique. Cette destruction parenchymateuse d'un organe indispensable a un retentissement sur tous les autres organes dont les fonctions sont également troublées. Le cœur est graisseux, les cavités droites sont hypertrophiées à cause de la circulation de retour qui s'effectue péniblement. Le foie est augmenté de volume et chargé de cellules graisseuses. Le volume de la rate est également considérable et cette glande recèle de nombreux leucocytes et des bacilles. Les muqueuses stomacales et intestinales sont congestionnées et exfoliées.

## I

Cette transformation progressive du tubercule s'accompagne de symptômes locaux, qui révèlent le degré de la lésion anatomopathologique et de troubles fonctionnels qui indiquent la gravité de l'affection. A la percussion, on perçoit une résistance extrême aux doigts (diminution d'élasticité), de la submatité et même de la matité dans les régions épineuses, et souvent un son tympanique dans la région claviculaire. Les vibrations thoraciques sont manifestement augmentées au niveau de l'excavation. La région sous-claviculaire est déprimée, et les côtes du sommet se soulèvent incomplètement par suite des adhérences établies ; les muscles de cette région, fonctionnant peu, sont atrophiés; à l'auscultation, on entend d'abord de nombreux râles humides, qui sont bientôt remplacés, à mesure que la poche purulente se vide, par des râles cavernuleux, du gargouillement, un souffle caverneux et enfin, un souffle amphorique. Le timbre de la voix a lui-même un retentissement caverneux.

L'expectoration est très abondante. Les crachats sont muco-purulents, ou franchement suppurés. Ils renferment des cellules variables, des leucocytes, des fibres élastiques, des streptocoques pyogènes et surtout de très nombreux bacilles. Cette hypersécrétion des bronches et cette suppuration des cavernes provoquent de violents accès dyspnéiques et des quintes pénibles de toux. Le phtisique fait des efforts surhumains d'inspiration, il cherche à se débarrasser des crachats, il se surmène et il a, sous l'influence de ces efforts et aussi sous l'influence de l'intoxication bacillaire, des sueurs profuses et des accès de fièvre qui l'affaiblissent et l'épuisent. Le passage des crachats produit de nombreuses inoculations tuberculeuses au niveau des bronches, des cordes vocales, du pharynx, et à la muqueuse buccale, d'où nouvelles complications. En avalant cette hypersécrétion toxique, le malade révolte son estomac qui vomit les aliments, et irrite les muqueuses intestinales d'où ces diarrhées toxiques et rebelles dont nous avons parlé. Le malade, ainsi épuisé par une suppuration abondante, n'absorbant que peu de médicaments et surtout les assimilant mal, arrive bientôt à la dernière période de la cachexie, à une déchéance organique complète.

Lorsque le phtisique est atteint de phénomènes morbides aussi caractéristiques, le médecin est complètement désarmé : il ne lui reste plus qu'à prodiguer des consolations morales et à adoucir par des paroles fortifiantes les derniers instants de son malade. Heureusement, il n'en est pas toujours ainsi. Il existe souvent un contraste frappant entre les lésions tuberculeuses profondes constatées et le bon état général du malade qui les porte : c'est dans ces cas favorables qu'on peut encore intervenir utilement. Le dicton populaire qui affirme, que beaucoup de gens vivent avec un seul poumon, est vrai. Des phtisiques, atteints de vastes cavernes, de destruction étendue du parenchyme pulmonaire, peuvent vivre et même guérir si la nutrition générale reste bonne. L'autopsie de nombreux malades, porteurs de cavernes tuberculeuses anciennes et cicatrisées, et qui ont succombé à la suite d'une autre affection, prouve l'exactitude de cette affirmation.

## II

On voit par l'ensemble de ces phénomènes si variables et des symptômes si nombreux, que je n'ai fait qu'énumérer, combien la phtisie commune, arrivée à cette période ultime, est complexe, et combien aussi est difficile, variable et délicate la thérapeutique. Sans vouloir atteindre et guérir les multiples complications, dont on trouvera le traitement dans les chapitres précédents, il faut combattre trois ennemis bien redoutables : 1° la déchéance organique ; 2° la lésion si profonde de l'ulcération pulmonaire ; 3° la présence du bacille.

Pour rendre à l'organisme sa puissance de résistance, pour relever les forces du phtisique, nous disposerons ici, comme aux autres périodes de la tuberculose pulmonaire, des moyens hygiéniques, de l'alimentation azotée et de la suralimentation, du séjour à la campagne, de l'aération continue. La fragilité du malade déjà épuisé est un grand obstacle pour l'utilisation de tous ces moyens. On conçoit, en effet, qu'un phtisique qui, malgré sa bonne volonté de se nourrir, rend tous ses aliments par des vomissements continuels et de la diarrhée infectieuse, ne profitera guère de ses efforts. De même un tuberculeux, dont la circulation troublée est une cause d'hématose insuffisante et par suite de refroidissement continuel, ne bénéficiera pas d'une cure d'air sur une montagne, bien au contraire.

Il ne faut donc pas intervenir brutalement chez ces malades, et, pour les arracher à cet état cachectique, on doit augmenter lentement, graduellement et avec mesure, la dose d'air frais, pur et respirable, et la quantité d'aliments assimilables. Par un entraînement progressif, méthodique, on arrive à leur faire tolérer une aération continue et une grande quantité d'aliments nutritifs.

## III

Lorsqu'un phtisique atteint de cavernes se nourrit bien, supporte un séjour continu au grand air et à la campagne, lorsqu'il a récupéré en partie ses forces, il n'est pas encore sauvé, mais il se trouve en état de supporter une intervention thérapeutique. A côté de la toux, de la fièvre, des sueurs nocturnes, dont il faut se préoccuper, mais que je considère comme des épi-phénomènes rétrocédant et disparaissant avec l'amélioration des lésions, il faut chercher à atteindre le mal lui-même. Ici, c'est très facile, car dans la plupart des cas, les cavernules ou les cavernes font suite à une ou plusieurs bronches et se trouvent ainsi en relation directe avec l'atmosphère extérieure. Malheureusement ces cavernes sont presque toujours remplies d'une matière purulente, ou bien les bronches elles-mêmes sont obstruées par des bouchons d'hypersécrétion qui empêchent les médicaments d'arriver jusqu'à la lésion. Avant de lancer des produits antiseptiques destinés à panser et à cicatriser la surface de ces excavations pulmonaires, il faut donc faciliter l'évacuation de ces produits suppurés. C'est ce rôle que remplissent fort bien certains médicaments, tels que la térébenthine, la créosote, l'eucalyptol, la terpine, le gaiacol que l'on a considéré à tort comme des microbicides et qui ne jouissent, en réalité, que d'une seule action, fort salutaire du reste, celle de liquéfier les produits sécrétés et suppurés des bronches et des cavernes, et d'en faciliter l'expectoration, sans être pour cela une cause d'irritation.

## IV

Aussi, avant de faire pénétrer inutilement à travers les voies respiratoires des médicaments antibacillaires, il est utile d'administrer la créosote, le gaiacol, l'iodoforme, le gaiacol iodoformé, la térébenthine ou l'eucalyptol. Quand ces médicaments ne seront pas tolérés par l'estomac, on fera des injections sous-cutanées avec l'une des huiles suivantes :

a
- Huile d'olive stérilisée.............. 300 gr.
- Créosote de hêtre pure............. 15 »
- Iodoforme........................ 1 »

Faire pénétrer lentement sous la peau vingt à quarante grammes par jour.

b
- Huile de faîne pure et stérilisée..... 300 gr.
- Gaiacol......................... 5 »
- Eucalyptol....................... 15 »

Injecter vingt à cinquante grammes par jour.

Dès que l'expectoration sera facilitée, dès que les crachats seront diminués ou même taris, on agira directement sur les ulcérations pulmonaires, en évaporant plusieurs fois par jour un liquide antiseptique devant la bouche du malade qui humera les vapeurs ainsi projetées. On aura recours à l'une des préparations suivantes :

1°
- Teinture de benjoin.............
- Résorcine........................ } ãã 20 gr.
- Eucalyptol ....................

Étendre une cuillerée à café dans une tasse d'infusion à fleurs de violette et faire évaporer.

2° { Sublimé ...................... 0.30 centigr.
Essence de menthe............... V gouttes.
Eau stérilisée .................. 1 litre.

(Méthode de Miquel et Ruef).

3° { Créosote de hêtre...............
Acide phénique neigeux .........  } ãã 15 gr.
Teinture de feuilles de noyer.....

Une cuillerée à café pour une tasse de décoction de bourgeons de sapins.

4° { Tétraborate de soude............
Alcool.........................  } ãã 20 gr.
Hydrate de chloral.............

Une cuillerée à café pour une tasse d'infusion de feuilles d'eucalyptus.

5° { Violet de méthyle............... 10 gr.
Glycérine neutre................. 40  »

Une cuillerée à café dans deux cents grammes d'eau distillée.

Je varie à dessein ces formules, dont la plupart ont donné d'excellents résultats aux cliniciens. Tous ces médicaments cités ont une puissance topique réelle et exercent même une action contre le développement du bacille. En passant par la bouche, le larynx, les bronches et les alvéoles ces vapeurs antiseptiques rencontrent des exulcérations ou granulations sur lesquelles elles agissent d'une manière salutaire.

## V

Tandis qu'il existe à un niveau quelconque des poumons une excavation, il s'est formé plus récemment sur d'autres endroits des lésions plus jeunes, des granulations miliaires, des tubercules ramollis. En outre, de nombreux bacilles sont charriés dans la circulation sanguine et lymphatique ou bien ont empoisonné par leurs toxines si abondantes l'organisme tout entier. C'est contre l'action nocive de ces bacilles migrateurs ou fixés qu'il faut lutter et l'on n'y arrive que par une stérilisation générale de la constitution. Cette autisepsie organique a été poursuivie par la plupart des thérapeutes qui ont essayé les produits les plus variables. Elle ne peut être obtenue d'une façon efficace, suivant moi, qu'à l'aide de deux médicamemts : l'acide salicylique et l'acide phénique.

Lorsqu'un tuberculeux, atteint de cavernes, présente un aspect général favorable, je lui fais subir le traitement suivant qui me réussit assez bien : je lui injecte chaque jour, en les alternant, l'une des huiles suivantes :

$a$ { Huile d'olive stérilisée............ 300 gr.
    Acide phénique neigeux........... 6 »

$b$ { Huile de faine stérilisée............ 300 gr.
    Créosote de hêtre distillée à 207° .... 15 »

Ces injections pratiquées, à la dose de 30 à 40 grammes, dans les régions scapulaire, interscapulaire, au niveau des fesses ou des cuisses, peuvent être répétées sans douleur et sans danger cinquante à soixante jours consécutifs. On laisse ensuite reposer le tissu cellulaire sous cutané, et pour continuer la saturation antiseptique on prescrit par la voie stomacale la médication suivante :

1° Prendre chaque matin un verre à madère d'eau de la Bourboule.

2° { Glycérine neutre ................. 500 gr.
    Acide phénique neigeux........... 2 »

Prendre une cuillerée à soupe dans une tasse de café noir, à la fin du repas, à midi et le soir.

3° Prendre chaque soir, dans un cachet :
    Acide salicylique ................. 1 gr.

Cette médication stomacale sera continuée quelques jours seulement et on reprendra la méthode sous-cutanée, autrement efficace, le plus tôt possible. Il ne faut pas abandonner, avec un retour apparent à la santé, ces injections antiseptiques qui devront être poursuivies fort longtemps, plusieurs mois et même plusieurs années.

## VI

Un dernier mot sur un essai thérapeutique fort séduisant, l'ouverture des cavernes tuberculeuses, méthode ancienne, qui a été très brillamment exposée au dernier Congrès par MM. Poirier et Jonnesco. Ces distingués expérimentateurs ont employé cette intervention chirurgicale dans vingt-neuf cas, chez des malades atteints de caverne du sommet. Ils ont obtenu quinze améliorations de l'état général ; quatre guérisons ; neuf résultats douteux, un dont le résultat n'est pas indiqué, et ils concluent : « On peut, par une » opération facile, évacuer le contenu des cavernes tuberculeuses,

» les désinfecter et donner un avis direct aux agents modificateurs. »

Je n'imiterai pas mes collègues du Congrès de la Tuberculose : il est d'abord toujours dangereux d'ouvrir une plaie chez un phtisique; parce qu'il se produit au niveau de cette plaie une inoculation bacillaire fatale, quelles que soient les précautions antiseptiques employées ; ensuite parce que nous possédons des moyens moins périlleux et plus simples de faciliter l'expectoration et d'éviter la rétention purulente des cavernes ; enfin, parce qu'il est exceptionnel de rencontrer un tuberculeux atteint d'une caverne isolée : comme nous l'avons dit, au moment de la formation d'une excavation, le phtisique est déjà porteur d'autres néoplasmes tuberculeux plus jeunes, sans doute, mais dont il faut également se préoccuper : Suivant moi, cette intervention chirurgicale est aussi dangereuse que brillante.

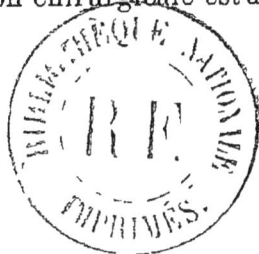

# TABLE DES MATIÈRES

CHAPITRE IV

## TUBERCULOSE EXPÉRIMENTALE

CHAPITRE V

## ANATOMIE PATHOLOGIQUE

CHAPITRE VI

# BACTÉRIOLOGIE

CHAPITRE VII

# PROPHYLAXIE

CHAPITRE VIII

# DES IMMUNITÉS NATURELLES OU ACQUISES

CHAPITRE IX

# THÉRAPEUTIQUE

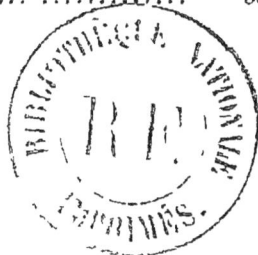

LILLE. — IMPRIMERIE LE BIGOT FRÈRES, RUE NATIONALE, 68.

# A LA MÊME SOCIÉTÉ

es Sciences biologiques à la fin du **XIX**ᵐᵉ siècle. *(Médecine, Hygiène, Anthropologie, Sciences naturelles*, etc.), publiées sous la direction de MM. CHARCOT, Léon COLIN, V CORNIL, DUCLAUX, DUJARDIN-BEAUMETZ, GARIEL, MAREY, MATHIAS-DUVAL, PANCHON, TRÉLAT, Dʳˢ H. LABONNE et EGASSE, secrétaires de la redaction. — Cette publication forme un magnifique volume in-8º grand-jésus, imprimé à deux colonnes, de plus de 1 000 pages, orné d'un nombre considerable de gravures dans le texte.

Broché.................................................... **32 fr.** »

Cartonné.... .......... ............................ **35 fr.** »

**iuide pratique d'accouchement**, par le Dʳ BUREAU, professeur agregé d'accouchement. Conduite à tenir pendant la grossesse, l'accouchement et les suites de couche. Bel in-8º de 420 pages avec figures........ ... **6 fr.** »

**iuide pratique des Sciences medicales**, publié sous la direction de M. le Dʳ LETULLE, professeur agregé à la Faculte de médecine de Paris, medecia des hôpitaux. Encyclopédie de poche pour le praticien. Ouvrage in-8º de 1,500 pages environ, cartonne a l'anglaise............ ..... .. **12 fr.** »

**ormulaire de médecine pratique**, par le Dʳ MONIN (preface de M. le professeur Peter). Un vol. in-18 de 600 pages, cart. à l'anglaise...... **5 fr.** »

**Thérapeutique clinique et expérimentale**, par le Dʳ QUINQUAUD, médecin des hôpitaux, professeur agrége à la Faculte de médecine de Paris. In-8º raisin de 350 pages environ... .... ................ . ... ........ .... **10 fr.** »

**iuide pratique pour le choix des Lunettes**, par le Dʳ A. TROUSSEAU, medecin à la Clinique nationale des Quinze-Vingt. In-18 raisin de 80 pages environ, cartonné simili-cuir......... ................. ... **1 fr. 50**

**Travaux d'opthalmologie**, par le Dʳ A. TROUSSEAU. In-8º de 160 p. **3 fr.** »

**Manuel du Candidat** aux divers grades et emplois de médecins et pharmaciens de la reserve et de l'armee territoriale, par le Dʳ P. BOULOUMIÉ, officier de la Legion d'honneur In-12 de 385 pages .. .. ........... ... . **5 fr.** »

**l'assistance maritime des enfants et les hôpitaux marins**, par le Dʳ Charles LEROUX, medecin en chef du dispensaire Furtado-Heine, secretaire de l'Œuvre nationale des hôpitaux marins. Preface par le professeur VERNEUIL, membre de l'Académie des sciences, chirurgien de l'Hôtel-Dieu. Un volume grand in-8º de 278 pages, gravures et plans.. ............... **10 fr.** »

**De la valeur et des effets du lait bouilli** dans l'allaitement artificiel, par le Dʳ Henry DROUET, ancien interne des hôpitaux de Paris et de la Maternité de l'hôpital Beaujon. *Ouvrage couronné par l'Academie de medecine.* — In 8º de 136 pages.... .. ........ ......... .............. **3 fr.** »

**Hygiène infantile ancienne et moderne.** Maillot, berceau et biberon a travers les âges. AUVARD, accoucheur des hôpitaux, et PINGAT, externe des hôpitaux.= Un volume in-18 jesus, illustre de 85 figures dans le texte. ..... .. **1 fr. 50**

Cartonne avec dorures spéciales.............................. .. ... **2 fr 50**

**Le Bacterium coli commune.** Son rôle dans la pathologie, par le Dʳ Maxime MACAIGNE, ancien interne des hôpitaux de Paris.—In-8º de 170 pages. **4 fr.** »

**Traité elémentaire de Physiologie**, d'après les leçons pratiques de démonstration, précedé d'une introduction technique à l'usage des élèves, par J.-V. LABORDE, Directeur des Travaux pratiques de Physiologie à la Faculte, membre de l'Académie de médecine Avec 130 figures dans le texte et 25 planches dans l'introduction. — In-8º de 450 pages.

Broche......... ................ ................ .... **10 fr.** »

Cartonne à l'anglaise, fer special. ...... ............. ... **12 fr.** »

Lille. — Typ. & Lith Le Bigot frères, Rue Nationale, 68.

www.ingramcontent.com/pod-product-compliance
Lightning Source LLC
Chambersburg PA
CBHW031734210326
41599CB00018B/2583